实用泌尿生殖系统病理学

Practical Genitourinary System Pathology

主 编 杨熙明 贺慧颖 郑 杰 郑 闪

北京大学医学出版社

SHIYONG MINIAO SHENGZHI XITONG BINGLIXUE
图书在版编目（CIP）数据

实用泌尿生殖系统病理学/杨熙明主编. —北京：
北京大学医学出版社，2018.12
ISBN 978-7-5659-1835-3

Ⅰ. ①实… Ⅱ. ①杨… Ⅲ. ①泌尿生殖系统－泌尿系
统疾病－病理学 Ⅳ. ①R690.2

中国版本图书馆 CIP 数据核字（2018）第 171040 号

实用泌尿生殖系统病理学

主　　编：杨熙明　贺慧颖　郑　杰　郑　闪
出版发行：北京大学医学出版社
地　　址：（100191）北京市海淀区学院路 38 号　北京大学医学部院内
电　　话：发行部 010-82802230；图书邮购 010-82802495
网　　址：http://www.pumpress.com.cn
E - mail：booksale@bjmu.edu.cn
印　　刷：北京圣彩虹制版印刷技术有限公司
经　　销：新华书店
责任编辑：王智敏　　责任校对：靳新强　　责任印制：李　啸
开　　本：889 mm×1194 mm　1/16　印张：32.75　字数：983 千字
版　　次：2018 年 12 月第 1 版　　2018 年 12 月第 1 次印刷
书　　号：ISBN 978-7-5659-1835-3
定　　价：290.00 元

本书由
北京大学医学科学出版基金
资助出版

编者名单

主　编

杨熙明	美国西北大学医学院病理系/癌症中心，芝加哥西北纪念医院
贺慧颖	北京大学医学部病理系
郑　杰	北京大学医学部病理系
郑　闪	国家癌症中心/国家肿瘤临床医学研究中心/中国医学科学院北京协和医学院肿瘤医院

编　者

杨熙明　美国西北大学医学院病理系/癌症中心，芝加哥西北纪念医院（第1章，第3～50章）

贺慧颖　北京大学医学部病理系（第8～23章，第28～34章）

郑　杰　北京大学医学部病理系（第1章，第3～7章，第24～27章）

郑　闪　国家癌症中心/国家肿瘤临床医学研究中心/中国医学科学院北京协和医学院肿瘤医院（第35～43章，第50章）

邹万忠　北京大学医学部病理系（第2章）

林　凡　美国Geisinger医学系统（第6章，第45～46章）

王　路　美国西北大学医学院病理系。现美国威斯康星州贝洛伊特纪念医院（第44～49章）

张馨田　北京大学第三医院（第35章）

梁　晶　国家癌症中心/国家肿瘤临床医学研究中心/中国医学科学院北京协和医学院肿瘤医院（第40章）

李　琳　国家癌症中心/国家肿瘤临床医学研究中心/中国医学科学院北京协和医学院肿瘤医院（第41章）

凌　云　国家癌症中心/国家肿瘤临床医学研究中心/中国医学科学院北京协和医学院肿瘤医院（第42章）

杜　强　国家癌症中心/国家肿瘤临床医学研究中心/中国医学科学院北京协和医学院肿瘤医院（第43章）

郭云泉　新疆医科大学附属肿瘤医院。现国家癌症中心/国家肿瘤临床医学研究中心/中国医学科学院北京协和医学院肿瘤医院（第43章）

刘尚梅　国家癌症中心/国家肿瘤临床医学研究中心/中国医学科学院北京协和医学院肿瘤医院（第50章）

曾贝贝　国家癌症中心/国家肿瘤临床医学研究中心/中国医学科学院北京协和医学院肿瘤医院（第50章）

王　跃　北京大学医学部病理系规培。现北京大学首钢医院病理科（第15、16、17、22章）

陈奕昭　北京大学医学部病理系进修。现福建省泉州市中医院病理科（第13、14、18、31章）

高大林　北京中医药大学东直门医院东区。现北京大学医学部病理系规培（第10、28章）

巩师毅　北京大学医学部博士在读（第29章）

杨熙明（Ximing J. Yang）

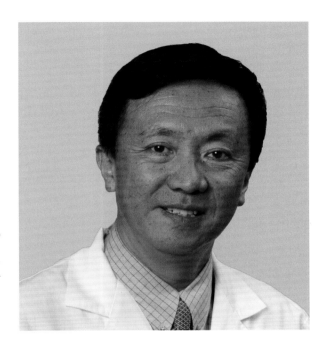

现任美国芝加哥西北大学玛丽-弗莱明杰出病理教授，西北纪念医院泌尿病理主任。1982 年毕业于北京大学医学部。1989 年获加州大学分子病理学博士学位。1997 在芝加哥大学医院完成病理住院医师培训，并获得美国病理学委员会临床病理及解剖病理证书。1998 在约翰·霍普金斯医院完成泌尿病理专科培训。在美国芝加哥大学、康奈尔大学和美国西北大学等学术、医疗中心工作从事病理诊断、科研和教学工作 20 年。具有丰富的临床实践经验，特别是在泌尿及男性生殖系统疾病病理诊断方面。发表学术文章二百余篇，主编泌尿病理学专著 3 部。

贺慧颖

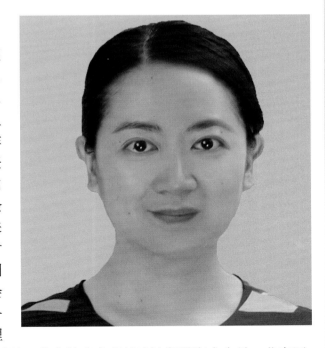

满族，北京大学医学部病理学系 / 北京大学第三医院病理科副主任，副教授，副主任医师，硕士生导师。于北京大学医学部病理学系博士毕业后留校工作至今。曾先后在美国希望城国家医学中心病理学系和美国克里夫兰医学中心病理学系做访问学者，于 2017.8—2018.8 作为第九批中央和国家机关、中央企业对口援疆干部，任新疆医科大学附属中医医院病理科副主任。亚专科方向为泌尿男性生殖系统病理和头颈病理。共发表文章 30 余篇。第一作者及通讯作者 SCI 文章共 10 篇。十余年来从事病理多轨道的教学工作，参编参译多部病理学教材和专著。现为中华医学会病理学分会泌尿男生殖学组副组长，中华医学会病理学分会青年委员，中国抗癌协会肿瘤转移专业委员会委员，北京医学会病理学分会第一届青年委员会委员，中国医疗保健国际交流促进会病理学分会委员，中国抗癌协会第一届期刊出版专业委员会委员，北京肿瘤病理精准诊断研究会会员，北京医学会罕见病分会泌尿学组委员。担任《中华病理学杂志》《临床与病理杂志》《AJSP 中文版》等杂志编委，《中国肿瘤临床》《肿瘤防治研究》《实用肿瘤学杂志》《International Journal of Oncology》等杂志审稿人。

郑　杰

教授，主任医师，博士生导师。自 1970 年于北京医学院（现北京大学医学部）临床医学专业毕业后，一直在北京大学医学部病理学系/北京大学第三医院病理科，从事科研、教学和临床病理诊断工作。历任病理系副主任和主任、北京大学病理中心主任、北京市尸检中心主任。1996 年获得国家人事部有突出贡献中青年专家称号，享受国务院特殊津贴。曾任中华医学会病理学分会常委和副主任委员、国际病理学会中国分支秘书、中国病理科主任联会副主任委员、《中华病理学杂志》总编，现任《中华病理学杂志》名誉总编。亚专业方向为呼吸系统、泌尿系统和消化系统病理学。共发表论文 189 篇。先后获省部级科技进步奖 13 项。曾获北京大学医学部桃李奖。参与了多部病理学教材的编写，主编主译多部病理学专著。培养硕士 8 名、博士 21 名、博士后 1 名。

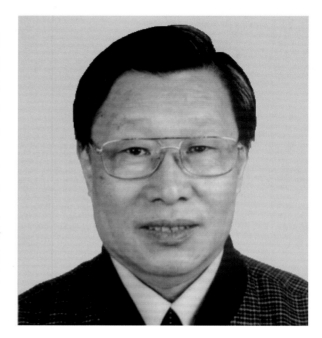

郑　闪

1997 年毕业于浙江医科大学，2002 年获中国协和医科大学病理学与病理生理学博士研究生学位后留院工作。长期从事组织病理诊断工作。现任包括北京中西医慢病防治促进会乳腺癌精准防治全国专家委员会在内的多个学会副主任委员及委员职务。熟练掌握头颈、胸、腹、泌尿、妇科常见肿瘤的诊断及鉴别诊断，擅长泌尿系统肿瘤和乳腺肿瘤的组织病理诊断。在《Int J Cancer》等重要国际学术期刊以第一作者/通讯作者发表论著 20 篇，其中 SCI 收录 9 篇，参编专著 8 部。

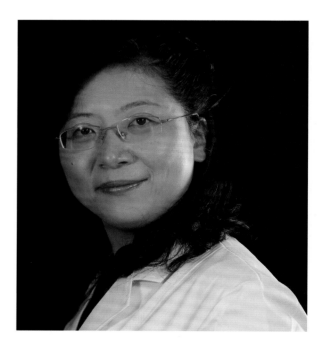

前　言

　　泌尿男性生殖（genitourinary，简称 GU）系统是人体最为复杂的系统之一，由多个器官构成，其部位、结构和功能各异。在 GU 系统中可以发生多种良性和恶性病变。其中一些病变为 GU 系统所特有，其余的病变也可见于机体其他部位。因此，对于外科病理医师来说，识别 GU 系统中的这些病变是一个巨大的挑战。只有做出正确诊断才能使患者得到最佳的临床治疗。但是，对于这些 GU 系统病变的经验在病理医师之间差别很大。事实上甚少有中文的专业病理书籍详细而专门地进行 GU 系统疾病的阐述。

　　前列腺癌是美国和许多西方国家男性最常见的恶性肿瘤。近年来，前列腺癌在中国的发病率明显上升，特别是在人们的生活方式日益西化的大城市。前列腺癌已经成为中国一部分地区最常见的 GU 系统恶性肿瘤。此外，膀胱癌和肾癌也在美国和中国最常见的恶性肿瘤之列。

　　本书的主要作者来自中国和美国的三个大规模的医学机构，有着丰富的基于常规工作的对 GU 系统病变的病理诊断经验。本书全面涉及了 GU 系统中的所有器官以及经常在 GU 标本中遇到的肾上腺病变。书中的资源来自我们的自身经验和这三个机构的病例，附有大量的图片。本书旨在为中国广大外科病理医师提供常见和少见 GU 系统病变的有价值的参考。同时也可以作为医学生、医疗领域中其他专业人士以及进行住院医师培训的病理医师和泌尿外科医师的一本实用性的教学指导书。

杨熙明　贺慧颖　郑杰　郑闪

2018 年 5 月于北京

目　录

A篇　泌尿系统外科病理学

引　言

泌尿系统可以分成几个功能单位，包括：

肾（成对）

功能：

- 无休止地滤过血液和产生尿液。
- 分泌重要激素，例如肾素和红细胞生成素。

输尿管（成对）

功能：

- 将尿液输送到储存处——膀胱。

膀胱

功能：

- 临时储存尿液，并在充满或需要排尿时排出尿液。

尿道

功能：

- 将尿液从膀胱输送到体外。
- 男性尿道也有输送精液的功能。

尿道周围腺

- 外分泌腺。

第一部分　肾

第1章　上泌尿道正常组织学

肾

位置

- 腹膜后，四周有纤维脂肪组织包裹。

组织学（从外层到内层）

- 肾囊，也称 Gerota 囊
  - 包裹肾和肾上腺的薄层致密结缔组织。
  - 肾切除过程中，这层结构常常用于判断肾肿瘤的累及范围。
- 肾周脂肪组织
- 肾被膜
  - 肾周脂肪组织内、覆盖肾实质表面的厚层纤维组织。
- 肾实质
  - 由外层的皮质和内层的髓质构成（图 1-1）。
  - 皮质的主要成分（图 1-2）：
    - 肾小球（图 1-3）。
    - 近曲小管和远曲小管（图 1-4）。
  - 髓质的主要成分（图 1-5）：
    - 集合管：衬以立方上皮（图 1-6）。
    - Bellini 管：大口径的集合管，衬以立方

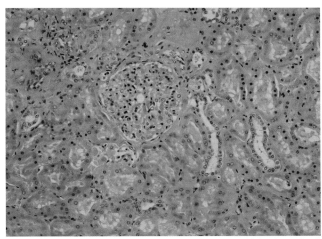

图 1-2　肾皮质含有肾小球、近曲小管（小管较大，胞质嗜酸性）和远曲小管

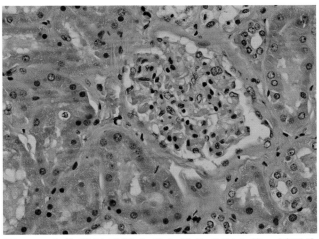

图 1-3　高倍镜显示肾小球中部的毛细血管，周围为 Bowman 腔和 Bowman 囊。

上皮。
- 病理上我们将集合管和 Bellini 管同等对待，因为在常规光学显微镜下无法区别。
- Henle 襻：内衬立方或扁平上皮的小管。Henle 襻的不同部位（升支和降支）在组织学上类似。
- 肾小球
  - 悬浮在 Bowman 囊内的一小团毛细血管襻

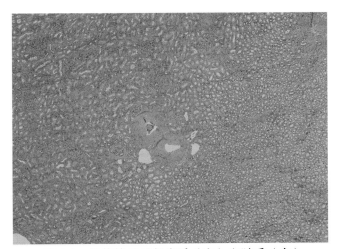

图 1-1　低倍镜显示肾皮质（左）和髓质（右）

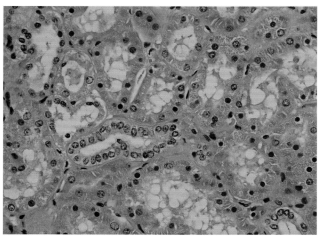

图1-4 近曲小管内衬有丰富嗜酸性颗粒状胞质的大立方上皮细胞，而远曲小管内衬矮立方上皮细胞

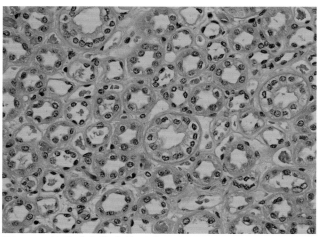

图1-5 肾髓质由集合管（直径大）、Henle襻升支和降支构成

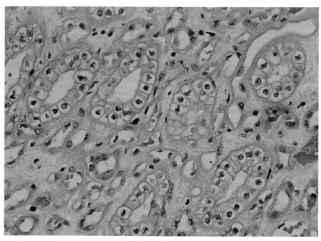

图1-6 集合管的特点为大的立方细胞，细胞边界清楚

相关结构（图1-3）。

- ○ 肾小球内的细胞成分：
  - ■ 衬覆带网眼的肾小球毛细血管的内皮细胞。

- ■ 附着于肾小球毛细血管外表面的足细胞。
- ■ 系膜细胞集中于血管极的毛细血管之间。
- ○ 细胞外物质
  - ■ 基膜由毛细血管和足细胞的基底膜构成。
  - ■ 系膜基质是一种特殊的结缔组织。
- ● 肾小球旁器
  - ○ 远曲小管的致密斑。
  - ○ 入球细动脉的平滑肌细胞。
  - ○ 肾小球旁器细胞。
  - ○ 功能：所产生的肾素在调节肾血流量和肾小球滤过率中起重要作用。
- ● 肾门区和肾盂
  - ○ 肾盂（图1-7）为一漏斗状结构，占据肾门的大部。
  - ○ 肾盂分支到肾盏，从集合管系统收集尿液。
  - ○ 肾门区的其他结构（中部）。
  - ○ 肾静脉
    - ■ 肾静脉汇入下腔静脉。
    - ■ 出现肾静脉肿瘤栓子是远隔转移的主要危险因素。
  - ○ 肾窦
    - ■ 肾窦概念含混，结构界定不清。
    - ■ 指肾门区的间隙，包括肾盂、肾盏、肾静脉、肾动脉、神经和脂肪。
    - ■ 然而在泌尿病理学，当人们应用"肿瘤累及肾窦"一词时，主要指的是肾门区的脂肪和结缔组织。
    - ■ 如果肾窦的脂肪组织受到肾细胞癌侵犯，即为疾病T3期（肾外）。

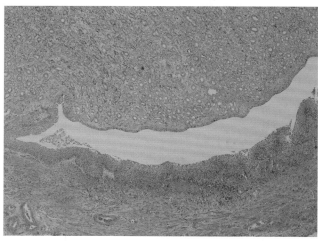

图1-7 肾盂由表面的尿路上皮、固有膜结缔组织、不连续的小平滑肌束构成，无厚的固有肌层

肾 盂

- 内衬尿路上皮的漏斗状结构（图 1-7）。
- 周围有薄层疏松结缔组织。
- 固有肌层薄，且常常不连续（图 1-7）。
  因此肾盂不能像膀胱那样具有厚的肌壁保护。
- 肾盏
  - 肾盂的分支，也内衬尿路上皮。
  - 显微镜下不能与肾盂鉴别。
- 肾盂的尿路上皮基本上与输尿管和膀胱的尿路上皮相同，由伞细胞和基底细胞构成（图 1-8）。覆盖肾乳头的尿路上皮与肾小管衔接。由于肾盂和肾盏出现尿路上皮，因此该部分疾病与肾实质不同，而与膀胱相似。
- 肾盂和肾盏的常见疾病为尿路上皮癌、结石和肾盂肾炎。

输尿管

- 为一对连接肾（肾盂）与膀胱的管状结构。

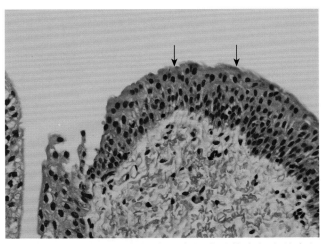

图 1-8　肾盂的尿路上皮由表面伞细胞（箭头）和基底细胞构成

- 输尿管开口于膀胱之处称为输尿管口。
- 组织学，输尿管壁由几层结构组成（图 1-9）：
  - 内衬上皮与肾盂和膀胱相延续（图 1-10）。
  - 出现固有膜。
  - 固有肌层由内层的环行肌和外层的纵行肌构成，远远薄于膀胱。
  - 最外层是外膜，为围绕输尿管的结缔组织。

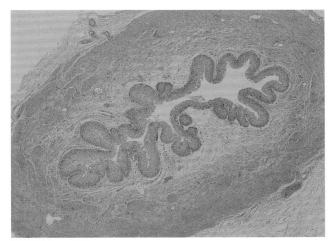

图 1-9　输尿管横切面（从内向外）尿路上皮衬里、固有膜、固有肌和外膜（纤维脂肪组织）

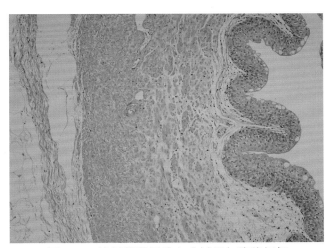

图 1-10　输尿管的尿路上皮衬里与膀胱相似

第一部分　肾

第 2 章　非肿瘤性肾疾病

肾的基本结构和功能

　　肾属于实质性器官，位于脊柱两侧，左右各一，形似蚕豆。成人肾重量平均为 134 ～ 148 g。外缘隆起，内缘中间凹陷。内缘是输尿管、肾血管、淋巴管和神经出入的部位，称为肾门。向内有肾盂和肾盏组成的空腔，总称肾盂，肾盂下接输尿管。肾盂周围有肾动脉和肾静脉及其分支、神经、淋巴管以及充填的脂肪组织，容纳这些组织的空间称为肾窦。肾窦周围由肾实质包绕。出入肾门的输尿管和血管又称肾蒂。

　　肾表面有肾被膜，肾被膜由三层组成。由内向外分别为纤维膜、脂肪囊和肾筋膜。肾实质由肾皮质和肾髓质组成。皮质占外侧的 1/3，髓质占内侧的 2/3。

　　肾单位（nephron）是肾的基本功能和结构单位，由肾小球、近端肾小管、髓袢和远端肾小管组成（图 2-1）。肾小球是血液过滤后生成原尿的结构，由肾小囊和毛细血管球组成，肾小球一侧与近端肾小管相连，称尿极；另一侧与出入球小动脉相连，称血管极。肾小囊由基底膜和扁平的壁层上皮细胞组成。肾小囊一端与近端肾小管相通，另一端与血管极相

连。入球小动脉自血管极进入肾小球后，即分为 5 ～ 8 个分支，以此为基础再反复分支，最终形成 5 ～ 8 团毛细血管袢，称为肾小球毛细血管节段（segment）或小叶。各节段自成系统，极少有交通支，它们再融合成出球小动脉，离开肾小球（图 2-2）。肾小球毛细血管壁的结构较其他部位的复杂：①内层为有孔型的内皮细胞，内皮细胞的胞体有许多直径 70 ～ 100 nm 的小孔，使血浆直接接触基底膜；②内皮细胞外侧是肾小球基底膜（glomerular basement membrane，GBM），GBM 由内疏松层、致密层和外疏松层组成。成人 GBM 厚约 300 nm；③ GBM 外侧有肾小囊脏层上皮细胞被覆。脏层上皮细胞胞体呈多分支的伪足状，故又称肾小球足细胞（podocyte），其伪足称足突。足细胞以足突与 GBM 相接触，足突之间的裂隙便是肾小囊腔的一部分（图 2-3）。肾小球毛细血管之间为肾小球系膜（mesangium），系膜由系膜细胞和系膜基质组成（图 2-3）。

　　肾小管包括近端肾小管、髓袢、远端肾小管和集合管，由基底膜（TBM）和单层立方上皮细胞组成。肾小管具有重吸收、浓缩尿液、保证尿成分恒定、调节水电解质平衡和体液酸碱平衡的功能

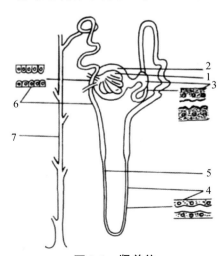

图 2-1　肾单位

1.肾小球，2.肾小囊，3.近端肾小管，4.髓袢降支，5.髓袢升支，6.远端肾小管，7.集合管

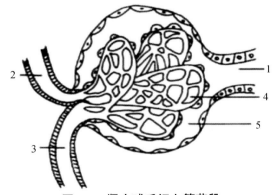

图 2-2　肾小球毛细血管节段

1.近端肾小管，2.入球小动脉，3.出球小动脉，4.毛细血管节段，5.肾小囊

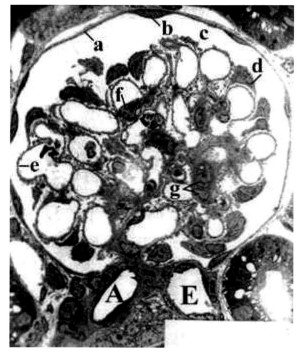

图 2-3 肾小球的超微结构

A. 入球小动脉，E. 出球小动脉，a. 肾小囊基底膜，b. 壁层上皮细胞，c. 肾小囊腔，d. 脏层上皮细胞，e. 肾小球毛细血管基底膜，f. 内皮细胞，g. 系膜细胞（电镜 ×2000）

（图 2-4、2-5）。

肾单位和集合管之间有肾间质充填。肾皮质的肾间质很少，肾髓质中相对较多。肾间质由细胞、纤维和基质组成。肾间质的细胞有：成纤维细胞，数量较多，胞体呈梭形，具有产生纤维和细胞外基质的功能，与肾间质纤维化有密切关系；巨噬细胞，呈圆形或卵圆形，具有吞噬和清除功能。肾间质的纤维成分主要有胶原纤维和网状纤维。肾间质的基质主要有黏多糖和间质液。肾血

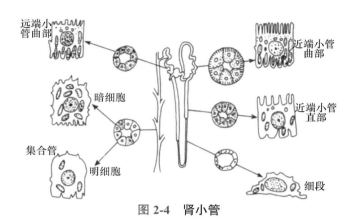

图 2-4 肾小管

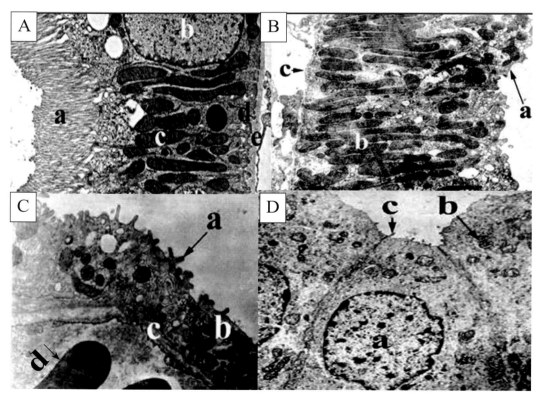

图 2-5 肾小管的超微结构

A. 近端肾小管。a. 腔面微绒毛，b. 细胞核，c. 线粒体，d. 基底皱褶，e. 基底膜。**B**. 远端肾小管。a. 腔面绒毛样突起，b. 线粒体，c. 基底膜。**C**. 髓袢。a. 腔面绒毛样突起，b. 线粒体，c. 基底膜，d. 肾间质毛细血管内红细胞。**D**. 集合管。a. 细胞核，b. 线粒体，c. 腔面绒毛样突起（电镜 ×27000）

管起源于肾动脉，经叶间动脉、弓状动脉、小叶间的动脉、入球小动脉、肾小球毛细血管，再演变为出球小动脉、小叶间静脉、弓状静脉、叶间静脉、肾静脉而出肾。

肾疾病的病理学

根据主要损伤的部位将肾疾病进行分类，是临床学界和病理学界的共识。即将肾疾病分为肾小球疾病、肾小管疾病、肾间质疾病和肾血管疾病、遗传性肾疾病、肾移植性疾病等。其中肾小球疾病发病率最高，也最复杂。

原发性肾小球疾病

微小病变性肾小球病（minimal change glomerulopathy）

概念

- 短期或突发性肾病综合征范围的蛋白尿。
- 蛋白尿，可伴发类脂性尿。
- 患者多为儿童和老年人，出现颜面、下肢水肿，并可出现腹水。
- 光镜下肾小球基本正常，所以称微小病变性肾小球病或微小病变性病（MCD）。

病因和发病机制

- 微小病变性肾小球病的病因和发病机制尚无定论。有学者认为免疫功能异常，导致肾小球通透性增加，血液循环通透因子出现是重要因素。

临床特征

- 微小病变性肾小球病好发于儿童和老年人，表现为大量蛋白尿或肾病综合征。

组织病理学

光学显微镜

- 光镜检查显示肾小球无明显病变（图 2-6）。
- 肾小管和肾间质无特殊病变，仅见肾小管上皮细胞空泡变性。

免疫荧光

- 免疫球蛋白和补体均阴性，偶见 IgM 阳性。

电子显微镜

- 肾小球上皮细胞或足细胞的足突弥漫性融合，

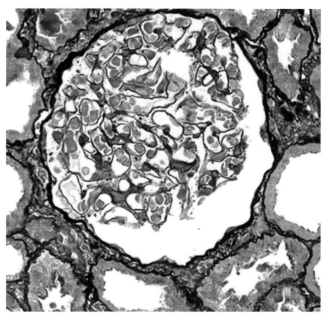

图 2-6 微小病变性肾小球病（PASM×400）

这是诊断本病的重要病理学依据（图 2-7）。

鉴别诊断

- 与局灶性节段性肾小球硬化症鉴别：此病对激素治疗不敏感，主要凭光镜检查，出现节段性硬化的肾小球，伴有灶状肾小管萎缩和灶状肾间质淋巴和单核细胞浸润及纤维化，免疫荧光或电镜检查与 MCD 相同。
- 与 IgM 肾病、C1q 肾病和先天性肾病综合征鉴别：IgM 肾病和 C1q 肾病的免疫荧光有特定的表现，电镜下可见系膜区有电子致密物沉积。先天性肾病综合征经上述光镜、免疫荧光和电镜检查与 MCD 相同，应作基因检测证实。

局灶性节段性肾小球硬化症（focal segmental glomerulosclerosis，FSGS）

概念

- FSGS 是一种临床和病理表现特殊的肾小球病，病因尚不明确，可继发于其他各种肾小

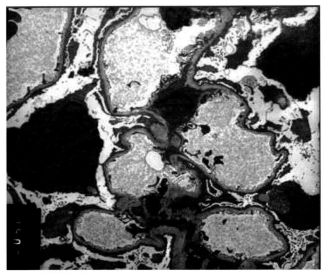

图 2-7 微小病变性肾小球病，肾小球上皮细胞足突弥漫融合（电镜 ×3000）

球病。

- FSGS 的病理特点是部分肾小球（focal）的部分毛细血管袢（segmental）硬化。
- 继发性 FSGS 可由药物、免疫性疾病、病毒感染、物理因素、遗传因素等引起。

病因和发病机制

- FSGS 的病因发病机制尚未完全明了，虽然有肾小球足细胞基因突变、免疫因素、血流动力学因素、肾小球肥大代偿损伤、足细胞损伤、肾小球通透性增加等多种学说和假说，但未得到公认。

临床特征

- FSGS 在世界各地的发病率相差悬殊，占原发性肾小球疾病的 2% ～ 41%。
- 在美国由于诊断标准放宽、环境因素的作用、肾移植的开展等原因，导致 FSGS 的发病率上升。
- FSGS 的患者出现大量蛋白尿、镜下血尿、高血压乃至肾功能不全，对激素治疗不敏感。

组织病理学

光学显微镜

- FSGS 的病变形态多种多样，肾小球呈局灶、节段性病变，硬化病变可出现于肾小球血管极（perihilar，门部型），肾小球尿极（tip lesion，顶端型），系膜细胞、内皮细胞和

足细胞增生（cellular，细胞型），节段性硬化病变伴毛细血管袢塌陷（collpsing，塌陷型）以及不易归类的非特殊型（not otherwise specified）（图 2-8）。肾小管上皮细胞空泡及颗粒变性，灶状萎缩。肾间质灶状淋巴和单核细胞浸润伴纤维化。小动脉管壁增厚。

免疫荧光

- 免疫球蛋白和补体均阴性，有时病变部位可见血浆非特异性 IgM 和 C3 阳性。

电子显微镜

- 肾小球上皮细胞足突弥漫性融合。
- 肾小球硬化区偶见泡沫细胞、细胞碎片、类脂物质、非免疫复合物性电子致密物沉积（图 2-9）。

鉴别诊断

- 与 FSGS 病变相似的肾小球病包括海洛因肾病（heroin nephropathy）和慢性移植肾的排斥反应等，了解临床资料是鉴别的要点。

膜性肾小球肾炎（membranous glomerulonephritis，MGN）

- 根据病因和发病机制，膜性肾小球肾炎可分为特发性（idiopathic MGN）、继发性（secondary MGN）（可明确地确定由感染、药物中毒、肿瘤、自身免疫性疾病等引起）和非典型（atypical MGN）。

特发性膜性肾小球肾炎

概念

- 肾小球基底膜的上皮下免疫复合物沉积，是特发性膜性肾小球肾炎的特点。

病因和发病机制

- 特发性 MGN 属于慢性免疫复合物沉积性肾小球肾炎，但其抗原和抗体尚不明确。目前较公认的是足细胞膜的磷脂酶 A2 受体（phospholipase A2 receptor）变异作为自身抗原，诱发自身抗体，形成原位免疫复合物，出现了 MGN。

临床特征

- 特发性 MGN 多见于 40 ～ 50 岁的中老年人。

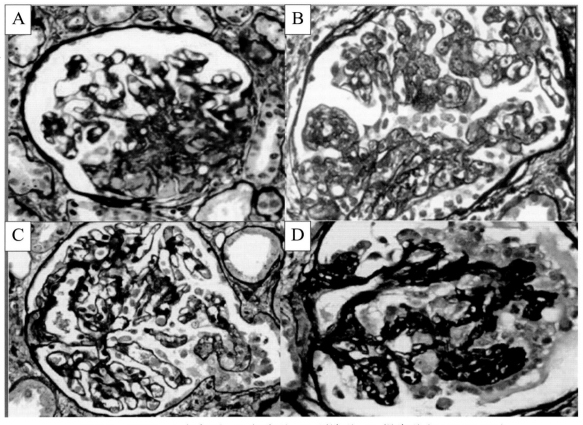

图 2-8 FSGS。**A**.门部型；**B**.细胞型；**C**.顶端型；**D**.塌陷型（PASM×400）

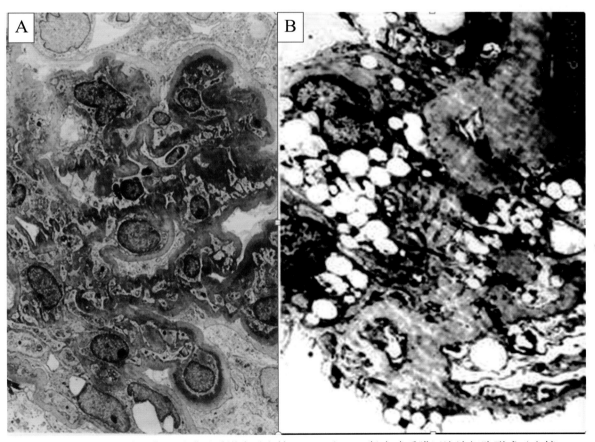

图 2-9 FSGS。**A**.肾小球皱缩硬化，系膜基质增多（电镜 ×3000）；**B**.肾小球系膜区泡沫细胞形成（电镜 ×5000）

● 常导致大量蛋白尿和肾病综合征。

组织病理学

光学显微镜

● 依病程，肾小球基底膜逐渐增厚，免疫复合物沉积增多，系膜基质增生。Ⅰ期，基底膜空泡变性，轻度增厚，上皮下少量嗜复红蛋白（免疫复合物）沉积。Ⅱ期，基底膜弥漫增厚，上皮下多数嗜复红蛋白沉积，钉突形成。Ⅲ期，基底膜弥漫增厚，上皮下和基膜内多数嗜复红蛋白沉积，钉突和链环状结构形成，系膜基质增生。Ⅳ期，肾小球节段性或球性硬化（图2-10）。部分病例可自发缓解，病理形态逐渐恢复正常。

● 马松染色（观察嗜复红蛋白）、六胺银染色（观察基底膜）等特殊染色，对MGN的精确病理诊断至关重要。

免疫荧光

● IgG（主要为IgG4）、C3和PLA2R沿肾小球毛细血管壁细颗粒状沉积（图2-11）。

电子显微镜

● 电镜下可见肾小球基底膜上皮下电子致密物沉积。Ⅲ期MGN的电子致密物分布于上皮下和基底膜内。吸收期可见电子空白区，上皮细胞足突弥漫性融合（图2-12）。

鉴别诊断

● 特发性MGN应与继发性MGN和非典型MGN鉴别，在病因、发病机制、病理组织学诸方面均有不同（见下）。

继发性膜性肾小球肾炎

概念

● 继发性MGN的病因明确，常是各种疾病诱发的MGN。

● 多种原因和疾病可表现为继发性MGN（表2-1）。

病因和发病机制

● 继发性MGN属于慢性免疫复合物沉积性肾

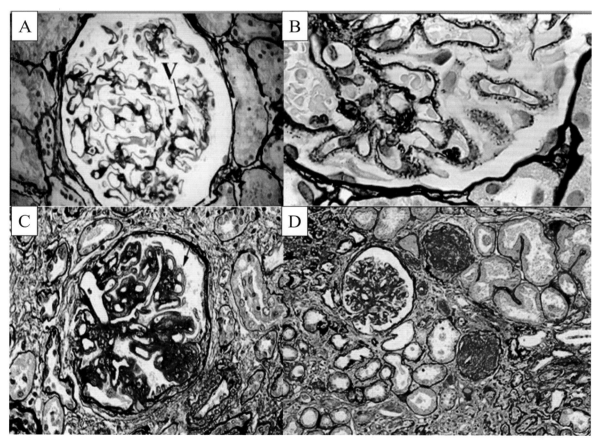

图 2-10 特发性MGN。A. Ⅰ期MGN：GBM空泡变性（V）（PASM×400）；**B.** Ⅱ期MGN，GBM钉突形成（PASM×600）；**C.** Ⅲ期MGN，GBM双轨征形成（↑）（PASM×400）；**D.** Ⅳ期MGN（PASM×200）

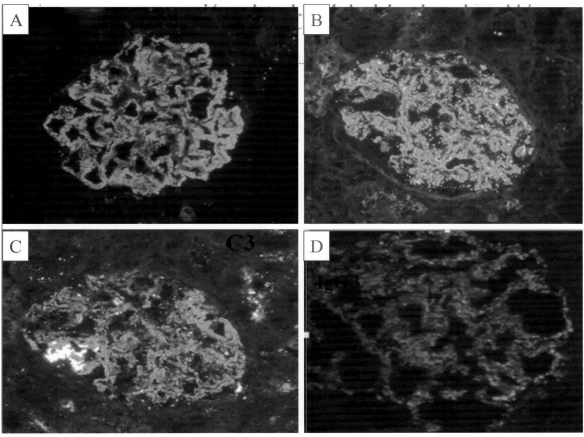

图 2-11　特发性 MGN。**A**. IgG；**B**. C3；**C**. IgG 4；**D**. PLA2R（荧光 ×400）

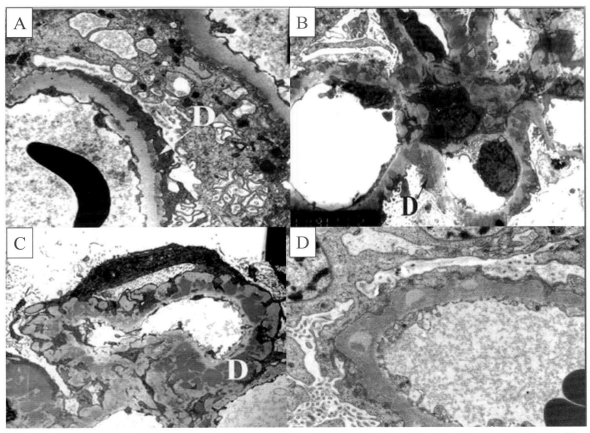

图 2-12　特发性 MGN。**A**. Ⅰ期 MGN；**B**. Ⅱ期 MGN；**C**. Ⅲ期 MGN；**D**. 吸收期 MGN（D，电子致密物）（电镜 ×5000）

表 2-1　导致继发性膜性肾病的病因
感染性病原体抗原：乙型肝炎病毒、丙型肝炎病毒、梅毒螺旋体、疟原虫、麻风杆菌、结核杆菌、血吸虫、丝虫、包囊虫、肠球菌、布氏杆菌、葡萄球菌等
自身免疫性抗原：系统性红斑狼疮、混合性结缔组织病、干燥综合征、风湿病、结节病、桥本甲状腺炎、类天疱疮、自身免疫性肠炎，移植物抗宿主病（GVHD），胆汁性肝硬化等
肿瘤性抗原：实体性癌、精原细胞瘤、淋巴瘤、白血病等
药物与毒物：金制剂、D青霉胺、汞、非甾体抗炎药、有机溶剂等

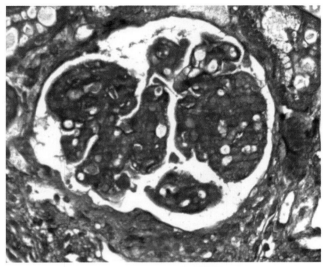

图 2-13　继发性 MGN，肾小球基底膜弥漫性增厚，系膜细胞和间质增生，多部位嗜复红蛋白沉积（Masson ×400）

小球肾炎，其抗原为病因明确的疾病或因子产生，如乙型肝炎病毒抗原、系统性红斑狼疮的自身抗原等。抗原诱发相应的抗体，抗原抗体免疫复合物沉积于肾小球而致病。

临床特征

- 继发性 MGN 的发生无年龄和性别的分布特点，决定于原发的各种疾病。
- 常导致大量蛋白尿和肾病综合征。

组织病理学

光学显微镜

- 除肾小球毛细血管基底膜增厚外，系膜细胞和（或）内皮细胞也增生，嗜复红蛋白可沉积于上皮下、基底膜内、内皮下和系膜区（图 2-13）。

免疫荧光

- IgG、IgA、IgM、C3、C1q、FRA 均阳性，呈"满堂亮"（fullhouse light）现象，沿肾小球毛细血管壁和系膜区呈颗粒状、团块状就说明有多种抗原和抗体组成的免疫复合物，并通过经典途径和凝集素途径激活补体，但 PLA2R 阴性。并可检测出其特异性抗原（病毒抗原、肿瘤抗原、甲状腺球蛋白抗原等）（图 2-14、2-15）。

电子显微镜

- 电镜下可见电子致密物在肾小球基底膜上皮下、基底膜内、内皮下、系膜区多部位沉积，上皮细胞足突弥漫性融合（图 2-16）。

鉴别诊断

- 继发性 MGN 应与特发性 MGN 鉴别，在病因、发病机制、病理组织学诸方面均有不同。

非典型膜性肾小球肾炎

所谓非典型膜性肾小球肾炎即病因和发病机制不清，但病理组织学与继发性膜性肾小球肾炎相似。故非典型膜性肾小球肾炎是介于特发性和继发性膜性肾小球肾炎的一种特殊的肾小球疾病，一旦病因明确，则将其归入继发性膜性肾小球肾炎系列。

急性感染后肾小球肾炎（acute postinfective glomerulonephritis）

概念

- 急性感染后肾小球肾炎是指链球菌感染后发生的急性肾小球肾炎，实际上众多病原体和其他病因也可导致类似的肾小球病变，所以这只是一个代用名称。根据其病理学特点，将其列为毛细血管内增生性肾小球肾炎系列（endocapillary proliferative glomerunephritis）。

病因和发病机制

- 急性感染后肾小球肾炎是一种急性免疫复合物介导的肾小球肾炎。病原体或自身的抗原可在血循环中或局部或上述两种途径形成免

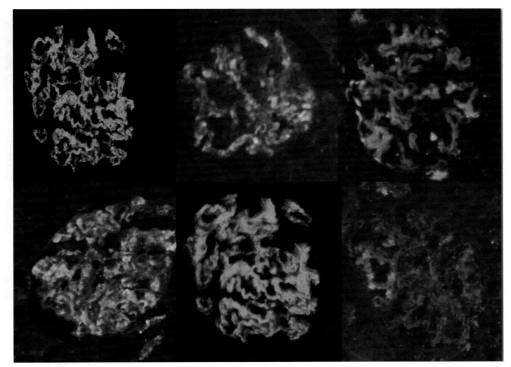

图 2-14　继发性 MGN。左上：IgG；左下：IgA；中上：IgM；中下：C3；右上：C1q；右下：FRA（荧光 ×400）

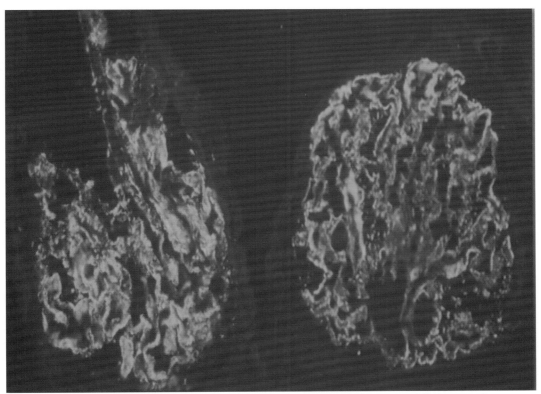

图 2-15　乙型肝炎病毒继发性 MGN。左：HBsAg；右：HBcAg（荧光 ×400）

疫复合物。

临床特征

- 急性感染后肾小球肾炎通常侵犯儿童和青年人。其前驱症状常有感染的病史。临床表现

主要为急性肾炎综合征。

组织病理学

光学显微镜

- 肾小球弥漫性内皮细胞和系膜细胞增生，伴

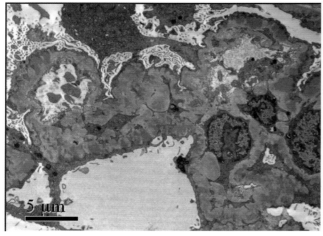

图 2-16 继发性 MGN，电子致密物多部位沉积于肾小球（电镜 ×6000）

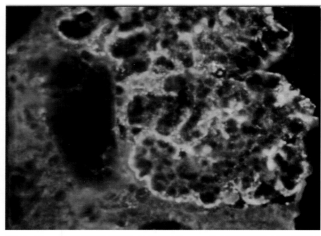

图 2-18 急性感染后肾小球肾炎，IgG 呈粗颗粒状沉积于肾小球毛细血管壁（荧光 ×400）

多少不等的中性粒细胞浸润，毛细血管腔狭窄，导致肾小球毛细血管袢呈分叶状。肾小管、肾间质和小动脉无特殊病变（图 2-17）。

免疫荧光

- IgG 和 C3 肾小球毛细血管壁呈粗颗粒沉积（图 2-18）。病程后期可能沉积于系膜区或呈阴性。

电子显微镜

- 肾小球毛细血管壁上皮下可见大块"驼峰"状（humps）高密度电子致密物沉积（图 2-19）。病程后期，系膜区可出现电子致密物。

鉴别诊断

- 与非链球菌感染后肾小球肾炎鉴别：急性链球菌感染主要表现发热，上呼吸道红肿疼痛，扁桃体炎，血白细胞增多，抗链球菌抗体"O"增高，其他感染仅有发热等急性感

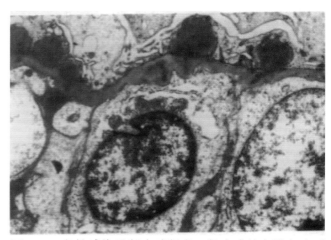

图 2-19 急性感染后肾小球肾炎，肾小球基底膜上皮下驼峰状电子致密物沉积（电镜 ×5000）

染症状。

- 与毛细血管内增生性 IgA 肾病、狼疮性肾炎、冷球蛋白血症肾炎等鉴别：后者各有独特的临床化验和其他临床表现，免疫荧光和电镜检查也各具特点（见后）。
- 与膜增生性肾小球肾炎鉴别：后者主要表现系膜细胞和基质增生，广泛插入，肾小球基底膜增厚，双轨和多轨状结构形成，电镜下仅见系膜区电子致密物沉积，临床主要表现大量蛋白尿或肾病综合征。

膜增生性肾小球肾炎（membranopro-liferative glomerulonephritis，MPGN）

概念

- 膜增生性肾小球肾炎的特点是系膜细胞和基质中重度增生，基底膜增厚，其中包括几种

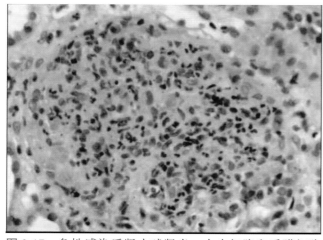

图 2-17 急性感染后肾小球肾炎，内皮细胞和系膜细胞弥漫性增生，中性粒细胞浸润（HE×400）

特殊类型。

- MPGN 常表现低补体血症，增生的系膜细胞和基质向基底膜内插入，肾小球毛细血管祥出现免疫球蛋白和补体沉积。
- MPGN 包括以下几种类型：①免疫复合物介导的 MPGN：Ⅰ型，系膜毛细血管型（mesangiocapillary glomerulonephritis）；Ⅱ型，电子致密物沉积型（dense deposits in the GBMs），该型属于补体代谢异常，为 C3 肾小球病的一种，详见后述；Ⅲ型，上皮下和内皮下电子致密物混合型（mixed membranous and proliferative glomerulonephritis）。②非免疫复合物介导 MPGN：C3 肾小球病，血栓性微血管病（TMA）。

病因和发病机制

- 包含 IgG、IgM 的免疫复合物沉积于肾小球，通过经典或旁路途径激活补体。
- 激活补体的旁路途径、备解素系统和 C3 肾炎因子等，导致低补体血症。
- 丙型或乙型肝炎病毒感染，也是 MPGN 的常见原因。
- 非免疫复合物介导的 MPGN，如 C3 肾小球病、TMA 等与各种细胞因子有关。

临床特征

- MPGN 常见于儿童和青年，可呈现肾炎综合征或肾病综合征。

组织病理学

光学显微镜

- 肾小球系膜细胞和基质中重度增生，基底膜增厚，毛细血管腔狭窄，导致肾小球体积肥大，毛细血管祥呈分叶状。
- 上述病变是增生的系膜组织向肾小球毛细血管内皮下插入（mesangial interposition），而系膜基质与基底膜生化成分相似，病理染色相同，导致增厚的基底膜基底膜呈双轨或多轨状（图 2-20、2-21）。肾小球病变导致肾小管上皮细胞空泡变性，灶状萎缩，肾间质灶状淋巴单核细胞浸润伴纤维化，小动脉管壁增厚。

免疫荧光

- 免疫复合物介导的 MPGN 可见 IgG、C3 沿毛细血管壁和系膜区呈颗粒状及团块状沉积，表现为花瓣状（图 2-22）。

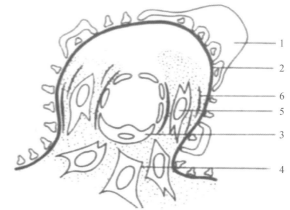

图 2-20　膜增生性肾小球肾炎
1. 足细胞；2. GBM；3. 内皮细胞；4. 系膜细胞和基质；
5. 插入的系膜细胞；6. 插入的系膜基质

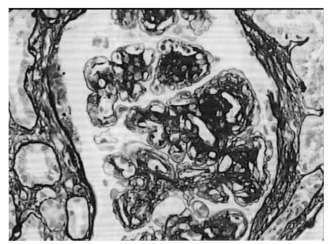

图 2-21　膜增生性肾小球肾炎，肾小球系膜细胞和基质重度增生，插入，GBM 增厚，双轨征形成（PASM×400）

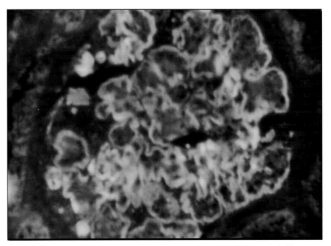

图 2-22　膜增生性肾小球肾炎，IgG 颗粒状和团块状沉积于肾小球毛细血管壁和系膜区（荧光×400）

电子显微镜

- Ⅰ型 MPGN，电子致密物沉积于肾小球内皮下和系膜区（图 2-23）。

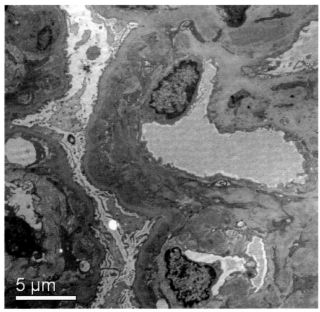

图 2-23　Ⅰ型膜增生性肾小球肾炎，电子致密物沉积于肾小球内皮下和系膜区（电镜 ×5000）

- Ⅲ型 MPGN，电子致密物沉积于肾小球上皮下、内皮下和系膜区（图 2-24）。

鉴别诊断

- 应与一些系统性疾病导致的 MPGN 鉴别，如系统性红斑狼疮、IgA 肾病等，它们的临床表现、临床化验和病理组织学诸方面，均各有特点。

新月体性肾小球肾炎（crescentic glomerulonephritis）

概念

- 新月体性肾小球肾炎的特点是肾小球毛细血

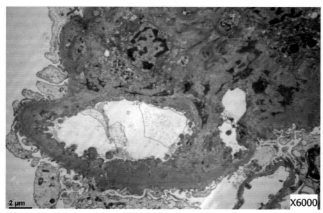

图 2-24　Ⅲ型膜增生性肾小球肾炎，电子致密物沉积于肾小球上皮下、内皮下和系膜区（电镜 ×6000）

管袢严重破坏，大量新月体形成（大于肾小球总数的 50%）。

- 由于肾小球严重破坏，患者出现急性肾衰竭，表现为急速进展性肾小球肾炎（RPGN）。
- 新月体性肾小球肾炎包括三种类型：①抗基底膜型新月体性肾小球肾炎（anti-GBM crescentic glomerulonephritis）；②免疫复合物型新月体性肾小球肾炎（immune complex crescentic glomerulonephritis）；③寡免疫复合物型新月体性肾小球肾炎（pauci-immune crescentic glomerulonephritis）。

病因和发病机制

- 肾小球基底膜含有大量Ⅳ型胶原，由 α3 链、α4 链和 α5 链组成，各种原因使其变性，导致自身抗原显现，尤以 α3 链多见，出现抗基底膜型新月体性肾小球肾炎。
- 各种免疫复合物沉积于肾小球，导致剧烈炎症反应，破坏肾小球，形成免疫复合物型新月体性肾小球肾炎。
- 抗中性粒细胞胞质抗体（ANCA）严重损伤内皮细胞，出现血管炎，导致寡免疫复合物型新月体性肾小球肾炎（见后）。

临床特征

- 新月体性肾小球肾炎的发生无年龄和性别的差异。呈现急性肾衰竭。

组织病理学

光学显微镜

- 肾小球毛细血管袢严重破坏，可见节段性纤维素样坏死和大量新月体形成（图 2-25）。
- 肾小球的新月体根据体积分为小新月体（＜肾小囊的 50%）和大新月体（＞肾小囊

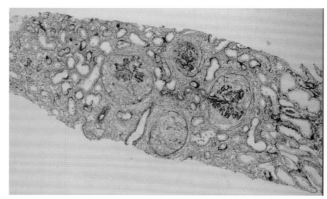

图 2-25　新月体性肾小球肾炎，多数肾小球新月体形成（PASM×100）

的50%），有诊断意义的是大新月体。根据新月体的组成成分分为细胞性、细胞纤维性、纤维性和纤维性新月体伴肾小球硬化（图2-26）。细胞性新月体尚可吸收恢复，细胞纤维性新月体较难恢复，纤维性新月体不可能恢复。

免疫荧光
- 抗基底膜型新月体性肾小球肾炎显示IgG呈细线状沿肾小球毛细血管壁沉积（图2-27）。
- 免疫复合物型新月体性肾小球肾炎显示免疫球蛋白和补体沉积于肾小球的不同部位（图2-28）。
- 寡免疫复合物型新月体性肾小球肾炎，免疫球蛋白和补体均阴性。

电子显微镜
- 免疫复合物型新月体性肾小球肾炎可见肾小球内的电子致密物，其他两种新月体性肾小球肾炎则无特殊表现。

鉴别诊断
- 应根据临床表现、临床化验和病理形态鉴别新月体性肾小球肾炎的类型。

系统性疾病导致的或继发性肾小球肾炎

狼疮性肾炎（lupus nephritis）

概念
- 系统性红斑狼疮（SLE）的肾损伤称狼疮性肾炎（LN），其临床表现和病理表现均很复杂。

病因和发病机制
- SLE的病因和发病机制相当复杂，有一定的基因背景，也有环境因素、B细胞和T细胞功能异常和免疫反应的紊乱。

临床特征
- SLE是一种慢性炎症性自身免疫性疾病。侵犯多个系统和器官，包括皮肤、关节、心、肺、肾、中枢神经系统、浆膜等。狼疮性肾炎是系统性红斑狼疮的重要致死原因。

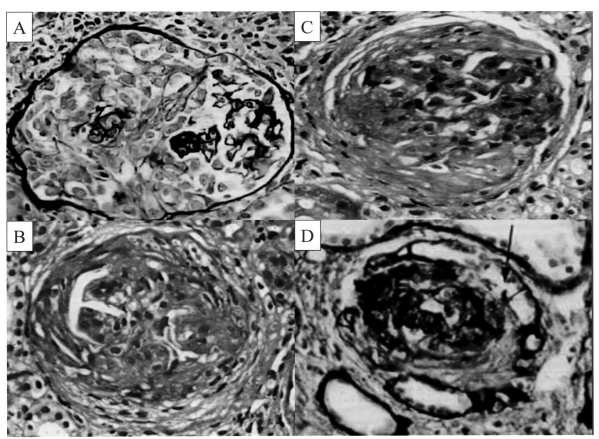

图2-26 新月体性肾小球肾炎。**A**.细胞性新月体（HE×400）；**B**.细胞纤维性新月体（Masson×400）；**C**.纤维性新月体（Masson×400）；**D**.纤维性新月体伴肾小球硬化，新月体再沟通（↑）（PASM×400）

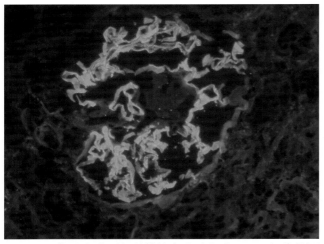

图 2-27 抗基底膜型新月体性肾小球肾炎，IgG 细线状沉积于肾小球毛细血管壁（荧光 ×400）

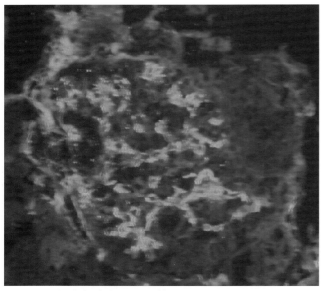

图 2-28 免疫复合物型新月体性肾小球肾炎，IgA 团块状沉积于肾小球系膜区（荧光 ×400）

- 狼疮性肾炎的临床表现复杂，可以仅出现镜下血尿和（或）轻微蛋白尿，也可表现为肾病综合征，并出现急进性肾炎（RPGN）。

组织病理学

光学显微镜

- 狼疮性肾炎的病变非常复杂。肾小球、肾小管、肾间质和小血管均可累及。其中肾小球病变最复杂，世界肾脏病学会（ISN）和肾脏病理学会（RPS）于 2003 年拟定了狼疮性肾炎的病理分型（表 2-2），这个分型得到公认。

免疫荧光

- 呈现 IgG、IgA、IgM、C3、C4、C1q、FRA

等多种免疫球蛋白和补体在肾小球不同部位、肾小管、肾间质和肾血管沉积，称"满堂亮"现象（fullhouse light）（图 2-31、2-32）。其中 IgG1、IgG2、IgG3、IgG4 均可阳性，尤以 IgG3 最有诊断意义。

电子显微镜

- LN 的电子显微镜下表现多种多样。Ⅰ型和Ⅱ型仅在系膜区出现小块状电子致密物，而Ⅲ、Ⅳ、Ⅴ型则可见肾小球毛细血管襻的上皮下、基底膜内、内皮下、系膜区乃至肾小管、肾间质和小动脉壁的大块高密度电子致密物沉积（图 2-33）。

鉴别诊断

- 狼疮性肾炎是系统性红斑狼疮的一部分，因此，临床表现和化验指征很重要，如抗核抗体（ANA）、Smith 抗体等。只有临床确诊为系统性红斑狼疮后，才可考虑狼疮肾炎。
- 狼疮性肾炎虽然无特殊的病理组织学特点，但以下几点可供参考：①肾小球病变的多样性。由于系统性红斑狼疮病程长，导致各个肾小球的病变不一致；②病变的不典型性。由于患者的多种自身抗原和抗体，导致病变的不典型性，膜性狼疮性肾炎除基底膜增厚外，尚伴有系膜增生；③由于大量免疫复合物的形成，常出现"白金耳"样结构（wire loop）；④患者常有血凝障碍，抗磷脂抗体形成，故易见微血栓出现；⑤抗核抗体易导致肾小球内的苏木素小体（hematoxyphil bodies）形成；⑥易合并肾小球外病变：易合并肾小管、肾间质和小动脉病变。上述病变特点是其他肾小球疾病不易出现的。

IgA 肾病（IgA nephropathy）

概念

- IgA 肾病是常见的肾小球疾病，临床常有前驱症状，如呼吸道或消化道感染，常出现血尿。IgA 肾病具有地区分布特点，西方国家发病率低，我国和亚洲其他国家是高发区。

病因和发病机制

黏膜免疫反应与 IgA 肾病有密切关系，扁桃

表 2-2　狼疮性肾炎的病理学分型（ISN/RPS，2003）
Ⅰ型，轻微病变性 LN（Class Ⅰ，minimal mesangial LN） 　　光镜下肾小球正常，但荧光和（或）电镜显示免疫复合物和电子致密物存在 Ⅱ型，系膜增生性 LN（Class Ⅱ，mesangial proliferstive LN） 　　单纯系膜细胞轻度的增生或伴有系膜基质增生。光镜下可见系膜区轻度增宽，系膜区嗜复红蛋白沉积，荧光和 　　电镜下可有系膜区及少量的上皮下或内皮下免疫复合物和电子致密物伴同沉积 Ⅲ型，局灶性 LN（Class Ⅲ，focal LN） 　　可见活动性或非活动性病变，呈局灶性、节段性或球性的肾小球内增生病变，或少量新月体形成，但受累肾小 　　球少于全部的 50%，可见局灶状的系膜区及内皮下免疫复合物沉积，伴有或无系膜增生 　　Ⅲ（A）：局灶增生性 LN 　　Ⅲ（A/C）：局灶增生和硬化性 LN 　　Ⅲ（C）：局灶性硬化性 LN Ⅳ型，弥漫性 LN（Class Ⅳ，diffuse LN） 　　活动性或非活动性病变，呈弥漫性节段性或球性的肾小球内增生病变，或新月体性 GN，受累肾小球超过全部 　　的 50%，可见弥漫性系膜区及内皮下免疫复合物沉积，伴有系膜增生。又分两种亚型：（Ⅳ-S）LN：即超过 　　50% 的肾小球的节段性病变；（Ⅳ-G）LN：即超过 50% 的肾小球的球性病变。即使轻度或无细胞增生的 LN， 　　出现弥漫性白金耳样病变时，也归入Ⅳ型弥漫性 LN（图 2-29、2-30） 　　Ⅳ-S（A）：弥漫性节段性增生性 LN 　　Ⅳ-G（A）：弥漫性球性增生性 LN（图 2-29、2-30） 　　Ⅳ-S（A/C）：弥漫性节段性增生和硬化性 LN 　　Ⅳ-G（A/C）：弥漫性球性增生和硬化性 LN 　　Ⅳ-S（C）：弥漫性节段性硬化性 LN 　　Ⅳ-G（C）：弥漫性球性硬化性 LN Ⅴ型，膜性 LN（Class Ⅴ，membranous LN） 　　肾小球基底膜弥漫增厚，可见球性或节段性上皮下免疫复合物和电子致密物沉积，伴有或无系膜增生。Ⅴ型膜 　　性 LN 可合并Ⅲ型或Ⅳ型病变，则应作出复合性诊断如Ⅲ＋Ⅴ、Ⅳ＋Ⅴ等，并可进展为Ⅵ型硬化型 LN Ⅵ型，严重硬化型 LN（Class Ⅵ，advanced sclerosing LN） 　　超过 90% 的肾小球呈现球性硬化，不再有活动性病变

注：A，活动性病变；C，慢性非活动性病变；G，球性病变；S，节段性病变

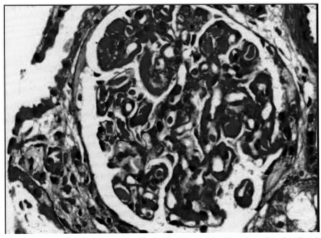

图 2-29　大量白金耳形成性狼疮性肾炎，肾小球基底膜内侧大量嗜复红蛋白沉积，白金耳样结构形成（Masson×400）

体、上呼吸道、消化道、皮肤等前驱感染与 IgA 肾病的发生、发展和恶化有关。

IgA 分为 IgA1 和 IgA2 两个亚型，与 IgA 肾病有关的主要为 IgA1。IgA1 由骨髓 B 细胞产生，IgA2 由黏膜的 B 细胞产生，称分泌型 IgA。首先，黏膜感染后，生成分泌型 IgA2，是启动因素，进而刺激骨髓产生 IgA1，出现一系列的免疫反应。肾小球系膜细胞有特殊的 IgA1 受体；有人则认为循环中单核细胞和中性粒细胞有 IgA1 的 Fc 段 α 受体，它们浸润于肾小球时，起到了载体作用。此外，IgA1 主要通过肝清除，因为肝细胞表面有唾液酸糖蛋白受体，可与正常的 IgA1 分子绞链区 O 型寡糖侧链半乳糖残基结合，使之达到清除结果；但 IgA 肾病患者的 IgA1 绞链糖基化异常，不能与肝细胞的唾液酸糖蛋白受体结合，使之清除功能下降。若肝功能异常，导致清除率更低，最终出现血内 IgA1 升高并沉积于肾小球。

临床特征

- IgA 肾病多见于 10～40 岁的男性，临床表现多种多样，可仅表现为隐匿的尿异常，也可出现肾功能障碍。

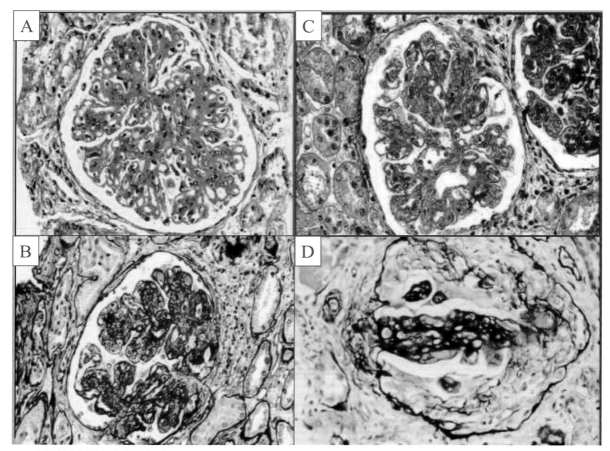

图 2-30 弥漫性增生性狼疮性肾炎，Ⅳ -G（A）。**A**. 中重度系膜增生型；**B**. 毛细血管内增生型；**C**. 膜增生型；**D**. 新月体型（Masson，PASM×400）

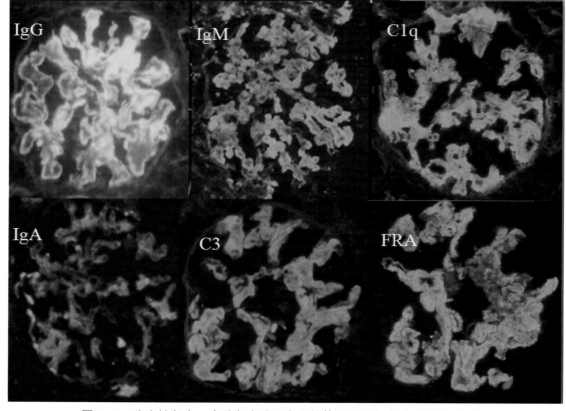

图 2-31 狼疮性肾炎，多种免疫球蛋白和补体沉积于肾小球（荧光 ×400）

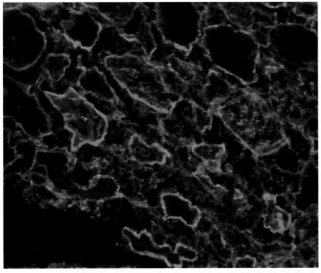

图 2-32 狼疮性肾炎，IgG 沉积于肾小管基底膜（荧光 ×200）

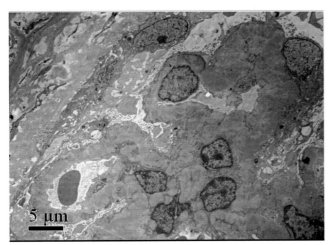

图 2-33 Ⅳ型狼疮性肾炎，肾小球内多部位大块高密度电子致密物沉积（电镜 ×5000）

组织病理学

光学显微镜

- 病变具有多样性，自肾小球轻微病变到弥漫性肾小球硬化均可出现，但肾小球系膜增生是其主要病变基础（表 2-3）（图 2-34）。

免疫荧光

- IgA 和 C3 团块状沉积于肾小球系膜区（图 2-35）。

电子显微镜

- 电子致密物沉积于肾小球系膜区、副系膜区以及毛细血管内皮下（图 2-36）。

鉴别诊断

- 与过敏性紫癜性肾炎（Henoch-Schonlein pur-

表 2-3 IgA 肾病病理类型
1. 轻微病变型（minor lesion）：病变轻微
2. 轻度系膜增生型（mild mesangial proliferation）：肾小球系膜细胞和基质轻度增生
3. 局灶增生型（focal proliferation）：部分肾小球（＜50%）系膜细胞和基质中度增生
4. 局灶增生硬化型（focal proliferation and sclerosis）：肾小球系膜增生的背景下约 30% 出现硬化
5. 弥漫性中重度系膜增生型（diffuse moderate mesangioproliferativition）：肾小球系膜细胞和基质弥漫性中重度增生
6. 弥漫性毛细血管内增生型（diffuse endocapillary proliferation）：肾小球系膜细胞和内皮细胞弥漫性增生
7. 弥漫性膜增生型（diffuse membranoproliferation）：肾小球系膜细胞和基质弥漫中重度增生，广泛插入，基底膜增厚，双层和多层化
8. 弥漫性新月体型（diffuse crescent formation）：＞50% 的肾小球出现新月体
9. 弥漫增生硬化型（diffuse proliferation and sclerosis）：在弥漫系膜增生的背景下 ＞50% 的肾小球出现球性硬化

pura nephritis）鉴别，两者的病理组织学变化相同，但后者有皮肤紫癜，有的累及消化道或关节。

- 与狼疮性肾炎、C1q 肾病、HIV 肾炎等鉴别，肾小球系膜区高强度 IgA 沉积是 IgA 肾病的最突出特点。

肾小管间质肾病

概念

- 肾小管间质肾病表现为肾小管损伤、萎缩和肾间质水肿，淋巴细胞、单核细胞、多少不等的嗜酸性粒细胞浸润。中晚期可见少数浆细胞浸润和多少不等的纤维组织增生，肾小球和肾血管无明显病变。当肾小球病变严重时，也可继发肾小管和肾间质的病变，但不能称为独立的肾小管间质肾病。

- 多种原因可导致肾小管间质肾病。以肾小管损伤为主时，称肾小管疾病。以肾间质损伤为主时，称肾间质疾病。肾小管和肾间质损

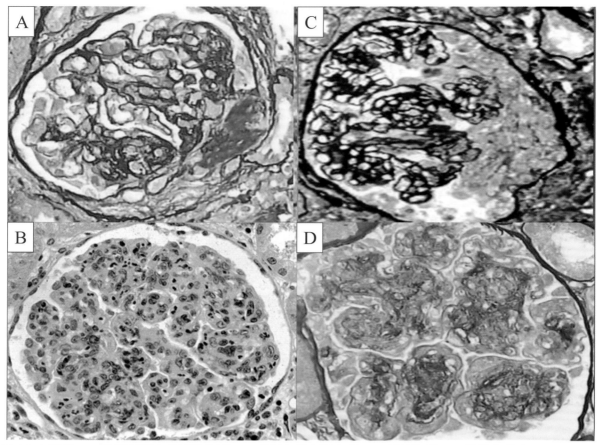

图 2-34　IgA 肾病。**A**. 弥漫系膜中重度增生型；**B**. 毛细血管内增生型；**C**. 新月体型；**D**. 膜增生型（PASM、HE×400）

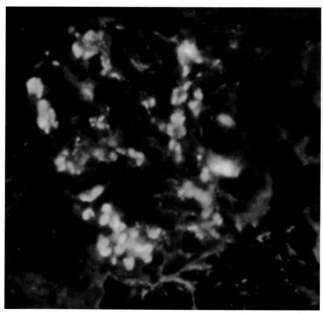

图 2-35　IgA 肾病，IgA 团块状沉积于肾小球系膜区（荧光 ×400）

伤均较严重，而且两者因果关系不明确，可笼统地称为肾小管间质疾病。

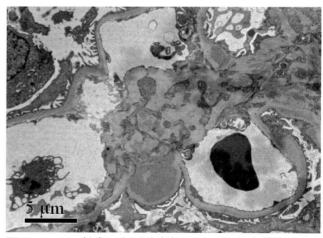

图 2-36　IgA 肾病，电子致密物沉积于肾小球系膜区（电镜 ×6000）

急性肾小管坏死（acute tubular necrosis）

概念

● 急性肾小管坏死是导致急性肾衰竭的常见原因，肾小管上皮细胞凝固性坏死。

病因和发病机制

- 肾急性缺血和毒性物质损伤是引起急性肾小管坏死的主要原因（表2-4）。
- 体内的各种毒性物质经肾排出，在肾小管内浓缩，对肾小管上皮细胞损伤严重；另一方面，肾的血液循环有一定特点，肾小球的血供应丰富，而肾小管的血供由出球小动脉构成的管周毛细血管网组成，肾缺血时，首先导致肾小管损伤。

临床特征

- 主要表现为肾功能损伤和急性肾衰竭。尿检查无明显异常，而肾小管损伤的指标升高，如 NAG 酶等。

组织病理学

光学显微镜

- 肾小球无明显病变，肾小管上皮细胞凝固性坏死，崩解脱落于肾小管腔，细胞碎片堵塞肾小管（图2-37），肾间质水肿。
- 有时仅表现为肾小管上皮细胞刷毛缘脱落，甚至基底膜裸露，坏死的细胞碎屑可能堵塞于下肾单位（图2-37）。

免疫荧光和电子显微镜

- 无特殊的诊断意义。

鉴别诊断

- 肾小球疾病可导致继发性肾小管损伤和坏死，可根据临床、临床化验、肾活检的病理特点不难鉴别。

间质性肾炎（interstitial nephritis）

概念

- 间质性肾炎也是肾功能损伤和肾衰竭的常见

表 2-4 急性肾小管坏死的原因
急性肾缺血
1. 创伤、烧伤及大手术
2. 大出血、严重脱水
3. 血管炎
急性肾毒性物质损伤
1. 内源性
（1）尿酸和尿酸盐沉积、草酸盐沉积、胱氨酸沉积
（2）骨髓瘤管型、肌红蛋白管型、血红蛋白管型、胆色素管型
2. 外源性
（1）重金属制剂：含汞、铅、镉、铀、铋、金、铂、铬、锂、砷、磷等制剂
（2）抗菌素类：两性霉素、多黏菌素、氨基苷类抗菌素、头孢菌素类、红霉素、新霉素、卡那霉素、先锋霉素等
（3）免疫抑制剂：环孢素、FK506 等
（4）消炎镇痛药：磺胺类、乙酰唑胺、非类固醇消炎药、利福平等
（5）含马兜铃酸的中草药
（6）抗凝药物：华法林等
（7）造影剂
（8）化学性毒物：有机磷、杀虫剂、除草剂、四氯化碳、氯仿、甘油、乙二醇、苯、酚等
（9）生物性毒素：蛇毒、生鱼胆、蝎毒、蜂毒、斑蝥毒素、毒蕈等

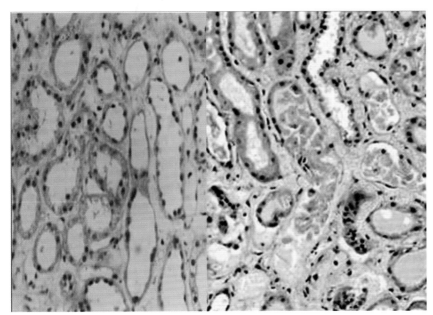

图 2-37 急性肾小管坏死。左：肾小管上皮细胞弥漫性刷毛缘脱落；右：肾小管上皮细胞凝固性坏死，管腔内可见细胞碎屑（HE×400）

原因，主要表现为肾间质的炎细胞浸润和多少不等的纤维组织增生。

病因和发病机制

- 间质性肾炎由各种感染和IV型过敏反应引起（表2-5）。
- 细菌感染导致中性粒细胞浸润，病毒和其他病原体感染导致淋巴、单核细胞浸润，T淋巴细胞和多种细胞因子作用，造成肾间质的炎细胞浸润。随着病程延长，出现纤维化。

临床特征

- 主要表现为肾功能损伤和急性肾衰竭。尿检查无明显异常。

组织病理学

光学显微镜

- 肾小球无明显病变，慢性期因肾间质病变可出现肾小球缺血病变，肾小管上皮细胞也可出现轻重不等的损伤（图2-38）。
- 随着病程延长，出现多少不等的纤维化，呈现亚急性和慢性间质性肾炎（图2-39）。

免疫荧光和电子显微镜

- 无特殊的诊断意义。

表2-5　间质性肾炎的病因
感染性间质性肾炎
急性感染性肾小管间质性肾炎（包括急性肾盂肾炎）：急性细菌性、真菌性、病毒性感染 慢性感染性肾小管间质性肾炎（包括慢性肾盂肾炎） 特殊病原体感染：结核杆菌、麻风杆菌、梅毒螺旋体、流行性出血热、黄色肉芽肿、软斑病、巨细胞病毒和其他感染等
药物性间质性肾炎
药物过敏性肾小管间质性肾炎 慢性药物性肾小管间质性肾炎：镇痛剂肾病、锂中毒肾病、氯乙基环己基亚硝基尿中毒等
免疫性间质性肾炎
肾小管抗原抗体反应：药物、移植肾、特发性等 肾外性自身免疫性疾病引起的免疫复合物性肾小管间质性肾炎：系统性红斑狼疮、混合性冷球蛋白血症、干燥综合征、移植肾、IgG4相关性肾小管间质肾病等 细菌性免疫复合物介导性肾小球肾炎伴肾小管损伤

鉴别诊断

- 肾小球疾病可导致继发性肾间质的损伤，可根据临床、临床化验、肾活检的病理特点不难鉴别。

IgG4相关性肾小管间质肾病（IgG4 associated tubulointerstitial nephropathy）

概念

- 血内IgG4升高、肾小管损伤和萎缩，肾间质浆细胞浸润，伴多少不等的淋巴细胞、单核细胞及少量嗜酸性粒细胞浸润，伴纤维组织轻重不等的增生，称IgG4相关性肾小管间质性肾病。同时，常有其他器官出现同样的病变。

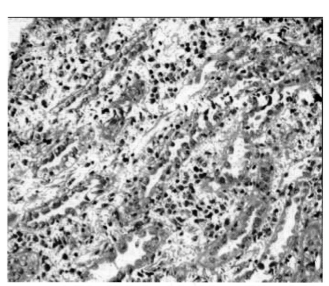

图2-38　急性间质性肾炎，肾间质淋巴、单核及嗜酸性粒细胞浸润（HE×400）

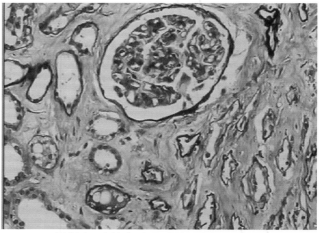

图2-39　慢性间质性肾炎，肾间质大量纤维组织增生（HE×400）

病因和发病机制

- 人体内在的免疫功能异常与外来的感染等因素作用下，激活 Th2 细胞，进而激活调节性 T 细胞，白介素 4 和 5 过度形成，嗜酸性细胞增生，血内 IgE 升高，进而白介素 10 和 13 又过度形成，致使 B 细胞和浆细胞增生，血内 IgG4 升高，伴随的转化生长因子生成过多则可导致纤维化。上述结果，证实 IgG4 相关性肾小管间质肾病属于自身免疫性疾病的范畴。

临床特征

- 主要表现为肾功能损伤和急性肾衰竭。尿检查无明显异常。

组织病理学

光学显微镜

- 肾小球无明显病变，慢性期因肾间质病变可出现肾小球缺血病变，肾小管上皮细胞损伤，肾间质弥漫性浆细胞、淋巴细胞、单核细胞及少量嗜酸性粒细胞浸润（图 2-40）。
- 随着病称延长，出现多少不等的纤维化。

免疫荧光和免疫组织化学

- 肾间质浸润的浆细胞多数产生 IgG4（图 2-41）。

电子显微镜

- 肾间质内可见浆细胞浸润（图 2-42）。

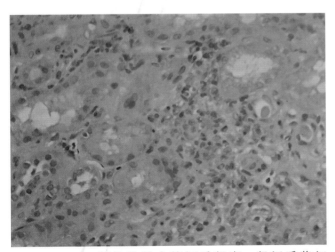

图 2-40　IgG4 相关性肾小管间质肾病，肾间质浆细胞、淋巴细胞、单核细胞及嗜酸性粒细胞浸润（HE×400）

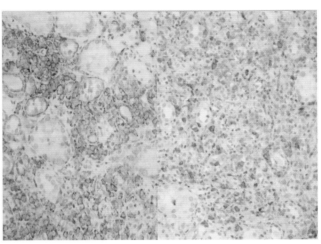

图 2-41　IgG4 相关性肾小管间质肾病。左：CD138 阳性的浆细胞；右：IgG4 阳性的浆细胞（免疫组织化学 ×400）

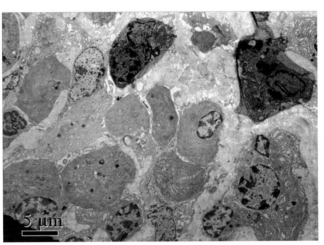

图 2-42　IgG4 相关性肾小管间质肾病，浆细胞浸润（电镜 ×10000）

鉴别诊断

- IgG4 相关性肾小管间质肾病应与其他肾小管间质肾病鉴别，要点见表 2-6。

表 2-6　IgG4 相关性肾小管间质肾病诊断标准
病理组织学： 肾间质有较多的浆细胞浸润，在浆细胞浸润较集中区域的高倍视野下，产生 IgG4 的浆细胞应多于 10 个（必备标准）；免疫学和电镜检查偶见肾小管基底膜有 IgG 沉积或电子致密物
影像学： 肾弥漫性肿胀；肾皮质区可出现结节状、斑片状或楔形低衰减病灶
血清学： IgG4 或总 IgG 含量增高
其他器官受累： 以浆细胞浸润为主的自身免疫性胰腺炎、硬化性胆管炎、唾液腺炎、主动脉炎、腹膜后纤维化、任何器官的炎性包块等

血管性疾病导致的肾小球病

ANCA 相关性肾小球肾炎（ANCA associated glomerulonephritis）

概念

- ANCA 相关性肾小球肾炎是一种寡免疫复合物性新月体肾小球肾炎，与抗中性粒细胞胞质抗体（antineutrophilic cytoplasmic antibodies，ANCA）有关，患者可伴有系统性血管炎。

病因和发病机制

- ANCA 是一种特异性 IgG，抗中性粒细胞胞质的髓过氧化物酶（myeloperoxidase，MPO）或蛋白酶 3（proteinase 3，PR3），对血管内皮细胞也有破坏作用。

临床特征

- 患者出现蛋白尿、血尿，血肌酐升高，呈急速进展性肾小球肾炎。

组织病理学

光学显微镜

- ANCA 相关性肾小球肾炎的光镜特点是肾小球毛细血管袢纤维素样坏死和新月体形成。病变分布可以是局灶性，也可以是弥漫性，新月体病变呈新旧不等（图 2-43）。
- 肾小叶间动脉、入球小动脉可呈纤维素样坏死。
- 肾小管可出现急性刷毛缘脱落、肾小管炎和肾小管周围炎，肾间质淋巴、单核和白细胞多灶状浸润，伴轻重不等的纤维化。

免疫荧光

- 免疫球蛋白和补体均阴性。

电子显微镜

- 肾内无电子致密物。
- 有时可见肾小球基底膜断裂。

鉴别诊断

- 根据临床和免疫荧光及电镜检查，与抗 GBM

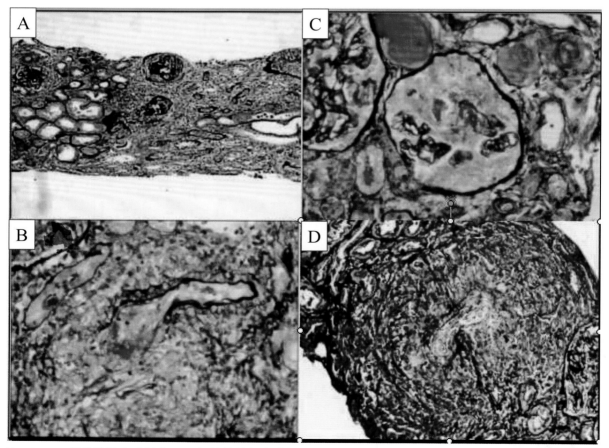

图 2-43　ANCA 相关性肾小球肾炎。**A**. 新月体性肾小球肾炎（PASM×100）；**B**. 小叶间动脉纤维素样坏死；**C**. 肾小球毛细血管袢纤维素样坏死；**D**. 细胞纤维性新月体（PASM×400）

型新月体性肾小球肾炎、免疫复合物介导的新月体性肾小球肾炎鉴别。

血栓性微血管病（thrombotic microangiopathy，TMA）相关肾病

概念

以内皮细胞损伤为主，进而出现肾小球毛细血管、细动脉、小叶间动脉乃至弓状动脉血栓形成、管壁增厚、管腔狭窄的特殊病理形态，称血栓性微血管病。病因不同，可分属不同的临床肾疾病（溶血性尿毒症综合征、血栓性血小板减少性紫癜、恶性高血压、系统性硬化症等）（表2-7），常导致肾性高血压和急性或慢性肾功能障碍。

表 2-7　血栓性微血管病相关肾病
溶血性尿毒症综合征（HUS）
血栓性血小板减少性紫癜（TTP）
恶性高血压
系统性硬化症或硬皮病
妊娠相关性血栓性微血管病
毛细血管内皮病
抗磷脂抗体相关性血栓性微血管病
抗磷脂抗体阴性的系统性红斑狼疮相关性血栓性微血管病
恶性肿瘤和化疗导致的血栓性微血管病
移植相关性血栓性微血管病
艾滋病相关性血栓性微血管病

病因和发病机制

- 虽然血栓性微血管病相关肾病分属于不同的疾病实体，但基本的病因和发病机制相同。各种感染、免疫功能异常、血流动力学改变、药物以及某些基因突变等因素，均可导致小血管内皮细胞损伤并继而出现病变。

临床特征

- 患者出现蛋白尿、血尿，血肌酐升高，进展性肾小球肾炎。

组织病理学

光学显微镜

- TMA相关肾病主要表现为肾小球、小叶间动脉及叶间动脉的内皮细胞的增生、肿胀，血栓和微血栓形成（图2-44）。
- 肾小叶间动脉内膜黏液样变性，病程后期，血栓机化，小叶间动脉内膜增厚，纤维组织增生，呈葱皮状增厚（图2-45）。

免疫荧光

- 免疫球蛋白和补体依据各种肾小球病而呈阴性或不同程度的阳性。

电子显微镜

- 肾小球毛细血管基底膜内疏松层增厚，无电子致密物沉积（图2-46）。

鉴别诊断

根据临床和免疫荧光及电镜检查，可与各种肾小球肾炎和肾病鉴别。

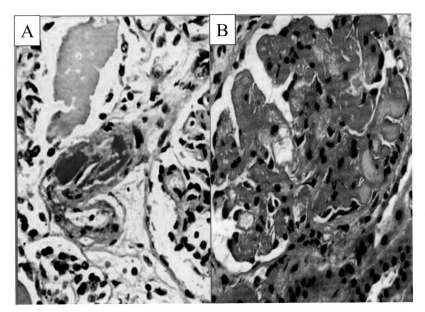

图2-44　TMA相关肾病。**A**.小叶间动脉血栓形成；**B**.肾小球毛细血管微血栓形成（HE×400）

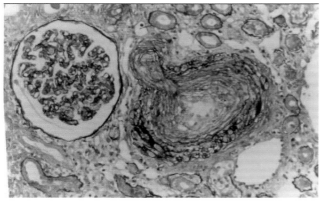

图 2-45　TMA 相关肾病，小叶间动脉内膜葱皮状增厚，管腔狭窄，肾小球缺血皱缩（PASM×200）

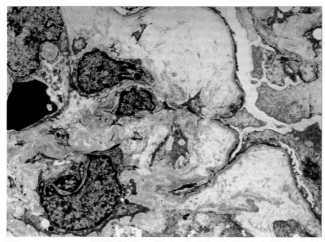

图 2-46　TMA 相关肾病，肾小球毛细血管基底膜内疏松层增厚（电镜 ×6000）

代谢性和异常免疫球蛋白疾病导致的肾小球病

糖尿病肾病（diabetic nephropathy）

概念

- 糖尿病肾病是糖尿病后期的合并症。

- 糖尿病肾病后期常导致肾衰竭。
- Kimmelstiel-Wilson（KW）结节是糖尿病肾病较特异的病变。

病因和发病机制

- 细胞外基质增多是 1 型和 2 型糖尿病肾病的重要发生机制，导致 GBM 增厚、KW 结节形成、小动脉硬化等。
- 高糖血症导致 β 生长因子等细胞因子增多是细胞外基质增多的重要原因。
- 高糖血症导致肾小球血流动力学改变、肾素–血管紧张素系统失衡也是糖尿病肾病发生的重要原因。

临床特征

- 大量蛋白尿或肾病综合征是糖尿病肾病的主要临床表现，肾小球滤过率下降、血压升高也常出现。

组织病理学

光学显微镜

- 肾小球毛细血管基底膜弥漫性增厚，系膜基质增多，KW 结节形成，毛细血管袢节段性瘤样扩张，内皮下帽状病变和肾小囊基底膜下滴状病变形成（图 2-47）。
- 肾小管萎缩，基底膜增厚，常伴撕裂。
- 肾间质淋巴和单核细胞浸润，伴轻重不等的纤维化。
- 小动脉管壁增厚，呈玻璃样变性。

免疫荧光

- IgG 和血浆白蛋白（Alb）沿肾小球和肾小管基底膜呈细线状沉积（图 2-48）。

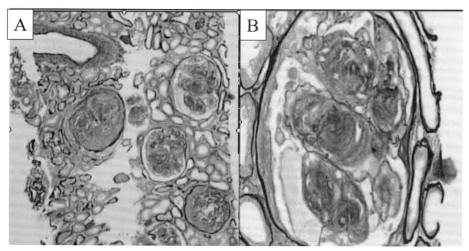

图 2-47　糖尿病肾病。**A**. 肾小球系膜 KW 结节形成（PASM×200）；**B**. 肾小球基底膜增厚，系膜区 KW 结节形成（PASM×400）

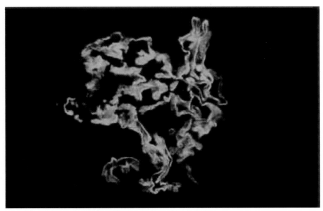

图 2-48　糖尿病肾病，IgG 沿肾小球毛细血管壁呈线状沉积（荧光 ×400）

电子显微镜

- 肾小球毛细血管基底膜弥漫性均质增厚，系膜基质增多，上皮细胞足突弥漫性融合，无电子致密物（图 2-49）。

鉴别诊断

- 糖尿病肾病的病理组织学变化应与多种系膜结节性硬化的肾小球疾病鉴别，如：淀粉样变性肾病、单克隆免疫球蛋白沉积性肾病、纤维样肾小球病、免疫触须样肾病、纤连蛋白肾病、晚期 MPGN、特发性系膜结节性硬化肾小球病等，它们的临床、免疫荧光和电子显微镜下各有特点。特别是临床糖尿病史、免疫荧光和电镜检查有诊断意义。

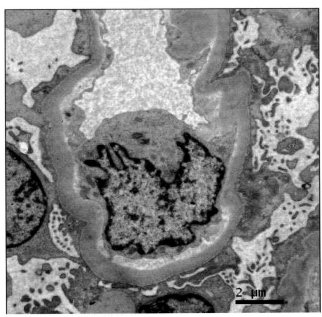

图 2-49　糖尿病肾病，GBM 均质性增厚，系膜基质增多，上皮细胞足突弥漫融合（电镜 ×6000）

C3 肾小球病（C3 nephropathy）

概念

- C3 肾小球病是以病变肾小球内仅有补体 C3 沉积为特点的肾小球病。
- 属于补体代谢障碍导致的肾疾病。
- 包括电子致密物沉积性肾小球病（DDD）、C3 肾小球病、家族性 III 型膜增生性肾小球肾炎和 CFHR5 肾小球肾病。

病因和发病机制

- 补体代谢异常和补体旁路激活途径的调节蛋白异常是导致 C3 肾小球病的重要机制。特别与补体代谢的调节蛋白 H、B、I 等因子有关。H 因子是 C3 转换酶（C3bBb）的主要调节和制动因子，H 因子的基因突变或出现 H 因子的自身抗体，均可导致 C3 的持续活化和补体过度消耗。此外，患者血中常出现的 C3 肾炎因子（C3NeF），就是针对 C3 转换酶（C3bBb）的自身抗体样结合蛋白。该蛋白与 Bb 结合更紧密，与 H 因子竞争，导致 C3bBb 稳定而不被 H 因子裂解，也不与 I 因子相互作用，导致 C3bBb 的半衰期延长 10 ～ 30 倍，因之加强了 C3 的消耗，从而使患者出现持续低补体状态。致使肾小球基底膜变性、系膜细胞和基质增生出现富含 C3 的电子致密物质。

临床特征

- 长期低补体血症。
- H、B、I 等因子异常，C3NeF 阳性。
- 大量蛋白尿或肾病综合征以及肾炎综合征是 C3 肾病的主要临床表现，肾小球滤过率下降、血压升高也常出现。

组织病理学

光学显微镜

- 肾小球毛细血管基底膜弥漫性增厚，系膜基质增多，是各型 C3 肾病的特点，有时出现 MPGN 样病变。

免疫荧光

- 补体 C3 高强度沉积于肾小球系膜区和毛细血管壁，其他免疫球蛋白和补体阴性或弱阳性（图 2-50）。

电子显微镜

- 致密物沉积（DDD）呈现电子致密物沿肾

小球毛细血管基底膜弥漫性条带状沉积（图 2-51）。

- 其他类型的 C3 肾小球病可见电子致密物沉积于肾小球系膜区、内皮下乃至上皮下。

鉴别诊断

- 根据临床表现、荧光、电镜和基因检测，不难与一般的 MPGN 和其他肾小球肾炎鉴别。特别是免疫荧光和电镜检查有诊断意义。

单克隆免疫球蛋白沉积性肾病（monoclonal immunoglobulin deposition nephropathy）

概念

- 正常情况下，免疫球蛋白由浆细胞产生，受各种抗原刺激，呈多克隆增生（polyclonal），可产生 5 种免疫球蛋白，即 IgG、IgA、IgM、

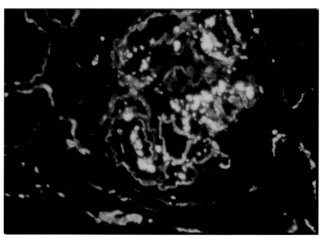

图 2-50　C3 肾小球病，C3 沿肾小球系膜区和毛细血管壁呈团块状和颗粒状沉积（荧光 ×400）

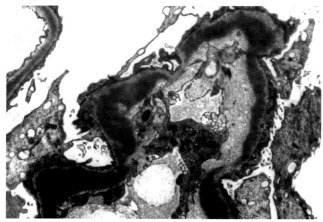

图 2-51　DDD，条带状电子还没完全沿 GBM 沉积（电镜 ×6000）

IgE 和 IgD。免疫球蛋白呈 "Y" 结构，具有共同的基本结构单位，即四链单体。一个四链单体是以二硫键联接的两对相同的多肽链，短的一对称轻链（light chain，L 链）（L 链有两型：κ 和 λ），长的一对称重链（heavy chain，H 链）（H 链有 5 类：α、γ、μ、δ 和 ε）。各种免疫球蛋白的轻链和重链各异：γ-IgG，α-IgA，μ-IgM，δ-IgD，ε-IgE。

- 浆细胞病、浆细胞骨髓瘤和意义未明 γ 球蛋白病等异常增生的肿瘤性浆细胞可以产生单克隆免疫球蛋白（monoclonal immunoglobulin）或 M 蛋白，又称副蛋白，患者血内出现单克隆免疫球蛋白，称副蛋白血症（paraproteinemia）。上述异常的免疫球蛋白或 M 蛋白或副蛋白沉积于肾的不同部位，可致各种单克隆免疫球蛋白或副蛋白沉积性肾病。

病因和发病机制

- 正常情况下，免疫球蛋白的重链和轻链在 B 淋巴细胞和浆细胞的内质网中，按比例合成，并规律组装。浆细胞病或其他 B 淋巴细胞异常增生状态下，重链和轻链蛋白比例失衡，重链过剩或轻链过剩，导致以重链免疫球蛋白为主的或以轻链免疫球蛋白为主的或轻重链混合的单克隆免疫球蛋白血症。当其沉积于肾时，出现了单克隆免疫球蛋白沉积性肾病。

临床特征

- 患者血和（或）尿内出现异常单克隆免疫球蛋白。
- 大量蛋白尿或肾病综合征。
- 50 岁以上老年人多发。

组织病理学

光学显微镜

- 肾小球毛细血管基底膜弥漫性增厚，系膜基质增多，伴无细胞结构的特殊蛋白沉积（图 2-52）。

免疫荧光

- 单克隆免疫球蛋白沿肾小球系膜区和毛细血管壁沉积（图 2-53A）。

电子显微镜

- 肾小球毛细血管基底膜内侧、系膜区砂粒状电子致密颗粒沉积（图 2-53B）。

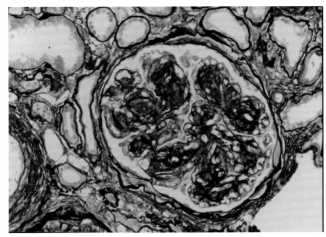

图 2-52 单克隆免疫球蛋白沉积性肾病，肾小球系膜基质增多，无细胞结构的特殊蛋白沉积，基底膜增厚（PASM×400）

鉴别诊断

- 根据临床表现、荧光、电镜和基因检测，不难与其他肾小球系膜结节硬化性肾小球病和肾小球肾炎鉴别（淀粉样变性肾病、晚期MPGN、纤维样和免疫触须样肾小球病、纤连蛋白肾小球病、特发性肾小球系膜结节状硬化症等），特别是免疫荧光和电镜检查，有诊断价值。

淀粉样变性肾病（amyloid nephropathy）

概念

- 淀粉样变性病（amyloidosis）是系统性疾病。肾是淀粉样变性病的最常受累的器官之一。根据淀粉样前体蛋白的特点，本病分为AL 型、AA 型、遗传型等类型。

病因和发病机制

- 特殊的淀粉样蛋白沉积是淀粉样变性肾病的中心环节。淀粉样前体物质是淀粉样蛋白形成的基础，已发现 25 种淀粉样前体物质，这些物质在单核细胞内组装、折叠形成淀粉样蛋白。

临床特征

- 患者血和（或）尿内出现异常单克隆免疫球蛋白或 AA 蛋白或其他淀粉样蛋白前体物质。
- 大量蛋白尿或肾病综合征。
- 50 岁以上老年人多发。

组织病理学

光学显微镜

- 肾小球毛细血管基底膜弥漫性增厚，系膜基质增多，小动脉管壁增厚，伴无细胞结构的特殊蛋白沉积（图 2-54）。
- 肾内的淀粉样蛋白刚果红染色阳性，偏振光显微镜下显示绿色或白色光（图 2-55）。

免疫荧光

- 单克隆免疫球蛋白沿肾小球系膜区和毛细血管壁阳性（AL 型），或淀粉样蛋白 A 阳性（AA 型），或纤维蛋白原（fibronogen）、载脂蛋

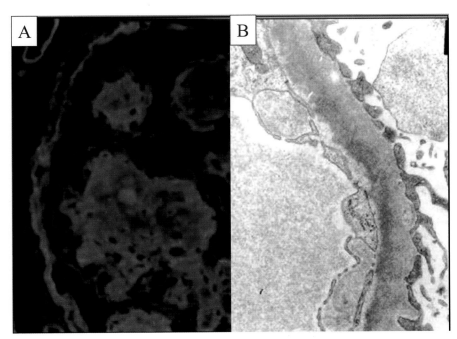

图 2-53 单克隆免疫球蛋白沉积性肾病。**A.** κ 轻链免疫球蛋白沉积于肾小球系膜区和毛细血管壁（荧光×400）；**B.** 肾小球基底膜内侧砂粒状电子致密颗粒沉积（电镜 ×20000）

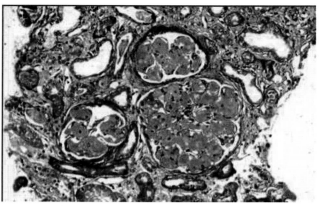

图 2-54 淀粉样变性肾病，肾小球系膜基质增多，无细胞结构的特殊蛋白沉积，基底膜增厚（PASM×400）

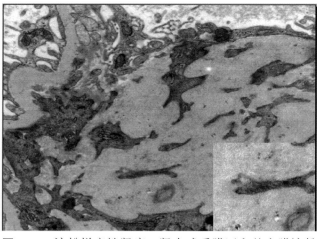

图 2-56 淀粉样变性肾病，肾小球系膜区和基底膜淀粉样纤维沉积（电镜 ×8000），右下（电镜 ×30000）

白 A1/ 载脂蛋白 A2（apo A Ⅰ /apo A Ⅱ）、溶菌酶（lysozyme）、白细胞趋化因子 2（leukocyte chemotactic factor 2）等阳性（遗传型）。

电子显微镜

- 肾小球系膜区和毛细血管基底膜可见直径小于 10 nm 的排列紊乱的淀粉样纤维（图 2-56）。

鉴别诊断

- 根据临床表现、荧光、电镜和基因检测，不难与其他肾小球系膜结节硬化性肾小球病和肾小球肾炎鉴别（淀粉样变性肾病、晚期 MPGN、纤维样和免疫触须样肾小球病、纤连蛋白肾小球病、特发性肾小球系膜结节状硬化症等），特别是刚果红染色和电镜检查，有诊断价值。

遗传性肾病

概念

- 遗传性肾病是基因异常导致的肾疾病，常有家族性发病的特点，但也可因其他因素导致基因突变所引起。遗传性肾病也不都是出生后就发病的，如晚发性遗传性肾病可在中年或老年才发病。依照遗传方式和遗传物质的改变，遗传性肾病可分为三大类：①单基因遗传性肾病，②多基因遗传性肾病，③染色体数目或结构异常性肾病。一些遗传性疾病常表现为代谢异常，如糖尿病肾病、脂蛋白肾病、高尿酸肾病、高草酸肾病、胱氨酸血症肾病、糖原沉积症肾病等。一些肾病理专著中，将它们列入代谢异常性肾疾病。

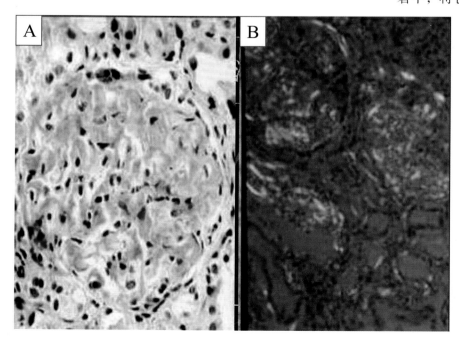

图 2-55 淀粉样变性肾病。**A**. 肾小球系膜区和基底膜的无细胞结构的特殊蛋白沉积，刚果红阳性（刚果红 ×400）；**B**. 偏振光显绿色（偏振光 ×400）

遗传性肾病种类繁多，本书仅以 Alport 综合征为例。

Alport 综合征（Alport's sydrome）

概念

- Alport 综合征又称遗传性进行性肾炎（hereditary progressive glomerulonephritis），典型的 Alport 综合征以血尿、进行性肾功能减退、感音性神经性耳聋和眼的前锥形晶状体为特点。儿童期常见，男女均可发病，以男性多见。1/3 ～ 2/3 的患者有家族史。

病因和发病机制

- Alport 综合征属于基底膜 IV 型胶原的基因突变导致的遗传性疾病。IV 型胶原是一种非纤维性基底膜胶原，是由三条 α 链相互缠绕而形成的三股螺旋结构的分子。肾小球基底膜主要含 α3、α4 和 α5 链和少量 α6。Alport 综合征的遗传方式常见有三种：① X 连锁显性遗传，*COL4A5* 基因突变；② X 连锁隐性遗传，*COL4A5/COL4A6* 基因突变。以上两种约占全部 Alport 综合征的 85% 以上。由于女性性染色体为 XX，男性为 XY，当 X 链出现突变时，女性的另一条 X 链可与突变 X 链互补，所以女性 Alport 综合征患者症状较轻，可终生无肾衰竭的症状；③常染色体隐性遗传，*COL4A3*、*COL4A4* 基因突变，约占全部 Alport 综合征的 15%。

临床特征

- 儿童和青少年发病，出现血尿和（或）蛋白尿，逐渐进行性进展为肾衰竭。
- 感音性神经性耳聋和眼的前锥形晶状体。

组织病理学

光学显微镜

- 早期，肾小球无明显病变，有时肾间质出现聚集的泡沫细胞，尽管无蛋白尿或少量蛋白尿（图 2-57）。晚期，肾小球硬化，肾小管萎缩，肾间质慢性炎症细胞浸润伴纤维化。

免疫荧光

- 肾小球毛细血管基底膜 α3 或 α5 阴性（图 2-58）。

电子显微镜

- 肾小球毛细血管基底膜薄厚不均，呈纵行撕裂状态，该病变是诊断 Alport 综合征的确诊

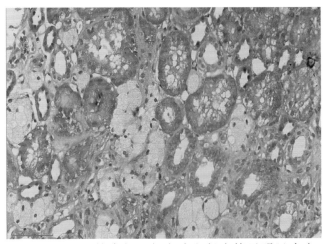

图 2-57　Alport 综合征，肾小球和肾小管无明显病变，肾间质泡沫细胞浸润（Masson×400）

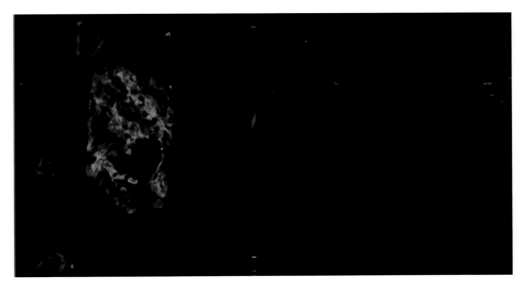

图 2-58　Alport 综合征。左：正常肾小球基底膜 α3 阳性。右：患者肾小球基底膜 α3 阴性（荧光 ×400）

的形态学变化（图 2-59）。

鉴别诊断

- 根据临床表现、荧光、电镜和基因检测，不难与其他肾小球病鉴别，特别是电镜检查，有诊断价值。

肾移植病理

概念

- 肾移植（kidney transplantation）是治疗慢性肾衰竭的有效方法。肾移植是各种器官移植中开展较早、成活率较高的一种。HLA 完全相同的同卵双胞胎之间的肾移植一年存活率高达 90% ～ 95%，HLA 相同的尸体肾移植一年存活率达 85%。这与肾移植的技术日臻成熟和有效的抗排斥措施以及肾结构的独特性（肾动脉、肾静脉和输尿管各一条）有关。肾移植的研究始于 1902 年，1950 年应用于临床。
- 肾移植的关键问题有两个，一是手术技能，二是长期存活。前者较易达到，后者的关键是消除和减弱排斥反应（rejection）。

病因和发病机制

- 肾移植的排斥反应是一种复杂的免疫反应，既有细胞性免疫，也有体液性免疫，其抗原是组织相容性抗原（histocompatibility antigen）。组织相容性抗原是存在于哺乳动物的有核细胞表面的特殊糖蛋白，它的调控基因位于第六号染色体短臂的多个基因

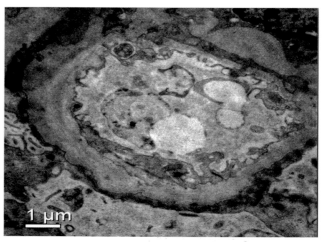

图 2-59 Alport 综合征，肾小球基底膜纵行撕裂（电镜 ×10000）

座，其中能导致快而强的排异反应的基因座称为主要组织相容性抗原复合体（major histocompatibility antigen complex，MHC），人白细胞抗原（HLA）是其主要代表。由于 HLA 系统的高度多样性，所以，除单卵双生者外，两个个体具有完全相同的 HLA 系统的组织配型几乎是不可能的，只能尽可能使供体和受体的配型接近，来减弱排斥反应。

- T 细胞介导的细胞性排斥反应：即 T 细胞介导的迟发性超敏反应和细胞毒作用。供肾中的淋巴细胞（过路淋巴细胞）、树突细胞等具有丰富的 MHC Ⅰ类和Ⅱ类抗原，一旦被受体淋巴细胞识别，CD8 毒性 T 淋巴细胞（CTL）可破坏组织，CD4 辅助性 T 淋巴细胞（TH）可促使各种淋巴细胞增生和分化。
- 抗体介导的体液性排斥反应：血循环内出现或已存在 MHC 抗体和抗供体的特异性抗体（DSA）导致体液性免疫反应。由于 DSA 的浓度很低，临床检测难度大。20 世纪 90 年代，发现 C4d 可作为移植肾抗体介导的排斥反应的组织学标志。C4 是体液免疫反应中被经典和凝集素途径激活的补体，是重要的炎症介质，激活的 C4 被水解为小片段的 C4a 和大片段的 C4b。C4b 的 N 端 α 链断端有硫酯键，该键与细胞表面蛋白结合并被水解为 C4c 和 C4d。C4c 易被灭活，而 C4d 易与血管内皮细胞和基底膜结合，成为抗体介导的排斥反应的重要标志。特别是多次妊娠、接受输血、多次移植等的患者，更易出现。

临床特征

- 排斥反应导致移植肾功能减退甚至功能消失。

组织病理学

- 由于排斥反应既有抗体介导的体液免疫反应，又可出现 T 细胞介导的细胞免疫反应，所以移植肾排斥反应的病理组织学表现较复杂（表 2-8）。

超急性排斥反应（hyperacute rejection）

- 常发生于移植肾与受者血液循环接通后即刻或数分钟后。偶见于移植后 1 ～ 2 天。
- 超急性排异反应属于体液免疫反应，受者血液内存在高滴度的抗移植肾血管内皮细胞的

表 2-8 移植肾排斥反应的病理学分类
1. 正常
2. 抗体介导的排斥反应
（1）急性/活动性抗体介导的排斥反应：微血管炎、动脉炎、急性血栓性微血管病、急性肾小管炎、管周毛细血管壁 C4d 沉积
（2）慢性/活动性抗体介导的排斥反应：移植性肾小球病、动脉内膜纤维化、电镜下管周毛细血管基底膜层、管周毛细血管壁 C4d 沉积
3. T 细胞介导的排斥反应
（1）急性活动性 T 细胞介导的排斥反应：肾间质显著的炎细胞浸润、灶状肾小管炎
（2）慢性活动性 T 细胞介导的排斥反应：慢性动脉病变
4. 肾小管萎缩-间质纤维化（非特异性）

特异的 MHC 抗体（因输血、妊娠或流产等诱发），受者的体液免疫系统被供者特异抗原致敏。

- 可见移植肾体积迅速肿胀、青紫和出血，原已排出的尿流突然终止。免疫病理检查可见 IgG 和 C3 沿肾小球和小动脉内膜呈细颗粒状沉积，C4d 则沉积于肾小管周围的毛细血管壁。光镜可见肾小球毛细血管和小动脉内膜水肿，内皮细胞肿胀、变性和脱落，管腔有多形核粒细胞浸润，广泛血栓形成（图 2-60）。

急性抗体介导的排斥反应（acute antibody mediated rejection）

- 急性抗体介导的排斥反应强调了体液免疫或抗体反应在其发生中的主要作用，但细胞性

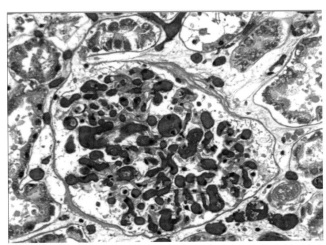

图 2-60 超急性排斥反应，肾小球和肾间质微血栓形成（Masson×400）

免疫反应也有参与，因其血管病变较明显，所以仍常称其为急性血管性排斥反应。

- 多见于移植后三周至三个月。
- 该型排斥反应的主要发生机制是体液或抗体免疫反应。靶细胞为移植肾血管内皮细胞。
- 抑制剂治疗反应差，预后差，常于一年内移植功能丧失。移植肾肿胀、充血和出血，有时出现梗死。光镜可见肾小球毛细血管和肾小管周围毛细血管内淋巴和单核细胞浸润（图 2-61），小动脉内膜水肿，淋巴细胞和单核细胞壅积和浸润，有时可见单核细胞源性泡沫细胞，内皮细胞肿胀、变性和脱落。严重者可出现动脉壁的纤维素样坏死，血栓形成乃至肾梗死。

免疫荧光和免疫组织化学检查可见 C4d 在肾小球毛细血管壁和肾小管周围毛细血管壁沉积（图 2-62）。

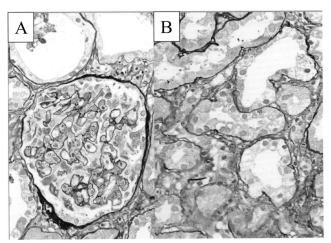

图 2-61 急性抗体介导的排斥反应。**A**. 肾小球毛细血管内皮细胞增生肿胀，炎症细胞浸润；**B**. 肾小管周围毛细血管内皮细胞增生肿胀，炎症细胞浸润（PASM×400）

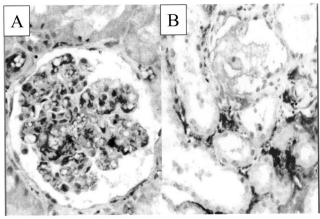

图 2-62 急性抗体介导的排斥反应。（**A**）肾小球毛细血管壁和（**B**）肾小管周围毛细血管壁，C4d 阳性（免疫组织化学 ×400）

急性 T 细胞介导的排斥反应（acute T-cell mediated rejection）

- 急性 T 细胞介导的排斥反应曾称为急性细胞性排斥反应，主要显示了其细胞性免疫反应的特点。从形态学角度看来，其主要形态特点是肾间质大量炎症细胞浸润，肾小管损伤，所以，又称为急性肾小管间质性排斥反应。

- 常发生于移植后一周，但有时出现于数月乃至一年后，肾功能减退。

- 急性 T 细胞介导的排斥反应属于细胞性免疫反应。对免疫抑制剂治疗敏感。

- 移植肾苍白肿胀。免疫荧光检查常呈阴性结果。光镜可见肾间质水肿，局灶状、多灶状、大片状或弥漫性淋巴和单核细胞浸润，常以小血管和肾小球周围为重。免疫组织化学显示浸润的细胞以 CD8 阳性的杀伤性淋巴细胞为主，伴有单核细胞，有时混有一些中性粒细胞和嗜酸性粒细胞。肾小管管壁可见淋巴细胞浸润，称肾小管炎（tubulitis）（图 2-63）。有时合并小动脉炎。

鉴别诊断

移植肾的排斥反应应与下列疾病鉴别。

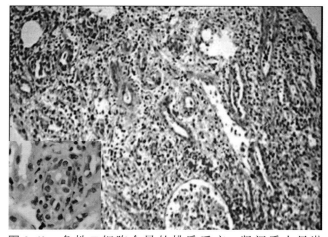

图 2-63　急性 T 细胞介导的排斥反应，肾间质大量淋巴细胞和单核细胞浸润（HE×200）。左下：肾小管炎（HE×400）

- 非排斥反应的肾小管间质肾炎：T 细胞介导的排斥反应以 CD8 淋巴细胞浸润为主，而后者以 CD3 淋巴细胞浸润为主，而且后者常与用药不当或感染有关。

- 病毒感染：由于抗排斥反应的治疗，移植肾容易伴发病毒感染，以多瘤病毒、巨细胞病毒、腺病毒等感染多见，肾小管上皮细胞核出现异型增生，相应的病毒标志物阳性。

- 移植后淋巴增生性疾病和淋巴瘤：肾间质出现单克隆增生性淋巴细胞增生、浸润。

急性肾盂肾炎

定义

- 肾盂和肾间质急性化脓性炎症，特点是出现重度中性粒细胞浸润。

发病机制和流行病学

- 感染性病因，多数为大肠杆菌和许多革兰氏阴性细菌。
- 可分为两型：
  - 上行性：由下泌尿道感染引起。
  - 血源性：由诸如败血症等全身感染引起。
- 女性比男性多 4 ～ 5 倍。
- 20 ～ 50 岁的年轻女性更常见。
- 患病危险因素包括尿路梗阻、回流、糖尿病和免疫抑制。

临床特征

- 急性发热和腰痛。
- 尿中有白细胞和尿培养阳性。
- 严重病例出现肾衰竭。

大体病理学

- 肾盂和肾实质出现大脓肿或微脓肿（图 3-1）。

组织病理学

- 病变累及范围不限于肾盂区（图 3-2）。
- 中性粒细胞弥漫浸润，伴有组织破坏和脓肿形成（图 3-3）。
- 可出现少量其他炎症细胞和反应性上皮细胞改变（图 3-3）。
- 起初不累及肾实质的肾小球和肾小管，但疾病晚期可受累（图 3-4）。

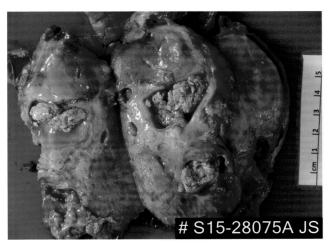

图 3-1　急性肾盂肾炎。大体图片显示扩张的肾盂充满坏死组织碎片和脓液

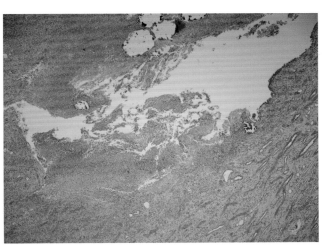

图 3-2　急性肾盂肾炎伴有肾盂脓肿形成。部分尿路上皮被炎症破坏

鉴别诊断

急性间质性肾炎

- 可能有药物反应病史。
- 出现多量嗜酸性粒细胞。
- 病变较轻、脓肿不常见、尿培养阴性。

临床联系（预后和治疗选择）

- 多数病例由细菌感染引起，因此选择抗生素

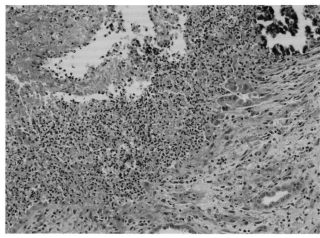

图 3-3　急性肾盂肾炎的脓肿主要由中性粒细胞和组织坏死区构成。残留的尿路上皮显示反应性变化。肾小管（右下角）未受累

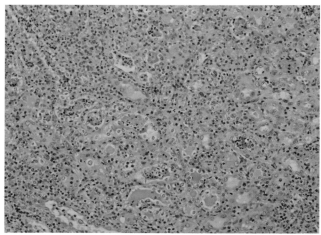

图 3-4　急性肾盂肾炎的肾实质伴有广泛炎症细胞浸润。混合性炎症细胞浸润肾间质，几个肾小管含有中性粒细胞管型

治疗。
- 多数病例可以通过抗生素治疗得以控制，并呈现良性经过。某些病例可能进展成慢性肾盂肾炎。
- 如果内科治疗失败，或出现大的或广泛脓肿，可考虑肾切除。

慢性肾盂肾炎

定义
- 肾的肾盂和肾间质的慢性炎症。

发病机制
- 可分为阻塞性和非阻塞性。
- 多数伴有结石或肿瘤所引起的尿路阻塞。
- 其他为血源性，由急性肾盂肾炎演化而来。
- 一部分病例由反流导致。

临床特征
- 非常不同。早期有感染的征象，例如发热。
- 可发生阻塞症状。
- 晚期肾盂肾炎常常伴有肾积水和肾衰竭。

大体病理学
- 肾盂扩张、黏膜增厚（图 3-5）。

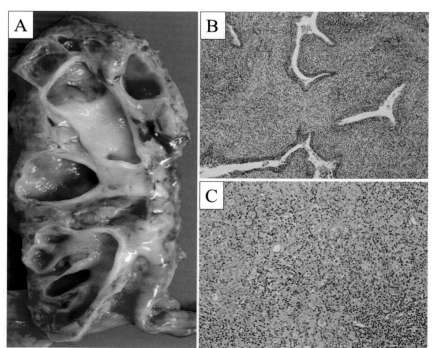

图 3-5　慢性肾盂肾炎大体图片，显示肾盂黏膜增厚，肾积水和肾实质萎缩（**A**）。显微镜下慢性肾盂肾炎的特点是肾盂（**B**）和肾小管之间的肾间质（**C**）密集淋巴细胞浸润和纤维化

- 可出现结石或肿瘤这些伴随病变。
- 肾萎缩伴有皮质变薄和瘢痕形成。

组织病理学

- 肾盂和肾盏慢性炎细胞浸润（图 3-6），常常延伸至肾盂壁或肾间质（图 3-7）。
- 尿路上皮可显示反应性非典型性或纤维化。
- 继发性变化包括球性肾小球硬化。
- 弥漫性肾实质萎缩，包括肾小管甲状腺样变。

临床联系（预后和治疗选择）

- 慢性肾盂肾炎在外科标本中常见，常常继发于肾结石、肿瘤，或良性前列腺增生。
- 切除原发病变有助于解除慢性肾盂肾炎的病因。
- 伴有肾积水和终末期肾疾病的严重病例可能需要肾切除。预后取决于病因。

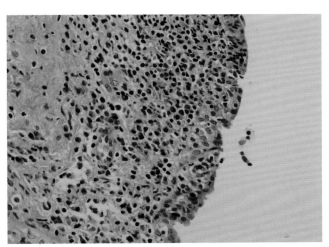

图 3-6　慢性肾盂肾炎尿路上皮的反应性改变

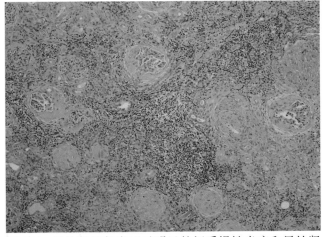

图 3-7　慢性肾盂肾炎显示明显的间质慢性炎症和局灶肾小球硬化

肾真菌感染

定义

- 真菌引起的肾感染。

发病机制

- 肾的真菌感染一般伴有全身性真菌感染。
- 许多真菌可以感染肾，例如毛霉菌、荚膜组织胞质菌和芽生菌。
- 诸如曲菌或念珠菌感染可见于免疫抑制患者；组织胞质菌或芽生菌可感染健康个体。

临床特征

- 初发临床症状与肺受累有关：
  ○ 自限性呼吸道感染。
  ○ 局限性肺病变。
  ○ 肺受累的症状包括咳嗽、发热和夜间盗汗。
- 肾受累表现为：
  ○ 局限性肾病变，常常为慢性肾盂肾炎。
  ○ 或者播散性病变，包括免疫缺陷患者的肾受累。

大体病理学

- 肾实质局限性肿块或弥漫性病变，伴有或不伴坏死（图 3-8A）。
- 可出现包围中央坏死的纤维性包膜。

组织病理学

- 慢性间质炎症和（或）伴有坏死的肉芽肿性炎症（图 3-8B）。
- 在 H&E 和特殊染色（例如六胺银染色）的高倍镜下可见真菌和菌丝。需要用微生物学方法分类病原体。

组织化学

- 六胺（GMS）银染色或 PAS 染色鉴定真菌（图 3-8C）。

鉴别诊断

细菌性肾盂肾炎

- 六胺银、其他真菌染色、微生物学方法为确立诊断所必需。

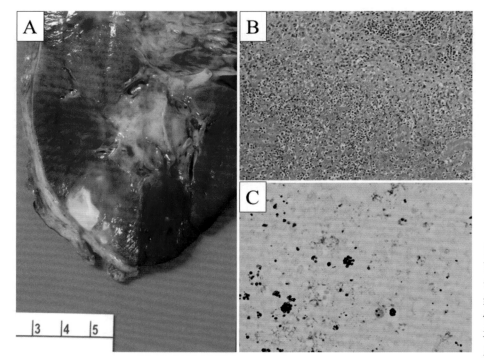

图 3-8 肾真菌感染（组织胞质菌）。肾皮质切面可见一个黄白色小结节，边缘不规则，酷似肾细胞癌（**A**）。肾实质坏死区呈慢性炎症表现（**B**）。六胺银染色在坏死组织内可见小的薄壁组织胞质菌（**C**）

临床联系（预后和治疗选择）

- 急性期可给予抗真菌药物。
- 慢性肾受累必须外科切除。
- 免疫缺陷患者，例如移植、获得性免疫缺陷综合征（AIDS）患者，真菌是主要的机会感染。

黄色肉芽肿性肾盂肾炎

定义

- 黄色肉芽肿性肾盂肾炎（xanthogranulomatous pyelonephritis，XGPN）是一种肾的肉芽肿性炎症，特点是在慢性肾盂肾炎的背景中出现众多泡沫样巨噬细胞。

发病机制

- 最可能的发病机制是由急性肾盂肾炎引起的尿路阻塞。
- 炎症过程导致组织坏死和随后清除坏死组织的泡沫样巨噬细胞反应。

临床特征

- 患者常常出现阻塞症状。
- 影像学检查出现肾肿块或类似肿瘤的肿块。
- 除了肾实质肿块外，可见结石或肾积水。

大体病理学

- 黄色肉芽肿性肾盂肾炎呈单发或多发性肾病变。
- 病变境界不清，切面金黄色（图 3-9）。
- 常常可见出血和坏死。
- 可见结石、肾盂扩张或肾积水。
- 由于病变呈黄色肿块，易与肾透明细胞癌混淆。

组织病理学

- 黄色肉芽肿性肾盂肾炎可分为 3 期：
  - I 期，肾实质。

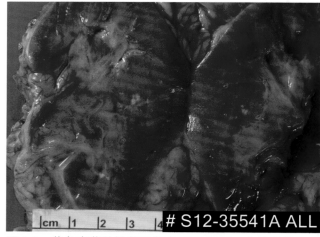

图 3-9 黄色肉芽肿性肾盂肾炎（XGPN），在肾实质内出现黄色小结节

○ Ⅱ期，肾被膜。

○ Ⅲ期，超过 Gerota 囊。

- 黄色肉芽肿性肾盂肾炎最显著的特点为出现肉芽肿性炎，伴大量泡沫状巨噬细胞（图 3-10A）。
- 偶见巨细胞。
- 出现多数伴有丰富泡沫状胞质的巨噬细胞和其他慢性炎症细胞（图 3-10B）。
- 可见残留的肾小管的反应性改变，但无上皮增生性病变。

免疫组织化学

- 巨噬细胞 CD68 阳性。
- 上皮细胞标志物和角蛋白阴性。
- 其他肾细胞癌标志物阴性。

临床联系

- 如果病变持续存在和解除阻塞的药物治疗失败，需要肾切除。
- 当临床高度怀疑恶性时，可考虑肾切除。

鉴别诊断

- 除了肾小球炎症以外的其他肾炎症性病变列于表 3-1。

终末期肾疾病

定义

- 由任何原因引起的慢性肾疾病进展而来的完

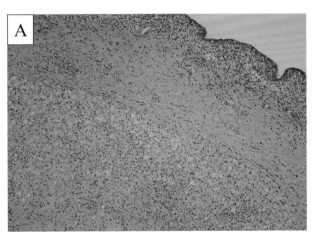 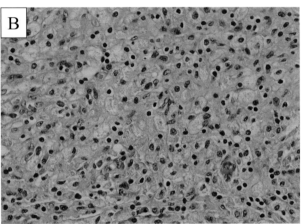

图 3-10 黄色肉芽肿性肾盂肾炎（XGPN）的显微镜下特点为出现混合性炎症细胞和众多泡沫状巨噬细胞（A）。高倍镜下出现吞噬脂质的巨噬细胞（B）

病变	原因	炎症细胞类型和位置	伴随改变
		表 3-1 肾的炎症性病变	
急性间质性肾炎	多数由药物引起	中性粒细胞为主 位于肾间质	多数嗜酸性粒细胞
慢性间质性肾炎	多种原因	淋巴细胞为主，混有浆细胞和其他炎症细胞 位于肾间质	
上行性急性肾盂肾炎	感染来自下泌尿道	化脓性炎症 以肾盂和肾乳头为中心	脓肿
血源性肾盂肾炎	败血症引起感染	化脓性炎症 以肾间质为中心	脓肿
慢性阻塞性肾盂肾炎	结石和主流阻塞	混合性慢性炎症细胞 肾盂和间质	结石和肾积水
慢性非阻塞性肾盂肾炎	多数与反流有关	混合性慢性炎症细胞 肾盂和间质	肾盂和肾盏瘢痕形成和变形
黄色肉芽肿性肾盂肾炎	引起坏死的任何原因	伴泡沫状巨噬细胞的肉芽肿性炎症	可出现结石和肾积水

全性肾功能丧失。

其他名称

- 终末期肾病。

发病机制

- 所有的导致功能性肾单位丢失的肾疾病。
- 美国终末期肾病最常见的原因是糖尿病和高血压（见第 2 章）。
- 许多其他慢性肾疾病能导致终末期肾病，包括肾小球疾病、肾盂肾炎、肾乳头坏死、多囊肾、淀粉样变和移植物慢性排斥。

临床特征

- 全身不适、疲劳和头痛。
- 体重下降、食欲不振和恶心。
- 瘙痒和水肿，肢体最明显。
- 尿量少。

大体病理学

- 肾体积小、萎缩（图 3-11）。
- 成人多囊肾例外，其肾明显增大。

组织病理学

- 所有终末期肾病的共同表现（图 3-12）：
  - 肾小球硬化（图 3-13）。

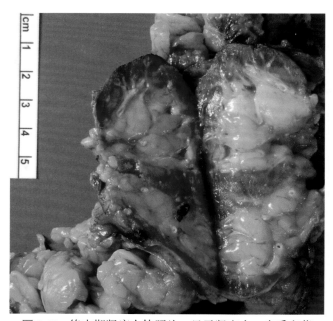

图 3-11 终末期肾病大体照片，显示肾变小，皮质变薄

- 肾小管甲状腺样变（图 3-14）。
- 慢性间质炎症（图 3-14）。
- 可见草酸钙结晶。
- 可能见到与各自病因相关的特殊变化，但在

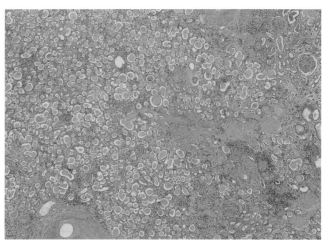

图 3-12 终末期肾病，广泛肾小管萎缩和肾小球硬化

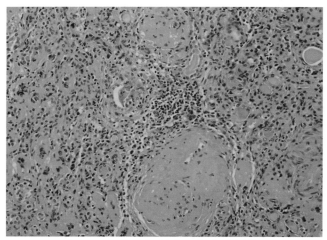

图 3-13 终末期肾病，肾小球硬化

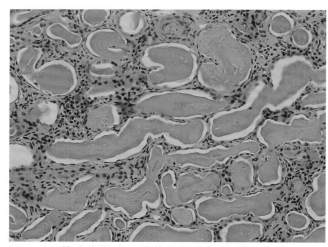

图 3-14 终末期肾病，萎缩的肾小管内含有玻璃样粉色分泌物，相似于甲状腺滤泡，因此称为甲状腺样变。间质可见淋巴细胞浸润

多数情况下是见不到的。

- 糖尿病肾病：在肾小球中的 Wilson 小体。
- 高血压肾病：小动脉玻璃样变。
- 慢性肾盂肾炎：肾盂慢性炎症细胞浸润。

临床联系（预后和治疗选择）

- 不经过恰当的治疗，终末期肾病伴肾衰竭最终将致死。
- 终末期肾病需要透析或肾移植。
- 长期透析可伴有诸如肾细胞癌等合并症。
- 肾移植可伴有诸如排斥、感染、恶性肿瘤或抑制物抗宿主反应等合并症。

获得性囊性肾病（acquired cystic disease，ACD）

- 一种常见于终末期肾病的特殊类型的囊肿病。
- 特点是在终末期肾病的背景上出现多发性囊肿（图 3-15）。
- 肾细胞癌发病概率高，高达获得性囊肿病的75%。
- 患者常有长期透析史。详见第 52 页。

肾的肾上腺残余

定义

- 肾内岛状的肾上腺组织（典型者仅有皮质）。
- 肾上腺残余也可见于腹膜后组织和生殖器官，例如睾丸、精索。

其他名称

- 副肾上腺、异位肾上腺。
- 肾上腺异位。

发病机制

- 早期发育阶段，肾上腺组织暂残留于肾，成人可退缩或持续存在。

临床特征

- 偶然发现，无特殊症状或体征。
- 罕见，更常见于儿童。

大体病理学

- 肾实质内或其周围小黄结节，直径几毫米。

组织病理学

- 肾实质内境界清楚的肾上腺皮质细胞团（无包膜）（图 3-16）。
- 肾上腺皮质细胞，细胞核圆形，胞质泡沫状或空泡状（图 3-17A）。
- 肾上腺髓质罕见。

免疫组织化学

- 抑制素阳性（图 3-17B），嗜铬素可阳性。
- 角蛋白阴性，肾细胞癌标志阴性。

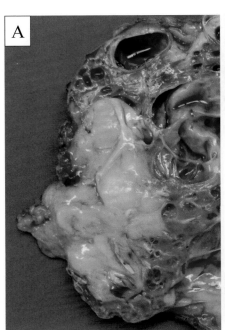
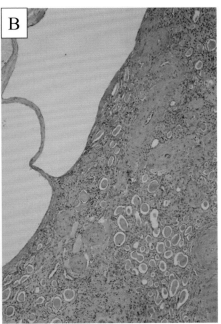

图 3-15　获得性囊性肾病。大体标本显示萎缩肾含有多发性囊肿（**A**）。镜下囊肿内衬单层上皮细胞（**B**）

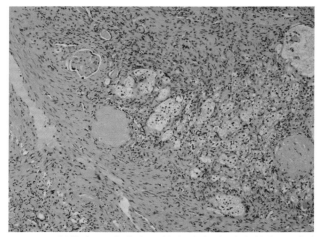

图 3-16 肾的肾上腺残余，特点为肾实质内的肾上腺皮质细胞团，胞质泡沫状或空泡状

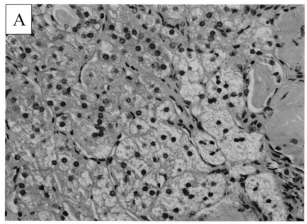

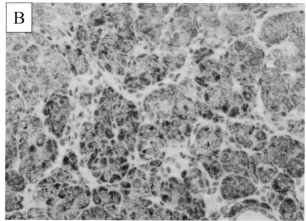

图 3-17 高倍镜显示肾上腺皮质细胞的泡沫状胞质（**A**），免疫组织化学呈抑制素阳性（**B**）

鉴别诊断

- 诸如黄色肉芽肿性肾盂肾炎中的巨噬细胞聚集，巨噬细胞呈 CD68 或 CD163 阳性，而抑制素阴性。
- 透明细胞型肾细胞癌是由恶性上皮细胞构成的肿瘤，肾细胞癌标志物阳性，而抑制素阴性。

临床联系（预后和治疗选择）

- 典型的肾上腺皮质残余体积小，无临床意义。
- 无需特殊治疗。
- 文献有发生于肾的肾上腺皮质增生、肾上腺皮质腺瘤，甚至肾上腺皮质癌的报告，是极为罕见的情况。
- 在活检标本中不应与肾细胞癌或巨噬细胞混淆。

肾创伤

定义

- 由外力引起的严重肾损伤。
- 常见原因包括汽车交通事故、诸如运动损伤等钝物损伤、锐器或枪弹的穿通伤。

临床特征

- 患者有外伤史。
- 腰痛，伴或不伴血尿。

大体病理学

- 肾被膜可破裂，伴出血（图 3-18）。
- 不同程度的肾实质裂伤或缺损。
- 裂伤肾组织边缘有反应性变化（发红）。
- 大体检查和诊断非常重要，因为显微镜检查不能评价损伤程度。

组织病理学

- 肾被膜破裂（图 3-19）。
- 组织坏死和出血区（图 3-20）。
- 可见急性炎症细胞反应。

免疫组织化学和分子检测

- 不需要。

临床联系（预后和治疗选择）

- 轻微肾损伤可通过凝血自行止血。
- 严重肾损伤会导致大出血和腹膜腔积血。
- 此外，由于尿液漏到腹膜腔，可出现腹膜炎。
- 肾的严重损伤为急诊，需要立即外科修复或肾切除。

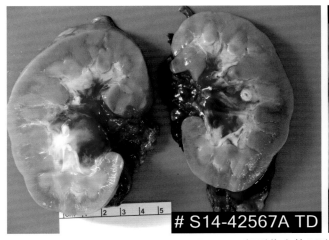

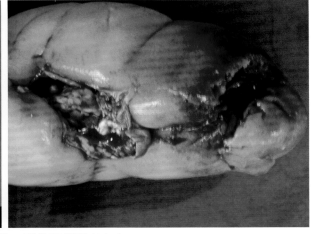

图 3-18　肾裂伤大体照片，裂伤区周围有出血

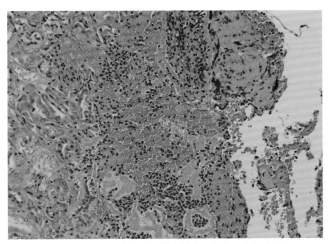

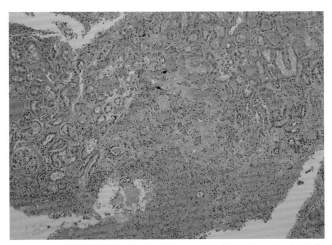

图 3-19　显微镜下损伤周围组织坏死和出血

图 3-20　邻近缺损的肾组织显示肾小管坏死、出血和急性炎症细胞反应

第 4 章　肾的良性囊性病变

单纯性皮质囊肿

定义

- 肾获得性单发性囊性病变，内衬相似于肾小管的单层上皮。

发病机制和流行病学

- 可能源于肾小管扩张或憩室。
- 很常见，见于 30% ~ 40% 的 50 岁以上人群。

临床特征

- 无症状，通常于影像学检查或因其他原因的肾切除标本中偶然发现。
- 影像学 Bosniak 分类是根据囊肿的复杂程度预测恶性潜能。

大体病理学

- 典型为皮质内单灶性（图 4-1），或多发性非融合性囊肿。
- 充满清亮液体，内表面光滑。

组织病理学

- 囊肿内衬扁平或立方上皮，无细胞异型性（图 4-2）。

鉴别诊断

- 肾有许多良性和恶性囊性病变，主要鉴别诊断特点列于表 4-1。

临床联系（预后和治疗选择）

- 良性，无需治疗。

常染色体显性多囊肾

定义

- 多囊肾（polycystic kidney disease，PKD），分为常染色体显性多囊肾和常染色体隐性多囊肾。
- 常染色体显性肾疾病，特点为多发性囊肿弥漫累及整个肾。
- 晚期发病，进展性。

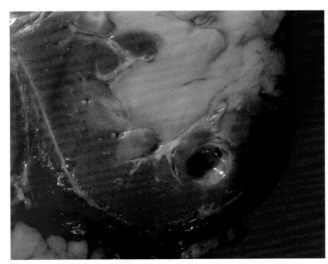

图 4-1　肾单纯性皮质囊肿的大体照片，内表面光滑

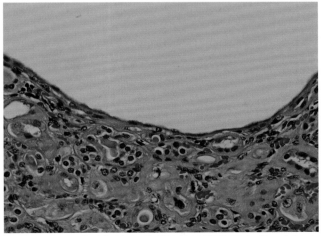

图 4-2　肾皮质围绕的皮质囊肿的显微镜下表现，内衬扁平上皮，胞质稀少

表 4-1 肾囊性病变				
	囊肿分布	囊肿性质	肾体积	其他特点
良性				
单纯性皮质囊肿	局限、单囊	反应性	正常	
常染色体显性多囊肾	肾弥漫受累	遗传性疾病	非常大	导致肾衰竭
常染色体隐性多囊肾	弥漫	遗传性疾病	正常或增大	多数在婴儿致命
髓质海绵肾	弥漫，髓质	反应性或遗传性疾病	正常	集合管扩张
获得性囊性肾病	肾弥漫受累	反应性，高危患癌	小、萎缩	高危患肾细胞癌
混合性上皮间质肿瘤	局限肿块	良性肿瘤	正常	卵巢样间质
恶性				
多房性囊性肾细胞癌	局限肿块	早期恶性肿瘤	小—中等	极低级别肾细胞癌
肾管状囊性癌	局限肿块	特殊类型恶性肿瘤	小—中等	低级别肾细胞癌
肾细胞癌伴囊性变	单发或多发肿块	肾细胞癌变性	小，或大	低级别或高级别肾透明细胞癌

其他名称

- 成人多囊肾。

发病机制

- 常染色体显性遗传多囊肾（PKD），多数患者伴有位于染色体 16q13.3 的 *PKD1* 基因突变；少数患者伴有位于染色体 4q21 ~ 23 的 *PKD2* 基因突变。
- 发病率为活产的 1/10 000 ~ 1/4000。

临床特征

- 多数患者有 PKD 家族史，发病年龄为 30 ~ 50 岁。
- 血尿或蛋白尿。
- 双侧腰部肿块（显著增大的肾）和腰痛。
- 最终发展成肾衰竭。
- 肾外的表现包括颅内樱桃样动脉瘤、高血压、心脏瓣膜异常和结肠憩室。
- 可发生其他器官囊肿，例如肝或胰腺。

大体病理学

- 双侧弥漫性肾肿大，典型者单侧肾重达 1000 g，比正常肾重 5 ~ 10 倍。
- 表面不规则，切面显示多囊，几毫米到几厘米不等，囊肿间为残留的实性肾实质（图 4-3A）。
- 囊肿充满清亮液，偶尔为血性液体。
- 不常出现肿块性病变。

组织病理学

- 多数囊肿被之间的肾实质隔开（图 4-3B）。
- 囊肿之间的肾实质显示间质慢性炎、肾小管萎缩和与正常肾小球混合存在的肾小球硬化。
- 囊肿内衬以单层立方或扁平上皮（图 4-3C）。
- 可见囊肿内局灶乳头状增生，典型者小于直径 1 ~ 2 mm，乳头状增生被覆细胞无异型性，含有少量嗜酸性胞质，细胞核位置接近管腔内表面（图 4-4）。

分子检测

- 编码多囊蛋白 1（*PKD1*）或编码多囊蛋白 2（*PKD2*）基因突变。

临床联系（预后和治疗选择）

- 本病肾衰竭是不可逆的，最终需要透析。
- 60 岁以前，50% 的患者会发生肾衰竭（终末期肾病）。
- 肾移植对常染色体显性 PKD 有治疗作用。

常染色体隐性多囊肾

定义

- 特点为早期发生多囊改变的遗传性肾疾病。

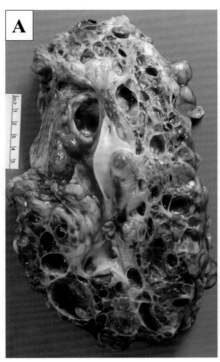

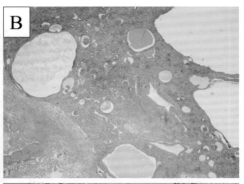

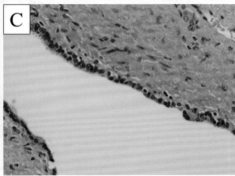

图 4-3 常染色体显性多囊肾（PKD）。肾最大径 23 cm，体积明显增大。切面显示遍布增大肾的多个囊肿（**A**）。显微镜下的特点是出现多个扩张的囊肿，囊肿之间的间隔内含有残余肾实质（**B**）。囊肿内衬立方上皮（**C**）

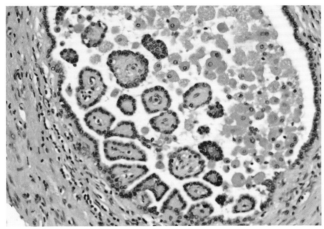

图 4-4 常染色体显性 PKD 的乳头状增生，范围 1～2 mm，乳头状增生被覆良善的立方细胞，含有少量嗜酸性胞质，无异型性

- 常染色体隐性遗传。

其他名称

- 儿童多囊肾、婴儿多囊肾。

发病机制

- 由位于染色体 6p21～23 的 *PKHD1* 基因突变引起。

临床特征

- 发病率 1/15 000～1/10 000。

- 双侧肾肿大。
- 可见于妊娠后 3 个月或新生儿期。

大体病理学

- 双侧肾明显肿大，外表面光滑。
- 切面可见累及皮质和髓质的多发性囊腔，大小相对一致（图 4-5）。

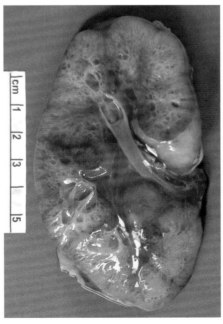

图 4-5 常染色体隐性 PKD。多发性囊腔累及皮质和髓质

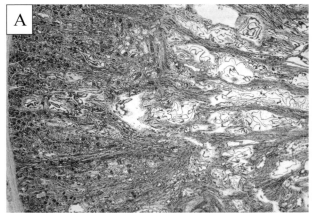 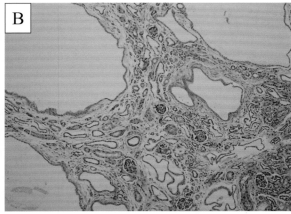

图 4-6　常染色体隐性 PKD，显微镜下拉长的囊肿与肾被膜垂直，呈"放射状"表现（**A**）。囊肿衬覆立方上皮，相似于远曲小管。可见数个不成熟的肾小球（**B**）

组织病理学

- 多发性囊腔取代肾实质（图 4-6A）。
- 囊肿累及皮质和髓质，放射状排列，与肾被膜垂直，呈"放射状"表现（图 4-6A）。

分子检测

- 肾、胰腺和肝可检测出 *PKHD1* 基因突变。

临床联系（预后和治疗选择）

- 多数病例（70% ～ 80%）致命，或引起死胎，或引起新生儿早期死亡。
- 幸存至早期儿童期者会发生肾衰竭。
- 某些病例伴有肝纤维化。

髓质海绵肾

定义

- 特点为双侧髓质集合管囊性扩张的囊性肾病，使髓质呈海绵样外观，皮质正常。

发病机制

- 无遗传性疾病的证据。

临床特征

- 活产的 1/5000，累及两性，无家族史。
- 30 ～ 50 岁出现症状。
- 男性为主。
- 25% 的病例伴有偏侧肥大，Marfan、Caroli 和 Ehlers-Danlos 综合征。

- 80% 的病例双侧受累。
- 本病的合并症为肾结石、感染、血尿和高钙血症。

大体病理学

- 受累肾通常体积正常。
- 多数小囊（1 ～ 5 mm）累及肾乳头尖部。
- 扩张的集合管内可见微钙化。

组织病理学

- 扩张的集合管内衬立方或扁平上皮。
- 囊腔常与集合管相通。

临床联系（预后和治疗选择）

- 治疗集中于合并症。

获得性囊性肾病

定义

- 双侧慢性肾衰竭肾的多发性囊肿，基本为终末期肾病背景中的多发性囊肿。
- 本病与多囊肾或肾遗传性疾病无直接关系。

发病机制

- 获得性囊性肾病（acquired cystic kidney disease，ACKD 或 ACD）多数发生于肾衰竭透析患者。
- 多种非遗传性疾病可导致肾衰竭和 ACKD。

临床特征

- 多数 ACKD 为因终末期肾病而透析的患者。
- 病变早期无症状，而是在影像学检查时被发现。
- ACKD 晚期症状与出血和感染有关。
- 具有肾衰竭体征，例如 BNP 和肌酐升高。
- 发生肾细胞癌的危险增加。

大体病理学

- 累及双侧肾，体积中度肿大或缩小。切面可见多个大小不等的囊肿，累及皮质和髓质（图 4-7A）。
- 有实性区，偶尔可见肿块。

组织病理学

- 囊肿为多发性（图 4-7B）。囊肿内衬立方或扁平上皮，胞质嗜酸性或透亮（图 4-7C）。
- 可见草酸钙结晶，是肾衰竭的指征。
- 背景中可见严重终末期肾病的表现，例如肾小管甲状腺样变，严重肾小球硬化（图 4-7B）。
- 多数囊肿内衬扁平或矮立方上皮，无细胞异型性。

管囊性病变

- 簇状管囊性病变，内衬胞质嗜酸、明显核仁、轻度异型性的细胞。我们认为该病变可进展为肾细胞癌（图 4-8）。

临床联系（预后和治疗选择）

- 长期透析与发生 ACKD 的概率增加有关。
- ACKD 在 20% ～ 75% 的病例有发生肾细胞癌的高风险。

混合性上皮-间质肿瘤（囊性肾瘤）

定义

- 由上皮和间质成分构成的良性肿瘤。

其他名称

- 混合性间质-上皮肿瘤。
- 目前认为混合性上皮-间质肿瘤（mixed epithelial and stromal tumor, MEST）与囊性肾瘤（cystic nephroma）是同一疾病谱，所以两个名称可以互换使用。

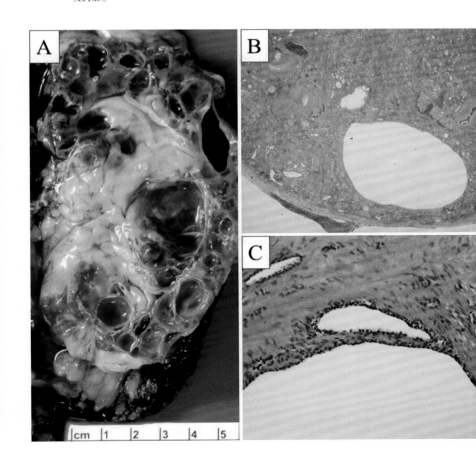

图 4-7 获得性囊性肾病。萎缩的肾遍布多发性囊肿的大体照片（A）。显微镜下可见多发性囊肿（B），内衬胞质嗜酸性或透亮的立方上皮（C），被薄的间隔分开，背景为终末期肾病，伴肾小球硬化和肾小管甲状腺样变

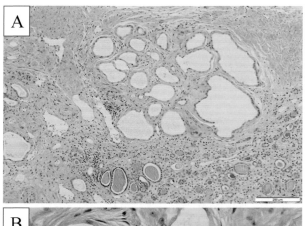

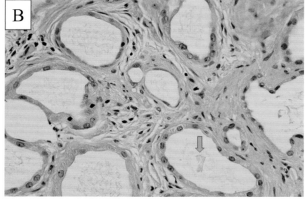

图 4-8 ACKD 的管囊性病变为复杂的囊性病变（**A**），囊肿内衬胞质嗜酸、明显核仁、轻度异型性的细胞（**B**）。一个囊肿内可见草酸钙结晶（箭头）

- 囊性肾瘤意味为完全囊性；而 MEST 可含有囊性和实性区。

临床特征

- 在成人，女∶男＝7∶1，典型为围绝经期妇女，少数为接受雌激素治疗的男性。
- 有肾肿块的症状。由于肿块为实性，影像学会报告为肾肿块，疑为肾细胞癌。

大体病理学

- 囊性肾瘤
  ○ 有包膜，完全为囊性肿块，实性区少，或有坏死。
- 混合性上皮-间质肿瘤
  ○ 部分囊性，部分实性肿块（图 4-9）。
- 实际上两种病变总有间质成分，因此我们认为他们属于同一疾病谱。
- 有时肿块很大（图 4-10A），可达 10 cm。

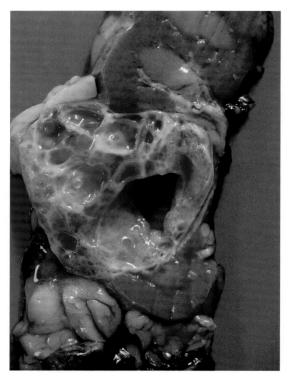

图 4-9 MEST/囊性肾瘤大体照片，特点为多房囊性肿块伴少量实性区

组织病理学

- 肿瘤有上皮和间质两种成分构成（图 4-10B、4-11）。
- 常见富于细胞的间质，相似于卵巢或子宫内膜间质（图 4-10C、4-11B）。
- 上皮为扁平、立方、鞋钉样（图 4-10C）、柱状或尿路上皮样（图 4-11B）。

免疫组织化学

- 上皮细胞成分角蛋白阳性。
- 梭形间质成分 SMA、ER 和 PR 阳性。
- 某些病例抑制素阳性，另一些病例 WT1（图 4-11C）、CD10（图 4-11D）阳性。

鉴别诊断（见表 4-1）

临床联系（预后和治疗选择）

- 预后：良性。
- 有少数在 MEST/囊性肾瘤基础上发生肉瘤的报道。
- 治疗：部分或根治切除。

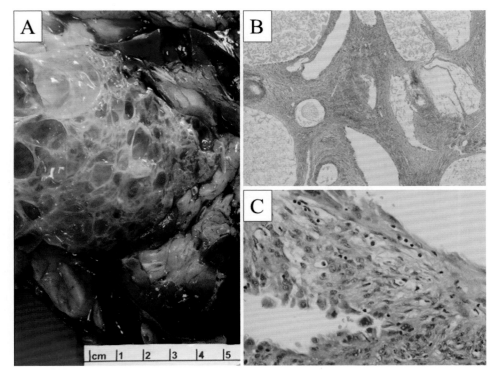

图 4-10 该 MEST 为大肿块，有实性和囊性区（**A**），显微镜下由衬覆囊肿的上皮和卵巢样间质（**B**）构成。鞋钉样衬覆上皮细胞有非典型性（**C**）

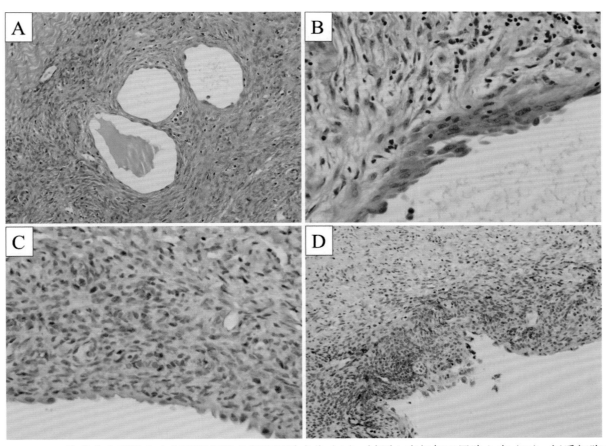

图 4-11 MEST 伴有非典型性上皮细胞和细胞丰富的间质成分（**A**）。衬覆上皮相似于尿路上皮（**B**）。间质细胞 WT1（**C**）和 CD10（**D**）阳性

第一部分 肾

第5章 肾良性肿瘤性病变

乳头状增生和乳头状腺瘤

定义

- 由乳头状和管状结构构成、肿瘤细胞核呈低级别的良性上皮性肿瘤。
- 如果病变直径 ≤ 0.1 cm，大体检查不能发现：乳头状增生；如果病变直径 ≤ 1.5 cm：乳头状腺瘤（WHO 2016 分类）。然而可以将乳头状增生与乳头状腺瘤互换使用。

发病机制

- 肾小管增生性病变，可能为乳头状肾细胞癌的前驱病变。
- 我们之前的研究显示可能由乳头状增生→乳头状腺瘤→乳头状肾细胞癌。

临床特征

- 偶然发现，常见于因乳头状肾细胞癌或乳头状腺瘤的肾切除标本。

大体病理学

- 乳头状增生病变太小，肉眼检查不能发现。
- 乳头状腺瘤大体检查 ≤ 1.5 cm（图 5-1）。

组织病理学

- 增生的上皮从显微镜下小病灶直至 1.5 cm 的实性肿块（图 5-1、5-2）。
- 病变细胞形成小管状、乳头状结构（图 5-3、5-4），伴有轻微细胞非典型性，相似于乳头状腺瘤或低级别乳头状肾细胞癌（图 5-5）。
- 病变内可见砂砾体（图 5-6）。
- 细胞核低级别，相当于 Fuhrman 1 级。
- 在成人多囊性肾病中常见乳头状增生，来源于囊肿的内衬上皮。

免疫组织化学

- PAX2/PAX8 阳性、波形蛋白阳性。
- CK7 阳性、AMACR 阳性。
- CA9 阴性。

临床联系（预后和治疗选择）

- 偶然发现，常见于乳头状肾细胞癌附近。
- 除了病变体积小之外，组织学相似于乳头状腺瘤，是低级别 1 型乳头状肾细胞癌的前驱病变。
- 腺瘤为良性，无转移风险，所以患者无需治疗。
- 肿瘤的良、恶性取决于病变体积大小这一点并不科学，而且常有人为变化。但是与临床治疗相关，只要理解腺瘤可以演进为癌就可以了。
- 一个乳头状腺瘤可以持续长大，如果达到了乳头状肾细胞癌的大小，就有转移的危险。

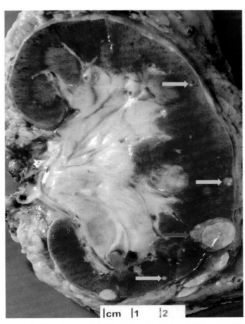

图 5-1 一个伴有多发性乳头状瘤病变的肾。黄色箭头指示几个乳头状腺瘤，红色箭头指示乳头状肾细胞癌结节（大于 1.5 cm）

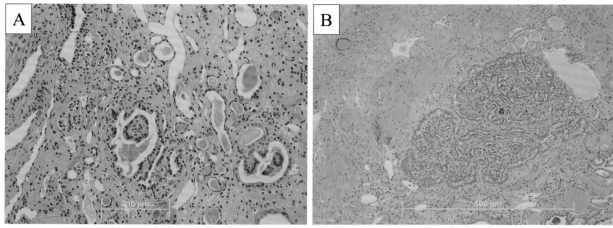

图 5-2　乳头状增生 / 腺瘤由腺样结构组成，伴有多数小乳头突起（0.2 ～ 0.3 mm）

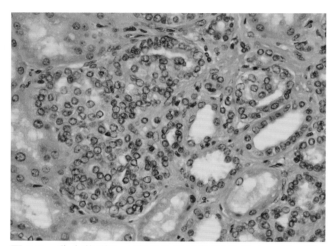

图 5-3　乳头状增生 / 腺瘤的肿瘤细胞胞质少、核一致，排列成管状结构

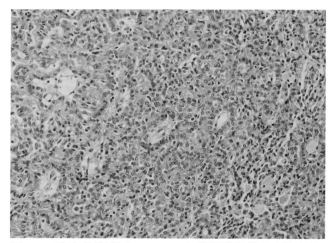

图 5-5　乳头状病变（＞ 1.5 cm）伴管状结构和低级别细胞核，可被诊断为乳头状肾细胞癌

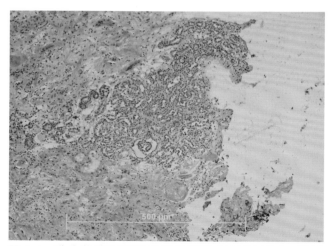

图 5-4　乳头状腺瘤出现于外科切缘（冰冻切片），可被误诊为乳头状肾细胞癌

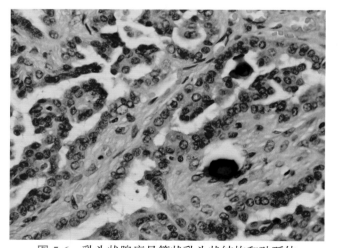

图 5-6　乳头状腺瘤具管状乳头状结构和砂砾体

　　因此患者被诊断为乳头状腺瘤（或者在部分肾切除标本，或者结合影像学检查和针芯活检）需要随诊。

- 由于形态学相似于低级别乳头状肾细胞癌，

需要进行肾切除标本的切缘评价。如果我们在切缘见到乳头状腺瘤，首先切除的肾肿瘤应仔细评估，其次应通过冰冻切片评估为乳头状腺瘤，还是低级别乳头状肾细胞癌。

- 在针芯活检或细针穿刺细胞学标本，基于形态学和免疫组织化学，不能将乳头状腺瘤与低级别乳头状肾细胞癌鉴别开来。因此可能过诊断为肾细胞癌，而导致不必要的外科切除。

分子检测

- 乳头状腺瘤可出现 7 号和 17 号染色体三体改变。

后肾腺瘤（metanephric adenoma）

定义

- 良性富于细胞的上皮性肿瘤，细胞大小一致、体积小、胞质少。
- 可能属于一组肿瘤，包括后肾腺瘤、后肾腺纤维瘤（除了上皮成份外，还含有细胞丰富的间质细胞）和后肾间质肿瘤（见第 7 章）。

临床特征

- 通常无症状，多数为偶然发现。
- 某些患者出现红细胞增多症。
- 女性为主（男：女＝1:2），年龄分布广，1～83 岁。

大体病理学

- 境界清楚，或部分有包膜的实性肿块（图 5-7），大小 0.3～20 cm。
- 颜色不同，切面从褐色到棕黄色。
- 出血和坏死非常少见。

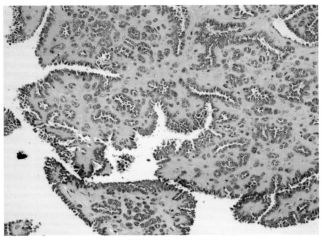

图 5-7　后肾腺瘤边界清楚，切面黄白色、肉样

组织病理学

- 肿瘤由胞质稀少的嗜碱性细胞构成，形成腺泡和狭长的分支管状结构（图 5-8、5-9）。
- 间质一般细胞稀少，可伴有玻璃样变间质（图 5-10）。
- 可见小管状（图 5-8）、实性、肾小球样、或乳头状结构（图 5-9），伴有高柱状细胞（图 5-10）。

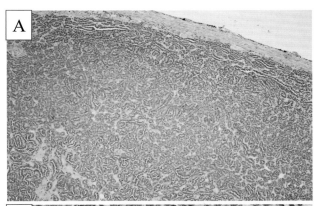

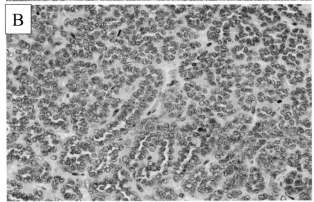

图 5-8　后肾腺瘤的特点是原始肿瘤性上皮细胞形成密集的小管（**A**）。高倍镜显示肿瘤细胞有核沟、小核仁和少量胞质（**B**）

图 5-9　后肾腺瘤伴乳头状结构

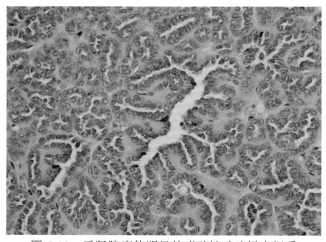

图 5-10　后肾腺瘤伴明显的嗜酸性玻璃样变间质

- 小管内衬立方状、看上去较原始的嗜碱性细胞，细胞核一致，呈圆形，核仁不显眼（图 5-9、5-10）。
- 可见钙化，甚至骨化。常见砂砾体。

免疫组织化学

- PAX-8 和 CD57 常常阳性。
- 多数病例 WT1 阳性（图 5-11 A）。

- 两种乳头状肾细胞癌标志 CK 7 和 AMACR 一般阴性（图 5-11C、D）。
- EMA 阴性。
- 波形蛋白和角蛋白表达不恒定。

分子检测

- 细胞遗传学分析呈正常核型。
- 有过 2 号染色体异常的报道。
- 缺乏染色体 11p13 丢失（Wilms 瘤的特点）。

主要鉴别诊断

肾母细胞瘤（Wilms 瘤）

- 后肾腺瘤形态学可相似于上皮为主的肾母细胞瘤。
- 肾母细胞瘤一般比后肾腺瘤更原始，高度多形性，分裂活性高。
- 找到间质和胚芽细胞成分或细胞间变支持肾母细胞瘤。
- 然而在个别病例，将"高级别"后肾腺瘤与高分化上皮样肾母细胞瘤鉴别开来极为困难。

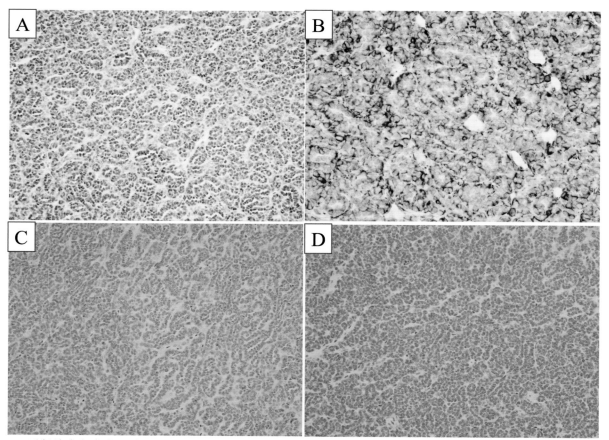

图 5-11　后肾腺瘤免疫表型示 WT1 核阳性（**A**）和波形蛋白胞质阳性（**B**）。在乳头状肾细胞癌特征性阳性的 CK7（**C**）和 AMACR（**D**），在后肾腺瘤呈阴性

乳头状肾细胞癌

- 后肾腺瘤偶见短的乳头，明显长的乳头不支持后肾腺瘤。
- 乳头状肾细胞癌极少像后肾腺瘤那样由小的原始立方细胞构成。
- 后肾腺瘤出现明显坏死、出血、泡沫细胞、含铁血黄素和胆固醇裂隙极不寻常。
- AMACR、波形蛋白、角蛋白、EMA 免疫组织化学阳性支持乳头状肾细胞癌的诊断。
- 出现 7 号染色体多体 / 三体是典型乳头状肾细胞癌的表现，不支持后肾腺瘤。

临床联系（预后和治疗选择）

- 采取部分或根治性肾切除。

肾嗜酸细胞腺瘤

定义

- 肾嗜酸细胞腺瘤（renal oncocytoma）是一种胞质嗜酸性富含线粒体的良性上皮性肾肿瘤，细胞圆形至多角形。

发病机制和流行病学

- 据认为来自插入细胞。现在认为最可能来自肾的干细胞。
- 多数外科病理实践中占成人上皮性肾肿瘤的 4% ～ 8%。
- 发病年龄分布广，高峰年龄 60 ～ 70 岁。男女之比为 2：1。
- 少数嗜酸细胞腺瘤伴有 Birt-Hogg-Dube 综合征（见第 9 章）。

临床特征

- 多数患者无症状，而是在影像学检查时偶然发现。
- 相似于肾细胞癌的典型三联征（血尿、腰痛、腰部肿块）仅见于极少数患者。
- 影像学肿瘤呈均质实性肿块，中心可见不规则的瘢痕。

大体病理学

- 境界清楚但无包膜的实性肿块。

- 嗜酸细胞腺瘤切面颜色从深黄色、棕色到典型的红褐色不等（图 5-12）。
- 仅在少数病例出现中心星状瘢痕（图 5-12）。
- 出血和囊性变不是很常见，坏死罕见。
- 可见多发性肾嗜酸细胞腺瘤结节，称作嗜酸细胞腺瘤病。

组织病理学

- 肿瘤主要由大的胞质嗜酸性的圆形至多角形细胞构成（图 5-13），形成实性团巢、小管或微囊状（图 5-14A、B）。
- 胞质颗粒代表线粒体，可通过电镜证实。
- 常常可见间质水肿区，细胞稀疏，特别在中心瘢痕区（图 5-14C）。
- 细胞核均一、核仁不明显，可见散在而不是弥漫的变性所致的细胞核非典型性（图 5-14B）。
- 嗜酸细胞腺瘤电镜下见不到有细胞膜围绕的微囊泡，后者为嫌色性肾细胞癌的典型表现。
- 嗜酸细胞腺瘤的母细胞体积小、胞质少、细胞核致密深染，常常可以见到（图 5-14D）。
- 虽然偶尔可见小乳头，但出现广泛的乳头状结构不是嗜酸细胞腺瘤的典型特点，应该疑

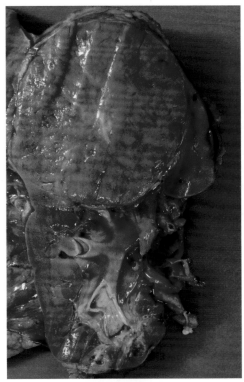

图 5-12　一个大体积的嗜酸细胞腺瘤，表面红褐色，中心有不规则的小瘢痕

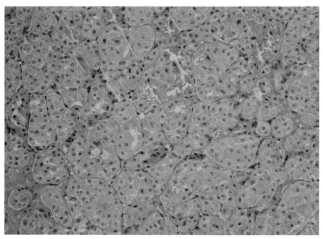

图 5-13　嗜酸细胞腺瘤典型的组织学特点是肿瘤细胞成巢排列、肿瘤细胞体积大、有丰富的嗜酸性胞质，以及圆形的细胞核

免疫组织化学

- Hale 胶性铁染色显示腺腔阳性或阴性。
- CD117（c-Kit）弥漫阳性（图 5-16A）。
- AMACR 阴性或弱阳性（图 5-16B）。
- 嗜酸细胞腺瘤 CK7 和波形蛋白双阴性（图 5-16C、D），虽然陷入的肾小管呈 CK7 阳性，间隔内的肿瘤细胞可呈波形蛋白局灶阳性。

分子检测

- 基因表达微阵列和 microRNA 研究显示了独特的分子印记。
- 细胞遗传学显示微小染色体改变，而嫌色性肾细胞癌显示多发性染色体丢失。

鉴别诊断

伴有嗜酸性胞质的其他类型肾细胞癌

　　下列表现应怀疑肾细胞癌：

- 坏死（超出灶状）、乳头状结构（超出灶状）、核分裂象常见（每 20× 视野 > 1 个）、不典型核分裂、透明细胞或梭形细胞、弥漫

为嗜酸细胞性乳头状肾细胞癌。

- 蔓延到肾周脂肪组织，而无间质反应不常见（20%）（图 5-15）。
- 至多 5% 的病例蔓延到肾静脉，首先要除外肾细胞癌。
- 嗜酸细胞腺瘤病意味着累及肾的多发性嗜酸细胞腺瘤。

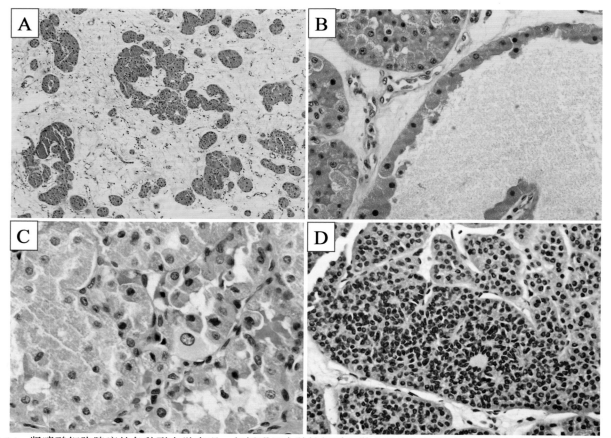

图 5-14　肾嗜酸细胞腺瘤的各种形态学表现，包括明显水肿性间质和散在肿瘤细胞巢（A），微囊状（B），局灶细胞非典型性（C）或含有少量胞质的"嗜酸细胞母细胞"（D）

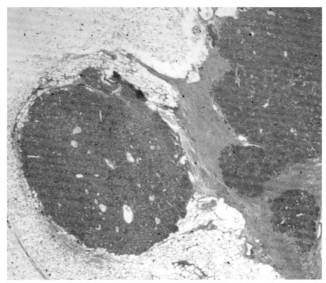

图 5-15　嗜酸细胞腺瘤蔓延到肾周脂肪组织，但是没有促纤维增生反应

性 CK7、AMACR 或波形蛋白阳性。

伴有嗜酸性胞质的透明细胞性肾细胞癌

- 大体上透明细胞性肾细胞癌呈亮黄色或金黄色，而嗜酸细胞腺瘤为暗棕色。
- 透明细胞性肾细胞癌具有特征性的鸡笼样血管。

- 一般具有较高的 Fuhrman 分级（3 或 4 级）。

嗜酸细胞性乳头状肾细胞癌

- 具有明显的乳头状结构。
- 在纤维血管轴心出现泡沫细胞。

嫌色性肾细胞癌

- 显示较明显的细胞膜，有葡萄干样或挖空细胞样的细胞核。
- 呈弥漫性 CK7 和 Hale 胶性铁阳性。
- 电镜下出现大量膜包绕的微囊泡。

"嗜酸细胞肿瘤，非特指性"或"杂合性嗜酸细胞肿瘤"

- 存在着具有嗜酸细胞腺瘤和嫌色细胞肾细胞癌重叠的组织学和免疫组织化学特点的病例。
- 这些病例很难归于嗜酸细胞腺瘤或嫌色性肾细胞癌。非特指性嗜酸细胞肿瘤已被用于这些困难病例，但应局限于小部分极为困难的病例，因为该名称可能困扰临床治疗。
- 其他病理医生称这些困难病例为"杂合性嗜酸细胞肿瘤"。我们只在 BHD 患者中应用杂合性嗜酸细胞肿瘤这一名称。

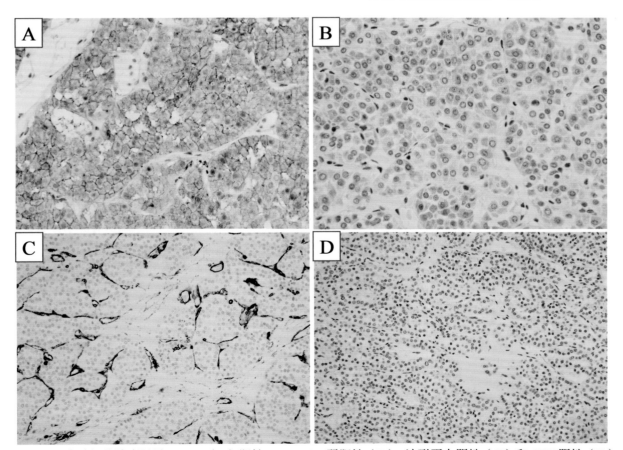

图 5-16　嗜酸细胞腺瘤显示 CD117（A）阳性、AMACR 弱阳性（B）、波形蛋白阴性（C）和 CK7 阴性（D）

临床联系（预后和治疗选择）

- 良性、预后良好。
- 常常部分肾切除或肾全切。对于活检诊断的病例应密切随访。
- 少数"伴有转移的嗜酸细胞腺瘤"通常最终证明为类似嗜酸细胞腺瘤的肾细胞癌。

肾髓质纤维瘤

定义

- 从肾髓质的间质细胞来源的良性间叶性肿瘤。

其他名称

- 肾髓质间质细胞肿瘤。

发病机制

- 肾髓质间质细胞具有几种血管活性肽的受体，因此与肾素通路、调节肾血流和血压有关。
- 某些学者认为肾髓质纤维瘤是对高血压的反应。
- 然而多数肿瘤体积很小，为偶然发现。对于它们是功能性或是高血压的结果的临床证据不足。

临床特征

- 最常见的肾肿瘤，见于尸检的 10% ～ 40%。
- 病变不生长或缓慢生长。
- 典型者小于 1 cm，境界清楚的结节。
- 几乎无临床意义或临床症状。

大体病理学

- 实性小结节，体积几毫米或 1 ～ 2 cm，位于肾髓质，切面白色或褐色（图 5-17）。

组织病理学

- 肿瘤境界清楚，由梭形细胞构成，细胞密度低（图 5-18A）。
- 可见陷入的肾小管（图 5-18B）和玻璃样变的间质（图 5-18C）。

免疫组织化学

- SMA 和 COX 2 阳性。

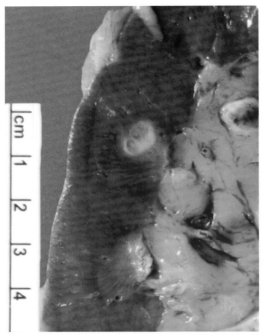

图 5-17　肾髓质纤维瘤为位于髓质的黄白色肿块

- ER/PR、CD34 和 S100 阴性。
- 临床实践中极少需要免疫组织化学检查。

鉴别诊断

血管平滑肌脂肪瘤（angiomyolipoma，AML）

- 较大的髓质纤维瘤应该进一步除外 AML。
- AML 较髓质纤维瘤更富于细胞。
- 出现异常血管和脂肪组织。
- AML 呈 HMB45 阳性。

临床联系（预后和治疗选择）

- 良性、无需治疗。
- 一种非常多见的肾肿瘤，但临床最不重要。

肾血管平滑肌脂肪瘤（renal angio-myolipoma）

定义

- 由比例不同的三种成分构成的肾间叶性肿瘤：异常血管、具有平滑肌特点的细胞和成熟脂肪组织。

其他名称

- 血管周上皮样细胞瘤（perivascular epithelioid cell tumor，PEComa）。

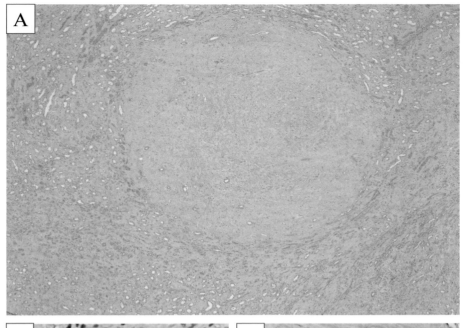

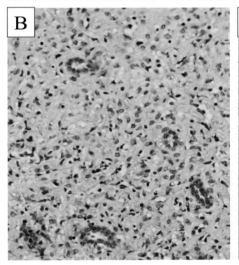

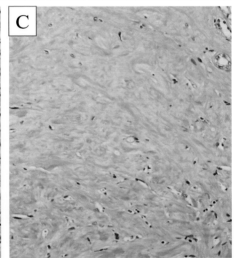

图 5-18 典型的髓质纤维瘤由无异型性的梭形细胞构成，细胞密度低（**A**）。高倍镜下可见无异型性的梭形细胞与陷入肾小管（**B**）和玻璃样变的间质（**C**）共存

发病机制和流行病学

- 血管平滑肌脂肪瘤（AML）起源于血管周上皮样细胞（perivascualr epithelioid cells，PEC）。因此血管平滑肌脂肪瘤又称作也能发生于其他器官（例如肝）的 PECOMA 家族。

- AML 占所有外科切除的肾肿瘤的 1%。

- 血管平滑肌脂肪瘤可为散发性，也可为家族性（如果伴发结节性硬化症）。

- 结节性硬化症患者发生 AML 更早，诊断时的平均年龄为 25 ～ 35 岁，而散发性病例诊断时的平均年龄为 40 ～ 45 岁。

- 散发性 AML 女性多于男性，女：男为 4：1。

- 散发性 AML 比结节性硬化症相伴者多 4 ～ 5 倍。

临床特征

- 是否伴随结节性硬化症的 AML 临床表现不同。

- 伴结节性硬化症患者的 AML 通常无症状，仅在影像学检查时发现。

- 散发性病例表现为肾肿块，伴腰痛、血尿或触及肿块，类似于肾细胞癌。

- 由于 AML 的异常血管破裂，出血是 AML 常见的症状之一。但是腹腔内出血作为初诊或随访观察期间表现者并不常见。

大体病理学

- AML 位于肾实质，而不是位于肾被膜或被膜外。

- 典型肿瘤境界清楚，伴或不伴分叶状（图 5-19）。有时会有轻微的浸润性边缘。

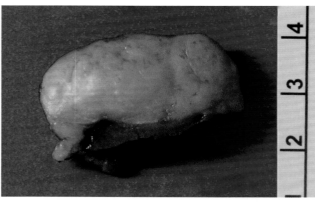

图 5-19　部分肾切除标本内的 AML，肿瘤境界清楚，切面黄褐色、均质

- 多数 AML 为褐色到白色，虽然依据脂肪成分的多少，颜色可以从黄色到粉色（图 5-20）。
- AML 质地较实到橡皮样，而上皮样 AML 倾向于较软。
- 常见出血囊性变（图 5-21），坏死不常见。

组织病理学

- 血管平滑肌脂肪瘤典型者由三种成分构成（图 5-22）：血管、梭形平滑肌组织和脂肪组织。
- 典型的血管为偏心的厚壁血管（图 5-23A），是出血的根源（图 5-23B）。
- 梭形肿瘤细胞具有平滑肌的特点，细胞核细长，两端圆钝（图 5-23C），胞质嗜酸性。然而多数此种梭形细胞看起来不成熟。可表现为成熟的平滑肌细胞、不成熟的梭形细胞、以及上皮样细胞（伴或不伴透亮胞质，直至细胞看起来怪异伴细胞核呈变性的不典型性）。
- 脂肪细胞成熟，无细胞不典型性，与梭形细胞交错（图 5-23B）。
- 可见局部呈上皮样（图 5-24A）。
- 局部出现细胞核不典型性或细胞密度增高并不

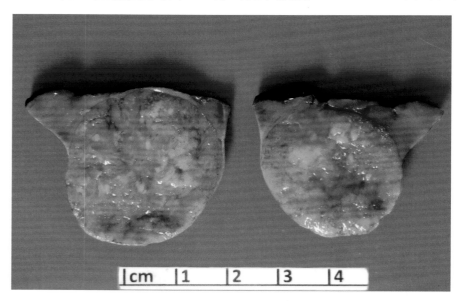

图 5-20　显示 AML 切面黄色（脂肪）区域

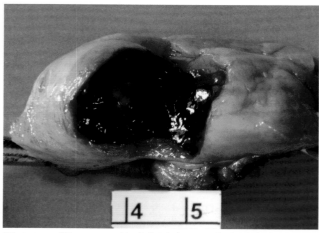

图 5-21　肾 AML，显示广泛出血，为该肿瘤常见的合并症

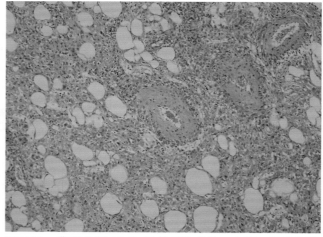

图 5-22　典型的肾 AML 具有三种成分：血管、梭形细胞和脂肪组织

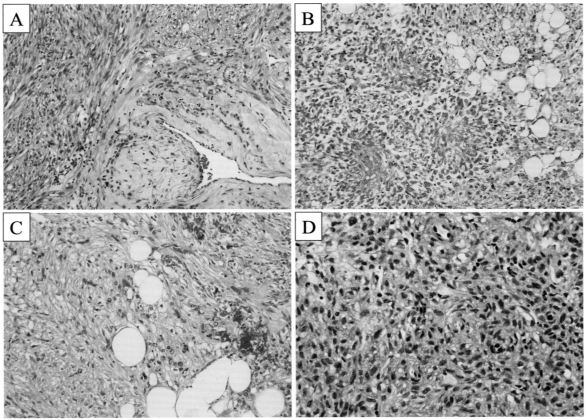

图 5-23　血管平滑肌脂肪瘤含有大的厚壁血管（**A**）。多数小血管四周围绕着梭形细胞和脂肪细胞（**B**）。（**C**）示 AML 中梭形细胞和脂肪细胞。局部细胞密度增高（**D**）

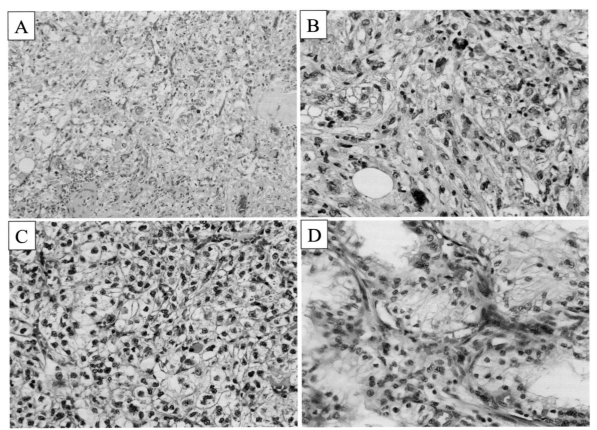

图 5-24　血管平滑肌脂肪瘤伴出血和变性的非典型性（**A**）。血管平滑肌脂肪瘤伴上皮样形态，显示明显的细胞非典型性（**B**）。AML 细胞局灶呈上皮样，胞质透亮，类似透明细胞肾细胞癌（**C**）。在 AML 背景上发生的肾细胞癌（**D**）

提示恶性生物性行为（图 5-24B，图 5-23D）。然而这种肿瘤可被误认为肾细胞癌或肉瘤。

- 透明细胞肾细胞癌可见于 AML 患者（图 5-24D）。
- 虽然 AML 曾被认为是错构瘤，现在业已证实属于真性肿瘤。错构瘤是存在于受累器官的成熟组织的过渡生长。但是 AML 的主要成分是异常的平滑肌细胞，细胞密度高和有时具有不典型性，而不是成熟的平滑肌细胞。

免疫组织化学和特殊染色

- 肿瘤细胞 HMB-45 阳性（图 5-25A），melan A 阳性（图 5-25B）。
- 有时 HMB-45 阳性可为非常局灶，为了发现 HMB-45 阳性细胞，可能需要多张切片做免疫组织化学染色。
- 平滑肌标记物（例如 SMA）阳性。

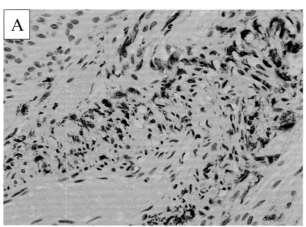

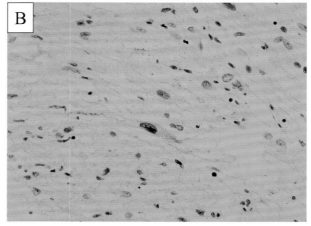

图 5-25 肾血管平滑肌脂肪瘤呈 HMB-45（**A**）和 melan A（**B**）阳性

- AML 角蛋白和上皮标记物阴性，包括上皮样 AML。

分子检测

- AML 分子特点不同于其他肾肿瘤。
- 临床实践没有可用的分子诊断标志。

鉴别诊断

肾细胞癌

- 典型的透明细胞性肾细胞癌血管呈鸡笼样。
- 乳头状肾细胞癌的特点是呈乳头状。
- AML 见不到这些特点。
- AML 典型的偏心的厚壁血管不见于肾细胞癌。
- 高级别肾细胞癌显示明显的细胞异型性。
- 肾细胞癌标志，例如 CA9、AMACR 或角蛋白在肾细胞癌呈阳性，而 AML 则不然。
- 嫌色细胞肾细胞癌 c-Kit 呈阳性，尽管少部分 AML 也可呈 c-Kit 阳性。

肉瘤特别是平滑肌肉瘤

- 多数平滑肌肉瘤特征性地位于肾被膜，而不像 AML 位于肾实质。
- 典型的平滑肌肉瘤细胞丰富、核分裂活跃、异型性明显。
- 然而 AML 不常见细胞丰富和核分裂活跃。
- 此外平滑肌肉瘤呈诸如 SMA 等平滑肌标志阳性，而 HMB-45 阴性。

髓脂肪瘤

- 髓脂肪瘤位于肾上腺，而不是肾，由脂肪组织和骨髓成分组成，梭形细胞不是肿瘤成分。

临床联系（预后和治疗选择）

- 绝大多数肾 AML 为良性，能通过外科切除治愈。
- 如前所述，大肿瘤有引起出血的危险。
- 如果病理术前已经诊断了 AML，小肿瘤可随访，不必立即手术。这些小的 AML 出血几率低、极少呈恶性。
- 上皮样 AML 是一个少见的肾 AML 的亚型，潜在恶性，甚至可发生转移。
- 偶尔 AML 可伴肾细胞癌，可危及生命。

血管平滑肌脂肪瘤（AML）的组织学变异型

单相性（梭形细胞）血管平滑肌脂肪瘤

- 肿瘤体积小，由梭形细胞构成，除了可见血管（结构可能正常）之外，无脂肪组织（图5-26）。
- 多数这些肿瘤是在因其他原因行肾切除的标本中偶然发现，因此临床意义极其有限。
- 证实诊断靠梭形细胞 HMB-45 免疫染色阳性。

玻璃样变和钙化的血管平滑肌脂肪瘤

- AML 也能见到玻璃样变或钙化。
- 大体上肿瘤硬韧，纤维性，切面白色（图5-27A）。
- 可见钙化（图5-27B）。
- 显微镜下肿瘤由玻璃样变的间质和梭形细胞构成，形似于瘢痕（图5-27C）。
- 此型 AML 由于肿瘤细胞稀少，可能造成粗针活检取材和诊断困难。

囊性血管平滑肌脂肪瘤

- 肿瘤具有 AML 的典型成分，但含有囊腔（图5-28A）。
- 囊腔内衬良性立方上皮（图5-28B），可呈鞋钉样表现（图5-28C）。
- 目前尚不清楚囊肿是肿瘤成分还是陷入的肾小管。
- 无论如何，梭形细胞 HMB-45 免疫染色阳性。脂肪细胞可不明显。

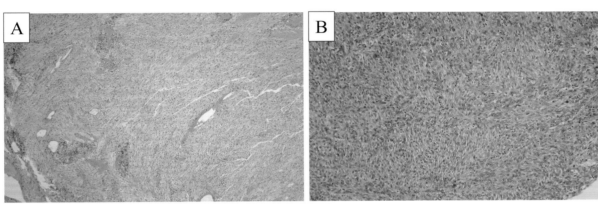

图 5-26　梭形细胞血管平滑肌脂肪瘤仅由梭形细胞构成，无脂肪组织（**A**）。另一例由梭形细胞构成的血管平滑肌脂肪瘤，细胞丰富，密度高（**B**）

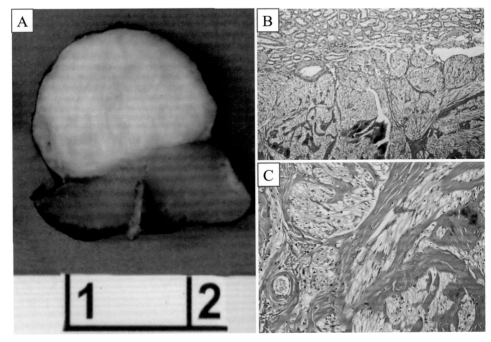

图 5-27　玻璃样变的血管平滑肌脂肪瘤切面编织状、白色（**A**），含大量玻璃样变的间质和钙化（**B** 和 **C**）

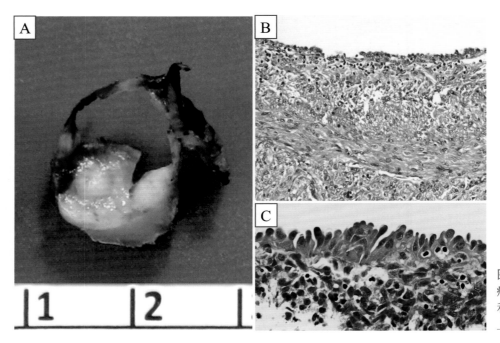

图 5-28 囊性血管平滑肌脂肪瘤（**A**）含梭形细胞成分（**B**）和囊腔衬覆的上皮成分（**C**）。上皮细胞呈鞋钉样表现

上皮样血管平滑肌脂肪瘤

- 为肾 AML 的上皮样变异型，特点是出现上皮样细胞（图 5-29）。
- 与典型的梭形细胞的表现不同，肿瘤细胞可以为圆形、卵圆形或具有多形性（图 5-30）。
- 有时肿瘤细胞质透亮（图 5-30C）或呈泡沫状。
- 许多肾 AML 内可见上皮样表现区域，从小簇状上皮样细胞直至弥漫分布的上皮样细胞。
- 一般说来，仅出现少数上皮样肿瘤细胞的肿瘤并不伴有侵袭性的生物学行为。
- 对于出现多少上皮样细胞才能诊断上皮样 AML 缺乏共识。某些学者认为需要达到 10%，而另一些学者认为需要达到 50% ～ 90%。这

可能是对上皮样 AML 侵袭性生物学行为看法不同的原因。

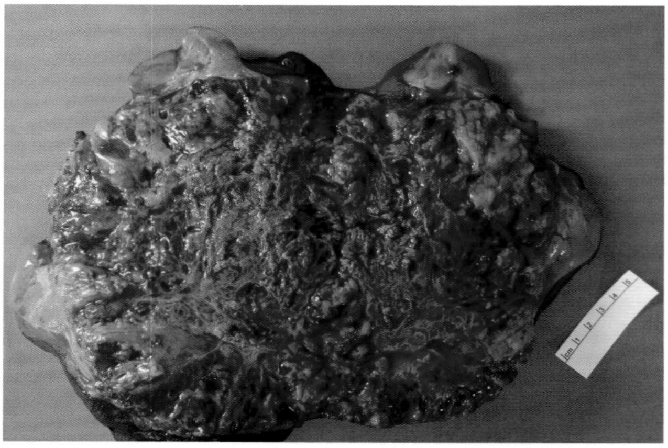

- 某些学者认为所有的上皮样 AML 为恶性，因为报告的恶性 AML 呈上皮样表现。
- 然而多数学者认为大多数上皮样 AML 为良性，因为恶性 AML 极为罕见，仅有少数报告。
- 生物学行为侵袭的上皮样 AML 的危险因素是：
  ○ 纯粹为上皮样成分（100%）或上皮样成分为主（> 90%）。
  ○ 体积大于 7 cm（图 5-29）。
  ○ "癌"样表现（图 5-30A、B）。
  ○ 出现坏死（图 5-30C）。
- 尽管呈上皮样，上皮样细胞本质为间叶细胞，典型者不表达角蛋白，而呈 HMB-45 和平滑肌标志阳性，与典型的 AML 的梭形细胞相似（图 5-31）。

恶性血管平滑肌脂肪瘤

- 恶性 AML 极为罕见，可能为良性 AML 的恶性转化。
- 良性 AML 与肾细胞癌共存（图 5-32）不是真正的恶性 AML。
- 证据充分的恶性 AML 的文献报告不过十几例。
- 恶性的确切证据为转移和致命。
- 有时 AML 的细胞学非典型性非常明显，但

图 5-29 一个 15 cm 的上皮样 AML 取代整个肾，显示出血和坏死

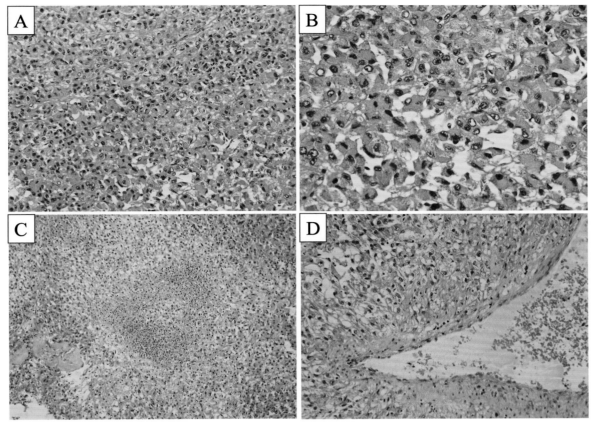

图 5-30   上皮样 AML 伴弥漫性"癌"样结构（**A**）。高倍镜下显示肿瘤细胞相似于高级别肾细胞癌（**B**）。出现坏死（**C**）。可见肿瘤细胞与血管壁连续，是 AML 的典型所见（**D**）

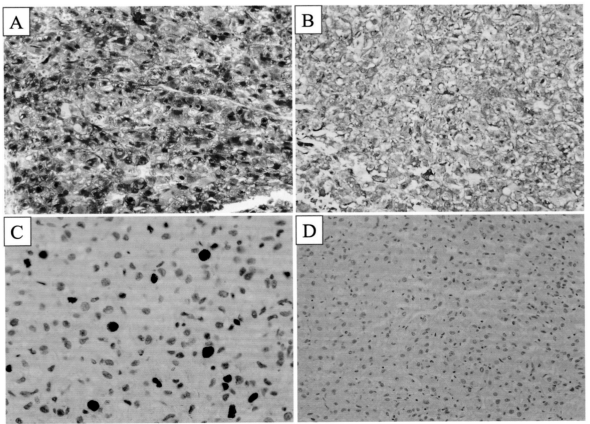

图 5-31   上皮样 AML 呈 HMB45（**A**）和 melan A（**B**）阳性，Ki67 显示高增殖活性（**C**），AE1/AE3 角蛋白阴性（**D**）

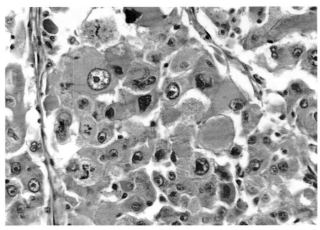

图 5-32 一例罕见肾恶性血管平滑肌脂肪瘤显示肿瘤细胞明显多形性，伴有奇异的细胞核和多数非典型核分裂象。该患者诊断后不久死于肺转移

没有显示切除后发生转移。

- AML 可发生于其他部位，例如肝、抑或盆腔淋巴结。
- 因此，盆腔淋巴结出现良性表现的 AML 成分，不是恶性的证据。
- AML 的系统学变异型的特点总结于表 5-1。

球旁细胞肿瘤

定义

- 一种起源于特化的构成肾小球旁器的平滑肌细胞的肾肿瘤。

- 分泌肾素的良性肿瘤。

其他名称

- 肾素瘤。

发病机制

- 具有肾小球旁器的表型。

临床特征

- 一种少见的肿瘤，文献报告不足 100 例。
- 发生于年轻患者，平均年龄 27 岁。
- 年轻患者，严重高血压，药物治疗控制不理想。
- 出现血清肾素升高和由肾素作用所引起的低血钾。
- 影像学显示存在肾肿瘤。

大体病理学

- 孤立性、实性、境界清楚的肿块，典型者体积小，大小 2 ～ 3 cm。
- 切面黄褐色。

组织病理学

- 球旁细胞肿瘤由邻近血管的片状的小多角形或梭形细胞构成。

表 5-1　各种血管平滑肌脂肪瘤变异性的比较		
	成分	行为
典型 AML （图 5-19 ～ 5-23）	血管、梭形细胞和脂肪组织	良性
单形性 AML （图 5-26）	仅有梭形细胞，无脂肪细胞	良性
玻璃样变 AML （图 5-27）	梭形细胞伴明显玻璃样变的间质，常常伴钙化	良性
囊性 AML （图 5-28）	囊腔衬覆上皮细胞，间叶细胞梭形	良性
局灶伴有不典型性的 AML （图 5-24）	典型 AML 伴局灶变性的不典型性	良性
上皮样 AML （图 5-29，5-30）	AML 伴 10% ～ 100% 上皮样成分	大多数良性，某些病例可能行为侵袭
AML 伴肾细胞癌 （图 5-24）	肾细胞癌与 AML 共存	行为由并存的肾细胞癌决定

- 肿瘤细胞界限清楚，胞质透亮或嗜酸性。
- 肿瘤细胞与血管关系密切，呈血管周细胞瘤样结构（图 5-33A）。

免疫组织化学
- 肾素阳性。
- 波形蛋白和 CD34 阳性（图 5-33B）。

超微结构检查
- 粗面内质网丰富、多数位于细胞周边的、锐利成角的肾素颗粒。

临床联系（预后和治疗选择）
- 典型者为良性，无转移报告。
- 治疗选择外科切除，特别是部分肾切除。

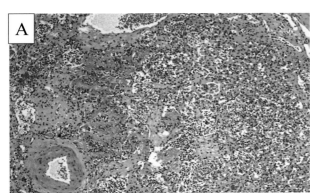
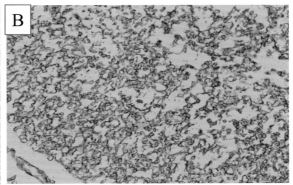

图 5-33　来自血清肾素升高和高血压患者的球旁细胞肿瘤。肿瘤由与血管关系密切的小多角形细胞构成（**A**）。肿瘤细胞 CD34 免疫染色阳性（**B**）

第一部分　肾

第 6 章　用于肾肿瘤分类的免疫组织化学标记物

肾肿瘤类型繁多，然而对于每种肿瘤没有任何一种标记物是 100% 敏感和特异的。但是采用一组免疫组织化学标记物，对于准确分类还是十分有用的。本章仅仅讨论某些常用的标记物，并总结于表 6-1。

PAX2/PAX8（成对基因盒 2 或 8）

- 正常表达于肾小管。
- 很好的细胞核染色。
- 相对特异性的肾标记物，特别是对男性。

表 6-1　肾上皮性肿瘤常用免疫标记物小结

抗体	透明细胞性肾细胞癌	乳头状肾细胞癌	嫌色性肾细胞癌	嗜酸细胞腺瘤	黏液小管和梭形细胞癌	尿路上皮癌
EMA	+	+	+	+	+	+
CK7	−	+	+	−	+	+
CK20	−	−	−	−	−	+或−
CK903	−	−	−	−	−	+
p63	−	−	−	−	−	+
CD10	+	+	−或+	−或+	−	−
KIM-1	+	+	−	−	N/A	−
PAX2/PAX8	+	+	+或−	+	−	−
RCCMa	+	+	−或+	−	−	−
CD117	−	−	+	+	−	−
S100A1	+	+或−	−	+	−	−
S100P	−	−	−	−	−	+
GATA3	−	−	−	−	−	+
GST-alpha	+	−或+	−	−或+	−	N/A
Vimentin	+	+或−	−	−	−	−
**TFE3	−	−	−	−	−	−
AMACR（P504S）	−或+	+	−	−	+或−	−
CA Ⅸ	+	+	−	−	N/A	+
UEA1	−	−	−	−	−	+

注意：＋，通常大于 70% 病例阳性；−，少于 5% 病例阳性；＋或−，通常大于 50% 病例阳性；−或＋，少于 50% 病例阳性；N/A，没有获得数据。

** TFE3 抗体在 TEF3 易位性肾癌阳性（细胞核着色），在正常肾组织或其他类型的肾细胞癌中阴性

- 也出现于某些女性生殖器官肿瘤。
- 所有肾细胞肿瘤类型均阳性（图 6-1）。
- 男性生殖器官，例如精囊、附睾和睾丸网阳性。
- 肾源性腺瘤阳性。

vimentin（波形蛋白）

- 透明细胞性肾细胞癌和乳头状肾细胞癌阳性。
- 嫌色性肾细胞癌（图 6-2）和嗜酸细胞腺瘤阴性。
- 尿路上皮癌阴性。
- 主要用途：诊断常见肾细胞癌（透明细胞性肾细胞癌和乳头状肾细胞癌）。

EMA（上皮膜抗原）

- 非特异性上皮标志物。
- 几乎所有肾细胞肿瘤和尿路上皮肿瘤均阳性。

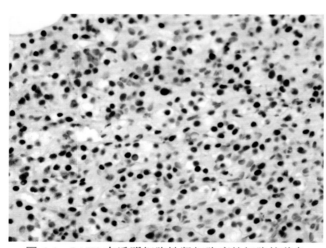

图 6-1　PAX8 在透明细胞性肾细胞癌的细胞核着色

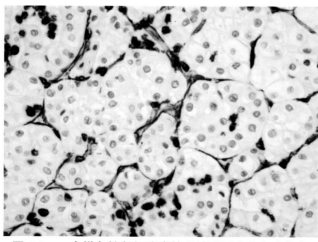

图 6-2　一个嫌色性肾细胞癌缺乏波形蛋白的免疫染色

- 对于肾肿瘤分类基本无价值。

CK7（角蛋白 7）

- 正常出现于远曲小管。
- 乳头状肾细胞癌强阳性（图 6-3）。
- 高级别乳头状肾细胞癌有丢失 CK7 的倾向，所以 CK7 可为局灶阳性。
- 嫌色性肾细胞癌强阳性，但是嗜酸细胞腺瘤阴性。
- 管状囊性肾细胞癌阳性，但是可能为局灶阳性。
- BHD 患者的嗜酸细胞杂合性肿瘤斑片状阳性。
- 主要用途：诊断嫌色性肾细胞癌和乳头状肾细胞癌。

CK20（角蛋白 20）

- 正常出现于尿路上皮的伞细胞。
- 大多数尿路上皮肿瘤弥漫阳性。
- 典型者，如果一个肾肿瘤呈 CK20 和 CK7 均阳性，提示为尿路上皮癌。
- 反应性尿路上皮病变阳性程度不等。
- 大多数肾细胞肿瘤阴性，包括所有常见的肾细胞癌类型。

CK903（高分子量角蛋白）

- 相似于 CK5/6。
- 正常尿路上皮阳性。
- 尿路上皮癌阳性。
- 多数肾细胞癌阴性，不包括集合管癌。

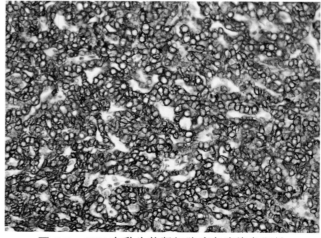

图 6-3　CK7 在乳头状肾细胞癌免疫染色阳性

p63

- 相似于高分子量角蛋白。
- 正常尿路上皮阳性。
- 核阳性，染色背景干净。
- 尿路上皮癌阳性。
- 良性尿路上皮病变阳性。
- 鳞状细胞癌阳性。
- 所有肾细胞肿瘤阴性。
- 主要用途：诊断尿路上皮起源的肿瘤。

CD10

- 正常表达于肾小管。
- 透明细胞性肾细胞癌（图6-4）和乳头状肾细胞癌阳性率较高。
- 嫌色性肾细胞癌和嗜酸细胞腺瘤阳性率较低。
- 尿路上皮癌阴性。
- 在肾细胞肿瘤分类中价值有限。

KIM-1（kidney injury molecule，肾损伤分子）

- 透明细胞性肾细胞癌和乳头状肾细胞癌阳性。
- 尿路上皮癌阴性或弱阳性。
- 大多数其他器官的癌阴性。
- 是肾细胞癌高度特异性抗体之一。
- 主要用途：诊断肾源性肿瘤。

RCCMa（肾细胞癌抗原）

- 透明细胞性肾细胞癌和乳头状肾细胞癌阳性。

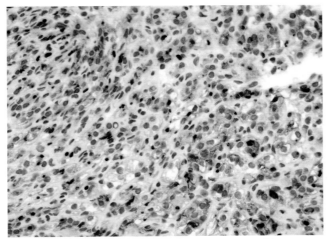

图 6-4　透明细胞性肾细胞癌 CD10 阳性

- 嫌色性肾细胞癌阳性率较低。
- 尿路上皮癌阴性。
- 一般来说对肾细胞癌特异性低、敏感性低（50% ～ 70%），限制了在肾细胞癌分类中的价值。

CD117（c-Kit）

- 正常表达于近段肾小管。
- 嫌色性肾细胞癌（图6-5）和嗜酸细胞腺瘤阳性。
- 其他肾细胞肿瘤阴性或阳性率极低。
- 大多数肉瘤样肾细胞癌阴性。
- 偶尔乳头状肾细胞癌阳性，特别是嗜酸性乳头状肾细胞癌。
- 偶见肾血管平滑肌脂肪瘤阳性（10%）。
- 主要用途：确认或除外嫌色性肾细胞癌和嗜酸细胞腺瘤。

S100A1

- 嫌色性肾细胞癌阴性。
- 嗜酸细胞腺瘤阳性。
- 透明细胞性肾细胞癌和乳头状肾细胞癌阳性。
- 尿路上皮癌阴性。
- 主要用途：鉴别嫌色性肾细胞癌和嗜酸细胞腺瘤。

S100P

- 正常表达于胎盘滋养叶细胞（胎盘 S100）。
- 尿路上皮癌阳性。

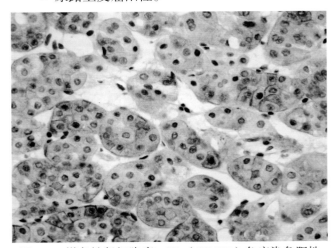

图 6-5　嫌色性肾细胞癌 c-Kit（CD117）免疫染色阳性

- 不同的抗体敏感性不同。
- 良性反应性尿路上皮病变阳性。
- 全部类型的肾细胞癌阴性。
- 绝大多数其他器官的癌阴性。
- 主要用途：鉴定尿路上皮来源的肿瘤。

GATA3

- 尿路上皮癌的高度特异性标志物。
- 清楚的细胞核染色，无背景染色。
- 乳腺癌阳性。
- 绝大多数其他器官的癌阴性。
- 主要用途：鉴定尿路上皮来源的肿瘤。

GST-alpha

- 正常表达于肾小管。
- 透明细胞性肾细胞癌阳性。
- 其他类型的肾细胞癌阴性或弱阳性。
- 由于抗体的可信性差，已被 CA9 抗体取代（见后）。

AMACR（α-甲基酰基辅酶 A 消旋酶，P504S）

- 正常表达于肾小管。
- 乳头状肾细胞癌强阳性（敏感性几乎 100%）（图 6-6）。
- 透明细胞肾细胞癌阳性率低和弱阳性。
- 其他器官的乳头状癌阳性率低。

- 结肠腺癌阳性。
- 前列腺癌阳性。
- 管状囊性癌阳性。
- 黏液小管梭形细胞癌阳性。
- 透明细胞乳头状肾细胞癌阴性。
- 对于确定转移癌的来源并不特异。
- 主要用途：鉴定乳头状肾细胞癌。

CA Ⅸ（碳酸酐酶 9）

- 正常表达于肾小管。
- 透明细胞性肾细胞癌阳性（盒子样细胞膜强阳性）（图 6-7）。
- 透明细胞乳头状肾细胞癌阳性（杯口状细胞膜阳性）。
- 其他类型的肾细胞癌阴性或弱阳性。
- 围绕坏死区域阳性。
- 主要用途：诊断透明细胞性肾细胞癌。

TFE-3

- 正常肾组织不表达。
- 肾 Xp11.2 易位性肾癌 TFE3 阳性（图 6-8）。
- 其他类型肾细胞癌阴性。
- 细胞核着色。
- 该抗体不易获得满意染色。
- 细胞质染色和（或）任何非肿瘤肾组织染色提示非特异性染色。
- 主要用途：诊断 TFE3 易位性肿瘤。

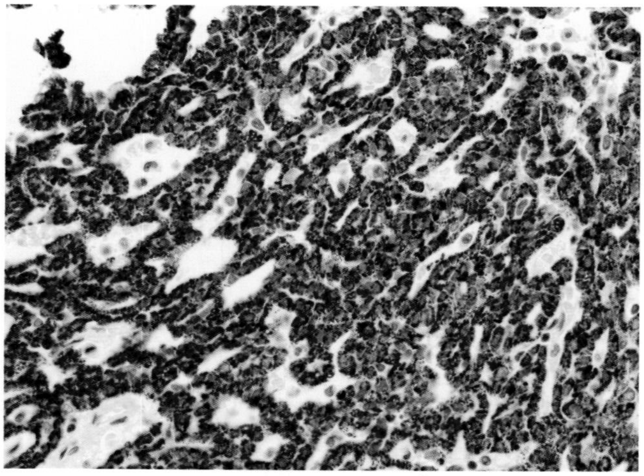

图 6-6 乳头状肾细胞癌 AMACR 强阳性

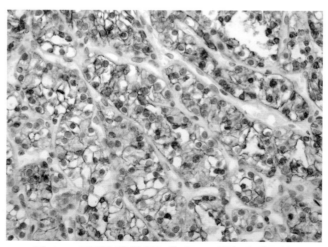

图 6-7 透明细胞性肾细胞癌 CA Ⅸ 细胞膜阳性

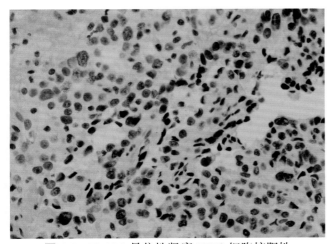

图 6-8　Xp11.2 易位性肾癌 TFE3 细胞核阳性

UEA1（Uroplakin）

- 出现于正常尿路上皮。
- 尿路上皮癌阳性。
- 集合管癌阳性。

HMB45

- 黑色素瘤阳性。
- 血管平滑肌脂肪瘤阳性。
- 主要用途：诊断血管平滑肌脂肪瘤和黑色素瘤。

第一部分　肾

第 7 章　儿童肾疾病

肾发育不良（renal dysplasia）

定义

- 先天性肾异常，特点是肾增大、囊肿形成和在囊肿之间出现不成熟的间叶组织小岛。

其他名称

- 多囊性肾发育不良。
- 囊肿性肾发育不良。

发病机制和流行病学

- 是儿童最常见的肾囊肿性疾病，累及 1/1000 活产儿。
- 多数病例为散发性，可见家族性病例。
- 由于输尿管芽未能与后肾芽连接所引起的肾发育异常。

临床特征

- 发育不良发生于胚胎期，有时出生前可被检测到。
- 新生儿单侧或双侧腹腔肿块。
- 可因肾盂肾炎出现发热和感染征象。
- 常常伴有其他器官畸形，例如肺发育不良、心脏异常、多毛性发育不良、胰腺纤维化、或肝内胆管发育不良。
- 如果出现胚芽，患者发生肾母细胞瘤风险轻度增加。

大体病理学

- 受累肾大小不等，可小可大。
- 多个囊肿可累及部分或整个肾。
- 囊肿大小和形状不一。

组织病理学

- 大小不等的囊肿使结构紊乱的原始肾小管和肾小球变形（图 7-1）。
- 某些不成熟的集合管，内衬立方状上皮突入管腔（图 7-2）。
- 某些病例可见未分化的间叶组织小岛，例如软骨（图 7-3）。
- 囊肿内衬扁平到立方上皮（图 7-2D）。
- 扩张的囊性腺管四周围绕着衣领状、细胞丰富的梭形细胞（图 7-4）。

免疫组织化学

- 小管上皮 PAX2/PAX8 阳性。
- 发育不良的上皮 Galectin-3 和 BCL2 阳性。

鉴别诊断

与其他囊性病变的鉴别总结于表 7-1。

分子检测

- *TCF2* 突变。

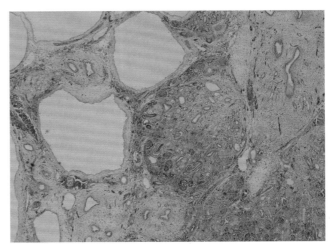

图 7-1　肾发育不良的特点为出现囊肿以及结构紊乱的原始肾小管和肾小球

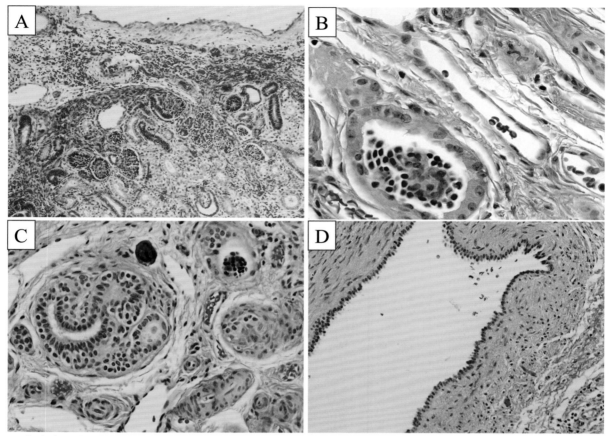

图 7-2　肾发育不良。不成熟的肾小球周围可见结构紊乱的肾小管（**A**），高倍镜下在肾小管之间穿插着结构紊乱的肾小球（**B**），发育不良的肾小球周围围绕着异常的不成熟的肾小管和微钙化（**C**），在肾发育不良中扩张的囊肿内衬立方上皮（**D**）

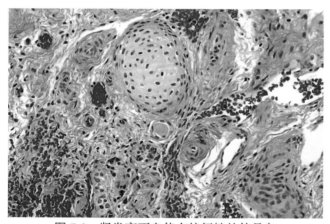

图 7-3　肾发育不良伴有特征性的软骨岛

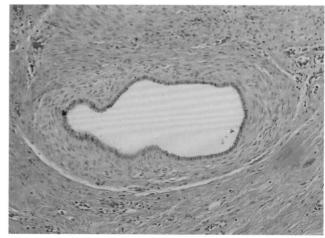

图 7-4　肾发育不良伴扩张的小管结构，伴有特征性的衣领样的梭形细胞

- 其他基因改变也有报告，例如 PAX2 和 uroplakins。

临床联系（预后和治疗选择）

- 典型的发育不良仅累及一侧肾（80%）。
- 仅累及一侧的肾发育不良儿童可能无任何症状和体征。
- 双侧肾发育不良为致命性，可以造成死胎。
- 存活的患儿典型者发展为儿童期慢性肾功能衰竭，并需要在生命早期进行肾移植。

表 7-1 囊性肾病变的比较				
	常染色体显性多囊肾病（ADPCKD）	常染色体隐性多囊肾病（ARPCKD）	肾发育不良	囊性肾瘤	获得性肾囊肿病
遗传学	常染色体显性遗传	常染色体隐性遗传	多数散发性	散发性	
相关基因	*PKD1*, *PKD2*, *PKD3*	*PKHD1*	*TCF2*	不清楚 *	多种病因
起病	成人	出生前或新生儿	出生前或新生儿	成人	成人
肾体积	非常大、弥漫性	小、弥漫性	大小不等	限局性囊性肿块	小
单、双侧	双侧	双侧	单侧（80%）	单侧	双侧或单侧
囊肿分布	弥漫性	弥漫性	弥漫性	肿块病变	不一定
囊肿体积	不一定	均匀一致	不一定	肿块不等	不一定
囊肿特点	多个囊肿，囊肿之间有残留的肾单位	囊肿放射状与肾被膜垂直排列	囊肿伴衣领样的梭形细胞	囊肿之间无正常肾组织，卵巢样间质	囊肿数目少，终末期肾病
软骨	无	有	有	无	无
伴发肾细胞癌	少	无	不常见	无	常见

ADPCKD，常染色体显性多囊肾病（autosomal dominant polycystic kidney disease）；ARPCK，常染色体隐性多囊肾病（autosomal recessive polycystic kidney disease）。

* 近来囊性肾瘤也已加入到伴有 *DICER1* 杂合子胚系突变肿瘤家族，发生于儿童或年轻成人，被认为是胸膜肺母细胞瘤（PPB）易感综合征，此外还易感支持-间质细胞瘤、子宫颈胚胎性横纹肌肉瘤、原始神经外胚叶肿瘤（PNET）和 Wilms 瘤（WT）

后肾间质肿瘤（metanephric stromal tumor）

定义

- 儿童肾良性梭形细胞肿瘤。
- 肿瘤由陷入肾实质组织中的温和的梭形细胞构成。

发病机制

- 病因不明。
- 肿瘤发生于婴儿，平均年龄 2 岁。
- 1 岁前少见。

临床特征

- 腰部肿块。

大体病理学

- 无包膜，境界不清。
- 纤维性质硬病变。
- 多数位于皮质中央，可累及髓质。

- 可以为实性，或含有小囊。

组织病理学

- 后肾间质肿瘤为温和的梭形细胞增生性病变，伴有浸润性边缘（图 7-5A）。
- 肿瘤内可见单个陷入的肾小管（图 7-5B）。
- 肿瘤细胞温和，细胞核呈卵圆形至短梭形（图 7-6A）。细胞丰富区与细胞稀疏（黏液样或硬化）区交错，形成结节样表现（图 7-6B）。可见核分裂象。
- 相似于肾发育不良的围绕肾小管洋葱皮样的套状结构是其特点（图 7-6C）。
- 血管结构不良：常见陷入的血管的平滑肌细胞转形为上皮样（图 7-6D）。
- 可见陷入的肾小球伴球旁细胞增生（图 7-7）。
- 可见异位成分，例如神经胶质（常常伴上皮分化）、软骨或脂肪组织。

免疫组织化学

- 波形蛋白阳性，S100 不同程度阳性，CD34

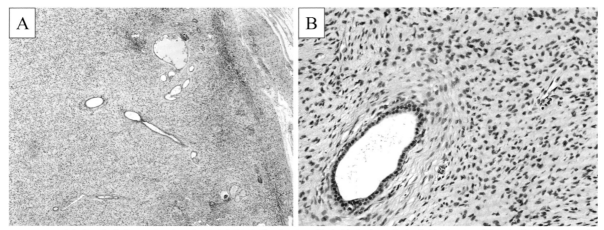

图 7-5　后肾间质肿瘤显示不规则的浸润性边缘（**A**），伴有单个陷入的肾小管（**B**），周围包绕着梭形细胞

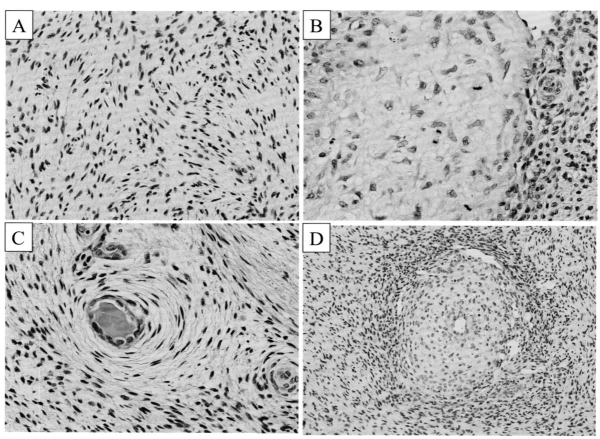

图 7-6　后肾间质肿瘤由温和的梭形细胞构成，细胞核呈卵圆形或梭形。几乎不见核仁（**A**）。可见细胞丰富区（**B**，右侧）和细胞稀疏区（**B**，左侧），常见核分裂象。梭形细胞同心圆样围绕肾小管，形成特征性的洋葱皮样表现（**C**）。陷入的血管呈血管结构不良，平滑肌细胞转形为明显的上皮样形态（**D**）

局灶阳性。

鉴别诊断

- 见表 7-2。

临床联系（预后和治疗选择）

- 良性肿瘤，治疗选择外科切除。

先天性中胚叶肾瘤（congenital mes-oblastic nephroma）

定义

- 先天性低度恶性中胚叶肿瘤，累及肾髓质。
- 包括经典型、富于细胞型和混合型。

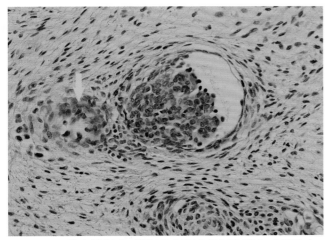

图 7-7　陷入的肾小球附近可见球旁细胞增生（箭头）

其他名称

- 胚胎性间叶瘤。
- 平滑肌瘤样错构瘤。

发病机制

- 不清楚。
- 为真性肿瘤，而不是错构瘤。

临床特征

- 占儿童肾肿瘤的 2%～4%。
- 90% 发生于一岁以内。
- 单侧实性腹内肿块。
- 可伴有高血压。

大体病理学

- 孤立性、单侧肿块，大小 1～14 cm（图 7-8）。
- 经典型：平均大小 5 cm、边界清楚程度不等、邻近肾门的黄白色编织样肿块；细胞丰富型：平均大小 9 cm、囊性、常常有出血坏死；混合型：平均大小 10 cm、囊性、细胞丰富区有出血坏死。

组织病理学

- 组织学分为两型：经典型和富于细胞型。
- 经典型：
  ○ 在多少不等的胶原的背景上，温和的梭形成纤维细胞形成交错的束状，相似于幼年性纤维瘤病或平滑肌瘤（图 7-9）。
  ○ 簇状陷入的肾小管为其特点（图 7-10）。
  ○ 囊性扩张的小管周围有密集、但是温和的梭形细胞（图 7-11）。
- 富于细胞型：
  ○ 相似于幼年性纤维肉瘤。
  ○ 比经典型细胞更密集（图 7-12A）。
  ○ 纵横交错的束状不明显。
  ○ 单一形态的密集排列的片状梭形细胞。
  ○ 核分裂象增加（图 7-12B），甚至出现局灶坏死。
- 混合型：
  ○ 多灶性。

表 7-2　儿童良性梭形细胞肾肿瘤的比较			
	先天性中胚叶肾瘤	后肾间质肿瘤	后肾腺纤维瘤
年龄	出生前	平均年龄 2 岁	平均年龄 14 岁
大体改变	不同程度的浸润性边缘	轻微浸润性、纤维性病变	境界清楚
梭形细胞	细胞丰富	细胞稀疏和细胞丰富区	细胞稀疏和细胞丰富区
上皮成分	簇状陷入的小管	单个陷入的小管	原始小管（如同后肾腺瘤）
异源性成分（例如神经胶质、软骨）	缺乏	可能存在	缺乏
小管周围葱皮样套	无	有	无
肿瘤性上皮	无	无	有
核分裂象	常见	极少	不常见
血管发育不良	无	有	无
CD34	阴性	阳性	阴性

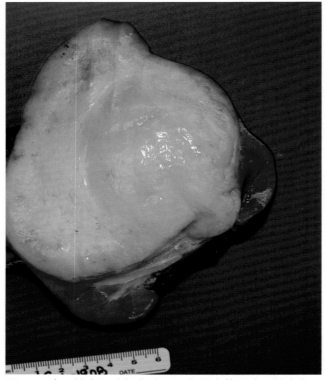

图 7-8　先天性中胚叶肾瘤（CMN）的大体照片，肿瘤位于上极，取代了大部分肾，肿瘤境界清楚，切面黄白色

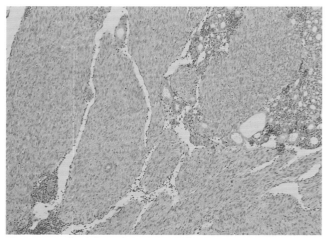

图 7-9　经典型中胚叶肾瘤由纵横交错的梭形细胞和陷入的簇状肾小管构成

○ 在富于细胞型的周边有经典型结构。

免疫组织化学

- 并不特别有用，诊断依赖于形态学和分子检测。
- 梭形细胞通常波形蛋白和肌动蛋白阳性。

鉴别诊断

- 需要与其他儿童梭形细胞肿瘤性病变鉴别，

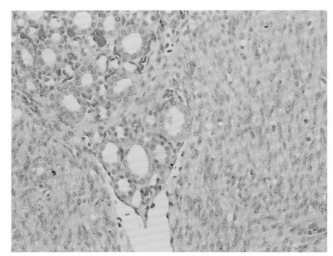

图 7-10　经典型中胚叶肾瘤中簇状陷入的肾小管为其特点

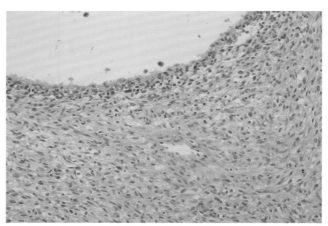

图 7-11　中胚叶肾瘤伴有囊性扩张的小管，周围围绕着肿瘤性梭形细胞

例如表 7-2 所列的后肾纤维性肿瘤、后肾腺纤维瘤，以及透明细胞肉瘤。

分子检测

- 经典型和混合型：
  ○ 没有发现肯定的遗传学改变。
  ○ 通常为二倍体。
  ○ 有 11 号染色体 3 体、父源性 *IGF2* 等位基因复制和 IGF2 mRNA 高表达。
- 富于细胞型：
  ○ 有 t（12；15）（p13；q25）（ETV6-NTRK3 易位），相似于幼年性纤维肉瘤。

临床联系（预后和治疗选择）

- 完全切除预后良好，无复发生存＞ 95%。
- 5% ～ 10% 病例有复发或转移（通常到肺）。
- 预后不良组：年龄 3 个月或以上的 III 期的富

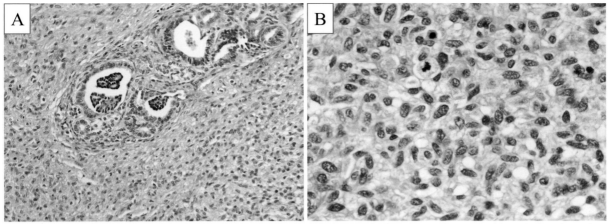

图 7-12　富于细胞型 CMN：细胞丰富、有不成熟的肾小管陷入（**A**）。高倍镜下显示细胞很丰富、核分裂象增多（**B**）

于细胞型与局部复发相关。

肾源性残余（nephrogenic rest）

定义

- 肾源性残余：胚胎 36 周（正常肾发育期）后，异常的持续存在的胚胎组织灶。
- 肾源性残余能发展为 Wilms 瘤。

其他名称

- 肾母细胞瘤病：多灶性或弥漫性肾源性残余。

发病机制

- 见于＜ 1% 无肿瘤史的婴儿肾。
- 肾源性残余为 Wilms 瘤前驱病变的证据：
  - 大约 1/3 的 Wilms 瘤患者在显微镜下可见肿瘤附近的正常肾组织中有肾源性残余。
  - 肾源性残余的原始细胞相似于 Wilms 瘤的胚芽细胞。
- 肾源性残余可分为叶内型和叶周型。
- 叶周型肾源性残余（Perilobarnephrogenic rests，PLNR）：
  - 见于散发性 Wilms 瘤。
  - 位于肾小叶的周边。
  - 双侧同时发生。
  - 伴 11p15 遗传学 / 表观遗传学改变、特发性半侧肥大和 Beckwith-Wiedemann 综合征。
  - 是 IGF-2 印迹丢失或杂合性丢失的标志。
- 叶内型肾源性残余（intralobarnephrogenic rests，ILNR）：
  - 位于肾小叶的中央。
  - 边缘不规则。
  - 常常伴有早期发病、间叶成分为主的 Wilms 瘤，或伴有异源性分化的 Wilms 瘤。
  - 常常伴 WT1 突变、Denys-Drash 综合征和 WAGR 综合征。
- 复合性肾母细胞瘤病：病变位于叶内和叶周。

临床特征

- 没有直接与肾源性残余相关的症状。
- 一般只有在显微镜下见到，除非引起肾弥漫性肿大才能在大体上见到。
- 可伴有与其遗传相关的临床表现，以及发生双侧 Wilms 瘤或异时性对侧肾 Wilms 瘤的危险。

大体病理学

- 可以在大体检查时变化不明显，或呈现为小的色泽变浅区域，或者伴有被膜增厚的结节。
- 因弥漫性增生的叶周型肾母细胞瘤病引起肾明显肿大者罕见。

组织病理学

- 紧密排列的原始性、没有间变的胚芽细胞团巢或弥漫片块 / 原始的上皮小管，其间间质很少。叶内型与叶周型肾源性残余的比较见表 7-3。
- 叶周型肾源性残余（PLNR）：
  - 更常见。
  - 见于被膜下的周边部（图 7-13A）。
  - 边界清楚。

表 7-3　叶内型与叶周型肾源性残余的比较		
肾源性残余类型	叶周型（PLNR）	叶内型（ILNR）
发病率占比	更常见（1%）	不常见（0.1%）
在 Wilms 瘤病例中发病率	相似，25%～80%	相似，15%～75%
部位	叶周或被膜下	叶内
边缘	边界清楚	不规则
胚芽成分	为主	出现
上皮成分	为主	出现
间质成分	出现	为主
Wilms 瘤危险性	有	高

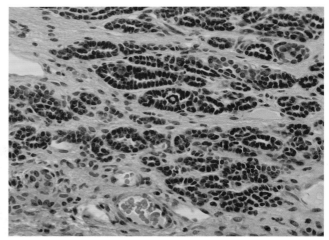

图 7-14　肾源性残余主要由胞质极少的原始小管构成

- ○ 位于小叶深部，多为孤立性（图 7-15）。
- ○ 边缘交错、更不规则。
- ○ 间质成分明显。
- ○ 也可出现胚芽和小管（图 7-16）。

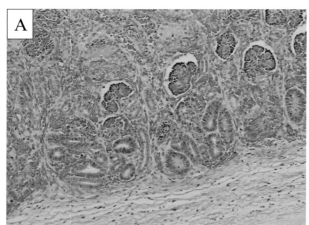

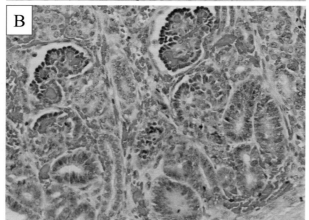

图 7-13　婴儿叶周型肾源性残余的特点是在被膜下出现原始小管和胚芽细胞（**A**）。高倍镜下显示原始小管和胚芽成分（**B**）

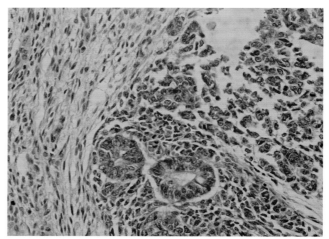

图 7-15　叶内型肾源性残余的特点是在深部肾实质内出现原始小管和胚芽细胞

- ○ 主要由胚芽和原始小管构成（图 7-13B 和图 7-14）。
- ○ 少量硬化的间质，常常为多灶性。
- 叶内型肾源性残余（ILNR）。

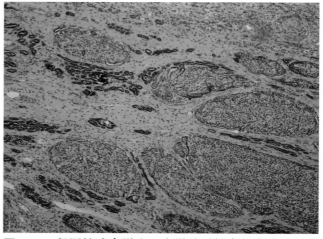

图 7-16　肾源性残余增生，由增殖活性高的卵圆形胚芽细胞集团构成

- 肾源性残余的可能结局：
  - 多数病例消退。
  - 静止无进展。
  - 增生，包括胚芽或上皮成分（图 7-16）。
- 在肾源性残余的基础上发生 Wilms 瘤时：
  - 叠加了增殖成分的结节状生长。
  - 肿瘤形成纤维性包膜，周围有受挤压的残余。

免疫组织化学

- WT-1 细胞核阳性。

临床联系（预后和治疗选择）

- 1 岁以下的叶内型残余患者的危险性高。
- 保守治疗。

Wilms 瘤

定义

- 起源于肾源性胚芽的由胚胎细胞构成的儿童恶性肾肿瘤。

其他名称

- 肾母细胞瘤。

发病机制和流行病学

- 肿瘤起源于肾的原始干细胞。
- 为儿童最常见的肾恶性肿瘤。
- 大约占所有儿童恶性肿瘤的 8%，占儿童所有肾恶性肿瘤的 85%。
- 成人 Wilms 瘤病例、不寻常部位病例（例如腹股沟管）确实有，但极为少见。

临床特征

- 高峰发病年龄：2 ~ 3 岁。
- 最常见的临床体征为触及肿块。
- 血尿、背痛、急腹症和高血压为典型体征。
- 最常见的转移部位为淋巴结、肺和肝。
- 10% 的 Wilms 瘤伴有特殊综合征：
  - WAGR 综合征：Wilms 瘤，无虹膜，泌尿生殖系统畸形和智力障碍。
  - Denys-Drash 综合征：Wilms 瘤（发病率达

90%），系膜硬化和假两性畸形。
  - Beckwith-Wiedmann 综合征：Wilms 瘤，半侧肥大、巨舌和内脏肥大。
- 家族性肾母细胞瘤（占 Wilms 瘤患者的 1%）：最可能为常染色体显性遗传，伴有不同的外显率和表现。
- 伴有 Wilms 瘤高发病率的其他疾病：
  - Frasier 综合征；Simpson-GolabiBehmel 综合征；Kippel-Trenaunay 综合征；Bloom 综合征；Perlman 综合征和 Sotos 综合征。
  - 肾和生殖道畸形；18 号染色体三体；神经纤维瘤病和巨人症。

大体病理学

- 多数为实性质软肿块，通常肿瘤境界清楚。
- 存在多中心性和（或）累及双侧的病例。
- 切面色浅、呈白色、灰色至褐色（图 7-17），可有明显的囊性变。
- 可以呈息肉样突向肾盂。
- 现在所用的 2 个主要的分期系统：
  - COG（儿童肿瘤学小组）。
  - 修改的 SIOP（国际儿科肿瘤学会）。
  - 两者都只能应用于初次肾切除病例和治疗前的病例。

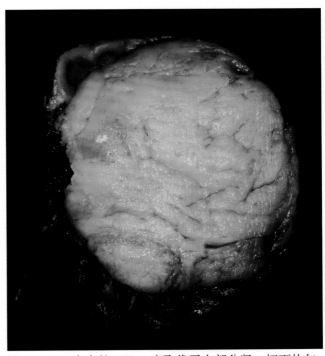

图 7-17 一个大的 Wilms 瘤取代了大部分肾，切面均匀、黄白色

组织病理学

- 肿瘤境界清楚（图 7-18），由小的蓝染的肿瘤细胞构成。
- 结构和细胞学表现各异，两者均取决于分化的程度。
- 常常见到向上皮和间质方向分化，甚至在一个肿瘤内也如此。
- 三相性结构最常见（图 7-19A）：
  - 上皮（图 7-19B）。
  - 未分化的胚芽（图 7-19C）。
  - 间叶成分（图 7-19D）。
- 然而双相性和单相性结构也常见到（图 7-20、7-21）
- 胚芽细胞：小的原始细胞，细胞核富含粗颗粒状染色质，可见小核仁，胞质稀少。
- 上皮细胞：依据分化形态各异，常常呈现从小的原始细胞到大的分化良好的鳞状上皮或黏液上皮等一系列变化。上皮结构可以从实性区到假腺样、小管状 / 乳头状区域。
- 间叶细胞：同样各不相同，从未分化的梭形细胞、骨骼肌、成纤维细胞、直到软骨和骨。
- 出现间变是重要的预后因素。弥漫性间变是预后不良的组织学改变，需要不同的治疗策略。
- 间变的指标为：肿瘤细胞核增大（×3）、细胞核深染、多极核分裂（图 7-22）。

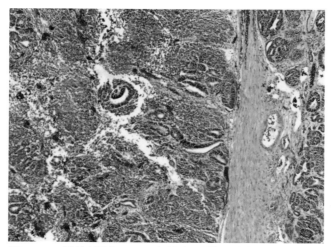

图 7-18　低倍镜下 Wilms 瘤是由原始细胞构成（蓝色区域），与非肿瘤的肾组织界限清楚

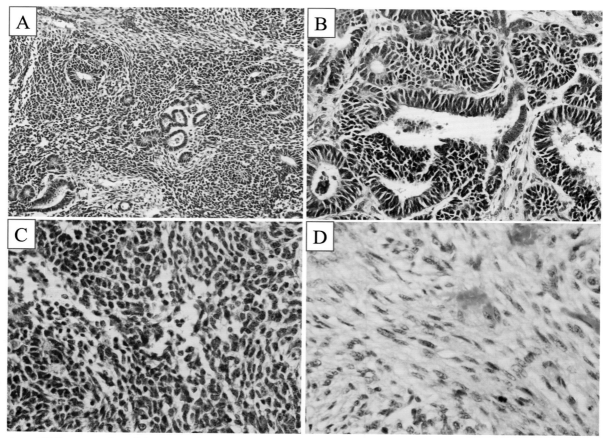

图 7-19　三相性 Wilms 瘤，由间叶、上皮和胚芽成分构成（**A**）。高倍镜下显示假复层上皮核 / 浆比高（**B**）。胚芽成分的特点为出现弥漫的小原始细胞（蓝染），胞质稀少（**C**）。间叶成分由显示分裂活性的梭形细胞构成（**D**）

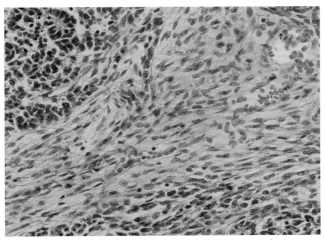

图 7-20　伴有胚芽和间叶成分的 Wilms 瘤

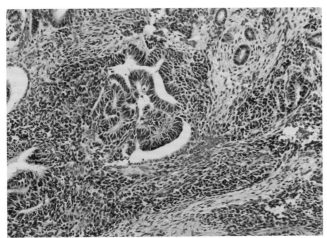

图 7-21　伴有胚芽和上皮成分的 Wilms 瘤

- 所谓"化疗后"Wilms 瘤的特殊病例，常常显示下列变化：
  - 坏死，黄色肉芽肿区域，含铁血黄素沉着，纤维化，胚芽、上皮和间叶成分成熟。
  - 根据 Wilms 瘤"化疗后"的形态学改变，可将预后分 3 组：低、中、高风险。

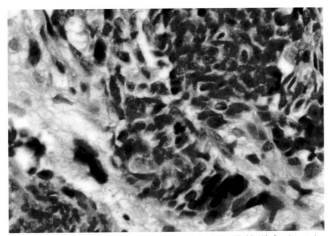

图 7-22　间变性 Wilms 瘤的特点是出现细胞核增大（×3）、染色质丰富和多极核分裂象

免疫组织化学

- 胚芽细胞波形蛋白恒定阳性。
- NSE、角蛋白和结蛋白不同程度阳性。
- WT1 阳性，但不恒定，阴性不能除外 Wilms 瘤的诊断。

分子检测

- WAGR 和 Denys-Drash 综合征出现 *WT1* 基因改变。
- *WT1* 突变伴随明显的间质成分和横纹肌分化。
- *WT2* 基因改变常见于 Beckwith-Wiedmann 综合征。
- 33%～50% 的 Wilms 瘤伴有 *IGF2* 的印迹丢失和 *H19* 相关基因的甲基化。
- Wilms 瘤组织学良善，但生物学行为激进者常常有 1p 和 16q 的杂合性丢失。
- 家族性 Wilms 瘤：存在包含 DDX1 和 MYCN 基因在内的 2p24.3 复制。

最近 Wilms 瘤被加入到 *DCIER* 突变（PPB 易感综合征）。

鉴别诊断

乳头状肾细胞癌（PRCC）

- 以乳头或小管结构为主。
- 常见泡沫细胞和含铁血黄素。
- 所谓实体变异型乳头状肾细胞癌与高分化上皮型 Wilms 瘤可能鉴别困难。
- 乳头状肾细胞癌可偶见肾小球样结构。
- 胚芽和间叶成分偶尔可见于乳头状肾细胞癌，当然可出现肉瘤样分化。
- 乳头状肾细胞癌常常 AMACR 和 CK7 弥漫强阳性，此种阳性在 Wilms 瘤不恒定，如果阳性也常常为局灶性。
- FISH 出现染色体 7、17 三体，对于乳头状肾细胞癌具有诊断意义。

后肾腺瘤

- 通常由小的一致的上皮细胞构成，细胞核为低级别。
- 后肾腺瘤极个别情况下出现核分裂象。
- 某些罕见的不寻常病例，后肾腺瘤与 Wilms 瘤鉴别困难。某些作者推测所谓的"转移性后肾腺瘤"实际上是分化极为良好的上皮性

Wilms 瘤。

未成熟性畸胎瘤

- 有时鉴别诊断困难，特别是在出现不成熟的神经管时。
- 可能发现高分化的区域，例如：
  - 支气管样结构，由纤毛上皮、软骨和（或）平滑肌组成。
  - 相似于胃 / 结肠黏膜等的结构。
  - Wilms 瘤可能发现间变区域、真正的肾胚芽，核分裂活跃支持 Wilms 瘤的诊断。

治疗

- 外科切除，给予或无需辅助治疗（放疗或联合化疗）。
- 术前化疗，随后外科切除业已显示了令人满意的疗效。

肾透明细胞肉瘤

定义

- 肾透明细胞肉瘤（clear cell sarcoma of the kidney，CCSK）是一种肾的儿童恶性肿瘤，肿瘤细胞的胞质透明，倾向转移到骨。

其他名称

- 骨转移性 Wilms 肿瘤（已过时）。

发病机制

- 不清。
- 肿瘤可能起源于伴有神经特性的肾间质细胞。

临床特征

- 单侧肾的大肿瘤，通常不伴其他综合征或肾发育不良。

大体病理学

- 肾体积大，平均 11.3 cm，常常使肾变形，或取代肾。
- 起初最常位于肾髓质。
- 切面灰褐色和黏液样（图 7-23）。
- 可出现囊性变、坏死或出血。

组织病理学

- 肿瘤细胞可形成各种结构：排列成条索、巢状或片块状，周围为薄的纤维血管间隔是最常见的典型结构（图 7-24）。
- CCSK 含有三种成分（图 7-25）：
  - 小圆形、卵圆形细胞，细胞学特点较温和。
  - 分枝状血管（鸡笼样结构），梭形细胞沿着纤维血管间隔排列。
  - 细胞间黏液样基质（阿辛蓝阳性）。
- 常见结构包括黏液样（50%），硬化性（35%）和细胞丰富型（26%），混合型也常见。

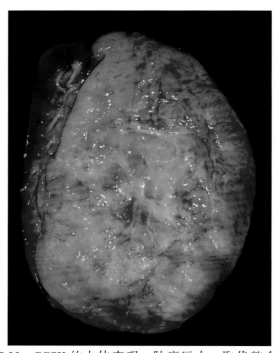

图 7-23 CCSK 的大体表现。肿瘤巨大，取代整个肾，仅见右侧一小圈残留的肾。切面黄白色、具有黏液样外观

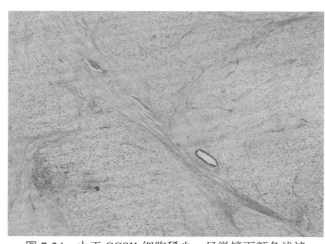

图 7-24 由于 CCSK 细胞稀少，显微镜下颜色浅淡

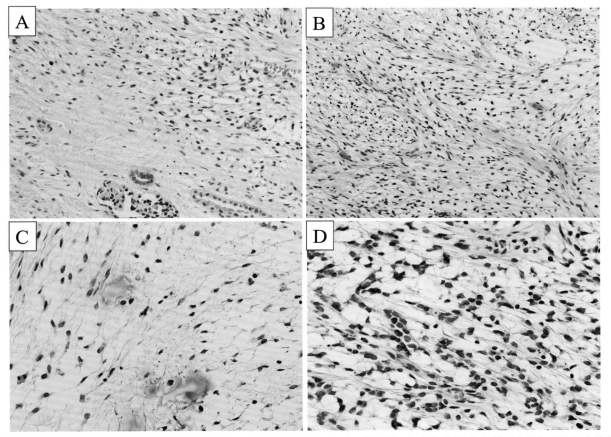

图 7-25　典型的 CCSK 由小的肿瘤细胞构成，细胞学特点温和（**A**）。梭形细胞成分伴随小血管的间隔，形成鸡笼样形态（**B**）。高倍镜下显示在细胞密度低的区域，平和的梭形细胞间有黏液成分（**C**）。（**D**）为 CCSK 的细胞密集区

- 核分裂象增加，易见细胞极度丰富病例（图 7-25D）。
- 其他少见结构包括上皮样、栅栏状、梭形细胞性、血窦样（血管周细胞瘤样）和席纹状。
- 2% ～ 3% 原发性或复发性肿瘤可见以细胞核增大、染色质丰富和多极核分裂象为特点的间变形态，生物学行为更为侵袭。
- 肿瘤不与叶内型肾源性残余伴随。

免疫组织化学

- 间变性 CCSK 呈 p53 阳性。
- 无特异性免疫组织化学诊断特点。
- 肿瘤细胞波形蛋白阳性和上皮标志阴性。

临床联系（预后和治疗选择）

- 尽管不属于 Wilms 瘤，却被全国 Wilms 瘤研究小组（NWTSG）临床方案列为"预后不良组织学"。
- 高度恶性肿瘤、预后不良，诊断时 70% 病例为 Ⅱ 期或 Ⅲ 期。
- 不足 5% 的 CCSK 病例诊断时发生远处转移。
- 最常转移的部位为盆腔淋巴结（出现症状时，占 29%）。
- 偏好远处转移至骨，其次为肺、腹腔、脑、肝和软组织。
- 如果能够切除，应外科切除，之后化疗。
- 随着化疗的进步，美国 Ⅰ ～ Ⅲ 期的 CCSK 的 8 年存活率达 80% 以上。

恶性横纹肌样瘤（rhabdoid tumor）

定义

- 由弥漫生长的单一类型细胞构成的高度恶性的肾肿瘤，肿瘤细胞核呈空泡状、核仁明显、胞质内出现嗜酸性玻璃样包涵体。

发病机制

- 不明，来自肾髓质原始干细胞的可能性最大。

临床特征

- 大约占儿童肾肿瘤的 2%。
- 80% 的患者年龄小于 2 岁。
- 血尿是最常见的临床表现。
- 通常就诊时已经为临床晚期，常见转移（脑、肺、肝、腹腔、骨）。
- 肾横纹肌样瘤大约 15% 伴有脑后颅窝中线的原发性胚胎细胞肿瘤（PNET 样、髓母细胞样肿瘤，也称为非典型性畸胎样 / 横纹肌样瘤，目前更多地认为其代表了肾外的横纹肌样瘤）。
- 高临床分期和男性为预后不良因素。
- 一种家族性"横纹肌样易感综合征"已有报告（患者带有 hSNF5/INI1 基因失活，患有肾横纹肌样瘤，以及类似的肾外病变）。

大体病理学

- 大的实体性、无包膜肿块，边缘呈浸润性。
- 常见出血、坏死。
- 常见脉管侵犯和肾外播散。

组织病理学

- 具有偏心、增大的细胞核的多角形细胞弥漫性或成片生长（图 7-26）。
- 肿瘤边缘常见浸润肾实质。
- 细胞核呈典型的多形性、空泡状的染色质、核仁明显。
- 许多细胞具有玻璃样、粉染的胞质内包涵体，玻璃样小球由中间丝构成。
- 分裂活性高，包括病理性核分裂象。

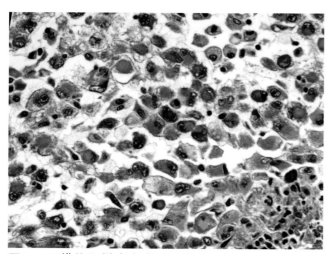

图 7-26　横纹肌样瘤由大的肿瘤细胞构成，弥漫生长。左上部可见局灶坏死

免疫组织化学

- 波形蛋白和 EMA 强阳性，然而 EMA 可为局灶阳性。
- 其他标志物，包括细胞角蛋白、结蛋白、神经标志物（NSE、S100）、CD99 以及 MUC1 也可以阳性。
- 丢失 SNF5（INI1）/BAF47 细胞核的染色。

分子遗传学

- 位于 22q11.2 的 hSNF5/INI1 等位基因改变（丢失或突变）。

鉴别诊断

肾髓质癌（RMC）

- 通常见于伴有镰状细胞贫血的非洲裔的年轻美国成人。
- 肿瘤细胞体积大、空泡状、伴有不同程度腺管形成，而不像横纹肌样瘤的实体性结构。
- RMC 有明显硬化和明显的急性和慢性炎细胞成分，以及肿瘤坏死。

后肾肾瘤（后肾间质瘤）

- 后肾肾瘤具有推挤性边缘，与横纹肌样瘤的浸润性边缘不同。
- 一般后肾肾瘤由梭形细胞构成，细胞无异型性。
- 后肾肾瘤的细胞丰富亚型可见核分裂象，然而横纹肌样瘤的坏死和细胞核增大较后肾肾瘤更常见。
- SNF5（INI1）免疫组织化学后肾肾瘤阳性，而横纹肌样瘤阴性。

透明细胞性肾细胞癌

- 虽然不常见，但即使在典型的透明细胞性肾细胞癌中也可能见到横纹肌样分化。
- 患者年龄对诊断有帮助。
- 整个肿瘤充分取材会显示典型的透明细胞性肾细胞癌成分。

治疗

- 外科切除加化疗。
- 试用自体干细胞移植亦有成功报告。
- 总体预后不良，根据文献 5 年存活率在 10% ～ 23%。

第 8 章　肾细胞癌，常见类型

肾细胞癌，透明细胞型（renal cell carcinoma，clear cell type）

定义

- 一种由透明至嗜酸性细胞组成的恶性肾上皮性肿瘤，肿瘤细胞呈实性、腺泡状、管状或局灶乳头状结构。
- 这是最常见的肾细胞癌（RCC）类型，占所有肾癌病例的 50% ~ 70%。

其他名称

- 经典型肾细胞癌。

临床特征

- 典型症状包括血尿、背部 / 胁部疼痛、体重减轻和触及肿物，可见于一小部分患者。
- 随着影像学方法的发展，许多病例能够早期被偶然发现。
- 血行转移至远隔器官可以作为首发症状。
- 可以发生晚期转移（甚至是在诊断和切除原发瘤十多年以后）。
- 通常转移至肺、肝、骨、软组织或肾上腺。但众所周知透明细胞型 RCC 可以转移到一些少见部位，如皮肤，头颈部。

大体病理学

- 绝大多数为实性肿块，低级别肿瘤可以境界清楚。
- 切面呈金黄色至褐色或棕色（图 8-1A），可见红色的出血区和囊性变（图 8-1B）。
- 通常肿瘤境界清楚，但没有包膜（图 8-1C），偶尔可见假包膜（图 8-1D）。
- 高级别肿瘤常呈灰白色和更加实性的质地（图 8-2A），可见坏死（图 8-2B）。

- 多灶和（或）双侧的肿瘤较孤立性肿瘤少见。有时在周围肾实质内可见小的卫星结节。

组织病理学

- 结构多样，绝大多数呈实性-腺泡状，有纤细的"鸡笼网"样血管网（图 8-3）。
- 透明细胞型 RCC（clear cell renal cell carcinoma，CCRCC）最突出的形态特征是出现透明的胞质（图 8-4），透明是由于细胞内的糖原和脂质在组织处理的过程中溶解。
- 细胞的特征决定了肿瘤的级别。肿瘤内部级别的差异很普遍（图 8-5、8-6）。
- 在高级别区域，嗜酸性胞质更常见，细胞核更不规则和多形性（图 8-5C、8-5D 和图 8-6 左侧）。
- 所谓的"颗粒"RCC 并不是一个病变类型，而只是高级别 CCRCC 的形态谱系的一部分（图 8-5D）。
- 退变的区域由纤维组织构成，有非常典型的保存完好的血管结构，在有些病例，可能会相似于恶性的血管肿瘤，如血管肉瘤。
- 应该特别注意肿瘤的肾静脉侵犯（图 8-7）。肾周脂肪和肾窦脂肪的侵犯也很重要，需要记录。
- CCRCC 的其他特征包括肿瘤的肉芽肿反应、骨化、玻璃样小球（图 8-8）。
- 管状、假管状结构并不少见，可见局灶的乳头状结构或假乳头状结构。真性乳头罕见。
- CCRCC 在冰冻切片上（图 8-9A）可能由于糖原没有完全溶解，而呈现出更嗜酸性的胞质。
- CCRCC 可突入肾盂而相似于尿路上皮癌（图 8-10）。

免疫组织化学

- Vimentin、EMA、CA-9 阳性，但 AE1/AE3 可以仅局灶阳性。

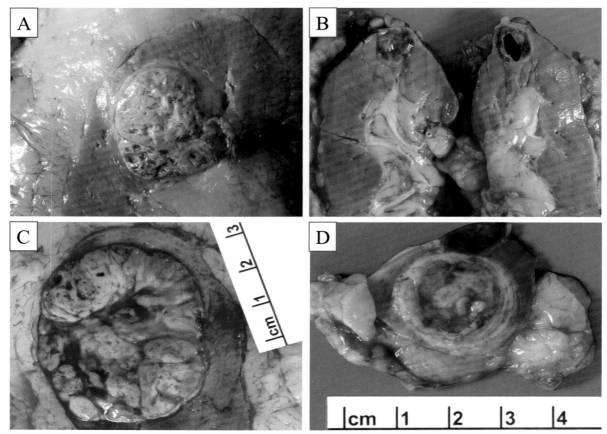

图 8-1　一个境界清楚的 CCRCC，切面呈典型的金黄色（**A**）。CCRCC 可见出血区和囊性变（**B**）。一例 CCRCC 呈多个小叶状，切面金黄色（**C**）。一例 CCRCC 具有假包膜（**D**）

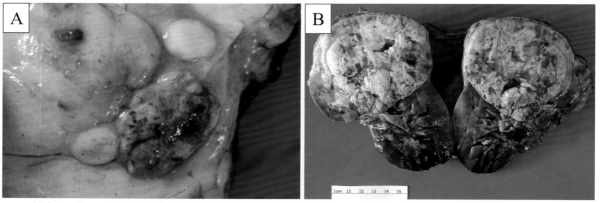

图 8-2　一例高级别 CCRCC 可见灰白结节，代表了高 Fuhrman 级别的肿瘤成分（**A**）。一例大体积的 CCRCC 取代了几乎一半的肾组织，呈金黄色外观，可见坏死区（**B**）

- RCC、pax-2、CD10 通常阳性。
- CK 7 通常阴性，但可以在多达 25% 的病例中呈局灶阳性。
- AMACR 通常阴性，但在胞质颗粒状的细胞中可以弱阳性，抗线粒体抗体（antimitochondrial antigen，MIA）亦是如此。

分子检测

- 多达 60% 的病例具有 *VHL* 的基因突变或

VHL 启动子的甲基化。

- 染色体 3p 的杂合性缺失是 CCRCC 的典型特征。
- 7 号染色体三倍体 / 多倍体也有报道。

鉴别诊断

乳头状 RCC（papillaryRCC，PRCC）

- 明显的乳头或管状结构。
- 常可见泡沫样的吞噬细胞和含铁血黄素。

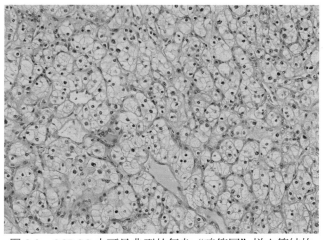

图 8-3　CCRCC 中可见典型的复杂"鸡笼网"样血管结构

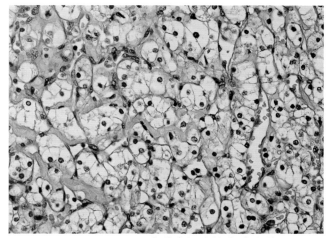

图 8-4　CCRCC 中肿瘤细胞的胞质透明

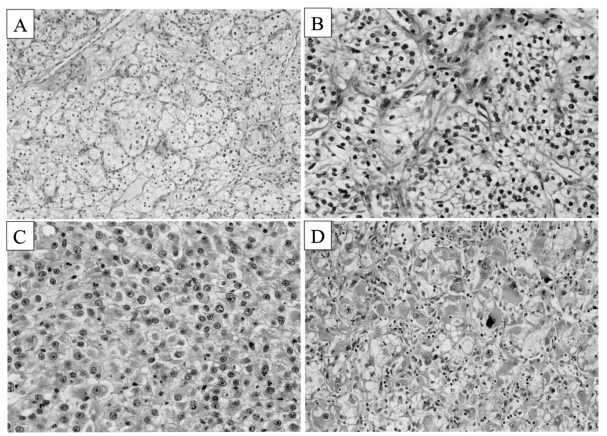

图 8-5　在一例 CCRCC 中可见不同的肿瘤细胞 Fuhrman 级别的异质性。级别 1：肿瘤细胞没有明显的核仁（**A**）；级别 2：肿瘤细胞形态稍不规则，核仁仅在高倍镜下见（**B**）；级别 3：肿瘤细胞体积大，胞质透明至嗜酸性，在低倍镜下可见突出的核仁（**C**），级别 4 可见奇异核，有突出的核仁（**D**）

- 有些 PRCC 可以含有透明细胞的区域，但通常没有丰富的"鸡笼网"样血管结构。
- 对于诊断困难的病例，对 7、17 和 Y（男性）染色体进行分析会有帮助。
- 免疫组织化学方面，大多数 PRCC 呈 AMACR、vimentin 和 CK7 弥漫阳性。

嫌色性 RCC（chromophobe RCC，ChRCC）

- 由两种细胞组成：大的浅染细胞和小的嗜酸性细胞。特征是核周空晕和葡萄干样的细胞核（见第 39 章）。ChRCC 可以呈实性-腺泡状，但管状、腺瘤样甚至微囊型都有过报道。
- 免疫组织化学方面，ChRCC 缺乏弥漫性

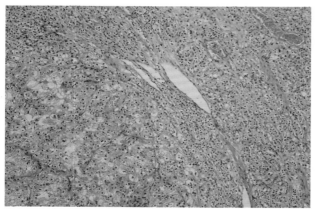

图 8-6　CCRCC 由具有嗜酸性胞质的高级别（G3）成分（左侧）和周围的低级别（G1）成分组成

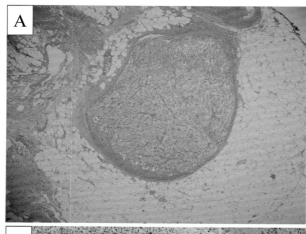

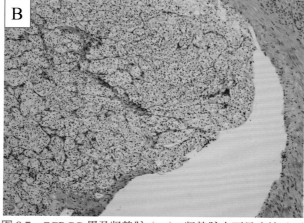

图 8-7　CCRCC 累及肾静脉（**A**），肾静脉内可见瘤栓（**B**）

vimentin 阳性，绝大多数病例 CK7 至少局灶阳性，CD117 弥漫阳性。

肾嗜酸细胞瘤（renal oncocytoma，RO）

- 具有颗粒性胞质的透明细胞型 RCC 可以形态上相似于 RO。有些嗜酸细胞瘤中也可以出现退变性的核非典型性。
- 取材充分通常有助于发现更典型的区域，RO 的形态特征突出。
- MIA（抗线粒体抗原）的免疫组织化学会有

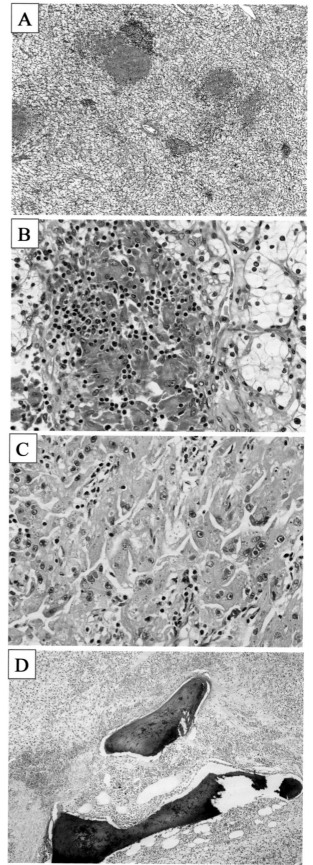

图 8-8　伴有多量肉芽肿的 CCRCC（**A**）。高倍镜下显示肉芽肿由上皮样组织细胞和多核巨细胞组成（**B**）。可见胞质内的玻璃样小球（**C**）。在这例 CCRCC 中可见骨化（**D**）

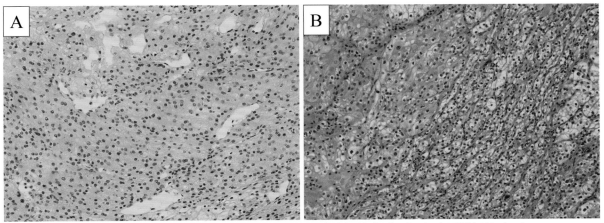

图 8-9　冰冻切片上的 CCRCC（A）显示更嗜酸性的胞质，（B）为石蜡切片（B）

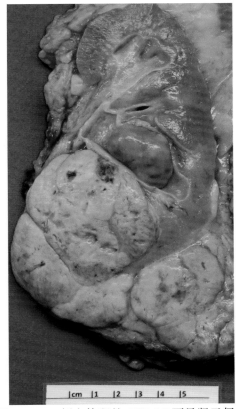

图 8-10　一例大体积的 CCRCC 可见肾盂侵犯

帮助，但是所谓的小细胞型 RO 是 MIA 弱阳性伴有完全阴性的区域。

- 胞质颗粒性的 CCRCC 可以有 MIA 的强阳性，但不会弥漫阳性，为灶状表达。
- 并且 CCRCC 绝大多数病例 vimentin 弥漫阳性。在 RO，vimentin 可以强阳性，但绝对只是局灶阳性。

透明细胞乳头状 RCC（clear cell papillary RCC）

- 明显的乳头形成伴有实性-腺泡状区域，低级别的透明细胞，应该考虑透明细胞乳头状 RCC。
- 在 CCRCC 中，显著的平滑肌瘤样的间质非常少见。
- 免疫组织化学上，透明细胞乳头状 RCC 绝大多数 vimentin 阴性，CK 7 弥漫阳性。
- CD10、CA 9 可以局灶弱阳性。

上皮样血管平滑肌脂肪瘤（epithelioid angiomyolipoma，E-AML）

- 由多形性的上皮组成，具有明显的核非典型性。
- 出现任何脂肪成分、厚壁的畸形血管，提示为结节性硬化症的信息，都应该考虑 AML 的可能。
- HMB45、Melan-A 是确认 AML 诊断的有力指标。

临床相关性（预后和治疗选择）

- 部分或根治切除术。
- 运用抗血管生成药物的靶向治疗已经取得了有前途的结果。最常见的相关通路是 HIF、mTOR 和 VEGF。
- 预后取决于肿瘤的分期和分级，通常 5 年生存率可达 75%，10 年生存率可达 62%。
- 肿瘤分期：T1（＜7 cm），T 2（＞7 cm 但局限于肾内），T3（肿瘤侵犯肾静脉主干或肾周组织），T4（超过 Gerota 筋膜或侵及同侧肾上腺）。

肾癌分期

根据美国癌症联合委员会（American Joint Com-

mittee on Cancer）2017 出版的 AJCC 癌症分期手册
第 8 版（AJCC 第 8 版）：

Tx：原发癌无法评估
T0：无原发癌证据
T1：肿瘤小于或等于 7 cm，局限于肾 　　T1a：≤ 4 cm 　　T1b：> 4 cm，< 7 cm
T2：肿瘤小于或等于 7 cm，局限于肾 　　T2a：> 7 cm，≤ 10 cm 　　T2b：> 10 cm
T3：肿瘤侵犯主要肾静脉，或肾周组织 　　T3a：肾静脉或其分支 　　T3b：下腔静脉隔下部分 　　T3c：下腔静脉隔上部分
T4：肿瘤侵犯 Gerota 筋膜外，直接侵犯同侧肾上腺或周围器官

低度恶性潜能的多房囊性肾肿瘤（multilocular cystic renal neoplasm of low malignant potential）

定义

- 一种低级别 RCC，由多房囊腔组成，被覆

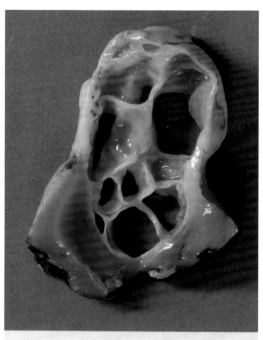

图 8-11　多房囊性 RCC 的大体照片

胞质透明的肿瘤细胞。

其他命名

- 多房囊性肾细胞癌（multilocular cystic renal cell carcinoma）。

发病机制

- 可能是 CCRCC 的早期阶段。

临床特征

- 绝大多数病例是通过影像学偶然发现的一个复杂性囊性病变，没有实性区域。

大体

- 孤立性境界清楚的囊性病变（图 8-11），含有透明的囊液。
- 肿瘤的切面典型者呈多房性，内表面光滑。

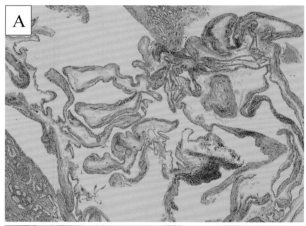

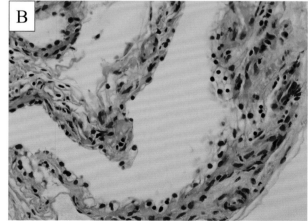

图 8-12　组织学上，肿瘤由多房囊腔组成，之间有薄的间隔（A）。高倍镜显示衬覆的单层肿瘤细胞，胞质透明，无核异型性。间隔中可见一些小团状的透明细胞，但没有实性的区域

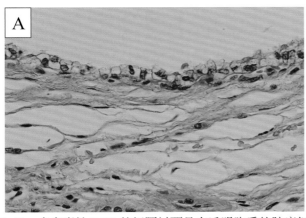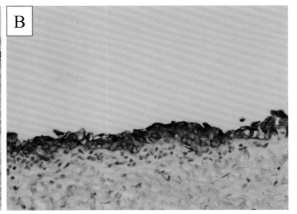

图 8-13　多房囊性 RCC 的间隔衬覆具有透明胞质的肿瘤细胞，没有异型性（**A**）。肿瘤细胞显示 CA9 膜阳性（**B**）

组织学

- 多房囊性肿物，有薄的分隔（图 8-12A）。
- 囊壁衬覆单层的胞质透明的上皮细胞（图 8-12B），偶尔复层或呈簇状。
- 衬覆细胞 Fuhrman 核级别 1（看不到核仁）（图 8-13A）。
- 纤维间隔内可以含有小巢状透明细胞（图 8-13A），但没有实性区域。

免疫组织化学

- CA9 阳性（图 8-13B）。
- 角蛋白阳性，CK7 阳性。
- CD10 阳性，Pax-8 阳性。

分子检测

- 可以有 3p 的缺失。

鉴别诊断

囊性肾瘤（cystic nephroma）

具有卵巢型的间质（ER/PR 阳性），衬覆的上皮胞质嗜酸性。

囊性 CCRCC

有实性和囊性区域，有较高的转移潜能。

临床相关性（预后和治疗选择）

- 可与 CCRCC 共存，如果不处理的话可能进展为 CCRCC。
- 由于存在进展为 CCRCC 的可能性，手术切除是必要的。
- 预后良好，手术切除后没有转移的报道。

乳头状肾细胞癌（papillary renal cell carcinoma，PRCC）

定义

- 一种具有乳头结构的恶性肾上皮性肿瘤。

发病机制和流行病学

- 通常认为肿瘤的起源既不是近端小管细胞，也不是远端小管细胞。
- 最可能的是起源于多潜能干细胞。
- 可能的发生顺序是从乳头状腺瘤到 PRCC。
- 第二大常见的 RCC 类型，占所有 RCC 的 10% ～ 15%。
- 平均年龄 55 ～ 65 岁，男：女＝ 3：1。

临床特征

- 体征和症状都不特异，如胁部肿块、血尿。
- 影像学特征不特异。肾血管造影显示相对寡血管。

大体病理学

- 境界清楚，没有包膜（图 8-14）。
- PRCC 可以是孤立的或多发的。和其他类型的 RCC 相比，双侧和多灶（乳头状癌病）在 PRCC 中更常见。PRCC 的肾组织中经常可见小的乳头状腺瘤（< 1.5 cm）。
- 颜色从白色、黄色或浅棕色不等，质地各异（图 8-15）。
- 出血在 PRCC 较其他肾肿瘤更常见（图 8-15B）。坏死和囊性变也相对多见。

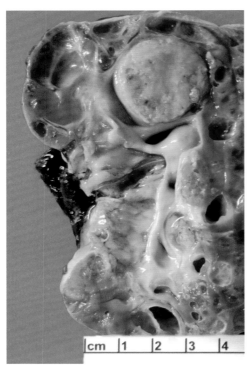

图 8-14　一例 PRCC 的肉眼图片显示肾皮质内一个境界清楚的肿物，呈棕褐色–黄色

- 高级别肿瘤，通常较低级别肿瘤体积大，常具有实性颗粒样外观（图 8-19）。
- 淋巴结转移在 PRCC 较其他类型的 RCC 常见得多。

组织病理学

- 1 型和 2 型 PRCC 都具有乳头结构。
- 1 型：嗜碱性亚型，胞质少，绝大多数为低级别核（图 8-16）。
- 2 型：嗜酸性亚型，丰富的嗜酸性胞质，绝大多数为高级别核（图 8-17）。偶尔可见低级别的 2 型 PRCC。PRCC 的级别和亚型的比较见表 8-1。
- 20% ～ 30% 的 PRCCs 含有 1 型和 2 型成分（图 8-18A）。
- 低（核）级别的 PRCC 相当 Fuhrman 1 级和 2 级，典型者体积小，生物学行为惰性（图 8-16）。
- 高（核）级别的 PRCC 相当 Fuhrman 3 级和

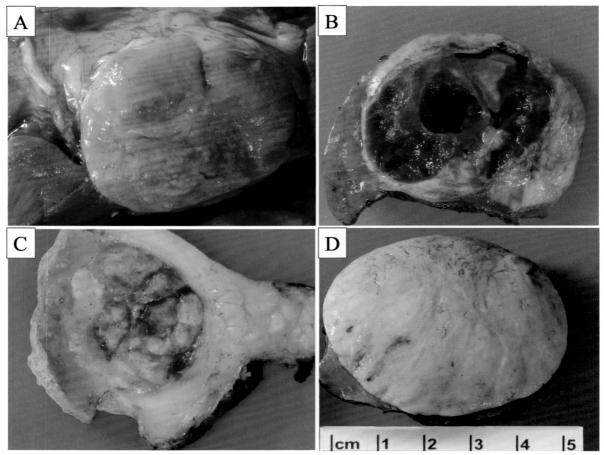

图 8-15　PRCC 的大体表现各异。从棕色（**A**）到红色（出血，**B**）到黄白色（**C**）。在 PRCC 灰白–棕褐色的切面更常见（**D**），不同于 CCRCC 的金黄色切面

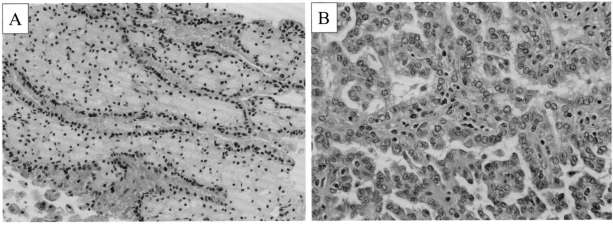

图 8-16　典型的 1 型 PRCC 的特征是肿瘤胞质稀少，形成乳头结构（**A**），在纤维血管轴心中可见多量泡沫细胞。高倍镜显示肿瘤细胞核级别低，有小核仁，偶见核沟（**B**）

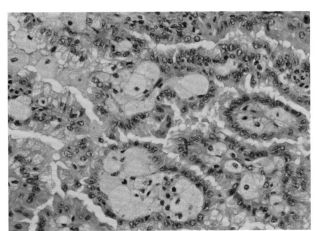

图 8-17　2 型 PRCC 的特征是肿瘤细胞的胞质嗜酸性，通常核级别高。纤维血管轴心中可见泡沫细胞

表 8-1　PRCC 的级别和亚型的比较		
级别	低级别	高级别
Fuhrman 核级别	1 级和 2 级	3 级和 4 级
大小	小	大
基因学	低级别不同于高级别	
生物学行为	惰性	侵袭性
分型	1 型	2 型
胞质	较少（看似嗜碱性）	丰富，嗜酸性
泡沫细胞	常见	不太常见
细胞层数	单层	单层或假复层
核级别	常为低级别	常为高级别
生物学行为	绝大多数为惰性	绝大多数为侵袭性

4 级，较少见，典型者体积大，生物学行为侵袭（图 8-19 和 8-20）。

- 出血和坏死常见，并不与侵袭性行为相关（图 8-18D）。
- 乳头的纤维血管轴心中经常可见泡沫状巨噬细胞（图 8-17），在 1 型中较 2 型中更常见，可能有助于肿瘤肉眼上呈亮黄色（图 8-15）。
- 嗜酸细胞型 PRCC（图 8-21）可以相似于嗜酸细胞瘤。在嗜酸性肾肿瘤中出现泡沫状巨噬细胞，高度提示是 PRCC。
- 一些少见的生长方式包括实性（图 8-18B）、肾小球样（图 8-18C）、高柱状细胞或脂质丰富的印戒细胞亚型。
- 淋巴结转移在 PRCC 较其他的 RCC 类型中更常见（图 8-22），而肾静脉的侵犯在 PRCC 较 CCRCC 少见。

免疫组织化学

- 1 型（图 8-23）和 2 型 PRCC（图 8-24）的免疫表型相似，尽管 2 型 PRCC 经常显示局灶或较弱的 CK7 阳性表达（图 8-24C）。
- PAX2/PAX8 阳性，vimentin 阳性。
- AMACR 阳性（100%）（图 8-23B、8-24B）。
- CK7 阳性，1 型弥漫（图 8-23C），2 型局灶（图 8-24C）。
- CD10、RCC、Ber-EP4 阴性（50%～70%），但对 PRCC 并不特异。
- CA9 弱阳性或胞质阴性（图 8-23D、8-24D）。
- 嗜酸性 PRCC 显示相似的免疫表型，CD117 阴性或弱阳性（图 8-25）。

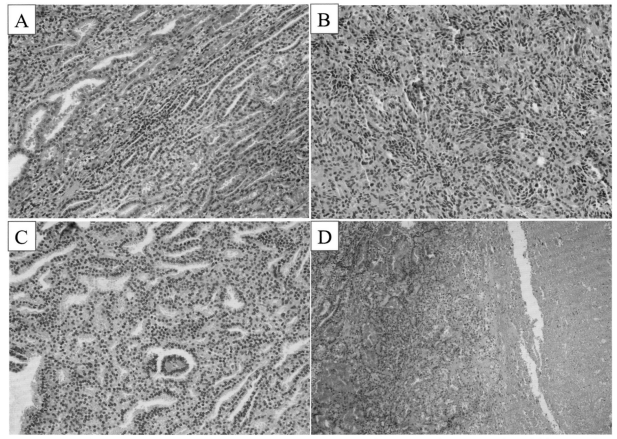

图 8-18　PRCC 的其他组织生长方式：混合性 1 型（右侧）和 2 型（左侧）（**A**），实性（**B**），肾小球样生长方式（**C**），出血和坏死（**D**）

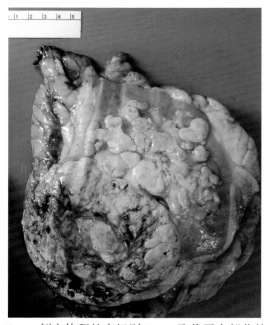

图 8-19　一例大体积的高级别 PRCC 取代了大部分的肾组织。切面显示多个灰白–棕褐色肿瘤结节，可见出血和坏死

分子检测

- 染色体 7、17 三倍体是最常见的细胞遗传学发现。

- 家族性 PRCC 具有 *Met* 突变或延胡索酸水化酶的基因改变，而散发性 PRCC 中，这些基因突变的概率非常低。

临床相关性（预后和治疗选择）

- 对于 PRCC，级别是判断预后最重要的组织学因素。
- 1 型和 2 型对于预后判断也很重要（见表 8-2）。
- 乳头状腺瘤（低的核级别，< 1.5 cm 大小）被认为是 PRCC 的前驱病变。
- 淋巴结转移较远隔器官转移更常见。
- 治疗首选部分切除或根治术。
- 目前尚没有有效的化疗，尽管有一些临床试验显示出有希望的结果。

嫌色性肾细胞癌（chromophobe renal cell carcinoma，CHRCC）

定义

- 一种特征为大的多角形肿瘤细胞，胞质浅染

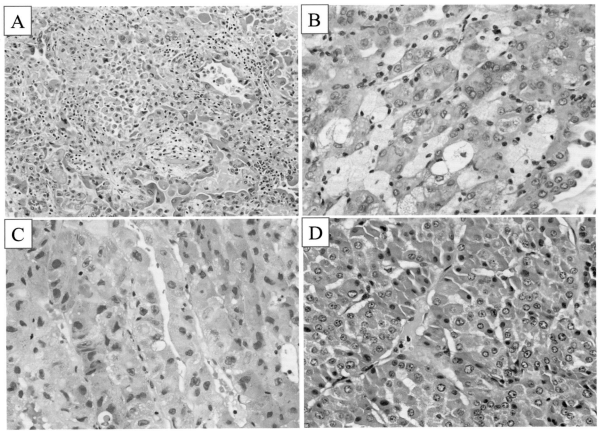

图 8-20　2 型 PRCC 的多种生长方式：囊性 / 腺样（**A**），可见巨噬细胞（**B**），小梁状（**C**）或大的实性巢团（**D**），所有肿瘤均有高的核级别，相当于 Fuhrman 3 级或 4 级

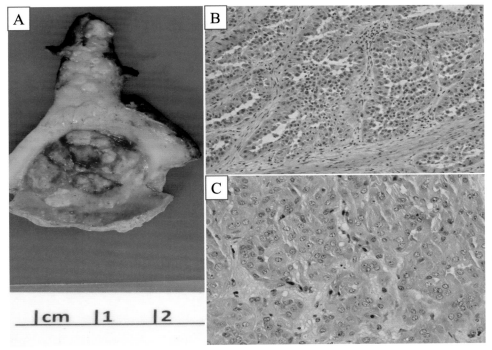

图 8-21　嗜酸性 PRCC 的切面呈灰白色颗粒状（**A**），非常不同于嗜酸细胞瘤的暗棕色切面。肿瘤由具有丰富的嗜酸性胞质的细胞组成（**A**）。高倍镜显示核圆形，有突出的核仁（**C**）

或嗜酸性，细胞膜清晰的肾细胞癌。

发病机制

- 未知。

临床特征

- RCC 中第三大常见的类型，占所有 RCC 的 5% ～ 8%。
- 年龄范围较广。

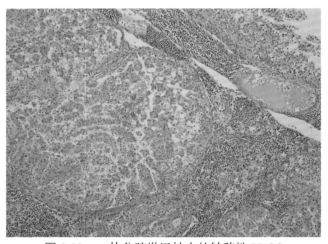

图 8-22　一枚盆腔淋巴结中的转移性 PRCC

- 绝大多数病例无症状。
- 一小部分 CHRCC 生物学行为侵袭。

大体病理学

- 边界清楚的无包膜肿块，具有非浸润性的边界。
- 切面棕褐色至浅棕色（图 8-26），不同于嗜酸细胞瘤的深棕色外观。
- 出血和坏死不常见。

组织病理学

- 经典型：大的多角细胞，胞质浅染，细胞膜清晰，而相似于植物细胞。胞质并非如镜片般透明，而是含有细小的颗粒（图 8-27A、B）。
- 嗜酸型：大的多角细胞具有明显的细胞膜，相似于经典型，但胞质中含有更细小的嗜酸性颗粒（图 8-28A）。
- 区分为经典型和嗜酸型并无临床意义，并且许多病例中含有经典型和嗜酸型两种形态。
- 肿瘤细胞形成大巢状或片状，间质很少，没有乳头结构（图 8-28A、B）。
- 皱缩的细胞核呈葡萄干样外观是肿瘤的特征性表现（图 8-28B）。
- 肿瘤内的血管纤细，有时有玻璃样变，相似于 CCRCC 中的"鸡笼网样"血管（图 8-28A）。
- 微钙化常见（图 8-28C）。偶尔可见水肿的间质（图 8-28D）。
- 有时细胞核的异型性可以很明显，相当于 Fuhrman 3 ～ 4 级（图 8-28B）。但是 CHRCC

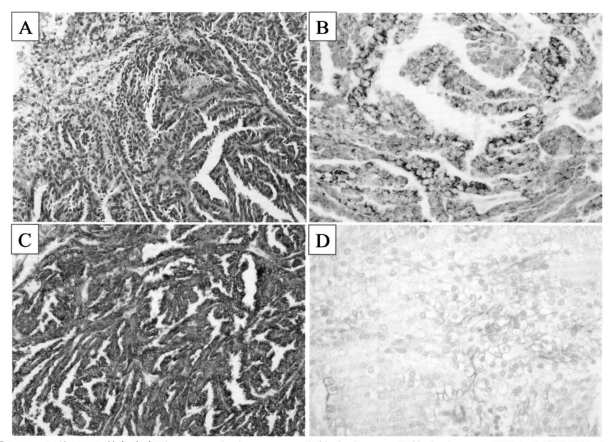

图 8-23　1 型 PRCC 的免疫表型。H & E（**A**），AMACR 阳性（**B**），CK7 阳性（**C**），CA9 局灶细胞膜弱阳性（**D**）

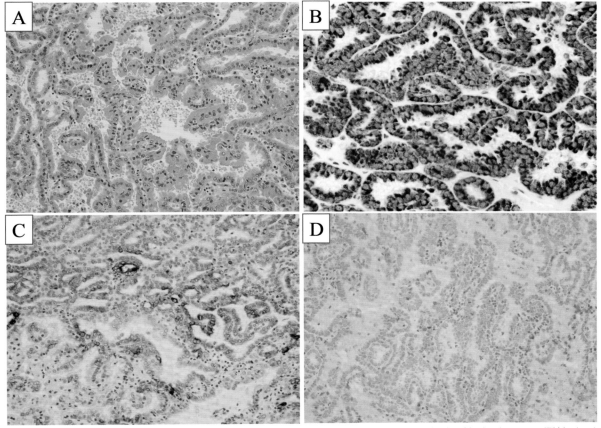

图 8-24 2 型 PRCC 的免疫表型。H & E（**A**），AMACR 阳性（**B**），CK7 局灶弱阳性（**C**），CA9 阴性（**D**）

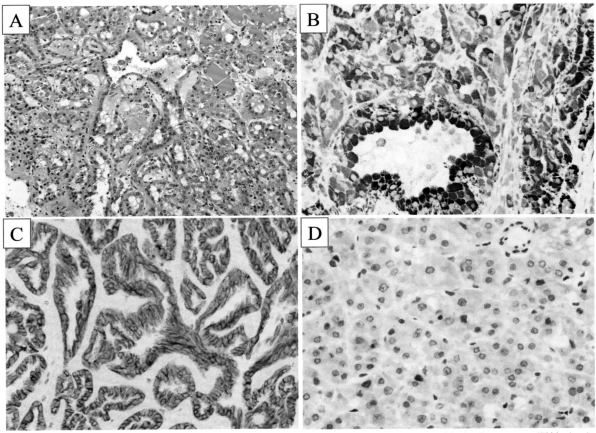

图 8-25 嗜酸型 PRCC 的免疫表型。H & E（**A**），AMACR 阳性（**B**），CK7 阳性（**C**），CD117 阴性（**D**）

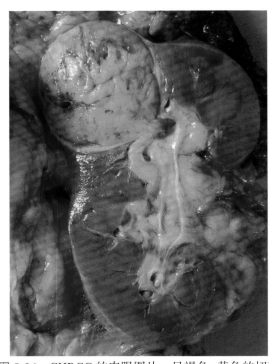

图 8-26　CHRCC 的肉眼图片，呈褐色-黄色的切面

的核分级和临床预后之间并没有很好的相关性。

- 超微结构方面，肿瘤细胞含有膜包被的小泡和数量不等的线粒体。

免疫组织化学和组织化学

- c-Kit 和 Ck7 阳性（图 8-29）。
- Paralbumin 阳性，vimentin 阴性。
- 胶样铁染色阳性（蓝色）（图 8-30）。

鉴别诊断

- 主要的鉴别诊断是嗜酸细胞瘤（见表 8-2）。
- 还需要与其他肿瘤如嗜酸型 PRCC 或高级别的 CCRCC（见表 8-3）鉴别。

分子检测

- CHRCC 和嗜酸细胞瘤的基因表达谱非常相似。
- 但是 CHRCC 中可见多个染色体缺失，包括第 1、2、6、10、13、17 号染色体，偶尔第 21 号染色体和 Y 染色体也可缺失。这些染色体缺失在嗜酸细胞瘤中不常见。

表 8-2　CHRCC 和嗜酸细胞瘤的比较			
特征		嫌色性肾细胞癌	嗜酸细胞瘤
大体	肿瘤切面的色泽	粉色至褐色	红褐色至棕色
	中央瘢痕	通常无	可见（20%～30%）
	多发	通常无	可见
组织化学	胶样铁	+	—或腔缘+
免疫组织化学	CK7	+	—
	Claudin 7	+	—
	PAX-2	+或—	+
	EpCam	+	—
	S100A	—	+
	Vimentin	—	—
	c-Kit	+	+
	Ber-EP4	+（弥漫）	—或局灶+
	CD15	—	+或—
	Claudin 7	+	—
	Claudin 8	+（细胞膜）	+（胞质）
预后		低级别恶性	良性
电镜		膜包被的小泡和线粒体	多量线粒体
细胞遗传学		染色体 1、2、6 和 17 的缺失 18 号染色体的获得	很少的染色体改变

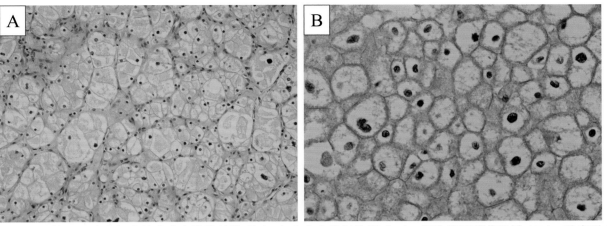

图 8-27　显微镜下，肿瘤细胞具有丰富浅染的胞质（**A**）和突出的细胞膜（**B**），细胞核呈葡萄干样（**B**）。肿瘤形成被薄壁血管分割的巢团（**A**）

临床相关性（预后和治疗选择）

- 预后好于其他常见的 RCC 类型，5 年生存率约为 90%。
- 经典型和嗜酸型并不影响预后。
- 除非存在肉瘤样变或发生了转移，否则很难预测预后。
- 有报道显示高核级别与侵袭性生物学行为有关，但并没有达成共识。
- 我们常规会对 CHRCC 报告 Fuhrman 核级别，但会备注：在 CHRCC 中的核分级系统与侵袭性生物学行为的关系并不确定。
- 没有明确的化疗指南，尽管 c-Kit 的阳性提示使用酪氨酸激酶抑制剂的可能性。

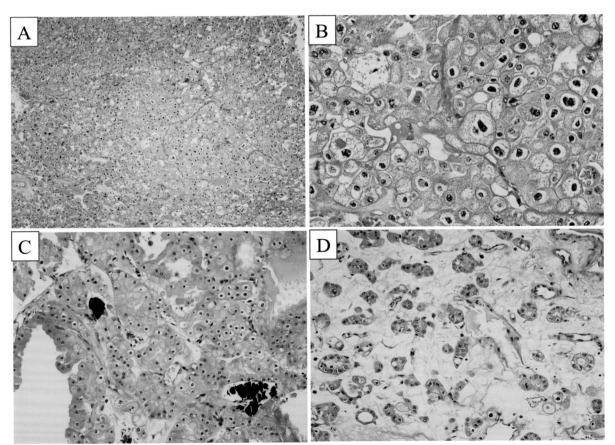

图 8-28　CHRCC 显示"鸡笼网"样的血管类似于 CCRCC（**A**）。CHRCC 显示部分区域有明显的核异型（**B**）和局灶的微钙化（**C**）。肿瘤细胞的一些区域被水肿性间质分割（**D**）

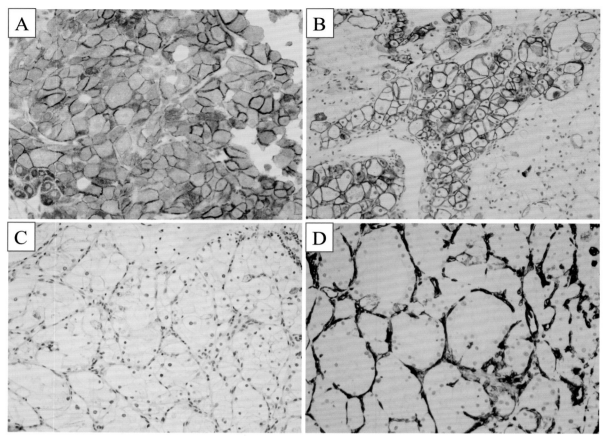

图 8-29 CHRCC 的免疫表型：c-Kit 阳性（**A**，明显的膜着色），CK7 阳性（**B**），AMACR 阴性（**C**），vimentin 阴性（**D**）

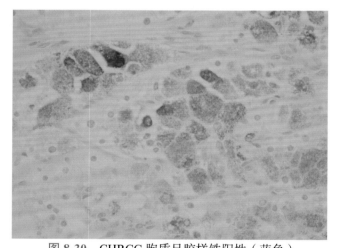

图 8-30 CHRCC 胞质呈胶样铁阳性（蓝色）

表 8-3	CCRCC 和 CHRCC 免疫组化上的区别	
抗体	透明细胞肾细胞癌	嫌色性肾细胞癌
RCC	＋	－
CA Ⅸ	＋	－
vimentin	＋	－
KIM-1	＋	－
CK7	－或局灶＋	＋
CD117	－	＋
Beta-definsin-1	－	＋

肉瘤样肾细胞癌（sarcomatoid renal cell carcinoma）

定义

- 肉瘤样 RCC，并非一个独立的 RCC 类型，其特征是在任何类型的 RCC 中出现高级别的梭形细胞肉瘤成分。

其他名称

- RCC 的肉瘤样变，RCC 的肉瘤样分化，RCC 的肉瘤样转化或癌肉瘤。

发病机制

- 是 RCC 发生去分化的过程或高级别转化。
- 可见于 RCC 的任一类型。

- 因此 SRCC 并不是一种组织学类型，而通常与低级别的 RCC 成分共存（表 8-4）。

临床特征

- 老年人，平均年龄 60 岁。
- 大的肾肿块。
- 通常伴有局灶进展性疾病或诊断时已发生远处转移。

大体病理学

- 通常为体积大的肿块，平均直径超过 10 cm。
- 发生在肾实质内，不以外周区作为病变中心（图 8-31）。

表 8-4 低级别 RCC 向肉瘤样 RCC 的进展	
低级别成分	高级别成分
CCRCC →	肉瘤样 RCC
PRCC →	
CHRCC →	
集合管癌 →	
其他类型的 RCC →	

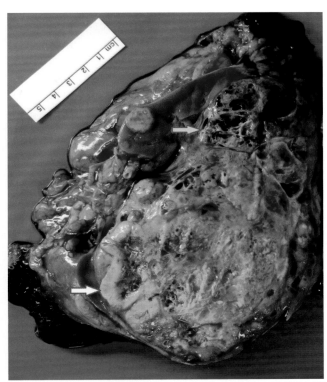

图 8-31　伴有肉瘤样变的 CCRCC 的肉眼图。肿瘤体积大，最大径大于 10 cm，占据了大部分肾组织。可以看到 CCRCC 成分（黄箭头）和肉瘤样成分（白箭头）

- 结节色泽、大小不一，灰白色外观（图 8-33）。
- 可见低级别的 RCC 成分，如亮黄色区域（CCRCC）或棕色-褐色区域（CHRCC 或 PRCC）以及灰白色的肉瘤样区域（图 8-31、8-33）。

组织病理学

- 出现高级别的恶性梭形细胞为诊断所必需（图 8-32）。
- 肉瘤样成分，由富于细胞的恶性梭形细胞组成：多形性明显，核分裂象多见；可以局灶或弥漫（图 8-33C）。
- 目前还不清楚肉瘤样的成分比例是否与肿瘤恶性的程度有关。
- 有时可见高度多形性的非梭形恶性细胞，但目前还没有达成共识是否这些病变应当被看作肉瘤样。
- 如果一个 RCC 是多形性的，但仍然保留有癌的特征，我们不会诊断肉瘤样 RCC。我们只有在这种多形性的区域无法与高级别肉瘤

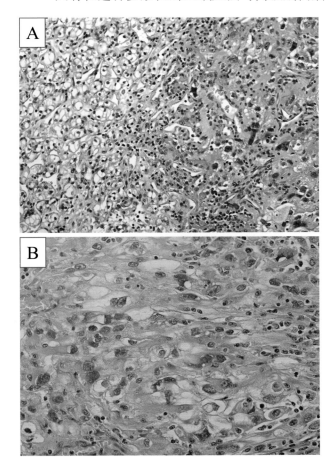

图 8-32　可以看到 CCRCC 成分（左侧）和肉瘤样成分（右侧）之间的界面（A）；肉瘤样成分的高倍镜下观（B）

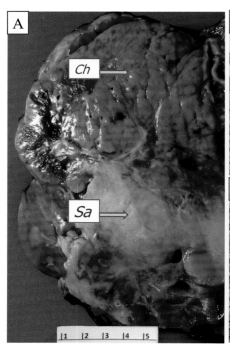

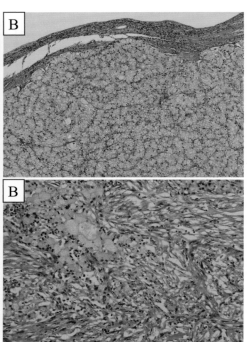

图 8-33 CHRCC 伴有肉瘤样变。一个体积大的肿瘤包含棕褐色（CHRCC 成分，Ch）和灰白色（肉瘤样成分，Sa）区域。显微镜下，可见典型的 CHRCC 成分（B）和肉瘤样成分

相区分时才做出肉瘤样 RCC 的诊断。

- 在充分取材的前提下，可以找到低级别 RCC 如 CCRCC（图 8-32A），PRCC 或 CHRCC（图 8-33B）的区域。
- 少数情况下，可见其他肉瘤样的成分如血管肉瘤、横纹肌肉瘤、软骨肉瘤或骨肉瘤。
- 在黏液小管梭形细胞癌或 CCRCC 中见到的低级别梭形细胞，不应该认为是肉瘤样 RCC。
- 我们建议在诊断 RCC 时避免使用"梭形细胞分化"，因为可能引起混淆。

免疫组织化学

- 绝大多数肉瘤样成分 PAX2/PAX8 阳性（肾标记）。
- 大部分病例上皮标记阳性，如 AE1/AE3，Cam5.2 或 EMA。
- 在约 50% 病例中 Vimentin 阳性。
- SMA，desmin 罕见阳性。
- 肉瘤样成分中肾细胞癌类型特异性标记物呈不同程度的阳性。

鉴别诊断

- 主要的鉴别诊断是肉瘤（见表 8-5）。

分子检测

- 肉瘤样分化的分子基础还不清楚，然而有许

表 8-5 肉瘤样 RCC 和肾肉瘤的比较		
	肉瘤样 RCC	肾肉瘤
部位	绝大多数发生在肾实质	绝大多数发生在肾被膜或肾周
大体	颜色各异 鱼肉样、黄色、棕褐色结节	通常呈鱼肉样外观
大小	> 10 cm	不等
低级别 RCC	存在	无
角蛋白标记物	＋	－
MSA，Desmin	－	＋
诊断时发生转移	常见	较少见
预后	非常差	差

多肿瘤仍然保留着所起源的肾细胞癌类型的基因型和表型。

临床相关性（预后和治疗选择）

- 我们通常按照以下方式诊断肉瘤样 RCC：肾细胞癌，透明细胞型，Fuhrman 级别 4，伴有肉瘤样转化（40%），尽管肉瘤样成分的比例并不一定与肿瘤侵袭性行为直接相关。
- 绝大多数患者为 3 期或 4 期的肿瘤。转移在肺最为常见。

- 预后很差，如没有接受有效的治疗，患者往往在诊断后几年内死亡。
- 转移至其他器官应当与肉瘤相鉴别。
- 目前对于肉瘤样 RCC 有一些可行的临床实验，然而这些实验的效果并不确定。

转移性肾细胞癌（metastatic renal cell carcinoma）

定义

- RCC 转移至其他器官。

发病机制

- RCC 容易发生远隔器官的转移。
- 任何类型的 RCC 都有可能发生转移，但是大部分转移性 RCC 是 CCRCC。高级别和低级别 CCRCC 都能发生转移。
- 肾静脉侵犯是 RCC 转移的前奏。
- 高级别的 PRCC 易于先发生淋巴结转移。

临床特征

- CCRCC 占远隔器官的转移性 RCC 的大部分。
- 转移 RCC 的常见部位是肺和骨。
- 转移 RCC 可以在原发 RCC 被发现之前作为首发出现。
- 在原发灶体积小时 CCRCC 可以发生早期转移，称为"原发瘤不明的转移癌"。在 PRCC 中很少发生。
- 转移性 RCC 的发生可以在原发性 RCC 诊断多年之后。我们见过转移 RCC 发生在肾切

除术后 10 ～ 15 年之后。

大体病理学

- 界限清楚或浸润性肿块（图 8-34）。
- 高级别 CCRCC，肉瘤样或其他类型的 RCC 表现各异。
- CCRCC 可以表现为典型的金黄色外观（图 8-35A）。

组织病理学

- CCRCC 占转移性 RCC 的大部分（图 8-36）。
- 在绝大多数转移性 RCC 中，可以确切地发现 CCRCC、PRCC 或 CHRCC 的典型特征（图 8-35、8-36）。
- 但是对于少见类型的 RCC 例如肉瘤样 RCC（图 8-37A 和 B）、集合管癌、难以分类的或易位性 RCC，转移性肿瘤在没有病史的情况下很难诊断（图 8-37D）。
- 需要应用免疫组织化学标记来确定诊断。

免疫组织化学

- 经典的 RCC 免疫组织化学套餐包括 PAX2/8（图 8-37B）、CA9、CD10、AMACR、CK7、c-Kit 和 vimentin，有助于确定诊断和分类。
- 对怀疑易位性 RCC 的肿瘤，可以使用 TFE3 的免疫组织化学（第 9 章，图 9-12C 和图 9-13D）。

分子检测

- 很有前景，但目前还无法在临床实践中应用。需要更多的验证试验。

临床相关性（预后和治疗选择）

- 转移性 RCC 的预后取决于肿瘤的组织学级别、类型和分期。
- 转移性 RCC 的级别可能比分期更重要，因为对于低级别转移性 RCC（高分期）的患者，在完整切除一个孤立性转移灶之后，仍然可以获得较好的预后。
- 转移性 RCC 的诊断如可能的话，应该包括组织学类型和 Fuhrman 核分级。

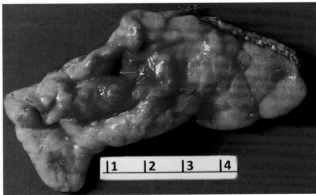

图 8-34　转移性 RCC 在肺楔形切除标本中呈一个红色的结节。诊断基于病史、组织学和免疫表型，而不是单凭肉眼形态

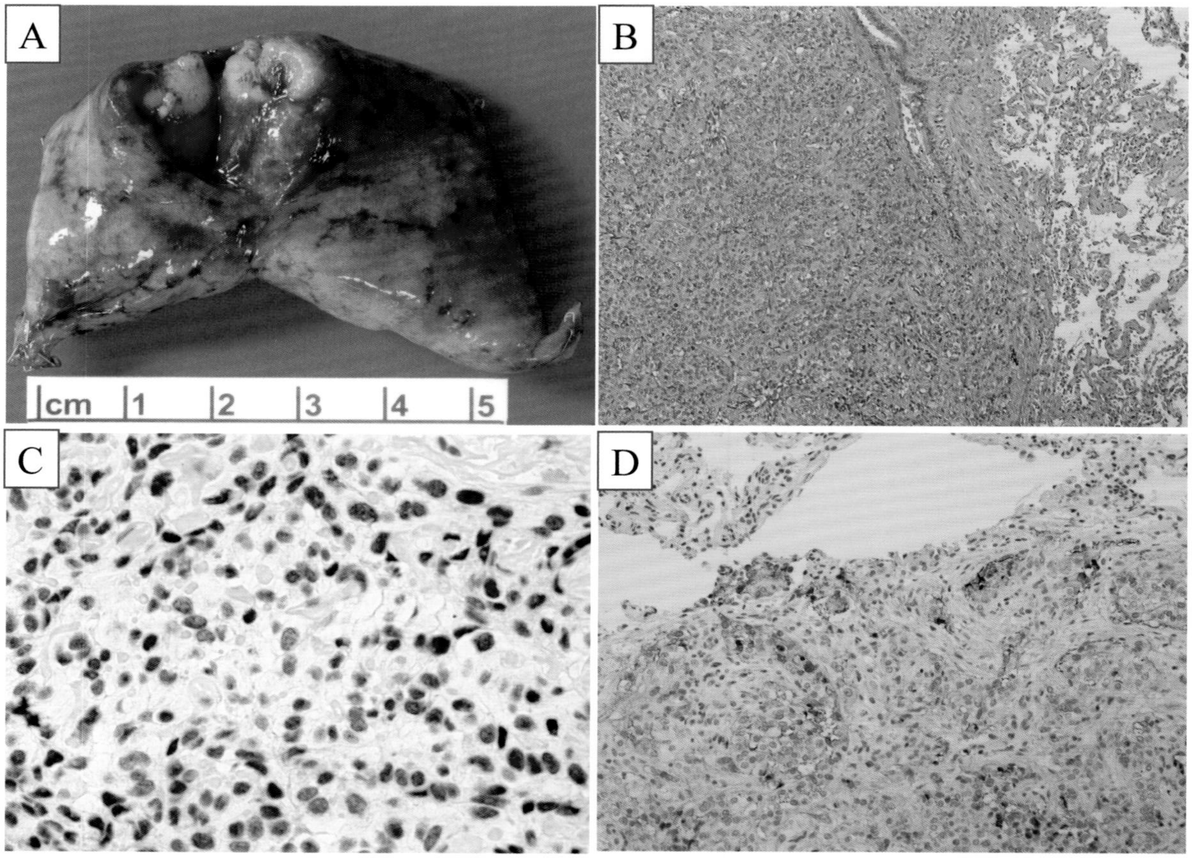

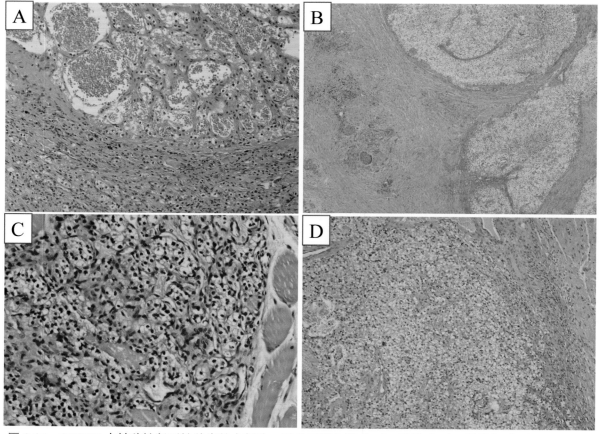

图 8-35 肺内的转移性 CCRCC。肉眼图显示肺楔切标本可见一个金黄色肿块（**A**）。显微镜下，肺组织旁边可见高级别 RCC（**B**）。免疫组织化学方面，肿瘤细胞 Pax8 阳性（**C**），CA9 阳性

图 8-36 CCRCC 占转移性肾恶性肿瘤的大部分，可见于肾上腺（**A**）、胰腺（**B**）、骨骼肌（**C**）和脑（**D**）

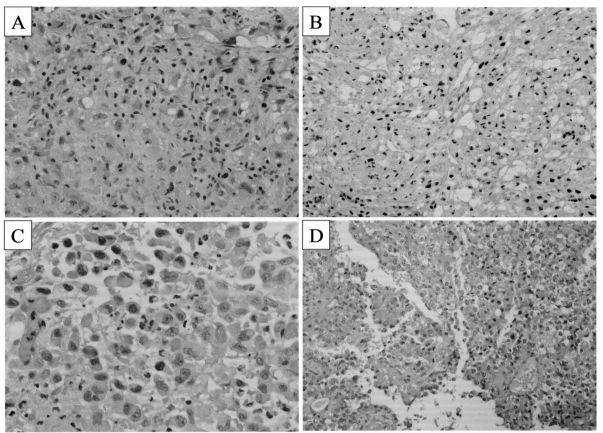

图 8-37　其他类型转移性 RCC 的诊断比较困难。骨内的转移性肉瘤样 RCC（**A**），由免疫组织化学 PAX8（**B**）阳性证实。具有横纹肌样特征的转移性高级别 RCC（**C**）或转移性肾 TFE3 易位性癌（**D**）

黏液小管梭形细胞癌（mucinous tubular and spindle cell carcinoma, MTSCC）

定义

● 一种由圆形的上皮细胞形成小管和线性排列的梭形细胞相混合而构成的肾上皮性肿瘤，具有纤维性或黏液样的背景。

临床特征

● 通常无症状，大多数为偶然发现。
● 女性为主（男：女＝ 1 : 4 ），年龄范围 17 ～ 82 岁。
● 文献记载和肾结石有关。

大体病理学

● 境界清楚，偶尔有包膜的实性肿物，大小 2 ～ 18 cm。
● 颜色多样，切面从黄色、褐色到灰白色不等（图 9-1A ）。
● 出血和坏死非常少见。

组织病理学

● 具有三种组织成分：黏液性的间质、小管状上皮和梭形细胞（图 9-1B、C、D ）。
● 仅在肿瘤细胞之间可见少量的黏液样物质，

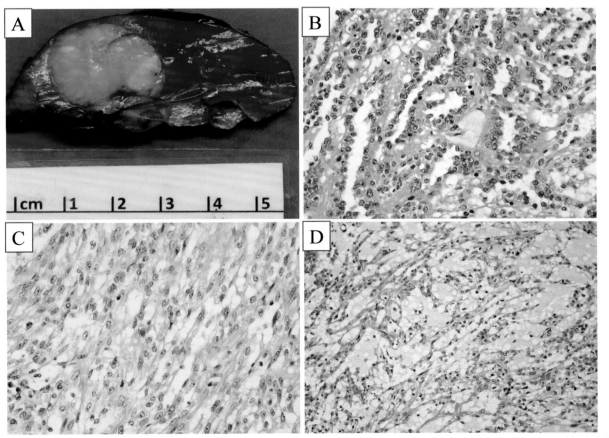

图 9-1　黏液小管梭形细胞癌的肉眼表现，呈具有包膜的肿块，具有黄至褐色的肉样切面外观（ A ）。显微镜下肿瘤由具有管状结构的上皮细胞（ B ）和梭形细胞（ C ）构成，具有黏液样背景（ D ）

此外间质可以水肿、寡细胞，具有不等量的黏液或黏液样变（图 9-1B）。

- 间质内可见淋巴细胞浸润。
- 可见由狭长的，有时分支的小管构成的区域，小管被覆立方至矮柱状细胞，胞质浅嗜酸性，胞核小而圆（图 9-1B）。小管状结构逐渐与低级别梭形细胞构成的流水样结构相移行。小管和梭形细胞的核都小而圆，核仁小且不明显。
- 梭形细胞是低级别上皮细胞（图 9-1C），与肉瘤样 RCC 不同。

免疫组织化学

- AMACR 通常强而弥漫阳性。
- CK7 通常阳性。
- vimentin 染色从局灶强阳性到完全阴性不等。
- NSE、syn 和 CgA 常常表达。
- CD10 总是阳性，但往往局灶。

分子检测

- 染色体数量变化各异。
- 有一项研究报道了 7 号和 17 号染色体多体。
- 报道有涉及染色体 1、4、6、8、9、13、14、15、18 和 22 的多个基因改变。

主要的鉴别诊断

乳头状肾细胞癌

- 尽管偶尔可见乳头，但出现广泛的乳头结构不是 MTSCC 的特征。
- 出现明显的坏死、出血、泡沫细胞、吞噬含铁血黄素的巨噬细胞和胆固醇结晶，对于 MTSCC 也不常见。
- 间质的黏液变并非乳头状 RCC 的典型特征。免疫组织化学或分子基因学检测的价值有限。

血管平滑肌脂肪瘤

- 尽管 MTSCC 具有显著的梭形细胞成分，有时会相似于血管平滑肌脂肪瘤，但是后者缺乏小管的上皮成分。
- 免疫组织化学上血管平滑肌脂肪瘤 HMB45 阳性，而 CK7 阴性，可以很容易鉴别。

透明细胞 RCC

- 透明细胞 RCC 具有复杂丰富的血管网，而不见于 MTSCC。
- 尽管偶尔可以见到透明细胞区域，MTSCC 不会具有明显巢状的生长方式。
- 透明细胞 RCC 不具有低级别梭形细胞区域和小管结构相混合。

临床相关性（预后和治疗选择）

- 大多数肿瘤呈惰性生物学行为。
- 偶有病例报道淋巴结转移，表现为侵袭性病程。
- 肉瘤样变极为罕见。
- 通常行楔形切除或根治术。

管状囊性癌（tubulocystic carcinoma）

定义

- 一种特征为出现特异的管状和囊状结构的肾细胞癌组织学类型。

其他命名

- 低级别的集合管癌（名称已废弃）。
- 这是包括在 2016 WHO 分类中的几种肾细胞癌新类型之一（表 9-1）。

临床特征

- 肾的管状囊性癌是一种罕见的上皮性肾肿瘤，仅有不足 100 例的报道。
- 它发生在 40 到 90 岁之间的患者，年龄跨度从 30 到 80 岁（平均 57.2）。
- 肿瘤显示出非常明显的男性为主，男女比例为 7∶1。
- 绝大多数病例为偶然发现。
- 少见的情况下，可以表现有非特异性的腹痛、肿块或肉眼血尿。
- 影像检查上肿瘤呈多囊性，有厚的间隔，分隔实性区域。

大体病理学

- 管状囊性癌典型者表现为一个孤立性界清无包膜的肿物。
- 大部分肿瘤累及肾皮质，或皮质及髓质，但

表 9-1		
2004 WHO	**2016 WHO**	**备注**
无	管状囊性 RCC	新类型
无	获得性囊性肾病相关性 RCC	新类型
无	透明细胞乳头状 RCC	新类型
无	遗传性平滑肌瘤病相关性 RCC（延胡索酸水化酶突变）	新类型
多房囊性 RCC	低度恶性潜能的多房囊性肾肿瘤	名称变化
与 Xp11.2 易位 /TFE3 基因融合相关性肾癌	MiT 家族易位性 RCC TFE3（Xp11），TFEB t（6；11）	名称修订
乳头状腺瘤（＜ 0.5 cm）	乳头状腺瘤（＜ 1.5 cm）	大小的定义发生改变
囊性肾瘤和混合性上皮间质肿瘤	混合性上皮间质肿瘤家族	名称修订

是通常不会单独发生在髓质。

- 根据我们的经验，大约 30% 的病例伴有肾的乳头状腺瘤或乳头状肾细胞癌。
- 管状囊性癌的肉眼特征是一个多房囊性的肿物，腔内有浆液，形成一种海绵样或"瑞士奶酪样"的外观（图 9-2A）。

组织病理学

- 肿瘤由密集排列的小管和囊腔组成，之间有薄的纤维间隔分割，没有卵巢型间质（图 9-2B）。

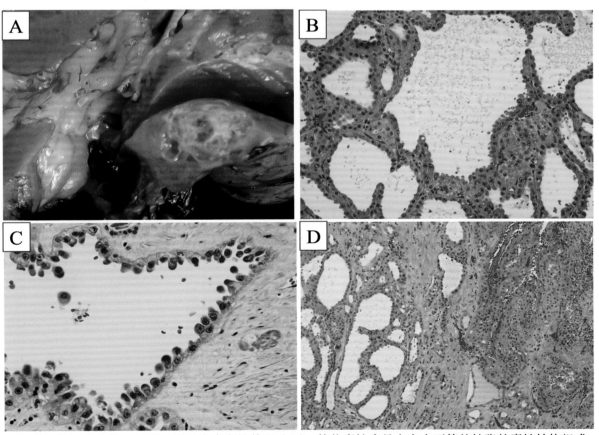

图 9-2 管状囊性癌的大体图显示肿瘤具有囊实性外观（**A**）。管状囊性癌是由大小不等的扩张的囊性结构组成，衬复的肿瘤细胞具有嗜酸性胞质（**B**）。部分肿瘤细胞可以具有鞋钉样外观（**C**）。管状囊性癌（左，**D**）可以伴有高级别乳头状 RCC（右，**D**）

- 囊腔的大小从 0.05 ～ 2 mm 不等，但是也可以大到 1 cm（图 9-2B）。
- 囊腔衬复有单层大的多角形肿瘤细胞，具有嗜酸性胞质和突出的核仁。衬复的肿瘤细胞出现鞋钉样形态，很常见（图 9-2C）。
- 由于具有显著的大核仁，多数病例为 Fuhrman 级别 3。
- 核分裂象罕见或缺如。
- 看不到乳头状结构或实性生长的区域，除非肿瘤同时伴有乳头状肿瘤，约见于 30% 的病例（图 9-2D）。

免疫组织化学

- 管状囊性癌的免疫表型与乳头状肾细胞癌相似。
- AMACR 通常强而弥漫阳性，CK7 阳性但是较弱或具有异质性。
- CD10 阳性，PAX2 或 PAX8 阳性。

分子检测

- 通过基因表达芯片聚类分析显示肿瘤与乳头状 RCC 相似。
- 染色体 17p 和 17q 获得（gain）（17 号三体），是乳头状 RCC 的典型特征，也可见于管状囊性癌。7 号染色体三体，同样也是乳头状肾细胞癌的特征，但是在管状囊性癌少见得多。

临床特征（预后和治疗选择）

- 治疗首选是手术切除。
- 尽管核呈高级别形态，绝大多数病例预后良好或较好。
- 小部分病例可见转移。
- 但是与高级别乳头状 RCC 有伴的肿瘤往往生物学行为更加侵袭。

集合管癌

定义

- 集合管癌（collecting duct carcinoma，CDC）定义为一种具有形态特征相似于 Bellini 集合管（是位于集合管系统最远端的大的集合管，排空入肾盏）的肾细胞癌。

- 由于缺乏诊断此种肿瘤严格的组织学标准，由立方细胞组成的数量不明的肾癌，也曾经被描述为 CDC。
- 但是一般来讲，我们更倾向于界定此种肿瘤为主要由管状结构组成的高级别癌，形态上相似于集合管。

其他命名

- Bellini 集合管癌。

发病机制

- 肿瘤认为起源于下段的集合管。

临床特征

- 少见，仅占所有肾细胞癌不足 1%。
- 略微男性多见（男女比例 2∶1），年龄范围广（13 ～ 83 岁）。
- 绝大多数患者有症状如血尿、疼痛、肿块或体重减轻。
- 通常为高级别肿瘤，就诊时已出现转移，播散至淋巴结、肺和骨。
- 右肾多见。

大体病理学

- 位于髓质的实性肿块，但是大的肿瘤常常同时累及髓质和皮质，难以确定肿瘤的发生部位（图 9-3A）。
- 切面呈灰褐色至白色。
- 可见囊性变、出血和坏死。
- 肿瘤常见侵及肾周脂肪、肾窦和肾盂。

组织病理学

- 肿瘤的组织学谱系宽泛。
- 主要的生长方式是管状和乳头状结构，伴有浸润性成角的腺体和实性条索（图 9-3B）。往往可见真性乳头。
- 局灶的黏液产生很常见。
- 促纤维组织增生性间质是关键性的组织学特征，间质的量从疏松至致密胶原不等（图 9-3B）。
- 炎性细胞的浸润伴有数量众多的中性粒细胞，是几乎一成不变的发现。

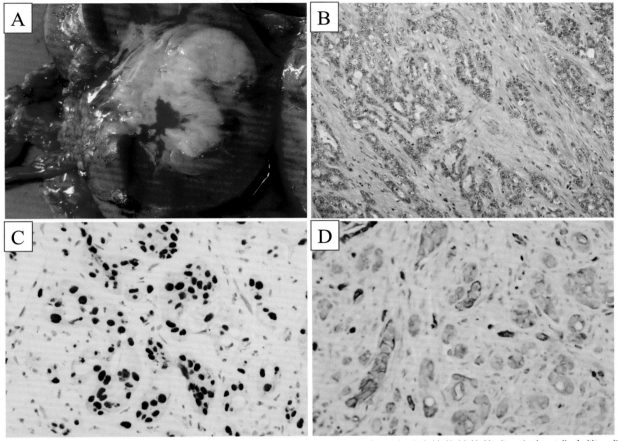

图 9-3　集合管癌同时累及髓质和皮质（**A**）。集合管癌由立方状的肿瘤细胞形成管状结构构成，相似于集合管。促纤维结缔组织增生的间质是其特征，高倍镜下显示核多形性和突出的核仁（**B**）。本例肿瘤细胞 Pax8 阳性（**C**），vimentin 局灶阳性（**D**）

- 肿瘤细胞典型者有嗜酸性胞质、高度多形性的核以及活跃的核分裂活性（图 9-3B）。
- 经常可见鞋钉细胞。

免疫组织化学

- Pax 8 阳性（图 9-3C）。
- 荆豆素、CK7 和高分子量角蛋白几乎总是阳性。
- AMACR、p63、CD10、Ksp-cadherin 阴性。
- vimentin 阳性（图 9-3D）。

分子检测

- 仅有少数病例的研究，结果不一致，可能是由于受到其他种类的肾细胞肿瘤的污染。
- 有报道 1q、6p、8p、13q、21q 的位点性杂合性缺失（loss of heterozygosity，LOH）和染色体 3p 的缺失。
- 染色体 1、6、14、15、22 的单体有过报道。
- 人们已注意到 Her2/neu 的扩增。

- 与 BK 多瘤病毒的相关性，已经由免疫组织化学证实，见于移植的患者。

鉴别诊断

乳头状 RCC

- PRCC 通常界清，但高级别肿瘤具有浸润性边界。
- 在 PRCC 中，尽管实性和管状结构也可以看到，乳头结构通常更为突出。此外 PRCC 的细胞多形性通常不及 CDC。
- 间质的黏液性物质并非 PRCC 的特征。
- 乳头结构的轴心常常含有泡沫细胞。
- PRCC 的 AMACR、CK7 和 vimentin 阳性。
- 对染色体 7 号和 17 号的三体/多体（男性患者 Y 染色体缺失）的分析可以有帮助，因为这些基因学异常是 PRCC 的特征，而非 CDC。

尿路上皮癌

- 大多数的尿路上皮癌局限于肾盂，但是体积较大的肿瘤可以延伸入髓质和皮质。

- 显微镜下，浸润性尿路上皮癌可以相似于 CDC，有浸润性的管状生长方式，但是尿路上皮癌会显示肾盂部位的特征性的原位癌成分或者是乳头状结构。
- 出现鳞状和腺样分化，倾向于诊断尿路上皮癌。
- 二者的免疫组织化学表型有重叠，CK 7 和 CK20，高分子量角蛋白，ULEX-1 以及 PAX8 有表达。但是 p63、GATA3 和 S100P 更常见于尿路上皮癌。

临床相关性（预后和治疗选择）

- 手术是主要的治疗方式。
- 化疗的经验有限。
- 对现在的治疗方法可能均反应欠佳。
- 预后差，50% 的患者在两年内死亡。

肾髓质癌（renal medullary carcinoma）

定义

- 一种高度恶性的肾上皮癌，发生在具有镰状细胞贫血特质或其他血红蛋白病的患者中。

发病机制

- 大多数患者有镰状细胞贫血。
- 少数病人有其他的血红蛋白疾病，例如 SC 或 SS 病。
- 目前可接受的假说是易感的红细胞在乏氧的肾髓质循环中成为镰刀状，并诱导肾乳头坏死。在长期的缺血环境中，缺氧诱导生长因子的释放，在修复过程中促进肿瘤性转化。
- 肾髓质癌也许可以被看作是集合管癌的一种特殊形式，而其他以前被认为是集合管癌亚型的肿瘤目前都被分类为单独的类型（表 9-2）。
- 在形态学相似于髓质癌的病例，但是没有血红蛋白病的情况下，我们倾向于使用术语"髓质样癌"。

临床特征

- 少见类型的肿瘤，英文文献中仅有约 100 例报道。

表 9-2　集合管癌的概念演化

	旧名称	新的诊断名称
集合管癌	低级别集合管癌	黏液小管梭形细胞癌
		管状囊性癌
	高级别集合管癌	髓质癌（镰状细胞贫血或其他血红蛋白异常）
		髓质样癌（无血红蛋白异常）
		高级别乳头状 RCC
		集合管癌（高级别）

- 通常为非洲男性，有镰刀型贫血特质。
- 表现为血尿和大的肾肿物。
- 常常在诊断时就有远处转移。

大体病理学

- 体积大的浸润性肿物，位于肾中央近肾盂处。
- 常可见坏死、纤维化和局灶出血。
- 切面显示一个境界不清的黄白色肿物，相似于"髓样"或脑组织（图 9-4A）。

组织病理学

- 高度浸润性肿瘤，具有上皮团（图 9-4B），可以包绕或围绕肾小球。
- 肿瘤细胞具有深嗜酸性胞质和大的多形性细胞核（图 9-4C），呈合体样生长，具有高核分裂活性和局灶坏死（图 9-4D）。
- 具有促纤维结缔组织增生性间质，常见肿瘤内浸润的中性粒细胞（图 9-4C）。
- 大多数病例的髓质血管中，可以出现特征性的镰状红细胞（图 9-4D）。
- 形态学上髓质癌更相似于尿路上皮癌或集合管癌，而非典型的肾细胞癌。
- 在诊断时已转移至淋巴结或远隔器官常见。

免疫组织化学

- 拓扑异构酶 II（Top2）染色增加。
- INI-I（SNF5）在几乎所有的髓质癌中阴性，在集合管癌中，仅 15% 阴性，在绝大部分肾细胞癌中阳性。

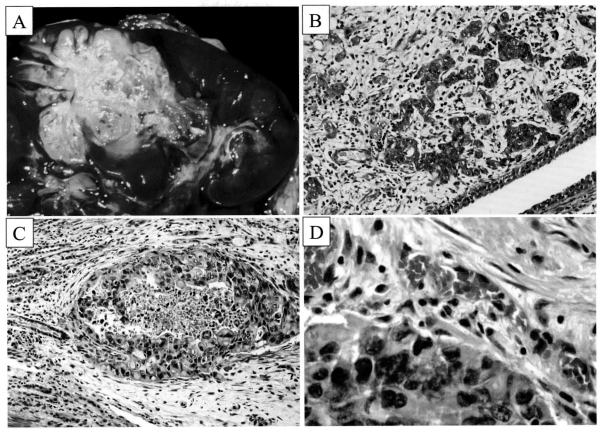

图 9-4　一个 20 岁黑人男性肾髓质癌的大体图片。肿瘤体积大，质软，黄白色，以髓质和肾盂为中心（**A**）。肿瘤细胞形成腺性结构，位于髓质，与肾盂相邻（**B**）。肾髓质癌由大的多形性肿瘤细胞组成，形成大的筛状巢状结构，具有中央坏死。肾髓质癌特征性的间质特点包括促纤维结缔组织反应和炎症（**C**）。体积大的肿瘤细胞具有细胞内的空腔，相邻的血管内含镰状红细胞（**D**）

- 大多数病例 OCT4 阳性（70%）。

鉴别诊断

集合管癌

- 患者年龄较大。
- 无血红蛋白病的证据。
- 免疫表型：vimentin 阳性，PAX8 强阳性，p63 局灶阳性或阴性，INI-1 阴性，OCT4 阳性，倾向于髓质癌而非集合管癌。

分子分析

- 通过基因表达谱分析，发现肿瘤与尿路上皮癌类似而非经典的肾细胞癌。
- VCL-ALK 的易位近来报道存在于具有髓质癌特征的一部分肾细胞肿瘤中，为镰状细胞贫血特质的患者。

临床相关性（预后和治疗选择）

- 非常侵袭性的肿瘤，目前没有治疗方法。

- 我们在没有血红蛋白病的患者中，不做髓质癌的诊断。在这种情况之下，我们使用术语"髓质样癌"。
- 许多病例在诊断时就出现转移。
- 如果没有治疗，平均的生存期仅几个月。
- 通过进一步化疗，包括 Topo2 抑制剂，生存期有所改善。

透明细胞乳头状肾细胞癌（clear cell papillary renal cell carcinoma）

定义

- 一种由具有透明胞质呈乳头状结构的肿瘤细胞构成的低级别肾细胞癌。

其他命名

- 透明细胞管状乳头状肾细胞癌，透明细胞管状乳头状肾细胞癌。

临床特征

- 绝大多数患者无症状，肿瘤通过影像学检查偶然发现，有些患者可以表现为经典肾细胞癌的典型症状，例如胁部疼痛或血尿。
- 肿瘤可以发生在终末期肾病，也可以发生在正常肾。
- 实际上该肿瘤比较常见，在常规根治性和部分切除的肾标本中，该肿瘤的发生率约 3% ～ 5%，为第四常见类型的肾癌。
- 转移非常罕见。

大体病理学

- 实性界清无包膜的肿物，切面呈肉感，三文鱼样的颜色或棕色（图 9-5A），但是没有透明细胞 RCC 典型的明黄色外观。
- 可见囊性退变性改变，但出血和坏死少见。

组织病理学

- 肿瘤细胞排列成分枝的管状（图 9-5B）或乳头状结构，具有腔内的内折（图 9-5C）。
- 肿瘤细胞具有明显的透明胞质和低级别的核（Fuhrman 1 或 2）（图 9-5B 和图 9-6A）。
- 核位于腔缘呈"琴键"形态（核远离基底膜）（图 9-5D）。

免疫组织化学

- CK7 弥漫强阳性（图 9-6B）。
- CA9 阳性，绝大多数为膜的着色（图 9-6C），但是腔缘部分不着染，形成一种杯口状的外观（图 9-6D）。
- AMACR 阴性。

分子检测

- 没有 VHL 基因的突变。

鉴别诊断（见表 9-3）

TFE-3 易位性癌

- 这是一种高级别的肿瘤，具有侵袭性的行为。

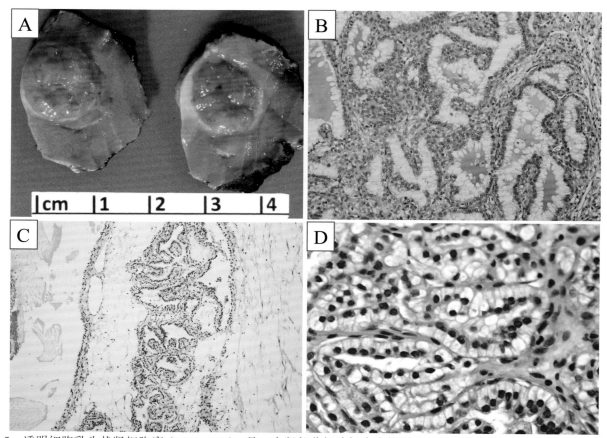

图 9-5　透明细胞乳头状肾细胞癌（CCPRCC），是一个肾部分切除标本中境界清楚的实性肿物，切面呈三文鱼样色泽（A）。镜下，肿瘤由低级别肿瘤细胞构成，形成弯曲的管状结构，相似于前列腺腺体（B）或乳头状结构（C）或小管。最突出的特征是肿瘤细胞的胞核位于腔缘，形成"琴键样"外观（D）。CCPRCC 具有囊性变，肿瘤细胞形成乳头和管状结构，具有立方或柱状的细胞，胞质透明，核低级别（D）

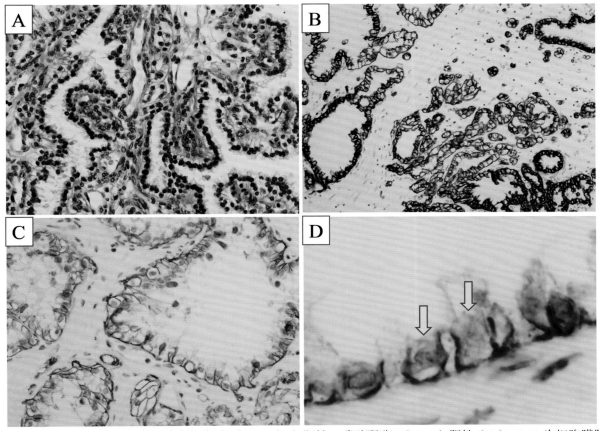

图 9-6　透明细胞乳头状 RCC 中的肿瘤细胞（**A**）CK7（**B**）阳性，碳酸酐酶 9（CA9）阳性（**C**）。CA9 为细胞膜阳性，具有独特的着色方式，呈特征性的"杯口"状（无腔缘的着色）（**D**）

表 9-3　具有透明胞质的各种 RCC 类型的比较			
RCC 类型	**透明细胞乳头状 RCC**	**透明细胞 RCC**	**乳头状 RCC**	**TFE3 易位性癌**
大体	白色至棕色	亮黄色	多样	多样
结构	乳头、管状	片状、巢状、腺泡状	乳头或实性	乳头和腺样
细胞质	透明	透明或颗粒	嗜碱性或嗜酸性	透明或嗜双色性
核级别	低	低-高	低=高	高
血管结构	纤维血管轴心	纤细的血管网，围绕细胞巢	纤维血管轴心	纤维血管轴心
生物学行为	惰性	惰性-侵袭性	惰性-侵袭性	侵袭性
CK7	+	−	+	−
CA9	+	+	−	−
AMACR	−	− / +	+	−
TFE3	−	−	−	+

- TFE3 免疫组织化学或 FISH 对确定诊断是必要的。
- 肿瘤常常显示局灶或缺乏角蛋白阳性。

透明细胞 RCC
- 肿瘤细胞缺乏典型的"琴键样"形态。
- 免疫表型不同。

- CA9 在透明细胞 RCC 中是呈盒状（一圈膜阳性），而不是杯口状。

临床相关性（预后和治疗选择）
- 手术特别是部分性切除。
- 预后良好，目前没有转移的报道，也因此提出问题，这是否是一个真性的恶性肿瘤。

合征有关。

肾血管肌瘤样肿瘤

定义

- 肾血管肌瘤样肿瘤（renal angiomyomatous-tumor，RAT）是一种低级别的肾细胞癌，由透明至嗜碱性的细胞组成，呈乳头状或管状结构，有突出的肌瘤样的间质。

发病机制

- 非常罕见的肿瘤，文献中仅有不足50例报道。
- 在肾血管肌瘤样肿瘤和透明细胞乳头状RCC之间有许多相似性，除了前者含有突出的肌瘤样间质，因此RAT可能代表了透明细胞乳头状RCC的一种组织学亚型。

临床特征

- 绝大多数肿瘤为偶然发现。
- 有限的研究提示，此种肿瘤与结节性硬化综

大体病理学

- 实性境界清楚的肿物，常常被一厚的灰白包膜所包绕，可以看到囊性变和分隔（图9-7A）。
- 切面呈褐色至棕色。

组织病理学

- 杂乱排列的细胞学温和的平滑肌束形成假包膜，和肿瘤性的上皮细胞混合在一起（图9-7B、C）。
- 上皮性肿瘤细胞通常含有透明的丰富的胞质，核为低级别，呈乳头状和管状结构。
- 弯曲的小管，乳头结构，以及突出的纤维性间质（图9-7D）。
- 每个小管都被纤细的毛细血管网所包绕，和正常的肾皮质小管相似。

免疫组织化学

- 与透明细胞乳头状RCC相似，CA9呈杯口状阳性。

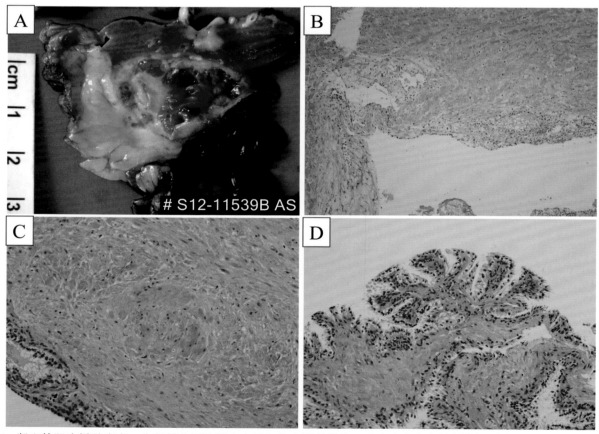

图9-7　肾血管肌瘤样肿瘤在一个肾部分切除标本中呈红色肉样的肿块，病变中有白色的纤维间隔（A）。镜下肿瘤的特征是出现血管肌瘤样的间质（B）。肿瘤具有突出的血管肌瘤样间质和低级别的肿瘤细胞（C），胞质透明，呈乳头状结构（D）

- CK7 阳性。
- AMACR 阴性，vimentin 阳性不等。

鉴别诊断

- 透明细胞 RCC 也可以出现血管肌瘤样间质，有一些病理医生将其命名为 RAT 样的肿瘤。
- 所列的病理特点与透明细胞乳头状 RCC 相重叠（表 9-4）。

临床相关性（预后和治疗选择）

- 手术切除，预后很好。
- 部分或根治性肾切除术后，没有转移播散的报道。

获得性囊性肾疾病相关的肾细胞癌

定义

- 发生在获得性囊性肾疾病背景之中的肾细胞癌，显示出一种相对特异性的组织学表现。

发病机制

- 获得性囊性肾疾病（acquired cystic disease，ACD）相关性肾细胞癌，仅发生在终末期肾病的背景中。
- 据信是终末期肾病中最常见的肾细胞癌类型。

临床特征

- 获得性囊性肾疾病相关性肾细胞癌通常发生在接受透析长达十年以上的患者。
- 发生率随着透析的年头而增长。

- 大多数病例是在透析的患者常规随访的过程中偶然发现。

大体病理学

- 背景肾包含多个囊腔和萎缩性改变（ACD）。
- 肿物界限清楚，切面呈褐色至棕色，或灰白（图 9-8A，箭头）。
- 偶尔可见坏死、出血和钙化。

组织病理学

- 背景的 ACD 肾显示多个囊腔，取代了绝大部分的肾组织。囊腔衬复平坦上皮。
- 肿瘤的结构多样，包括筛状、实性、实性腺泡状、微囊，甚至大囊（图 9-8B）。
- 肿瘤内的草酸盐结晶（图 9-8C）被认为是 ACD 相关性肾癌的特异性表现，但是这些晶体也可能会见于病变中的一些良性囊性扩张的小管。这些晶体在有些病例中很多见，但在一些病例中仅散在分布。
- 两种最常见的组织学结构是乳头状和管囊状（图 9-8B、9-9A）。
- 肿瘤细胞体积大，具有嗜酸性颗粒样或强嗜酸性胞质，大核和突出的核仁（图 9-9B）。可以看到小灶透明细胞的形态。
- 胞质内腔常常可见，形成一种裂隙样或筛状结构。其他结构例如梭形细胞或印戒细胞，也有报道。
- 偶尔，在 ACD 相关 RCC 中可以出现肉瘤样变。

免疫组织化学

- 肿瘤细胞 AMACR 阳性（图 9-9C）。

表 9-4 嗜酸性杂合瘤与嗜酸细胞瘤和嫌色性 RCC 的比较			
	嗜酸细胞瘤	BHD 综合征患者中的嗜酸性杂合瘤	嫌色性 RCC
颜色	棕色	黄-褐色	浅棕色
多灶性	单发或多发	多发	单发
胞质特点	嗜酸性	嗜酸性和嫌色性	嫌色性或嗜酸性
透明细胞簇	无	是	无
CK7 免疫反应	阴性	局灶阳性	弥漫阳性
基因学上的改变	轻微	轻微	多重染色体缺失
生物学行为	良性	可能为非常低级别的肿瘤 多发肿瘤会导致实质丧失	低级别

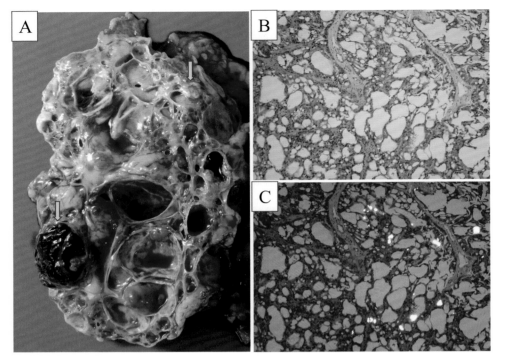

图 9-8　在获得性囊性肾疾病背景中的获得性囊性肾疾病（ACD）-相关性 RCC（箭头）（**A**）。肿瘤由筛状和管状结构组成（**B**）。可以通过偏振光证实肿瘤中出现草酸盐结晶（**C**）

- CD10 和 CD57 阳性。
- CK 7 和高分子量角蛋白局灶阳性（图 9-9D）或阴性。

分子检测

- ACD 相关性 RCC 通常缺乏染色体 7 和 17 的三体，但相同染色体的获得已有报道。

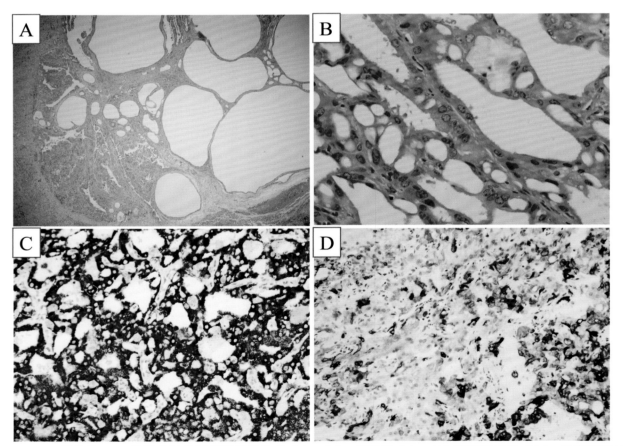

图 9-9　ACD 相关性 RCC 常见的结构特征显示乳头状（**A**，左），管囊状（**A**，右）和筛状结构（**B**）。肿瘤细胞的特征是明显嗜酸性的空泡状的胞质，偶尔出现的草酸盐结晶（**B**）。肿瘤细胞 AMACR 阳性（**C**），CK7 局灶阳性（**D**）

- 有报道存在染色体 1、2、3、6、10 和 Y 的获得。
- 染色体 3 号和 16 号的多种异常，无论是获得或缺失，均有报道。

鉴别诊断

乳头状 RCC

- 乳头状 RCC 通常缺乏草酸盐结晶或胞质内腔。
- 乳头状 RCC 常常具有核沟，而不见于 ACD 相关性 RCC。
- 乳头状 RCC 中可见的泡沫细胞在 ACD 相关性 RCC 中少见。
- 二者的免疫组织化学表型相似，因此提出了一些 ACD 相关性 RCC 可能与乳头状 RCC 有关系的可能性。

透明细胞乳头状 RCC

- 由低级别的肿瘤细胞组成，排列成乳头状或星芒状的管状结构。
- 所有的管状结构边缘均有纤细的血管网。
- 肿瘤细胞 CK7 和 CA9 阳性，AMACR 阴性。
- 通常缺乏草酸盐结晶，除非肿瘤是发生在终末期肾病中。

透明细胞肾细胞癌具有颗粒状胞质

- 缺乏 ACD 相关性 RCC 中典型的筛状 / 裂隙样结构。
- 在经典的透明细胞性 RCC 中，肿瘤内的草酸盐结晶非常少见。
- 多达 60% 的病例存在 VHL 基因的突变，大多数显示 3p 的 LOH。

临床相关性（预后和治疗选择）

- 治疗首选是手术切除。
- 大多数肿瘤是低级别、低分期，非侵袭性，预后良好。
- 一小部分体积大的肿瘤，可能会显示侵袭性的临床行为。
- 文献中有报道肉瘤样分化。

Birt-Hogg-Dube 综合征患者中的杂合性嗜酸性肿瘤

定义

- 发生在 Birt-Hogg-Dube（BHD）综合征中的肾细胞癌，组织学同时具有肾嗜酸细胞瘤和嫌色性肾细胞癌的特征。
- 有一些学者也用这个术语来形容具有嗜酸细胞瘤和嫌色性肾细胞癌共同特征的嗜酸性肾细胞肿瘤。
- 在本章节中，我们仅着重于 BHD 综合征患者的杂合瘤。

发病机制和流行病学

- BHD 综合征是一种罕见的常染色体显性遗传病，其发病率为 1 : 36 000 到 1 : 45 000。
- 在最初的报告中，杂合性嗜酸细胞肿瘤约占发生在 BHD 综合征患者中肾肿瘤的 50%。

临床特征

- BHD 综合征患者，表现为皮肤病变（如纤维毛囊瘤、毛盘瘤或血管纤维瘤），肾肿瘤或由于肺囊肿破裂导致的自发性气胸。
- 在绝大多数病例，皮肤病变首先被发现。
- 发生在 BHD 综合征患者中的杂合性嗜酸性肿瘤，绝大多数是通过影像学检查发现而没有症状。
- BHD 综合征患者可以首先表现为肾肿物，具有经典的肾细胞癌所引起的临床症状和体征，包括胁部疼痛、可触及肿块以及血尿。

大体病理学

- 界限清楚的实性无包膜肿物，切面呈浅棕色或浅褐色（图 9-10A）。
- 可见多个肾肿瘤。

组织病理学

- 杂合性肿瘤呈弥漫性生长方式，相似于嫌色性 RCC。
- 肿瘤细胞具有突出的细胞膜（和嫌色性相似）以及致密的嗜酸性胞质（相似于嗜酸细胞瘤）（图 9-10B）。
- 此外，杂合性肿瘤还包括散在的具有透明胞质的上皮细胞，核呈规则的轮廓（图 9-10C，箭头），这些细胞约占肿瘤细胞的 5% ~ 50%。
- 肿瘤细胞通常为低核级别。

- 超微结构方面，杂合性肿瘤细胞含有小的膜包被的微泡（相似于嫌色性 RCC），和丰富的线粒体（与嗜酸细胞瘤相似）。

免疫组织化学和特殊染色

- 杂合性肿瘤细胞 c-Kit 阳性（与嫌色性 RCC 和嗜酸细胞瘤相似）。
- 散在的 CK7 阳性（图 9-10D）为杂合性肿瘤的特征（通常嗜酸细胞瘤 CK7 阴性，而嫌色性 RCC 的 CK7 阳性）。

分子检测

- 通过分子聚类分析，杂合瘤聚类处在典型的嫌色细胞癌和嗜酸细胞瘤之间。
- 杂合瘤最突出的分子特征是有和线粒体以及氧化磷酸化相关的基因的高表达。
- 比较基因组芯片分析显示很少的染色体缺失（与嗜酸细胞瘤相似，但是与嫌色性肾 RCC 不同，后者往往含有多个染色体缺失）。

主要的鉴别诊断（见表 9-4）

嗜酸性乳头状 RCC

- 肿瘤由具有嗜酸性颗粒状胞质的细胞组成。
- 乳头状结构很细微。
- 偶尔可见泡沫状巨噬细胞。
- 肿瘤细胞 CK7 和 AMACR 阳性，但 c-Kit 阴性。

来自甲状腺的转移性嗜酸性肿瘤

- 恶性嗜酸性肿瘤，例如甲状腺 Hurthle 细胞癌可以转移到肾。
- 但是由于嗜酸性上皮性肿瘤可以发生在 BHD 综合征患者的其他器官，特别是腮腺，因此在做原发性杂合性肿瘤诊断时应该谨慎，需要除外其他部位来源的肿瘤。

嗜酸细胞瘤

- 当在一个相对年轻的患者的肾中发现多发嗜酸性肿瘤时，需要进行 BHD 综合征突变的基因检测和对所有肾肿瘤的全面评价。
- 当在一个嗜酸性肾肿瘤中出现成簇的透明细胞时，并具有嗜酸细胞瘤和嫌色性肾细胞癌

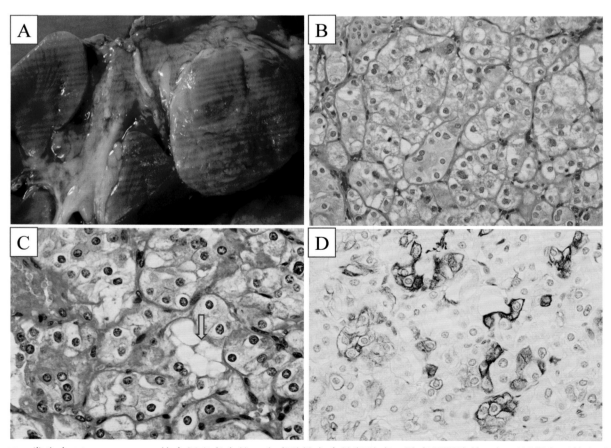

图 9-10　发生在 Birt-Hogg-Dube 综合征患者中的一个嗜酸性杂合性肾肿瘤。肿瘤界限清楚，切面呈褐色至棕色（**A**）。镜下杂合瘤的特征是出现大的多角形肿瘤细胞，具有丰富的嗜酸性胞质（**B**），和具有透明胞质的小细胞（**C**）混合在一起。局灶 CK7 免疫反应阳性（**D**）

的共有特征，应当考虑到有在 BHD 综合征患者中杂合性嗜酸细胞肿瘤的可能。

- 基因检测对证实 BHD 综合征的诊断是必要的。

临床相关性（预后和治疗选择）

- BHD 综合征的诊断可以使这些患者的临床治疗获益，而且由于病变属于常染色体显性遗传病，应该促使他们的直系亲属成员进行基因检测。
- 外科切除是孤立性杂合性肿瘤的治疗方法。但是如果肿瘤为多发，临床处理具有挑战性。
- 肿瘤通常生长缓慢，可以允许对较大的肿瘤进行多个局部的切除和严密的随访，而不是将根治性肾切除作为最开始的手术干预方式。
- 目前还未知是否 BHD 综合征患者中的杂合性嗜酸性肿瘤可以发生转移，我们在有限数量的 BHD 综合征患者中还没有见过一例转移性杂合性肿瘤，不论是在我们的病理实践中或者是在文献中。
- 杂合性肿瘤被认为是一种非常低级别的肿瘤。
- 有研究者提出几乎所有的发生 BHD 综合征患者中的肾肿瘤都是杂合性肿瘤，即便是在其含有明显数量的具有透明胞质的肿瘤细胞成分时。需要进一步的研究以来证实这一可能性。

遗传性平滑肌瘤病和肾细胞癌综合征相关性肾细胞癌

定义

- 发生在遗传性平滑肌瘤病和肾细胞癌综合征（hereditary leiomyomatosis and RCC syndrome，HL-RCC）中的肾细胞癌。
- 肿瘤细胞的特征是出现包涵体样的红核仁。

发病机制

- HL-RCC 综合征的患者通常有延胡索酸水化酶（fumarate hydratase，FH）基因的胚系突变。

临床特征

- 皮肤表现：有疼痛的皮肤平滑肌瘤，位于手臂或胸部。
- 子宫表现：多发和早发的子宫平滑肌瘤。
- 肾表现：早期的囊性病变和实性的肾细胞癌。
- PET 扫描可以显示病变，由于葡萄糖摄取升高。

大体病理学

- 萎缩性肾中的多个囊腔的背景。
- HL-RCC 相关性 RCC 可以表现为一个孤立性病变，囊性或实性肿块。

组织病理学

- 肿瘤通常表现为乳头状结构。
- 其他的组织结构包括管状或管囊状（图 9-11A）。
- 肿瘤细胞体积大，具有丰富的嗜酸性胞质和特征性的大红核仁，相似于"CMV 核内包涵体"（图 9-11B）。
- 尽管出现 CMV 样的核仁是特征性的，但是它却并非高度特异。因此看到这种组织学表现，会提示但并不足以诊断这种亚型的肾细胞癌。临床相关性、免疫组织化学或分子诊断，对于确诊是必需的。

免疫组织化学

- 肿瘤细胞显示修饰的半胱氨酸-琥珀酸过表达，同时显示 FH 蛋白丢失。
- 其他乳头状肾细胞癌的标记物，例如 Vimentin 和 CK7 阳性（图 9-11C、D）。

分子检测

- 位于染色体 1q 上的延胡索酸水化酶（FH）的突变。

临床相关性（预后和治疗选择）

- 基于有限的经验，预后不良。
- 治疗首选外科切除。
- 对于已知是 HL-RCC 综合征的患者，强烈推荐对肾病变的发生通过影像学进行密切的临床监控。

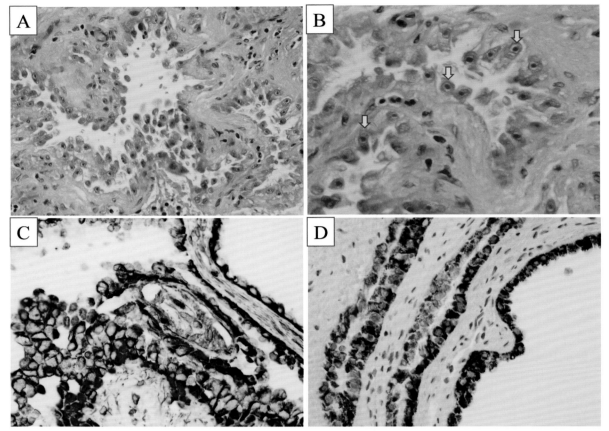

图 9-11　与遗传性平滑肌瘤病和 RCC 综合征相关的 RCC。肿瘤显示乳头状或管囊状结构（**A**）。衬覆囊腔的肿瘤细胞体积大，具有丰富的嗜酸性胞质和突出的 CMV 样的核仁（**B**，箭头）。肿瘤细胞 Vimentin（**C**）和 CK7（**D**）阳性，与乳头状 RCC 相似

MiT 家族易位性肾细胞癌（MiT Family translocation renal cell carcinoma）

- 这类肾细胞癌包括 MiT 家族的两种转录因子（TEF3 和 TEFB）的基因融合。
- MiT 小眼相关转录因子（microphthalmia asso-ciated transcription factor）。
- 染色体 Xp11 易位包括 *TEF3* 基因融合。
- 染色体 t（6；11）易位包括 *MALAT1-TEFB* 基因融合。

Xp11.2 易位和 *TFE3* 基因融合相关性肾细胞癌

定义

- 一种 RCC 的独特亚型，界定为涉及 Xp11.2 位点断裂的染色体易位，导致 *TFE3* 融合基因。

其他名称

- *MiTF/TFE* 家族易位性癌。
- Xp11.2 易位性肾细胞癌。

发病机制

- Xp11.2 上的 *TFE3* 基因和其他几个伙伴基因发生的易位
  - *ASPL-TFE3*，t（X；17）（p11.2；q25）。
  - *PRCC-TFE3*，t（X；1）（p11.2；q21）。
  - *PSF-TFE3*，t（X；1）（p11.2；q34）。
  - *NonO-TFE3*，inv（X）（p11.2；q12）。
  - *CLTC-TFE3*，t（X；17）（p11.2；q23）。
  - 此外，还报道了三种新的易位形式，但融合基因的伴侣分子尚未明确：①t（X；10）（p11；q23），②t（X；3）（p11；q23）和③t（X；19）（p11；q13）。

临床特征

- 起初报道于儿童。
- 有越来越多的报道发生在成人，特别是年轻人。
- 一部分患者有之前化疗的病史。

大体病理学

- 肿瘤实现境界清楚，由单个或多个，相互连接的结节构成。
- 切面呈褐色至黄色，肉状，或者白色。有时可见灶状坏死、出血或囊性变（图 9-12A 和图 9-13A）。
- 尽管肿瘤并不具有特定的大体特征，但切面明显与提示透明细胞 RCC 的金黄色外观不同。

组织病理学

- 典型者可见乳头状、实性巢状或管状结构（图 9-12B）。
- 大的肿瘤细胞具有丰富的透明或嗜酸性胞质和明显的细胞界限（图 9-12B 和图 9-13B）。
- 有些病例可见砂粒体或色素。
- IHC 或 FISH 分析对确诊是必需的，特别是在怀疑易位性肾细胞癌转移的病例时。

免疫组织化学

- TFE3 免疫染色显示强的核阳性（图 9-12C 和图 9-13D）。弱的核阳性或胞质染色都认为是阴性，不应该在肾小管中出现背景着色。
- 组织蛋白酶 K（Cathepsin K）是这些肿瘤另一个敏感而特异的标记物。
- 仅 50% 的病例上皮标记阳性，如 AE1/AE3，染色通常较弱。Pax8 可以阳性（图 9-13D）或完全阴性。
- 色素的标记物偶尔阳性，这些肿瘤最好把它分类为具有色素分化的 TFE3 易位性癌，对 CA9（透明细胞 RCC 的标记）和 AMACR（乳头状 RCC 的标记）应该阴性。

分子检测

- FISH 分离探针分析可以用于证实 TFE3 易位。

临床相关性（预后和治疗选择）

- 在大多数成人病例和儿童具有转移的病例中，具有侵袭性。
- 基于一些报道，没有转移的儿童生物学行为良好。
- 目前没有有效的化疗方案。

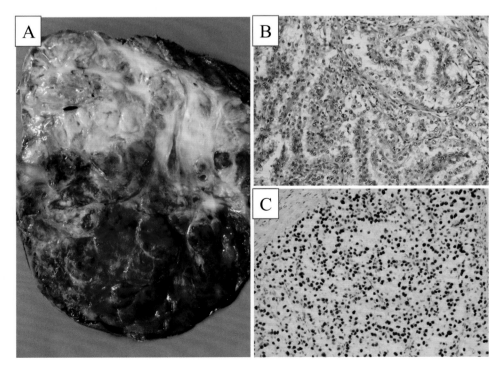

图 9-12　一个大体积的 TFE-3 易位性癌取代了整个肾，切面呈黄褐色，具有显著的出血和坏死（A）。显微镜下，肿瘤由形成乳头状结构的透明细胞组成。肿瘤细胞体积大，具有丰富的透明胞质和突出的核仁（B）。免疫组织化学方面，肿瘤细胞 TFE-3 阳性（C，核阳性）

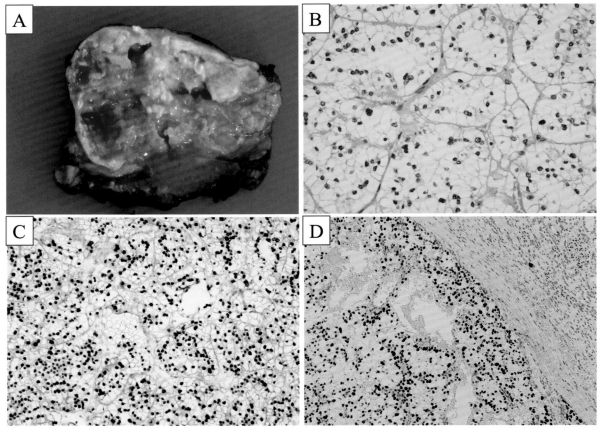

图 9-13　另一例 *TFE-3* 易位性癌具有粉-黄色的切面（**A**）。肿瘤细胞具有丰富的透明胞质和轻微的核异型性（**B**）。肿瘤细胞 Pax8（**C**）和 TFE3（**D**）阳性

T（6；11）易位和 TFEB 基因融合相关性肾细胞癌

定义

肾细胞癌具有 T（6；11）易位（*MALAT1-TEFB* 基因融合）。

TFEB 易位性肾细胞癌很少见。到 2016 年为止，仅有 50 例左右病例报道。

大体病理学

- 肿瘤表现境界清楚，无包膜，呈浸润性生长。由单个分叶状或多个相互连接的结节构成。切面呈褐色至暗黄色，可见灶状坏死、出血（图 9-14A）。

组织病理学

- TFEB 易位性肾细胞癌组织学特征为双相性（图 9-14B），肿瘤由大型上皮样细胞和小型细胞组成。
- 大型上皮样细胞构成片状、大巢状（图 9-14C）

或腺样结构（图 9-14D）。

- 小型细胞构成小巢状，也可形成花环样结构（图 9-14E）。
- TFEB 易位性肾细胞癌在形态和 TFE3 易位性肾细胞癌有很多类似和重合。

免疫组织化学

- TFEB 易位性肾细胞癌在免疫组化也类似 TFE3 易位性肾细胞癌，但是 TFE3 染色阴性。
- Pax8 阳性。AE1/AE3，CA9 染色通常较弱。
- Melan A 和 HMB45 往往会呈阳性。
- TFEB 抗体和 FISH 用于临床诊断都有一定困难。

分子分析

- MALAT1-TEFB 基因融合。

临床相关性（预后和治疗选择）

TFEB 易位性肾细胞癌类似 TFE3 易位性肾细胞

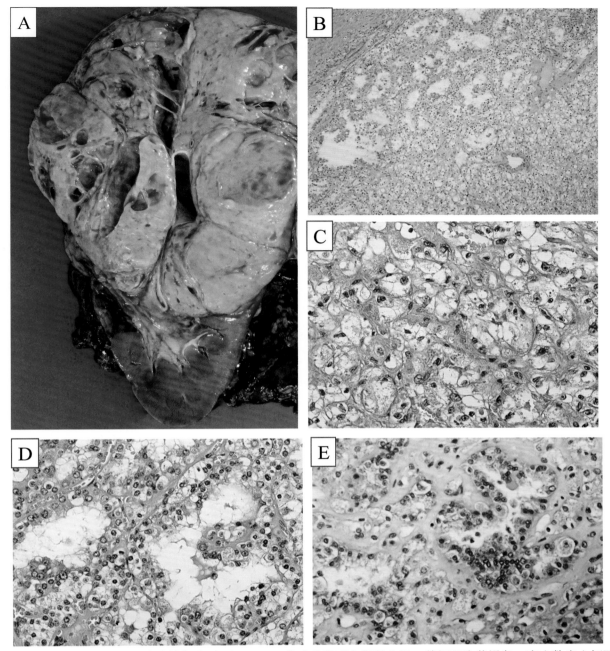

图 9-14　TFEB 易位性肾细胞癌大体标本（**A**）。15 cm 分叶状肿瘤占据肾上极，其切面为黄褐色，有少数出血坏死点。组织学上，肿瘤细胞构成腺样和实形结构（**B**）。高倍镜下，肿瘤细胞含透明胞质，腺样部分（**C**）类似透明细胞肾癌，实性部分（**D**）类似血管平滑肌脂肪瘤（AML）。小型细胞形成细胞团，呈花环样结构（**E**，箭头）。此病例经分子测序证实 MALAT1-TEFB 基因融合

癌，成人肿瘤比儿童肿瘤预后差。除了外科手术切除外，还没有发现其他有效疗法。

无法分类的肾细胞癌

定义

- 一组形态特征无法归为目前 WHO 分类中任何一种已知 RCC 类型的 RCC。

- 由于定义模糊，可能导致病理医生将其不熟悉的任何 RCC 类型诊断成无法分类的 RCC。
- 由于对这个诊断的轻率，导致对临床治疗提供的信息很有限。
- 我们通常会把这个诊断名称仅用于小部分高级别 RCC，其不满足现有的任何 RCC 类型的病理特点。

发病机制

- 这是一个排除性的诊断术语，而并非真正的病理类型。

临床特征

- 并不特异，主要取决于每个机构或个人的定义和经验，这一诊断约占实践中诊断 RCC 的 1% ～ 5%。

大体病理学

- 通常是体积大的肿块，切面呈白色至褐色（图 9-15A）。

组织病理学

- 通常为低分化肿瘤，不具备任何特征性的组织学特点，无法进行明确的分类（图 9-15B、C）。
- 具有混合特征的肿瘤，在同一个肿瘤内含有不同类型的肿瘤，如透明细胞、集合管和尿路上皮的成分。
- 为了作出诊断，仔细地运用免疫标记以除外特定的肿瘤类型是必需的。
- 无镰状红细胞的证据。

免疫组织化学

- 不适用于任何已知的 RCC 类型。

临床相关性（预后和治疗选择）

- 如果诊断限定于非常差分化的肾肿瘤，预后不良。
- 如果诊断应用很宽泛，特别是应用于低级别的肿瘤，诊断就会对临床医生如何正确处理这种诊断的患者形成挑战。

肾副神经节瘤

定义

- 原发性副神经节瘤（副节瘤；paraganglioma）是副神经节的肿瘤，它是来自于神经嵴的细胞聚集而成，和自主神经系统有关。

其他名称

- 嗜铬细胞瘤，肾上腺外嗜铬细胞瘤。

发病机制和流行病学

- 非常罕见，仅有不足 10 例的文献报道。
- 绝大多数报道的病例为恶性。

临床特征

- 肾肿块，可以有血尿。
- 其他症状如高血压、头痛和触及肿块，且与

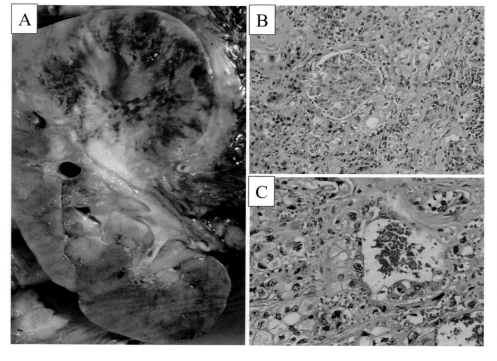

图 9-15　无法分类的肾细胞癌，界限不清，位于肾上极的皮质和髓质（**A**）。肿瘤呈弥漫浸润的高级别肿瘤细胞，包绕一个肾小球，但是不具备任何特定的结构特征（**B**）。高倍镜下显示肿瘤细胞具有嗜酸性至透明的胞质和显著的细胞学异型性（**C**）

腺性分化（图 9-16A）。

肿瘤释放的儿茶酚胺有关。

- 无症状的肿块一般是通过影像学对其他疾病做检查时偶然发现。

- 单凭组织学特点预测恶性生物学行为是不可靠的，但是肿瘤体积大、核分裂活跃，出现坏死和浸润，都是常常与更侵袭性的临床病程有关的特点。

大体病理学

- 境界清楚的肿瘤，无包膜。
- 切面呈肉样或褐色，但不是透明细胞 RCC 典型的金黄色。

组织病理学

- 肾副神经节瘤的特征是出现大小不一的肿瘤细胞巢（图 9-16A）以及更特征性的小圆细胞球，称为"器官样"结构，为细的纤维血管轴心分隔（图 9-16B）。
- 肿瘤细胞体积大，具有丰富的嗜酸性、嗜双色性或浅染的胞质（图 9-16B）。
- 可见核非典型性，但绝大多数本质是退变性改变。常见核内包涵体。
- 一些陷在肿瘤中的肾小管，可能被误认为是

免疫组织化学

- 角蛋白标记物（AE1/AE3，CAM5.2）（图 9-16C）、肾标志物（PAX8）和肾细胞癌标记物（AMACR 和 CA9）阴性。
- 神经内分泌标记物（chromogranin，synaptophysin 或 NSE）阳性（图 9-16D）。
- 支持细胞（散在的支持性树突细胞）S100 阳性。

鉴别诊断

肾细胞癌，特别是透明 RCC

- 在透明细胞 RCC 中，看不到器官样细胞巢。
- RCC 显示真正的核异型性，具有异常的核染

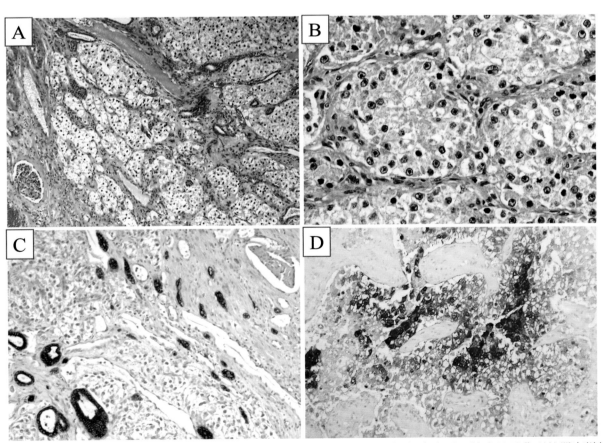

图 9-16 一个 20 岁男性的原发性肾副神经节瘤，由上皮细胞岛构成，浸润肾实质（**A**）。肿瘤显示典型的器官样结构。肿瘤细胞有突出的核仁和丰富的浅染至略嗜酸性颗粒性胞质（**B**），相似于肾细胞癌。肿瘤细胞 AE1/AE3，角蛋白阴性（**C**），syn 阳性（**D**）

色质，核仁突出。

- 透明细胞 RCC 显示鸡爪样的血管，特别是低级别肿瘤。
- RCC 的免疫组织化学（肾细胞标记物和角蛋白阳性）不同于副神经节瘤。

临床相关性（预后和治疗选择）

- 肾的副神经节瘤非常罕见，因此通常它并不包括在肾肿瘤的鉴别诊断中，如果组织学形态支持，免疫标记有帮助。
- 肾上腺外的副神经节瘤要比肾上腺的嗜铬细胞瘤有更大的概率为恶性。
- 肾的副神经节瘤可以有恶性的生物学行为，但是它要比高级别 RCC 侵袭性低。此外，肾的副神经节瘤不大可能对高级别 RCC 通常采用的化疗起反应，但是可能对放疗反应较好。

肾类癌

定义

- 发生在肾的神经内分泌肿瘤。

其他名称

- 高分化的神经内分泌癌。
- 神经内分泌肿瘤。

发病机制

- 肾的原发性类癌罕见，继发性类癌是来自于其他器官的转移，如小肠和结肠。

临床特点

- 胁部疼痛、肿块和血尿。
- 可能与类癌综合征有关，如面色潮红、盗汗和腹泻。

大体病理学

- 通常可见一个大小不等孤立性的实性肿物，境界清楚。
- 切面呈均一的灰白至黄褐色。
- 继发性类癌常为多灶性。

组织病理学

- 肿瘤细胞大小和形状，一致，形成条索状、缎带样或梁状结构（图 9-17A）。
- 染色质细腻，均匀分布，形成特征性的"胡椒盐样"形态，提示神经内分泌细胞（图 9-17A）。
- 在典型的类癌，核分裂象应该 < 2/10 HPF。
- 肿瘤可以侵及肾被膜和肾静脉。

免疫组织化学

- 神经内分泌标记，如嗜铬素和突触素阳性（图 9-17B）。角蛋白 Cam5.2、AE1/AE3 和 vimentin 阳性。

临床相关性（预后和治疗选择）

- 通常为低级别的恶性肿瘤。
- 手术切除为治疗首选。
- 但是转移性类癌很难治疗。

肾原始神经外胚叶肿瘤（primitive neuroectodermal tumor，PNET）/ Ewing 肉瘤

定义

- 原发性恶性肿瘤，由显示神经分化的小的原始上皮细胞组成。
- 肿瘤具有特征性的染色体易位。
- PNET 和 Ewing 肉瘤目前认为是一种肿瘤。过去的文献将 PNET 界定为一种表现神经分化的原始肉瘤，而 Ewing 肉瘤是一种未分化的小细胞肉瘤。

其他名称

- 软组织 Ewing 肉瘤。

发病机制

- 肿瘤可能来源于间充质干细胞。

临床特征

- PNET/Ewing 肉瘤多发生在儿童和年轻人，年龄范围宽，从 5 ~ 70 岁不等（平均 18 岁）

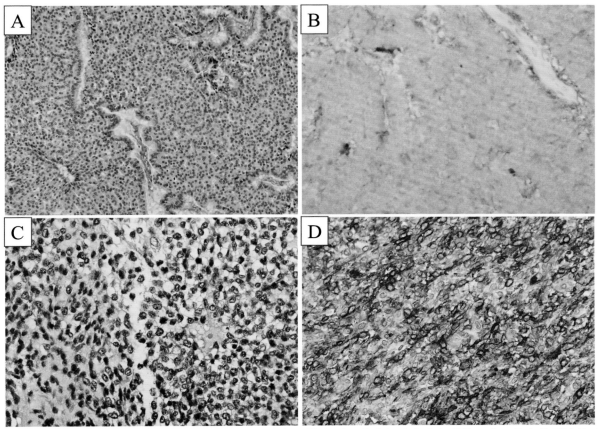

图 9-17 肾类癌的特征是出现神经内分泌细胞的大的肿瘤团巢（**A**）。肿瘤细胞大小和形状一致，具有特征性的"胡椒盐样"的染色质结构，神经内分泌标记物 syn 阳性（**B**）。肾 PNET 由胞质稀少的小细胞组成（小蓝圆细胞），呈弥漫性生长方式（**C**）。肿瘤细胞 CD99 阳性（**D**）

- 胁部疼痛、腹部肿块和（或）血尿。

大体病理学

- 通常为肾内的一个大肿块，具有肉样，褐色至灰白色均一的脑样或髓样的切面。
- 常见出血和坏死，囊性变偶尔可见。

组织病理学

- 肿瘤由小叶状，或片状的小而一致性的圆形或卵圆形细胞组成（图 9-17C）。
- 肿瘤细胞原始，胞质少，空泡状（富于糖原），细胞界限不清（小蓝圆细胞）。
- 正如起初所界定的（但是临床实践中不再应用），PNET 中的肿瘤细胞形成 Homer-Wright 假菊形团，提示神经分化，而 Ewing 肉瘤没有光镜下神经分化的证据。
- 无小管或小球形成。
- Azzopardi 现象：有，挤压的恶性小细胞释放的碱性物质（DNA）黏附于血管的弹性结缔

组织所致。

免疫组织化学和电镜

- CD99 阳性（膜阳性）（图 9-17D）。
- FLI1 和 ERG（核着色）阳性。
- 神经元特异性烯醇化酶（NSE）和 vimentin 阳性。
- 由于糖原沉积，PAS 阳性（淀粉酶敏感）。
- 电镜显示肿瘤细胞胞质内的神经内分泌颗粒。
- 在约 20% 的病例中角蛋白阳性。

鉴别诊断

- 见表 9-5。

分子检测

- 在大多数病例中（85% ~ 90%）存在 t（11；22）（q24；q12）（EWS/FLI1）易位。其余的病例中 *EWS* 基因易位至其他的伴侣基因（*FLI5* 基因较少见）。

肾肿瘤	年龄	发生率（肾）	特殊的组织学	IHC
Wilms 瘤	年轻（＜5 岁）	儿童最常见的肾肿瘤	三种结构	WT1 ＋
透明细胞肉瘤	年轻	相对常见	血管结构	NGFR ＋
神经母细胞瘤	（＜5 岁）	肾上腺常见	Homer-Wright 假菊形团	神经标记物＋ CD99 － PAS －
PNET/Ewing 肉瘤	年轻的成人	肾罕见	Homer-Wright 菊形团（少见）	CD99 ＋ FLI1 ＋ PAS ＋
淋巴瘤	儿童和成人	少见	弥漫性结构	CD45 ＋ CD20 ＋
小细胞癌	老年人	肾少见	岛状、巢状、核铸型	TTF1 ＋（50%） 神经内分泌标记物＋
滑膜肉瘤（低分化）	老年人	肾罕见	血管外皮瘤样结构，细胞重叠	CK7 和 19 ＋ Bcl-2 ＋ CD34 －

表 9-5　肾小蓝圆细胞肿瘤的鉴别诊断

- 通过 PCR 检测 EWS/FLI1 易位或"断裂点"FISH 检测 EWS 易位可以确诊。

临床相关性（预后和治疗选择）

- 化疗和手术，伴或不伴放疗。
- 不治疗的话是一种非常侵袭性的肿瘤。
- 现代疗法已经改善了肿瘤的五年生存率。

肾淋巴瘤

定义

- 原发性肾淋巴瘤是表现在肾的淋巴瘤而没有系统性病变，这种情况非常罕见，文献中仅有约 100 例报道。
- 由系统性淋巴瘤继发性累及肾相对常见。

临床特征

- 胁部疼痛肿块、发热、体重减轻，可以有血尿。
- 如果淋巴瘤广泛累及肾，可以出现肾衰竭。

大体病理学

- 肾的单个或多个结节。

- 有时表现为弥漫性肾肿大，特别是继发性肾淋巴瘤（图 9-18A）。
- 切面呈均匀的白色。
- 可有出血和坏死。

组织病理学

- 霍奇金和非霍奇金淋巴瘤都可以发生在肾，有三种结构：
  - 弥漫性浸润。
  - 形成肿瘤结节（图 9-18B）。
  - 血管内生长，最罕见。
- 肿瘤由一致的非典型淋巴细胞组成（图 9-18C）。最常见的肾淋巴瘤是弥漫大 B 细胞淋巴瘤，也可以有其他淋巴瘤亚型。

免疫组织化学

- 大 B 细胞淋巴瘤：肿瘤细胞 B 细胞标记物阳性，如 CD20（图 9-18D）、CD79a 和 Pax5。
- 肾和肾细胞癌标记物阴性。
- 角蛋白阴性（间变性大细胞淋巴瘤罕见阳性）。

临床相关性（预后和治疗选择）

- 继发性淋巴瘤提示进展性疾病伴系统累积（Ⅳ期）。

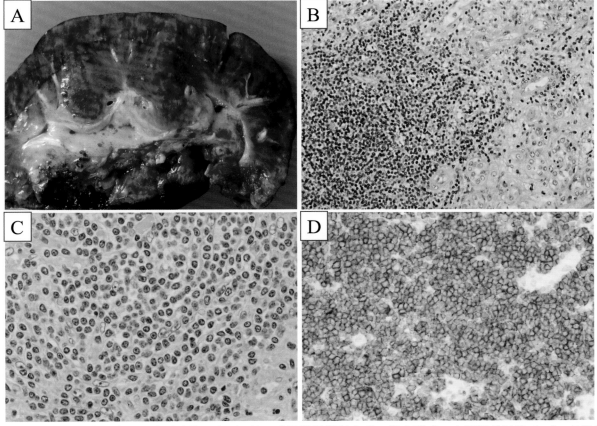

图 9-18　一例肾淋巴瘤的肉眼图片（成熟 B 细胞型），弥漫性浸润肾实质，没有形成一个局限的肿块（**A**）。显微镜下，非典型性的淋巴细胞浸润肾组织（**B**）。高倍镜下显示无黏附性、体积较大的单一的恶性细胞，具有非典型性的核以及中等程度的透明胞质（**C**）。免疫组织化学 CD20 突出了肿瘤细胞（**D**）

- 通常预后差，患者需要系统性化疗。
- 对肾淋巴瘤而言，肾切除术的有效性未知。
- 区别其与其他的肾肿瘤对治疗很重要。

恶性肿瘤转移至肾细胞肿瘤

定义

- 一种肾外器官的恶性肿瘤转移至肾细胞肿瘤。

发病机制

- 对于一些富含血管的肾肿瘤，从其他器官发生的恶性肿瘤细胞可以迁移、种植在肾肿瘤的环境中生长。
- 接受转移瘤最常见的肾细胞肿瘤是透明细胞 RCC，其他肾肿瘤例如乳头状 RCC 或嗜酸细胞瘤也可以作为转移性肿瘤的接受者。

临床特征

- 一种非常罕见的情况，仅有几例文献报道。

- 已知原发癌症的病史，常见肺癌、乳腺癌或结肠癌。
- 出现肾肿块。

大体病理学

- 肾肿块往往体积大，绝大多数单发，偶尔多发。
- 切面显示典型的肾肿瘤的背景（例如透明细胞 RCC 的金黄色肿块）。
- 在主瘤体内有明确的灰白或肉样的结节（转移癌）（图 9-19A）。

组织病理学

- 可见两种完全不同类型的肿瘤细胞（图 9-19B）。
- 接受者肿瘤：透明细胞 RCC 或其他类型的肾细胞肿瘤是主要的成分，可以是低级别或高级别。
- 转移性肿瘤：高级别肿瘤结节（供者）可以很轻易地与典型的透明细胞 RCC 相区别。

- 可见高级别转移性肿瘤成分的血管内浸润。
- 应当回顾患者之前的病史和病理报告。

性（图 9-19C）。

- 透明细胞 RCC 成分 CA9、CD10（图 9-19D）、vimentin 和 PAX8 阳性。

免疫组织化学

- 转移性肿瘤和受者肾肿瘤有不同的免疫表型。
- 供者肿瘤的肾细胞癌标志物阴性，但是其他的特异性标记物阳性，如乳腺癌的 ER/PR 阳

临床相关性（预后和治疗选择）

- 供者肿瘤通常较受者 RCC 级别高。
- 预后绝大多数取决于转移性的供者肿瘤。

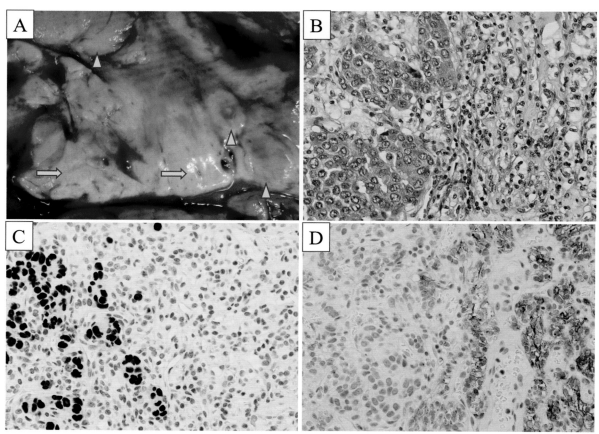

图 9-19　乳腺癌转移至一个大的透明细胞 RCC 中（A）。仔细看可以看出 RCC 的金黄色区域（箭头，A）和乳腺癌的灰白肉样的结节（秃箭头，A）。镜下可见两种成分，乳腺癌的岛状结构具有嗜酸性胞质（左，B），埋在透明细胞 RCC 之中（右，B）。乳腺癌细胞 ER 阳性，而 RCC 细胞阴性（左，C）。透明细胞 RCC 的 CD10 阳性（右，D），而乳腺癌成分 CD10 阴性（左，D）

第一部分　肾

第 10 章　肾周肿瘤和肿瘤样病变

胰腺异位

定义

- 胰腺组织出现在胰腺外的其他部位，与正常胰腺缺乏解剖及血管结构上的相关性。
- 最常见的部位是胃肠道，包括胃、小肠和结肠，偶尔可见于食管、胆囊和脾。
- 罕见情况下可发生在肾内或肾上腺内及其附近。

其他名称

- 异位胰腺，副胰腺，异常胰腺。

发病机制

- 可能是由于胚胎发育过程中胰腺组织的异位。
- 也可能作为一种化生的过程，但这种可能性很小。
- 在尸检中相对多见，有报道显示，通过仔细检查可见于至少 2% 的尸检病例。

临床特征

- 多为偶然发现。
- 绝大多数病例无症状。
- 如果出现症状，则与病灶的位置和大小相关。
- 疼痛可能与胰腺分泌物所造成的炎症相关。
- 如果病变压迫邻近脏器时，偶尔可出现肠道或胆道梗阻。
- 胰腺炎和假性囊肿病例报告罕见。
- 可能通过影像学检查或剖腹手术发现。

大体病理学

- 黄白色的斑点或边界清晰的结节，颜色和质地类似于胰腺。

- 典型病灶很小，从微小（< 1 mm，肉眼不易识别）到数毫米；罕见达到数厘米。

组织病理学

- 形成良好的腺体结构被脂肪组织所包绕（图 10-1）。
- 异位胰腺组织可分为三种类型：
  - 导管与腺泡混合型，与正常胰腺相似。
  - 仅有导管型。
  - 仅有腺泡型。
- 胰岛可见（图 10-1），但在有限的标本组织内不易见。

免疫组织化学

- 通常没有必要。

临床相关性（预后和治疗选择）

- 良性疾病，不需要治疗，除非有症状或可疑为恶性肿瘤。
- 异位胰腺存在恶变为癌的可能。

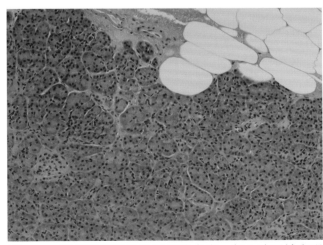

图 10-1　肾细胞癌根治性肾切除术中，肾上腺区域发现异位的胰腺。一个约 3 mm 小结节状的胰腺组织被脂肪组织所包围。左侧可见胰岛，周围是腺泡

胃肠间质瘤（gastrointestinal stromal tumor，GIST）

定义

- 起源于胃肠道 Cajal 间质细胞的间叶性肿瘤。
- 恶性 GIST 可能累及或者直接蔓延或转移到泌尿系统的器官；因此，病理医生和泌尿科医生对待生殖泌尿器官来说，熟悉这一肿瘤是必要的。

发病机制

- 这种肿瘤被认为是来源于胃肠道的 Cajal 间质细胞。
- Cajal 细胞在调节肠道蠕动过程中发挥着起搏器的作用。
- GIST 的发展与 c-Kit 基因的突变激活相关。
- 20% ～ 30% 的 GISTs 为恶性。
- GISTs 主要见于胃（60%）、小肠（35%）和结肠（5%）。

临床特征

- 腹痛，可能出现胃肠道梗阻。
- 可触及肿块。
- 小肿瘤可无症状。

大体病理学

- 肾、输尿管或膀胱的硬性结节或较大肿块。
- 该肿瘤通常比平滑肌瘤更柔软和更均质。
- 出血及坏死可见，尤其是在恶性 GIST。

组织病理学

- 肿瘤具有多种生长方式。
- GISTs 可分为 4 种亚型：梭形细胞型和上皮型；良性和恶性（表 10-1）。
- 肿瘤性的梭形细胞类似于平滑肌瘤细胞。
- 上皮型 GIST 是由短梭形或圆形细胞组成，核分裂象可见。
- GIST 的恶性潜能（图 10-2A）可通过肿瘤大小和核分裂活性来评估（表 10-2）。

免疫组织化学

- c-Kit（CD117）阳性率大于 90%（图 10-2B），

表 10-1　GIST 分型

	良性	恶性
梭形细胞型	良性梭形细胞型 GIST 温和的梭形细胞，浅染至嗜酸性的纤维丝状胞质；细胞呈旋涡状或短束状交错排列；显著的细胞核呈栅栏样排列，广泛基质玻璃样变	恶性梭形细胞型 GIST（肉瘤）
		高度异型性的梭形细胞
上皮样型	良性上皮样 GIST	恶性上皮样 GIST
	多为温和的上皮样细胞	上皮样细胞呈较高的核质比（N/C）和多形性

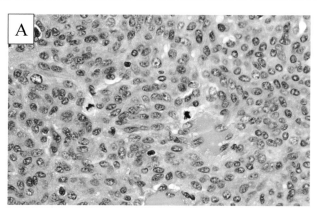

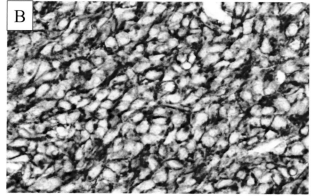

图 10-2　恶性 GIST，一个高倍视野下可见 2 个核分裂象（**A**）。c-Kit 免疫组织化学染色显示 GIST 肿瘤细胞有很强的 c-Kit 细胞膜着色（**B**）

弥漫胞膜着色。
- DOG-1 阳性率大于 90%，CD34 阳性率大于 70%。
- SMA 阴性。

鉴别诊断

子宫肌瘤

- Cajal 细胞被认为是一种特殊类型的平滑肌细

表 10-2　GIST 的侵袭性预测		
分级	大小（cm）	核分裂象计数（50 HPF）
极低风险	< 2	< 5
低风险	2 ~ 5	< 5
中度风险	< 5 5 ~ 10	5 ~ 10 < 5
高风险	> 5 > 10 任意	> 5 任意 > 10

胞，单独依据组织学形态来区别平滑肌瘤和 GIST 是困难的。

- 平滑肌瘤细胞往往胞质更嗜酸一些。
- 核分裂象少见。
- SMA 和 desmin 阳性，c-Kit（CD-117）和 DOG-1 阴性。

外周神经鞘瘤

- 更尖的细胞核。
- c-Kit（CD117）和 DOG-1 阴性。
- S100 阳性。

梭形细胞肉瘤，包括平滑肌肉瘤

- 细胞多形性更明显，多呈长梭形。
- 核分裂活性更高。
- 对于非子宫的平滑肌肉瘤，核分裂象 > 5 个 / HPF。
- 对于子宫平滑肌肉瘤，核分裂象 > 10 个 /HPF。
- SMA 和 desmin 阳性，c-Kit（CD-117）和 DOG-1 阴性。

分子检测

- 大部分的 GIST（85%）具有 c-Kit 突变或者 PDGFRA（血小板衍生生长因子受体 α）的突变。
- PDGFRA 也是一种酪氨酸激酶；具有 PDGFRA 突变的肿瘤常常呈上皮样形态。
- 仅有 10% ~ 15% 的 GISTs 缺乏 c-Kit 或 PDGFRA 的突变。

临床相关性（预后和治疗选择）

- 重要的是明确肿瘤的部位，因为子宫平滑肌肉瘤，软组织平滑肌肉瘤和 GISTs 的诊断标

准使用不同的核分裂像数目的阈值。
- GIST 的预后与肿瘤的大小及其核分裂指数相关。
- 需要完整的手术切除。
- 使用针对 c-Kit 或其他酪氨酸激酶的特异性靶向药物酪氨酸激酶抑制剂，例如甲磺酸伊马替尼或舒尼替尼对大多数具有 c-Kit 突变的患者是有效的。

平滑肌肉瘤

定义

- 具有平滑肌细胞分化的恶性间叶性肿瘤。

临床特征

- 平滑肌肉瘤是肾最常见的肉瘤，占一半以上的肾肉瘤病例。
- 该肿瘤更像是起源于肾被膜而非肾实质。
- 该肿瘤也可以发生在肾静脉，或肾盂的平滑肌。患者通常表现为腰痛和肿块。
- 如果肿瘤累及肾实质或肾盂，可能出现血尿。

大体病理学

- 大的肿块往往同时侵及肾被膜和实质，使肿瘤的来源无法确定；或者它也可能累及肾盂，类似于尿路上皮肿瘤。
- 切面实性灰白可伴出血和坏死（图 10-3A）。

组织病理学

- 肿瘤可累及肾实质、肾盂或肾周组织。
- 该肿瘤是由梭形细胞组成，具有以下特征（图 10-3B）：
  ○ 高度富于细胞。
  ○ 核分裂活跃。
  ○ 细胞异型性。
- 肿瘤细胞可形成丛状或随意的生长方式（图 10-3B）。
- 其他特点包括坏死和出血。
- 侵及肾周脂肪组织或邻近器官。
- 低级别肿瘤细胞类似于平滑肌细胞，核呈雪茄形。
- 高级别肿瘤细胞具有多形性。

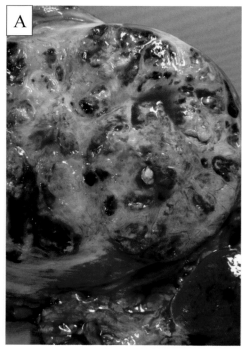

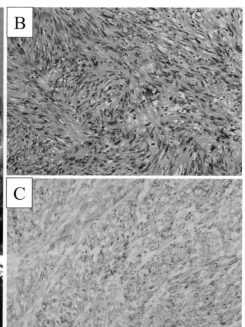

图 10-3 肾周平滑肌肉瘤伴出血及坏死（**A**）。肿瘤由恶性平滑肌细胞组成，呈随机的束状排列（**B**）。肿瘤细胞 SMA 阳性（**C**）

免疫组织化学

- 平滑肌标记物，如平滑肌肌动蛋白（SMA）或肌肉特异性肌动蛋白（MSA）阳性（图 10-3C）。
- 角蛋白阴性。

鉴别诊断

肉瘤样肾细胞癌（RCC）

- 合并低级别 RCC 成分。
- 大多数肉瘤样 RCC 位于肾实质。
- 恶性梭形细胞角蛋白免疫组织化学染色通常阳性。

其他肉瘤

- 缺乏平滑肌分化。
- 其他细胞分化明显，如神经元或脂肪细胞分化。
- 通常需要通过免疫组织化学染色确认。

临床相关性（预后和治疗选择）

- 侵袭性肿瘤，生存率低。
- 完整手术切除作为治疗首选。
- 化疗和放疗效果有限。

脂肪肉瘤

定义

- 具有脂肪组织分化的恶性间叶性肿瘤。

- 肾脂肪肉瘤常见于肾周脂肪组织。

临床特征

- 腰痛和肿块，血尿不常见。
- 通常发生于老年患者。

大体病理学

- 呈分叶状肿块，切面黄白色（图 10-4）。

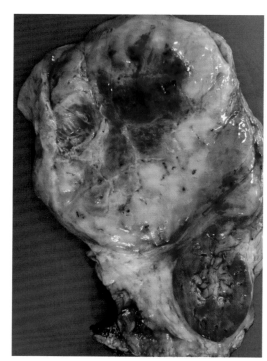

图 10-4 位于肾上极被膜外的一个大体积的脂肪肉瘤

- 腹膜后脂肪肉瘤可以包裹肾（图 10-5A）。

组织病理学

- 低级别脂肪肉瘤呈特征性的"鸡笼网"样血管结构（图 10-5B）。
- 对于脂肪肉瘤的诊断，脂肪细胞出现显著的核异型是必备条件。可见不典型的脂肪细胞和脂母细胞，胞质呈空泡状（图 10-5C）。

- 可见出血和坏死。
- 出现高级别肉瘤成分是去分化的特征性表现（图 10-5D），形态上类似于恶性纤维组织细胞瘤。

临床相关性（预后和治疗选择）

- 治疗方法是手术完整切除。

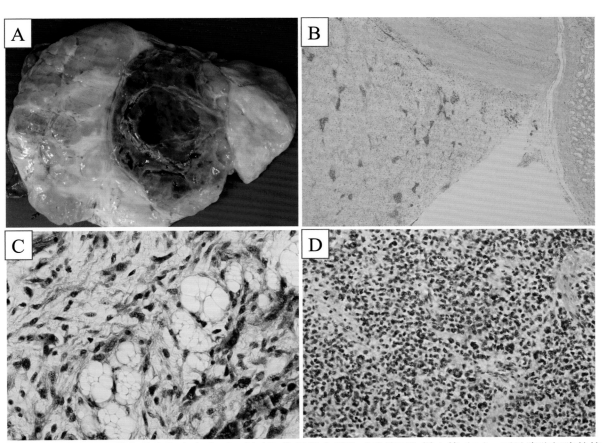

图 10-5　一个包裹肾的大体积的脂肪肉瘤（**A**）。肿瘤细胞显示典型的"鸡笼网"样血管（**B**）。可见脂肪细胞的核异型以及诊断性脂母细胞（**C**）。"去分化"的成分以出现高级别的多形性肉瘤为特征（**D**）

第二部分　输尿管和肾盂

第 11 章　上尿路的良性病变

肾结石

定义

- 实性物质或晶体在肾组织中的凝聚。
- 在大多数病例中，结石实际上位于肾盂、肾盏系统或输尿管内，而不是肾实质内。
- 相似的结石也能见于输尿管（输尿管结石）或膀胱（膀胱结石）。

其他名称

- 肾结石。

发病机制

- 当尿液过饱和时，就会形成晶体集结。
- 化学性物质从可溶性尿液（溶液）析出成为不可溶物质（结石）。不同类型的结石见表 11-1。
- 尿液 pH 值的改变对结石形成很重要。
- 缺乏足够的结石形成抑制物如柠檬酸盐有助于结石的形成。

临床特征

- 小结石会随尿液排出。

表 11-1　肾结石的比较		
结石的比较	发生率	发生条件
草酸钙	80%	尿液为酸性 发生在肾衰竭的患者
氨镁磷酸盐（STRIVITE）	10% ～ 15%	感染
尿酸	5% ～ 10%	尿液为酸性 发生在痛风的患者
磷酸钙	少见	尿液为碱性
胱氨酸	罕见	和基因异常有关

- 超过 1 ～ 3 mm 的结石可能卡在肾盂。
- 如果结石导致尿路梗阻，可能引起肾盂积水。
- 感染可能与肾结石的形成有关。
- 典型的症状包括疼痛（肾绞痛）、恶心、呕吐和发热。
- 血尿或脓尿。
- 影像学检查可以确诊。
- 实验室检查：尿液镜检可见红细胞、结晶体或管型。
- 如果与感染有关，培养会阳性。

大体病理学

- 结石可大可小，呈圆形（图 11-1）、不规则

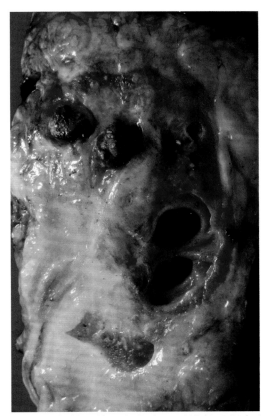

图 11-1　两个肾结石位于肾盏内。可见肾盂积水和增厚的肾盂尿路黏膜

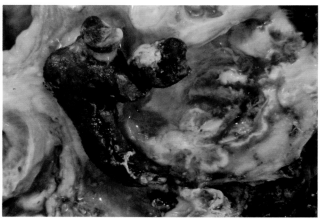

图 11-2　一个大的鹿角形结石位于扩张的肾盂内,可见脓液(左)

形或鹿角形(图 11-2)。

- 结石可以发生在输尿管(图 11-3A)、肾盂(图 11-1、11-2)或在集合管中形成微结石(图 11-3B、C)。
- 如果结石体积大造成梗阻和皮质萎缩,肾组织通常发生肾盂积水和(或)输尿管积水(图 11-4)。

组织病理学

- 结石可以做化学分析而不是组织学分析。
- 通常可见慢性肾盂积水(图 11-4B)。
- 肾组织中可见草酸盐结晶。
- 在组织处理过程中其他物质会被溶解。

- 在有肾结石的病例中,尿路上皮的反应性非典型性增生可以非常明显(图 11-4C)。

临床相关性(预后和治疗选择)

- 药物治疗:尿液碱化和利尿剂。
- 通过体外超声波碎石或输尿管镜手术取石。
- 结石可能与感染或肿瘤有关。
- 如果有更严重的情况,可以行必要的肾切除术。

肾盂积水(hydronephrosis)

定义

- 肾盂积水的英文字面的意思为"水–肾"。
- 由于下尿路梗阻引起肾盂和肾盏扩张的一种病理状态。

发病机制

- 梗阻可见于泌尿道的任何部位,从尿道口到肾盂和肾盏。
- 上尿路梗阻的常见原因包括结石和输尿管肾盂连接处(ureteropelvic junction,UPJ)狭窄,后者可以由肿瘤、炎症或瘢痕或表面的血管造成的输尿管的狭窄所致。
- 下尿路梗阻常见的原因包括膀胱功能紊乱

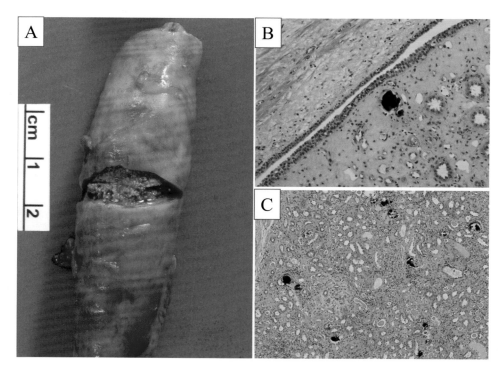

图 11-3　砂状的结石充填了扩张的输尿管(A)。在集合管中可见多个微结石(B 和 C)

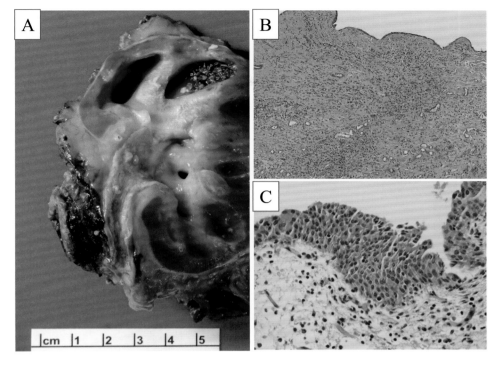

图 11-4　肾盂积水伴多发结石
（**A**）。也可见慢性肾盂肾炎（**B**）
和明显的尿路上皮反应性非典型
增生（**C**）

（例如神经源性膀胱）、男性患者中的尿道瓣
膜、膀胱肿瘤或老年男性中由于良性前列腺
增生造成的膀胱受压。

临床特征

- 单侧或双侧取决于梗阻的部位。
- 梗阻可以是完全性或部分性。
- 影像学检查如静脉内尿路造影片、逆行性肾
  盂造影术、超声、MRI 和 CT 可以提供诊断
  信息。
- 肾功能往往保留。

大体病理学

- 肾盂扩张（图 11-5）。
- 肾实质受到蓄积的尿液压迫而萎缩（图 11-5
  和图 11-6A）。
- 可见结石、肿瘤。

组织病理学

- 尿路上皮衬覆扩张的肾盂和肾盏。
- 尿路表面上皮完整或剥脱。
- 衬覆的尿路上皮常见慢性炎症，不论病因
  是否为感染（图 11-6B）。肾实质萎缩（图
  11-6C）。

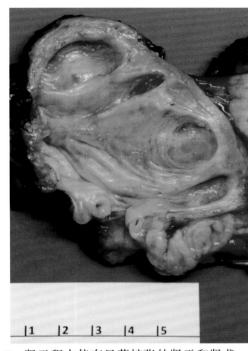

图 11-5　肾盂积水伴有显著扩张的肾盂和肾盏。肾实质
变形，明显萎缩

临床相关性（预后和治疗选择）

- 肾盂积水的预后取决于病因，因病因而异。
- 通常来讲，如果梗阻的原因可以通过手术的
  方式去除，单侧的肾盂积水预后较好。
- 治疗的关键在于解除梗阻。
- 通过导尿管导尿可以获得暂时缓解。

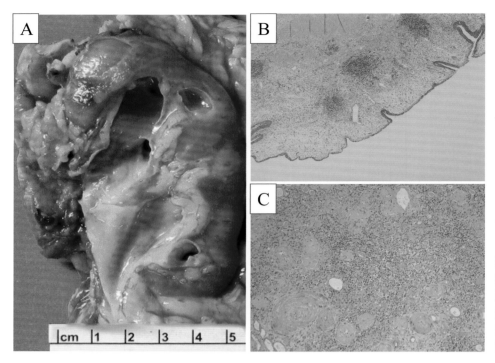

图 11-6　肾盂积水显示明显扩张的肾盂和萎缩的肾皮质（**A**）。尿路黏膜增厚、水肿伴慢性炎细胞浸润（**B**）。肾实质显示萎缩的肾小管、玻璃样变的肾小球和慢性肾盂肾炎（**C**）

- 治疗包括去除肿瘤、结石或控制良性前列腺增生。

上尿路的反应性尿路上皮改变

定义

- 几乎所有发生在膀胱的尿路上皮反应性改变都可见于上尿路。本章仅讨论几种常见的病变。

发病机制

- 这些病变本质上是反应性的，是尿路上皮针对慢性和急性刺激而产生的病变。

临床特征

- 绝大多数这些反应性病变可以没有症状。
- 一些伴有恶性肿瘤、结石或其他严重疾病的患者可以出现症状。
- 其他非特异性症状包括血尿、疼痛或感染。

大体病理学

- 绝大多数肉眼看不见。
- 或呈小的颗粒状、乳头状或穹顶样病变。

组织病理学

肉芽肿性炎（granulomatous inflammation）

- 活检后肉芽肿的特征是出现地图形的中心纤维素样坏死。
- 其他肉芽肿可以是由于膀胱或上尿路的尿路上皮癌采用 BCG 治疗而造成（图 11-7A）。

腺性肾盂炎和肠上皮化生（pyelitisglandularis and intestinal metaplasia）

- 上尿路的尿路上皮可以出现良性的腺上皮（图 11-7B）和（或）肠上皮化生（图 11-7C）。
- 可伴有或不伴有慢性炎症。
- 可以是腺癌的前驱病变。

旺炽型 von Brunn 巢（Florid von Brunn's nests）（图 11-7D）

- Von Brunn 巢是在一个局限性巢内的反应性尿路上皮细胞增生。
- 旺炽型 von Brunn 巢的特征是在肾盂或输尿管的固有层内出现多量良性的尿路上皮的实性细胞巢。细胞仅有轻微的异型性。

肾源性腺瘤（nephrogenic adenoma）（图 11-8）

- 可见小簇状的腺上皮细胞。
- 是一种对于尿路上皮损伤如结石、导尿或活

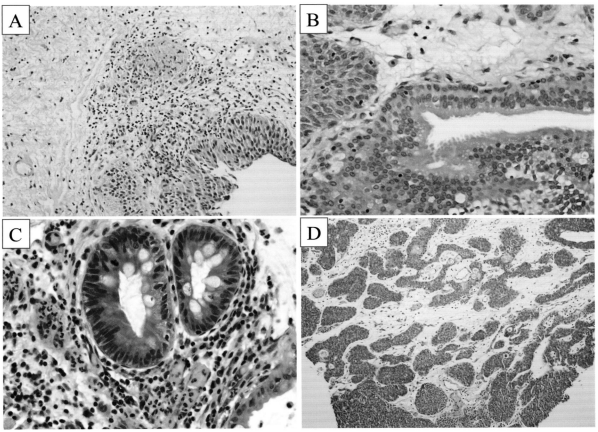

图 11-7　发生在输尿管的 BCG 肉芽肿（**A**）。肾盂可见腺性肾盂炎（**B**）和肠上皮化生（**C**），经常伴有慢性炎症。在肾盂的固有层内可见旺炽型的 von Brunn 巢（**D**）

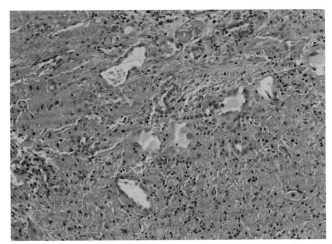

图 11-8　输尿管的肾源性腺瘤，由小管状结构组成，有出血性反应性背景

检的一种良性反应性改变。

- 在绝大多数病例中，腺上皮细胞代表了种植的肾小管上皮。

子宫内膜异位症

- 子宫内膜异位症是一种良性腺上皮病变，发

生在育龄期妇女的肾周区域。

- 可以引起血尿、纤维化、器官变形、梗阻和肿块形成，相似于真性肿瘤。
- 显微镜下，病变由内膜腺体和间质组成（图 11-9）。

淀粉样变（amyloidosis）

- 淀粉样变可以发生在上尿路，表现为一个肿块。
- 显微镜下，可见均匀一致的淀粉样物质，可以通过刚果红染色确认（图 11-10）。

临床相关性（预后和治疗选择）

- 良性反应性病变。
- 一般无需治疗，除非出现症状。
- 组织学上，不要将这些反应性病变与肿瘤性病变相混淆。

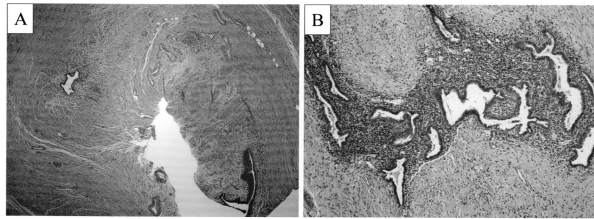

图 11-9　子宫内膜异位导致输尿管的纤维化和变形（**A**）。高倍镜下显示良性腺体周围有短梭形的内膜间质细胞围绕（**B**）

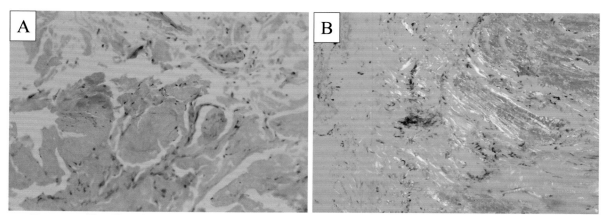

图 11-10　输尿管的淀粉样变。淀粉样物质沉积（**A**）可以通过"苹果绿色"的刚果红染色确认（**B**）

内翻性乳头状瘤（inverted papilloma）

定义

- 肾盂内翻性乳头状瘤的特征是良性的肿瘤性尿路上皮呈显著的内翻性（内生性）生长方式。

临床特征

- 血尿。
- 位于肾盂或输尿管的小病变。

大体病理学

- 位于肾盂或输尿管的穹顶状或平坦型病变。
- 典型者小于 3 cm。

组织病理学

- 显著的内生性生长方式（图 11-11）。
- 尿路上皮形成岛状结构，之间由纤维血管间质或轴心分隔（图 11-11），周边呈栅栏

状排列。
- 没有明显的细胞学异型性。

临床相关性（预后和治疗选择）

- 如果有症状，行局部切除。
- 无根治术如肾切除术的指征。

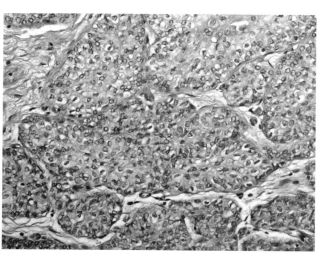

图 11-11　内翻性乳头状瘤由固有层中的大巢状肿瘤细胞组成，周边呈栅栏状，偶尔有梭形细胞形态

- 尽管病变为良性，但一小部分病例可以复发。

肾盂的黏液性囊腺瘤（mucinous cystadenoma of the renal pelvis）

定义

- 一种发生在肾盂的良性黏液性肿瘤，沿尿路上皮生长而没有浸润。

发病机制

- 肿瘤性转化可能与尿路上皮出现肠上皮化生有关。

临床特征

- 尿路梗阻的症状，可以伴有感染的表现。
- 尿液中出现黏液物质。
- 影像学检查显示肾盂积水。
- 尿脱落细胞学阴性，但可能在尿中查见良性的肿瘤性腺上皮。

大体病理学

- 肾盂和肾盏扩张，类似于肾盂肾炎引起的肾盂积水的表现（图 11-12A）。

- 尿路上皮表面可见黏液样物质。

组织病理学

- 肾盂积水包含大量的黏液样物质。尿路被覆上皮可以剥脱。
- 高柱状细胞相似于结肠的管状腺瘤，假复层高柱状细胞（图 11-12B）。
- 继发性慢性炎症伴有多量吞噬黏液的巨噬细胞。
- 肿瘤细胞局限于基底膜内，但可以有浅表性延伸至肾盏或输尿管。
- 在腺瘤的背景之上可以发生浸润性腺癌。需要充分的取材和仔细的检查以除外存在癌。

免疫组织化学

- CK20 和 CK7 阳性，CDX2 阳性。
- p53 阴性。

临床相关性（预后和治疗选择）

- 肿瘤性病变可以导致肾功能的丧失，需要行肾切除术。
- 良性病变术后预后良好。
- 恶性转化为黏液癌有过报道，但极其罕见。

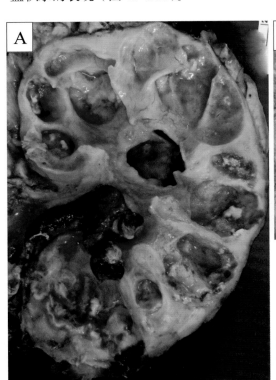
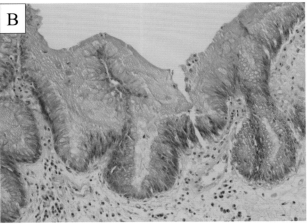

图 11-12　一例肾盂的黏液性囊腺瘤的大体图片显示肾盂扩张，表面光滑，部分覆盖有黏液性物（**A**）。显微镜下，肿瘤显示被覆的柱状细胞具有异型性，相似于结肠的管状腺瘤（**B**）

第二部分 输尿管和肾盂

第 12 章 上尿路的恶性肿瘤

尿路上皮原位癌

定义

- 发生于上尿路，包括肾盂、肾盏或输尿管发生的高级别非浸润性尿路上皮癌。

其他名称

- 移行细胞癌，高级别尿路上皮异型增生，或重度尿路上皮异型增生。

临床特征

- 血尿，细胞学阳性。
- 可以通过影像学而被偶然发现。

大体病理学

- 膀胱镜检查阴性，没有占位性病变。
- 尿路上皮原位癌是一种红斑状的平坦性病变（图 12-1），尽管这种改变并不特异。

组织病理学

- 平坦性病变，没有乳头结构。
- 肿瘤细胞局限于基底膜内，没有浸润（图 12-2）。
- 肿瘤细胞具有高级别的细胞学特征，包括浓染、高核质比，突出的核增大，是淋巴细胞的 2 到 3 倍甚至更大（图 12-2）。
- 原位癌的诊断基于细胞学，并不需要全层受累。
- 肿瘤细胞可以累及 Von Brunn 巢或呈佩吉特样播散（图 12-3）。
- 肾盂的肿瘤细胞也可以累及肾小管（图 12-4）和（或）肾间质。
- 有时乳头状尿路上皮癌和尿路上皮原位癌可以共存。
- 因为活检组织可能非常小，诊断恶性需要非常小心。

免疫组织化学

- 原位癌 p53 阳性，CK20 弥漫阳性。

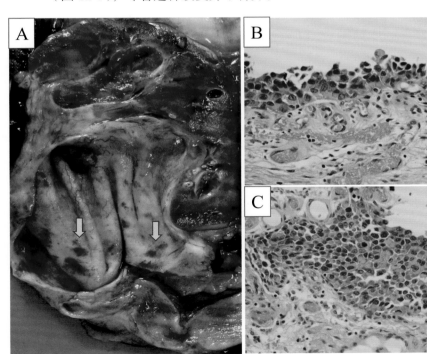

图 12-1 肾盂的尿路上皮原位癌，其特征是肉眼呈红斑状病变（箭头，**A**）。显微镜下的特点是出现高度异型的尿路上皮癌细胞局限于尿路上皮内，可以仅有 1 ～ 3 层细胞厚度（**B**），也可以很厚（**C**）

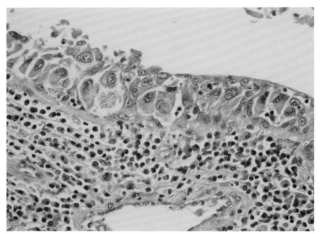

图 12-2 尿路上皮原位癌有大而深染的细胞核，是淋巴细胞的 2 到 3 倍大

- Ki67 增殖活性高，CD44 阴性。

临床相关性（预后和治疗选择）

- 对于上尿路的病变，可以采用 BCG 的局部治疗。

- 肾切除术及输尿管切除术是一种确切的治疗原则。

非浸润性低级别乳头状尿路上皮癌

定义

- 发生在肾盂、肾盏或输尿管的低级别乳头状尿路上皮癌，没有浸润。

其他名称

- 低级别移行细胞癌，移行细胞癌 I 级。

发病机制

- 典型者，低级别非浸润性乳头状尿路上皮癌是癌的早期阶段，如果不治疗可以进展为浸润性和（或）高级别的尿路上皮癌。

- 它可以和下尿路的尿路上皮癌共存，上尿路

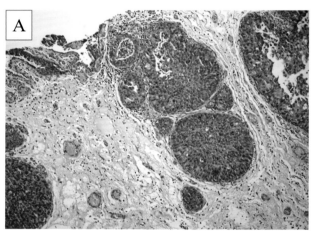
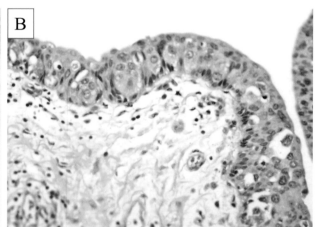

图 12-3 尿路上皮原位癌累及 von brunn 巢（A）和呈 paget 样播散（B）

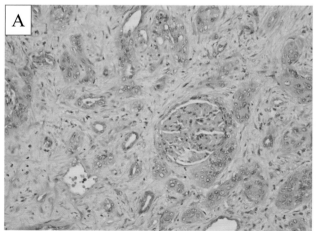
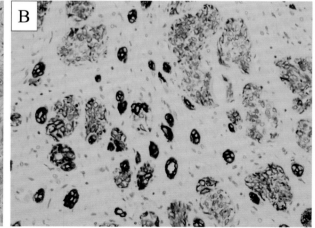

图 12-4 肾盂的尿路上皮原位癌累及肾集合管（A），通过 CK7 的免疫组织化学染色证实（肿瘤细胞弱阳性，小管强阳性（B）

的肿瘤常常会累及下尿路，而下尿路的肿瘤却很少累及上尿路。

- 分子生物学以及生化的证据提示这种情况下发生的下尿路的尿路上皮癌，更可能是源于上尿路肿瘤的种植。
- 场效应（field effect）（上尿路和下尿路肿瘤的多灶发生）是可能的，但较少见。

临床特征

- 血尿。
- 阳性或非典型性的细胞学，而膀胱镜检查为阴性。
- 影像学或输尿管镜检查可以发现肿物。
- 可见梗阻和肾盂积水。

大体病理学

- 可以是小的颗粒状病变、息肉状肿物（图12-5）或乳头状病变（图12-6）。
- 典型者肿物位于肾盂（图12-5）或输尿管（图12-6）的表面。

组织病理学

- 乳头状结构，存在分支的乳头（图12-7A）。
- 具有纤维血管轴心的大的细胞巢团（内翻性生长方式）（图12-7B）。
- 多层低级别的肿瘤细胞衬覆乳头，细胞学特征具有低核质比和轻度的异型性（12-7B）。

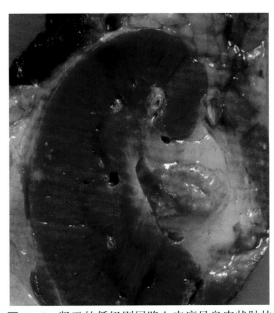

图 12-5　肾盂的低级别尿路上皮癌呈息肉状肿块

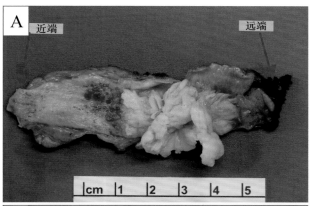

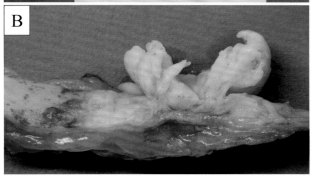

图 12-6　输尿管低级别尿路上皮癌的肉眼表现（**A**），切面显示肿瘤浅表，没有浸润固有层和固有肌层（**B**）

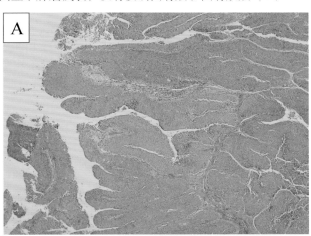

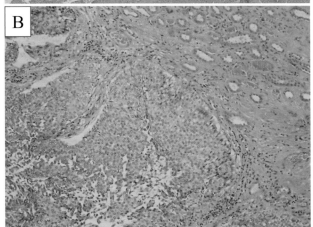

图 12-7　镜下肿瘤由大巢状细胞组成，同时具有外向性（**A**）和内向性的生长方式。肿瘤细胞为低级别，没有浸润（**B**）

- 在小的活检样本中，诊断可以很困难（图 12-8）。

免疫组织化学

- CK20 阳性，但价值有限。

分子检测

- 和膀胱的尿路上皮癌相似。
- 文献有报道在上尿路和下尿路的尿路上皮癌中，存在一些基因的差异。
- 但是这种差异可能是由于存在数量不同的间质成分所造成的，而并不具有真正生物学上的意义。
- 到目前为止，没有确切的证据表明上尿路的尿路上皮癌在基因或生化水平上有别于膀胱的尿路上皮癌，尽管上尿路的肿瘤具有更加侵袭性的生物学行为。

临床相关性（预后和治疗选择）

- 上尿路的尿路上皮癌通常被认为较下尿路的肿瘤更加侵袭，可能是由于解剖位置上肾盂和输尿管的肌壁很薄，这样对于肿瘤浸润的防御作用较低。
- 由于疾病的高侵袭性本质，对于上尿路的肿瘤来说，出现肌层的浸润并不是进行根治性切除的必要条件。
- 反应性的改变应当考虑在鉴别诊断之列，特别是对于一个有肾结石病史或者导尿管的患者。

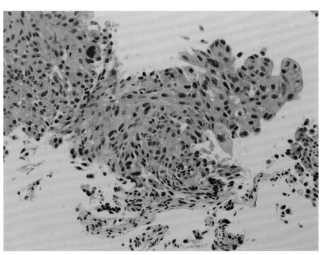

图 12-8 一例肾盂高级别尿路上皮癌的活检标本的小碎片，可以看到细胞学上的异型性和纤维血管轴心

- 基于以下的原因，诊断相当有挑战性：
  - 很有限的样本。
  - 肿瘤的低级别特性，很难与反应性改变相鉴别。
  - 出现肌层的浸润，并不是进行根治性手术，如肾切除术或输尿管切除术的必要条件。
  - 原位癌、非浸润性低级别和浸润性高级别肿瘤，都可以考虑进行手术。
- 对于一些输尿管的小肿瘤，已有输尿管部分切除术的成功尝试。
- 局部治疗例如 BCG 和输尿管的部分切除，可以作为治疗的选择，但成功率不定。
- 因此诊断上尿路癌，应当特别小心，因为可能会导致很大的手术范围。
- 和膀胱癌相似，分为 T1a（非浸润性）和 Tis（原位癌）。

浸润性尿路上皮癌

定义

- 浸润肾盂、肾盏或输尿管的尿路上皮癌。

其他名称

- 浸润性移形细胞癌。

发病机制

- 浸润性尿路上皮癌可以是在低级别或高级别的非浸润性尿路上皮癌，或尿路上皮原位癌（高级别）的背景之上发生。

临床特征

- 血尿和尿液细胞学阳性。
- 膀胱镜检查为阴性。
- 如果同时存在膀胱癌，膀胱镜检为阳性。
- 输尿管镜可以发现乳头状或平坦型的病变。
- 早期的浸润性病变在逆行性影像学检查中可以呈现充盈缺损。
- 晚期以及浸润性的肿瘤可以通过影像学检查发现大的占位性病变，常常和肾细胞癌无法区分。
- 上尿路尿路上皮癌的术前诊断非常重要。

- 由于选择不同的手术方式存在很大的差别，术中冰冻切片诊断区别尿路上皮癌和肾细胞癌是不准确的，如可能，应当避免。

大体病理学

- 可以观察到有三种类型的肉眼表现：
  - 外生性生长，在肾盂或输尿管的单发或多发性病变（图12-9），由于生长的空间有限，肿瘤通常体积较小，乳头的形成也较不完善。
  - 内翻性生长，黏膜表面是平坦的或呈颗粒状，绝大部分肿瘤细胞向固有层或更深部浸润（图12-10）。
  - 大的浸润性肿块，相似于肾细胞癌，累及肾实质（图12-11）。
- 如果肿瘤阻塞了泌尿道，可见肾盂积水。
- 肿瘤可以出现于肾实质，而没有肾盂的明显乳头状的病变。

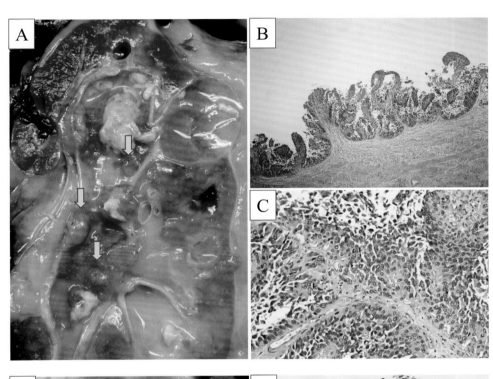

图12-9 肾盂的浸润性尿路上皮癌位于扩张的肾盂内，呈突出的颗粒状和息肉状的病变（箭头，**A**）。显微镜下，肿瘤细胞形成具有纤维血管中心的乳头状结构（**B**）。局灶可见高级别肿瘤细胞的固有层浸润（**C**）

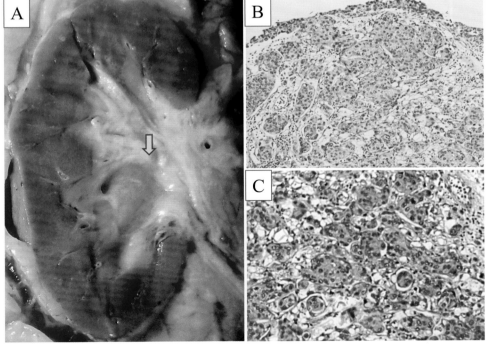

图12-10 高级别浸润性尿路上皮癌。一个境界不清的肿块累及肾盂（**A**，箭头）。显微镜下肿瘤细胞浸润固有层，没有外生性的生长方式（**B**）。高倍镜下显示肿瘤细胞具有微乳头的特征（**C**）

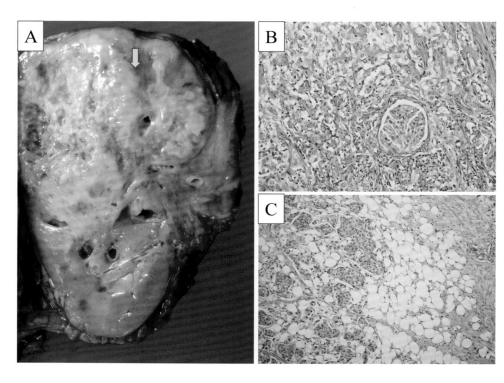

图 12-11　高级别浸润性尿路上皮癌，肉眼累及肾呈一个大肿物，相似于肾细胞癌（**A**）。显微镜下，肿瘤细胞包绕一个肾小球（**B**）和侵及肾周脂肪组织（**C**）

组织病理学

- 肿瘤细胞形成大的不规则细胞岛或较小的细胞团（图 12-9C）。尿路上皮癌中细胞的多形性可以非常明显（图 12-10C）。
- 尿路上皮细胞的高级别和低级别核混合在一起的典型特征，不同于肾细胞癌具有或者高级别，或者低级别的区域。
- 可以看到促纤维结缔组织反应（图 12-11C）。
- 出现外生性肿瘤或尿路上皮原位癌有助于确定诊断。
- 尿路上皮癌偶尔可以看到腺性分化，会与肾细胞癌相混淆。
- 也可见鳞状分化，这在肾细胞癌中非常罕见。
- 肿瘤细胞可以逆行延伸到肾小管，并侵及肾实质（图 12-11B）。
- 可见局灶或广泛存在的固有层、固有肌层或脂肪组织的浸润（图 12-10C 和图 12-11C）。
- 可见淋巴结转移。

冰冻切片中对输尿管断端的评估

- 通常会送一小块输尿管做冰冻切片以评估膀胱切除标本中切缘有无肿瘤。
- 在评价输尿管断端时，需要铭记两个要素：
  - 确保在输尿管周围组织中没有浸润性肿瘤（图 12-12）。
  - 冰冻切片评价尿路上皮时不要过诊断，因为尿路上皮细胞在冰冻切片中显得体积增

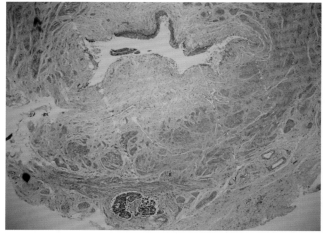

图 12-12　尽管表面的尿路上皮为良性，此例高级别浸润性尿路上皮癌伴有输尿管周围组织中的淋巴管侵犯

大（图 12-13）。

免疫组织化学

- GATA3 阳性，S100P 阳性，p63 阳性和高分子量角蛋白阳性。
- AMACR 阴性或弱阳性。
- PAX2/PAX8 阴性和其他的肾细胞癌标记物阴性，偶尔在上尿路的尿路上皮癌中可以阳性（图 12-14）。

分子检测

- 上尿路的尿路上皮癌的染色体改变与膀胱尿

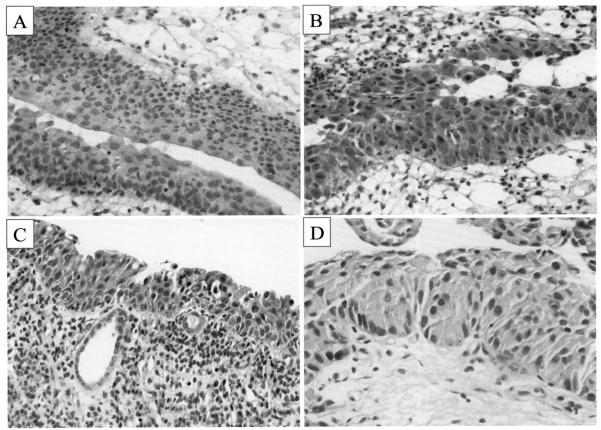

图 12-13　输尿管断端的冰冻切片评估。良性尿路上皮（**A**）和尿路上皮原位癌（**B**）在冰冻切片中评价，并与石蜡切片中相应的良性尿路上皮（**C**）和原位癌（**D**）进行比较。注意在冰冻切片中，尿路上皮细胞有明显增大的核

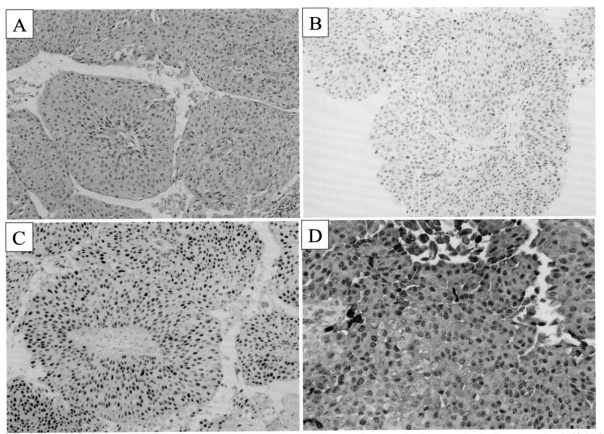

图 12-14　上尿路的尿路上皮癌免疫组化。尿路上皮癌（H&E）（**A**）、GATA3（**B**）、p63（**C**）和 S100P（**D**）均呈阳性

路上皮癌相似。

鉴别诊断

- 主要的鉴别诊断是肾细胞癌（见表 12-1）。

临床相关性（预后和治疗选择）

- 由于有下尿路尿路上皮癌共存的高风险性，对于任何上尿路的尿路上皮癌患者，局限行肾切除术之前和之后，都有必要进行膀胱镜的检查。
- 对于上尿路尿路上皮癌的治疗策略是根治性的肾切除术、输尿管切除术和膀胱袖状切除，这与肾细胞癌行部分或根治性肾切除的手术方式有明显不同。

- 已有一些病例进行了部分性输尿管切除术的尝试，但是对于输尿管的浸润性尿路上皮癌，局部切除的获益并没有得到证实。
- 推荐对于上尿路尿路上皮癌的诊断，需要通过术前进行活检及免疫组织化学进行确定。
- 有时尤其是非常早期的非浸润性病变，可能仅仅累及肾盂黏膜，尿路上皮癌的诊断可以在术中进行。
- 另一方面，位于肾实质的体积较小的肾细胞癌，没有侵及肾盂，可以很容易地诊断，并通过术中的肉眼和组织学检查而与尿路上皮癌相鉴别。
- 但是如果肿瘤体积大，即便是对于那些最有经验的病理医生，在冰冻切片上也难以将高

表 12-1 尿路上皮癌和肾细胞癌的比较

	浸润性尿路上皮癌	肾细胞癌
部位	以肾盂为中心，可以延伸至髓质和皮质	绝大多数位于皮质，可以延伸至肾盂
术前诊断	输尿管镜活检	CT 引导下经皮肾穿刺活检
肾盂受累情况	总是	少见
肉眼表现	褐色、黄色第乳头状肿物，或者是增厚的尿路上皮黏膜	位于肾实质的肿物，透明细胞性肾细胞癌呈金黄色
肿瘤边界	界限不清	境界清楚，无包膜
组织学		
表面的成分（CIS 或乳头状 UC）	存在	不存在
高级别的成分	经常可见，与低级别成分相混合	与低级别成分独立存在
腺性分化，鳞状分化	少数可见	通常罕见
标志物		
p63	+	−
HWMCK	+	−
GATA3	+	−
S100P	+	−
PAX2/PAX8	−	+
CA 9	−或局灶+	强的膜阳性（CRCC）
AMACR	−或局灶+	弥漫阳性（PRCC）
治疗		
肾切除术	是，根治术	是，部分切或根治术
输尿管切除术	可能	否
膀胱袖状切除	可能	否

级别的肾细胞癌与尿路上皮癌相区别。

- 冰冻切片区别尿路上皮癌与肾细胞癌有时会很困难，将肾细胞癌误判为尿路上皮癌的情况可能发生，结果造成患者的肾切除以及整个输尿管和袖状膀胱的不必要的切除。
- 在术中如果对于肾肿瘤的性质判断不肯定，可能是尿路上皮癌的情况下，明智的办法是使手术推迟，直到有明确的诊断时。
- 因为切除后的输尿管、膀胱和其他器官无法放回原处。
- 肿瘤分期：T1（固有层浸润），T2（固有肌层浸润），T3（周围脂肪组织或肾实质）和T4（邻近的器官或侵透肾到达肾周脂肪）。

浸润性鳞状细胞癌

定义

- 原发性浸润性鳞状细胞癌，累及肾盂或输尿管。
- 无尿路上皮癌的证据。

临床特征

- 与浸润性高级别尿路上皮癌相似。
- 血尿，可能出现胁部肿块。
- 输尿管镜可以用于检查累及肾盂或输尿管的占位性病变。

大体病理学

- 体积大的肿物，界限不清（图 12-15A）。
- 可见坏死伴黄白色"奶酪样"的角化珠。

组织病理学

- 肿瘤累及肾盂或输尿管（图 12-15B）。
- 鳞状细胞癌的特征是出现角化珠和细胞间桥（图 12-15C）。
- 可以看到恶性的鳞状细胞，角化或非角化。
- 常常可见固有层或肾实质的浸润。
- 无浸润性或原位尿路上皮癌的证据，对于既含有尿路上皮癌，也有鳞状细胞癌的病例，应当诊断为"尿路上皮癌伴有鳞状分化"。
- 可见鳞状化生（角化或非角化）。
- 正如我们在之前的膀胱章节讨论的一样，并不能证实鳞状细胞癌仅伴有角化性的鳞状化生的论断，因为我们已经看到过许多病例的上尿路鳞状细胞癌伴有非角化性的鳞状细胞化生。

临床相关性（预后和治疗选择）

- 通常是一种侵袭性的肿瘤。
- 需要进行肾根治性切除。
- 化疗可能有帮助，但是有效性的经验很有限。

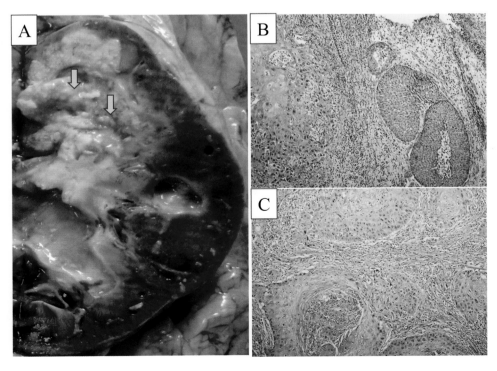

图 12-15 发生在肾盂的鳞状细胞癌是一个体积大的肿块（A）。肿瘤境界不清，有浸润性边界。部分区域可见奶酪样的坏死，镜下，浸润性的肿瘤细胞累及肾盂而没有任何尿路上皮癌的成分（B）。高级别的鳞状细胞癌侵及肾实质，伴有有明显的角化（C）

第三部分　膀　胱

第 13 章　正常膀胱组织学

解剖

- 膀胱是一个袋状的结构。
- 其上部与双侧输尿管相连。
- 其下部与尿道相连。
- 膀胱内面左、右输尿管口与尿道内口之间的区域，称为膀胱三角。
- 膀胱的最上部称膀胱顶。

毗邻器官

- 在男性，前列腺位于膀胱下面。尿道走行并穿过前列腺。
- 在女性，膀胱位于子宫前面。女性的尿道较短，与膀胱相连接。

组织学

- 膀胱壁自内向外分为以下几层（图 13-1）：
  - 尿路上皮。
  - 固有层。
  - 固有肌层。
  - 膀胱周脂肪组织。
- 尿路上皮（图 13-2），膀胱壁的最内面衬覆上皮，包括：
  - 伞细胞
    - 伞细胞具有致密的细胞膜。其构成膀胱黏膜表层，具有保护作用。
    - 胞质丰富，核质比低。
  - 基底细胞
    - 是尿路上皮的主要成分。
    - 包含 4～6 层排列有序的上皮细胞。
    - 可见核沟。
    - 无角化及细胞间桥。
- 固有层
  - 由于膀胱黏膜肌层（图 13-3）不完整，仅表现为一些较小而不连续的平滑肌束，真正的固有层和膀胱黏膜下层很难区分开来。
  - 因此，日常实践中，固有层实际上包含了真正的固有层、黏膜肌层及黏膜下结缔组织。
- 固有肌层
  - 固有肌层，通常称为"肌层"，由较大的平滑肌束组成（图 13-4）。
  - 基于我们的经验，肌层中肌束的直径一般要厚于 100～200 μm（0.1～0.2 mm）（图

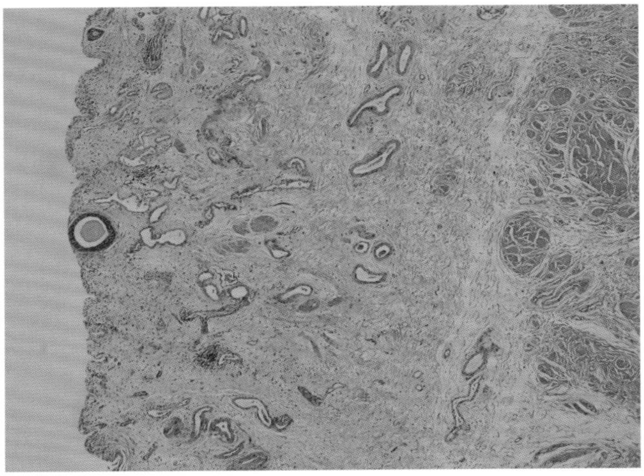

图 13-1　膀胱壁由尿路上皮（左侧）、固有层及含有较大平滑肌束的固有肌层组成

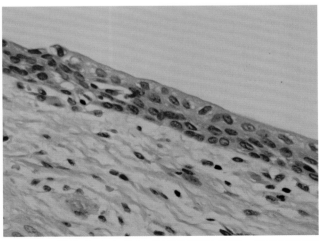

图 13-2　尿路上皮由位于表层的胞质丰富、胞膜致密的伞细胞，以及位于上皮下部的多层基底细胞组成

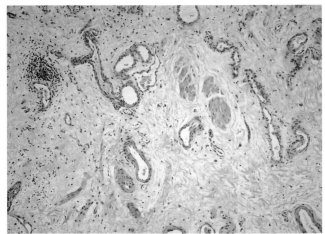

图 13-3　固有层包含大的血管、不连续的小平滑肌束及疏松结缔组织

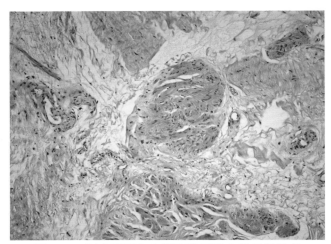

图 13-4　固有肌层包含紧密排列的大的平滑肌束

13-5）。

○ 固有肌层 smoothlin 表达阳性，然而固有层中纤细的黏膜肌 smoothlin 阴性。这种表达差异在肿瘤浸润深度的判定中有一定的诊断价值。

○ 固有层和肌层中或可见散在的脂肪组织（图 13-6），不要与膀胱周脂肪组织相混淆。

● 膀胱周脂肪组织

○ 绝大多数为疏松结缔组织、脂肪组织及较大的血管（图 13-7）。

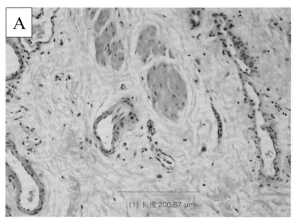

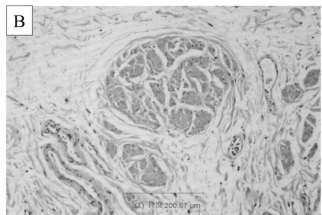

图 13-5　膀胱壁固有层（A）中的小肌束（＜ 200 μm）和固有肌层（B）中的大肌束对比

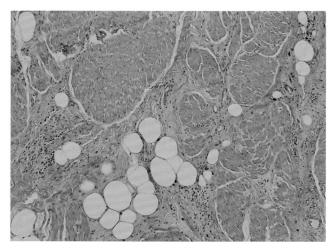

图 13-6　膀胱壁固有肌层中存在脂肪组织

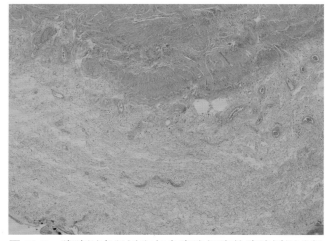

图 13-7　膀胱固有肌层和包含脂肪细胞的膀胱周围疏松结缔组织

第 14 章　尿路上皮病变的免疫组织化学标记物

Cytokeratin 20（CK20）

- 仅伞细胞阳性表达（图 14-1A）。
- 尿路上皮的基底细胞阴性。
- 大多数尿路上皮癌细胞阳性（图 14-1C）。

p53

- 尿路上皮基底层 p53 染色弱阳性（野生型）（图 14-1B）。
- 尿路上皮原位癌（图 14-1D）和高级别尿路上皮癌表达强阳性。
- 低级别尿路上皮癌弱或中等阳性表达。

p63

- 着色于尿路上皮细胞核。
- 良性尿路上皮伞细胞和基底细胞均阳性。
- 尿路上皮癌阳性（图 14-2、14-3）。
- 良性前列腺基底细胞和鳞状细胞阳性表达。
- 鳞状细胞癌阳性。
- 前列腺腺癌阴性，偶尔阳性。

高分子量角蛋白（high molecular weight cytokeratin，HMWCK）

- 表达谱类似于 p63，细胞质着色。

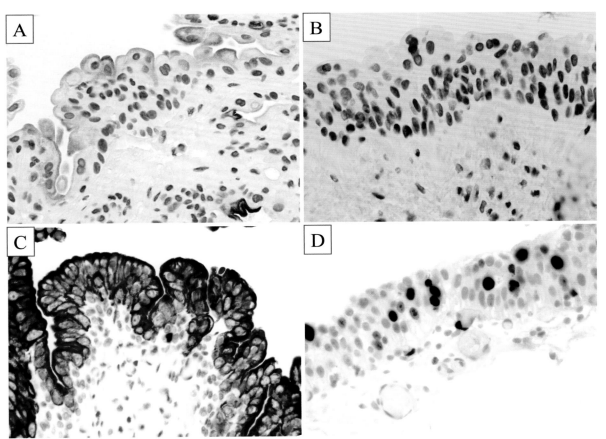

图 14-1　CK20 标记出正常尿路上皮表面的伞状细胞（**A**）；正常尿路上皮仅基底细胞有 p53 的弱阳性（**B**）；尿路上皮癌细胞 CK20 强阳性（**C**），p53 阳性（**D**）

- 良性尿路上皮伞细胞和基底细胞均阳性表达。
- 尿路上皮癌阳性（图 14-2C）。
- 良性前列腺基底细胞和鳞状细胞阳性。
- 前列腺腺癌阴性。

AMACR

- 一种脂肪酸代谢酶。
- 最为人所知的是前列腺癌的标记物：前列腺腺癌阳性，而良性前列腺腺体上皮阴性或弱阳性。
- 乳头状肾细胞癌阳性。
- 肾小管及肾源性腺瘤阳性。
- 大肠腺癌阳性。
- 正常尿路上皮阴性。
- 经常和 p63、HMWCK 一起用于三重染色。
- 尿路上皮癌阴性或弱阳性（图 14-2C）。

S100P

- 是 S100 的一个变异体，最初发现表达于胎盘滋养叶细胞。

- 良性尿路上皮及良性尿路上皮病变阳性。
- 大多数尿路上皮癌阳性。
- 在其他类型癌中表达不常见。

GATA3

- 良性尿路上皮阳性。
- 尿路上皮癌均阳性表达，不论是低级别或高级别、浸润性或非浸润性（图 14-3C）。
- 很可能是尿路上皮癌最好的标记物，但不能区别良性和恶性尿路上皮病变。
- 乳腺癌阳性表达。
- 绝大多数其他上皮性恶性肿瘤阴性。

AE1/AE3

- 广谱角蛋白标记物。
- 良、恶性尿路上皮细胞及其他上皮细胞均阳性表达。
- 用来证实存在恶性上皮细胞。

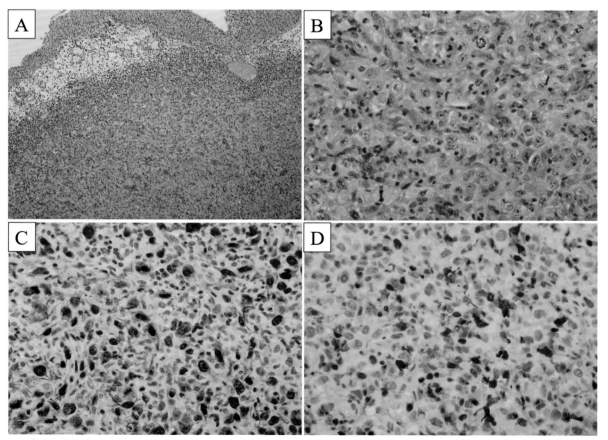

图 14-2 高级别尿路上皮癌显示（HE 染色 **A**，低倍；**B**，高倍）高分子量角蛋白（细胞质）和 p63（细胞核）阳性，而 AMACR 阴性（**C**，三重染色）；S100P 阳性（**D**）

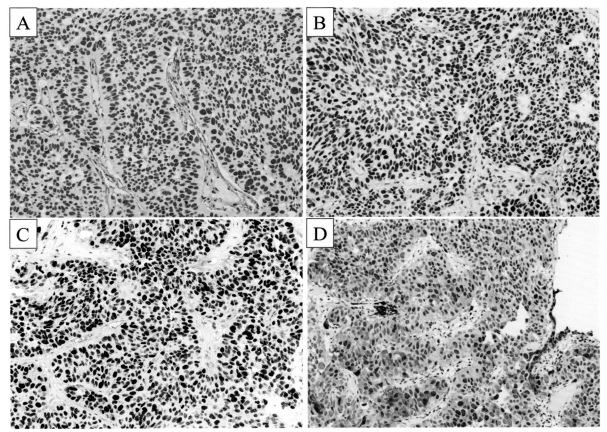

图 14-3 尿路上皮癌（HE 染色，**A**）p63（**B**，细胞核）、GATA3（**C**，细胞核）及 S100P（**D**，主要着色于细胞核）均阳性

Ki67

- 用来评价增殖活性。
- 良性尿路上皮增殖指数低。
- 低级别尿路上皮癌增殖指数升高。
- 高增殖指数见于原位癌及高级别尿路上皮癌。

smoothlin

- 膀胱固有层平滑肌阴性，而固有肌层平滑肌

阳性。

- 对于肌肉浸润性癌，smoothlin 有中等度的特异性：尿路上皮癌病例中若相应细胞染色阳性，与固有层浸润（仅 20% ～ 30% 病例阳性）相比，更偏向为肌层浸润（90% 病例阳性，图 14-4B）。
- 尿路上皮病变常用的免疫标记物见表 14-1。

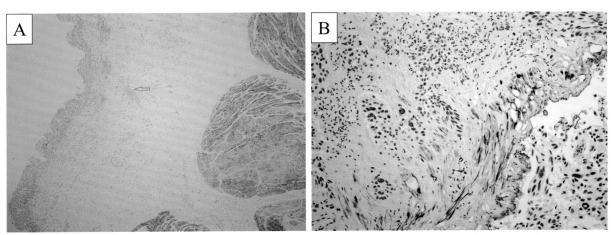

图 14-4 smoothelin 在固有肌层中表达阳性（**A**），而固有层平滑肌阴性（**A**，箭头）。尿路上皮癌浸润至 smoothelin 表达阳性的肌层（**B**）

标记物	良性尿路上皮（和间质）	尿路上皮癌
		表 14-1 尿路上皮常用免疫组织化学标记物的比对
p53	基底细胞弱阳性	阳性 低级别癌弱阳性 高级别癌强阳性
CK20	伞细胞阳性	弥漫阳性
CD44	阳性	阴性
smoothelin	固有肌层阳性 固有层阴性	尿路上皮癌浸润的固有肌层阳性
S100P	阳性	阳性
GATA3	阳性	阳性
AMACR	阴性	阴性或弱阳性
p63	阳性	阳性
HMWCK	阳性	阳性

第三部分　膀　　胱

第 15 章　膀胱的良性腺性病变

腺性膀胱炎和囊性膀胱炎

定义

- 反应性尿路上皮病变伴腺性或囊性变。
- 腺性膀胱炎：良性腺体结构出现在布氏巢或取代表面尿路上皮的一种化生性改变。
- 囊性膀胱炎：一种以布氏巢或良性腺体结构的囊性扩张为特征的病变。
- 然而，腺性膀胱炎（cystitis glendalaris，CG）和囊性膀胱炎（cystitis cystica，CC）的名称经常互换使用。
- 腺性膀胱炎和囊性膀胱炎也可以分为两种类型：
  ○ 非黏液型，将在本节进行讨论。
  ○ 黏液型（肠型），将在本章中单独一节进行讨论（肠化生）。

其他名称

- 腺囊性膀胱炎。

发病机制

- 膀胱对慢性刺激的一种非常常见的反应性病变。
- 腺性膀胱炎和囊性膀胱炎可伴或不伴慢性炎细胞浸润。
- 有推测认为腺性膀胱炎和囊性膀胱炎是腺癌的前驱病变。
- 然而，这种相关性的证据不足，因为腺性膀胱炎和囊性膀胱炎在膀胱中很常见，而膀胱腺癌少见。因此，腺性/囊性膀胱炎与腺癌之间的弱相关性预测意义很低。

临床特征

- 无特异相关症状。

大体病理学

- 腺性膀胱炎和囊性膀胱炎是镜下所见，因此无特异大体表现。

组织病理学

- 腺性膀胱炎的特点是布氏巢（图 15-1）或表面尿路上皮的良性腺体分化。
- 囊性膀胱炎表现为良性腺体结构或布氏巢的囊性扩张。
- 囊性结构表面被覆柱状或尿路上皮细胞（图 15-2）。
- 腺性膀胱炎和囊性膀胱炎经常共存，均无细

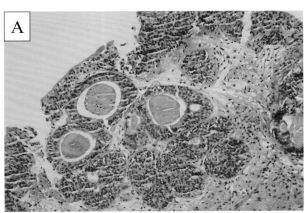

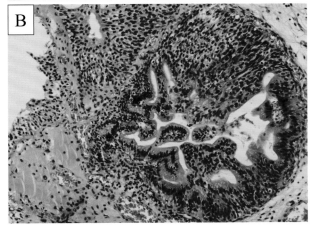

图 15-1　腺性膀胱炎。多数布氏巢有腺腔形成（**A**）。一个大的布氏巢显示一个复杂的腺样结构（**B**）。腺上皮无细胞异型性

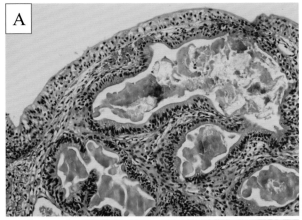

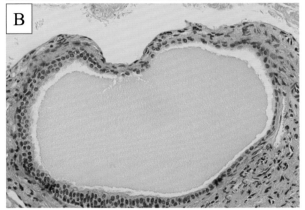

图 15-2　囊性膀胱炎。布氏巢囊性扩张，被覆腺上皮（**A**）或尿路上皮（**B**）

胞异型性或浸润现象（图 15-1、15-2）。

- 肠化生的特征是尿路上皮中出现肠型上皮，尤其是杯状细胞，经常发生在腺性或囊性膀胱炎的背景中（见本章肠化生）。
- 可见急性或慢性炎症，但不是诊断腺性膀胱炎或囊性膀胱炎的必要条件。

免疫组织化学

- 不适用。

临床相关性

- 无特殊治疗方法，但是临床随访是必要的。
- 肠化生与腺癌有关，因此腺性膀胱炎中出现肠化生需要特别指出。

假腺样分化

定义

- 在尿路上皮反应性病变或尿路上皮肿瘤中出现小的囊状腔隙。

其他名称

- 微囊，微囊形成。

发病机制

- 由于退行性变或细胞脱落，尿路上皮中出现小的囊状腔隙。
- 这种现象在尿路上皮反应性病变和尿路上皮肿瘤均可见。

临床特征

- 这是一种镜下表现，可与膀胱的良性或恶性病变相关。

大体病理学

- 无特异性大体表现。

组织病理学

- 在尿路上皮反应性病变中可见单个或偶尔多个小的囊腔（图 15-3）。腔内空虚或充满退变细胞、黏液或坏死碎片。
- 腔隙周围的细胞不排列成栅栏状或形成一个真正的腺体结构。
- 乳头状尿路上皮癌中常见微囊形成，可能代表一种退变的变化（图 15-4）。

免疫组织化学

- 不适用。

临床相关性（预后和治疗选择）

- 这是在大多数尿路上皮反应性病变和很多亚

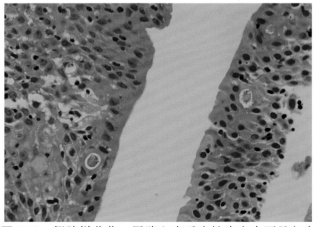

图 15-3　假腺样分化。尿路上皮反应性病变中可见包含细胞碎片的小腔隙形成，伴海绵层水肿

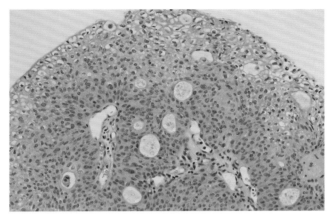

图 15-4 乳头状尿路上皮癌中假腺样分化（微囊）的特征是充满细胞碎片的小腔隙形成，无真性腺腔形成

型的尿路上皮癌中一种常见的镜下表现，不能被视为腺样分化。

肠上皮化生

定义

- 尿路上皮转化为伴杯状细胞肠上皮的化生过程。可以将其看作是腺性膀胱炎的一种特殊形态。

其他名称

- 肠化生，黏液化生，黏液性腺性膀胱炎。

发病机制

- 对慢性刺激的反应性改变。
- 可能是腺癌的前驱病变。
- 可以发生于膀胱或其他被覆尿路上皮的泌尿器官。

临床特征

- 类似于腺性膀胱炎的慢性刺激症状。

大体病理学

- 无特异性大体可见的病变。

组织病理学

- 出现高柱状细胞，核位于基底，有数量不等的杯状细胞（图 15-5）。
- 肠化生可累及尿路上皮全层（图 15-5A、B）或在腺性膀胱炎背景中局灶存在（图 15-5C、D）。

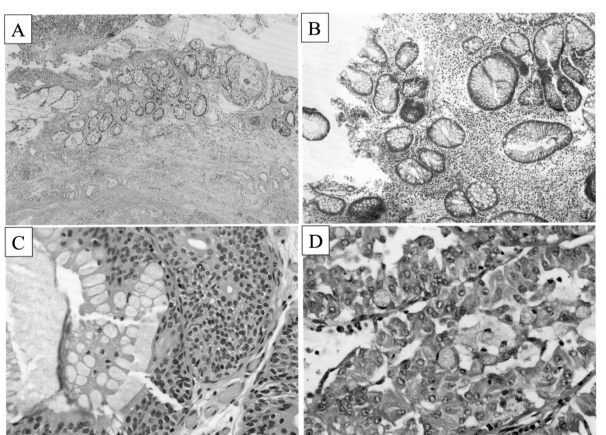

图 15-5 膀胱肠化生（A）的上皮广泛取代了尿路上皮（B）。另一例肠化生显示在腺性膀胱炎背景中的肠型柱状细胞伴少数杯状细胞（C）。肠化生伴个别杯状细胞（D）

- 腺上皮与正常肠黏膜相似，无细胞异型性（图 15-5B）。
- 可见反应性尿路上皮（图 15-5C）和固有层中的慢性炎细胞浸润。

免疫组织化学

- 尚不明确。病变细胞可以肠上皮标记阳性，如 CDX2。

临床相关性（预后和治疗选择）

- 膀胱的肠上皮化生较腺性膀胱炎少见得多，可能会进展成肠型腺癌。
- 然而，不像 Barrett 食管是腺癌的癌前病变那么明确，膀胱肠上皮化生与腺癌的关系仍有争议。
- 膀胱肠型腺癌中经常发现肠化生，但是对于肠化生的患者是否需要随访以及其进展成为癌的概率尚未达成一致。
- 我们建议临床对肠化生患者应当密切随访，以监测其发展成腺癌的可能性。

前列腺型息肉

定义

- 膀胱黏膜的息肉样病变，息肉内为良性前列腺腺体。
- 病变可见于膀胱或前列腺尿道部。

其他名称

- 膀胱中异位的前列腺组织。

临床特征

- 只发生于男性。
- 年轻患者常表现为息肉样病变，本质可能是组织异位。
- 老年男性患者的良性前列腺增生可突入膀胱颈或前列腺尿道部，表现为肿块。

大体病理学

- 绝大多数位于三角区或膀胱颈，为息肉样或小肿块。

组织病理学

- 良性尿路上皮的息肉样病变（图 15-6A）。
- 前列腺型腺体聚集形成小叶结构（图 15-6B）。
- 两型细胞：高柱状（分泌性）细胞和基底细胞，如同正常的前列腺腺体（图 15-6B）。
- 伴或不伴淀粉样小体。

免疫组织化学

- p63 和高分子量角蛋白阳性（基底细胞）（图 15-6C）。
- PSA 阳性（图 15-6D）。
- AMACR，p53 阴性。
- Ki67 低增殖活性。

鉴别诊断

腺性膀胱炎

- 不像前列腺腺体弯曲。
- 只有一种细胞（无基底细胞）。
- PSA 阴性。

前列腺导管腺癌

- 高柱状细胞伴有核异型性。
- 乳头状或筛状结构。
- 无基底细胞（p63 和高分子量角蛋白阴性）。
- AMACR 阳性（强到弱）。

临床相关性（预后和治疗选择）

- 良性。
- 出现症状或怀疑恶性时手术切除。

膀胱子宫内膜异位症

定义

- 膀胱中出现良性子宫内膜。

临床特征

- 育龄期妇女。
- 月经期加重的下腹部疼痛。
- 如果膀胱黏膜受损，可以出现血尿。

大体病理学

- 膀胱黏膜出血点或血肿。

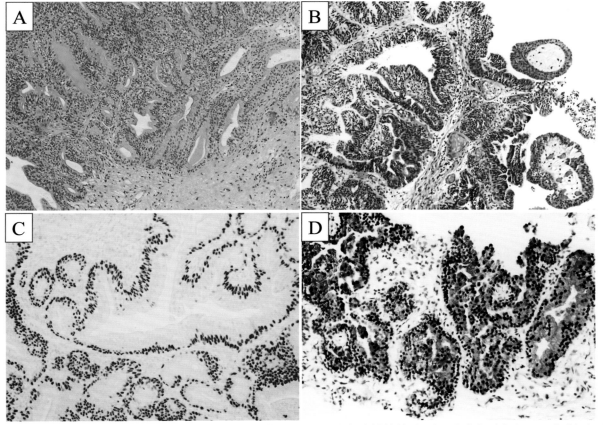

图 15-6 膀胱中前列腺型息肉（**A**）。良性前列腺腺体形成息肉样或腺样结构（**B**），基底细胞标记 p63 阳性（**C**）和 PSA 阳性（**D**）

- 如果累及深肌层并伴有纤维化时可表现为肿块。

组织病理学

- 聚集的或单个的子宫内膜腺体和富于细胞的子宫内膜间质（图 15-7A）。
- 腺体可看似在膀胱壁深层浸润（图 15-7B）。
- 腺上皮呈高柱状，核分裂活跃，可有分泌或纤毛（图 15-7C）。腺上皮可显示分泌改变（图 15-7D）。
- 常见出血、含铁血黄素沉积的巨噬细胞或纤维化（图 15-7C、D）。
- 偶尔只能见到子宫内膜间质细胞（图 15-8）。

免疫组织化学

- 上皮和间质细胞 ER（图 15-8C）和 PR 均阳性。
- 间质细胞 CD10 阳性（图 15-8D）。

临床相关性（预后和治疗选择）

- 良性病变，可能需要子宫内膜异位症的激素治疗。

肾源性腺瘤

定义

- 肾源性腺瘤是尿路上皮发生的良性病变，特点是小簇状类似于肾小管的腺体结构。

其他名称

- 肾源性化生。

发病机制

- 大多数病例中，病变的上皮成分来源于尿路黏膜损伤后肾小管的种植。
- 它是一个反应性的病变，而不是一个肿瘤形成的过程。
- 在某些情况下，也可能是来自尿路被覆上皮的化生性改变。

临床特征

- 常有尿路损伤史，如器械、结石、活检或经

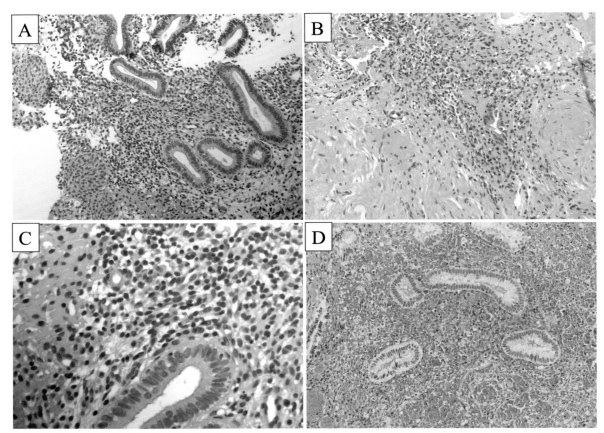

图 15-7　膀胱子宫内膜异位症由柱状腺上皮细胞和短梭形间质细胞构成（A）。纤维化明显，固有肌层中可见异位腺体（B）。高倍镜显示良性的高柱状上皮细胞（C），常伴有出血或分泌改变（D）

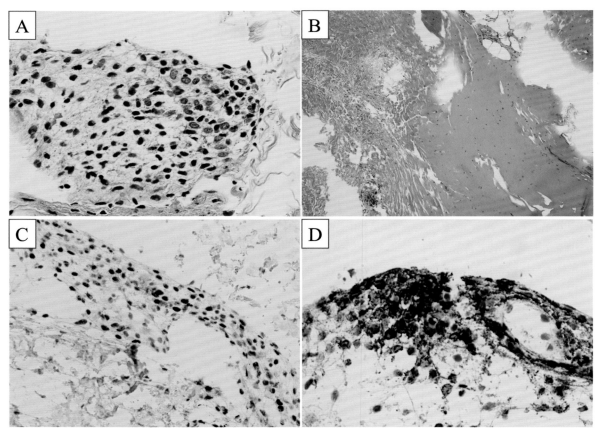

图 15-8　膀胱子宫内膜异位症由间质细胞聚集（A）和显著的纤维化（B）构成。ER（C）和 CD10（D）阳性，证实是子宫内膜起源

尿道切除术（TUR）。

- 免疫功能低下尤其是肾移植患者的患病风险
  增加。
- 多数见于免疫功能正常的人群。

大体病理学

- 肾源性腺瘤通常是小息肉状或乳头状病变，
  直径 1 ～ 10 mm。

组织病理学

- 通常含有两种成分：类似于肾小管的腺上皮
  细胞和肉芽组织背景（图 15-9）。
- 常见类型为乳头状（图 15-9A）和管状（图
  15-9B）。
- 腺上皮细胞可扁平（毛细血管型）、立方到
  偶尔柱状（图 15-9C、D）。
- 结构可多样，如扁平（图 15-10）、实性、乳

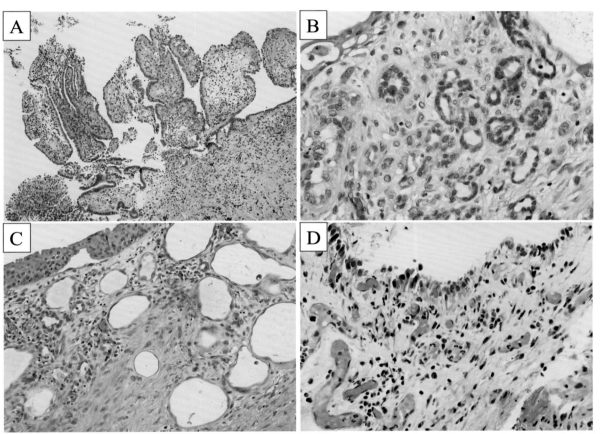

图 15-9　肾源性腺瘤的组织学变异型。肾源性腺瘤可结构多样，如乳头状（**A**）、腺样（**B**）、微囊型（**C**）或平坦型
（**D**）。多数病例有肉芽组织样的背景

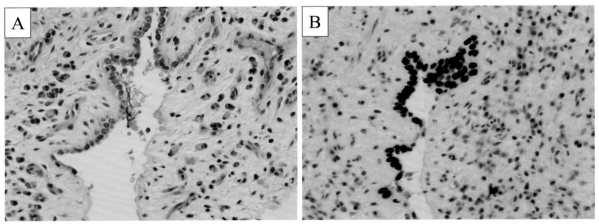

图 15-10　膀胱表面平坦型的肾源性腺瘤呈单层柱状上皮（**A**），通过 Pax8 染色阳性而确诊（**B**）

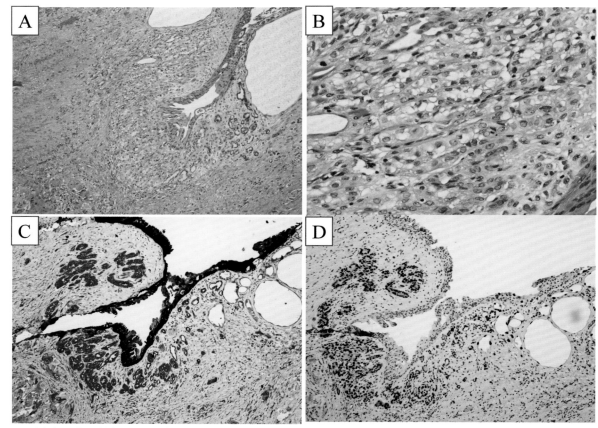

图 15-11　尿路上皮下的肾源性腺瘤呈实性和管状结构（**A**）。实性区细胞呈印戒细胞样（**B**）。AMACR 强阳性（**C**，红色）且基底细胞标记物阴性（**C**，棕色）和 PAX8 阳性（**D**）

头状、甲状腺样或印戒细胞样，通常在一个肾源性腺瘤可见到多种结构（图 15-11）。

- 可见鞋钉样细胞，细胞内空泡（印戒样）或核仁明显的单个细胞（图 15-11B）。
- 弥漫的细胞学异型性罕见。
- 偶尔肾源性腺瘤可能与尿路上皮癌或腺癌并存。
- 肾源性腺瘤的两个常见特征：
  - 肉芽组织样的背景中间质明显水肿和炎细胞浸润。
  - 小管周围基底膜增厚或玻璃样变。

免疫组织化学

- 肾源性腺瘤的诊断应主要基于 H & E，因为其免疫表型多且与腺癌相重叠。
- AMACR 阳性（50%），高分子量角蛋白阳性（30%～50%），CK7 阳性（图 15-11C、D）。
- PSA 及 p53 阴性。

鉴别诊断

- 膀胱腺癌（见表 15-1）。

表 15-1　肾源性腺瘤和膀胱腺癌的比较		
特点	肾源性腺瘤	膀胱腺癌
大小	小，通常＜ 1 cm	大
大体形态	乳头或扁平	肿块
病史	有创检查	无特殊
	尿路上皮损伤	
尿脱落细胞学	阴性	阳性
肉芽组织背景	有	无
基底膜玻璃样变	有	无
结构	多样，乳头、印戒、管状	一致，腺样
异型性	轻微	显著
免疫标记		
• AMACR	强＋（50%）	一或弱＋
• p63	＋/－	＋
• 高分子量角蛋白	＋/－	强＋
• p53	－	强＋
• Pax8	＋	－
• PSA	－	－

表 15-2　使用免疫组织化学标记的鉴别诊断

抗体	肾源性腺瘤	前列腺息肉	前列腺腺癌
AMACR	+（＞50%）	−	+
p63	−	+	−
HMWCK	+ / −	+	−
PSA	−	+	+
Pax8	+	−	−

- 前列腺型息肉和前列腺腺癌（见表 15-2）。

临床相关性（预后和治疗选择）

- 这是一个良性的反应性病变，并不是真性肿瘤。
- 无需特殊治疗。
- 大多数情况下，病变因可疑肿瘤而被切除。
- 组织学上，它可能被误认为是膀胱腺癌或前列腺腺癌。

脐尿管残件和脐尿管囊肿

定义

- 脐尿管（urachus）残件是脐尿管或胚胎的尿囊柄（脐尿管前身）的残余组织，连接脐和膀胱。
- 脐尿管囊肿是扩张的脐尿管残件。

发病机制

- 胚胎发育后脐尿管上皮仍残存。
- 出生后大多数脐尿管将被关闭，但该部位仍有残存上皮。
- 由脐尿管不完全关闭引起的其他脐尿管异常包括脐尿管未闭（持久脐尿管）、脐尿管憩室（上皮膨出），脐尿管脓肿（脐尿管囊肿感染伴脓肿形成）。

临床特征

- 脐尿管残余通常没有症状。
- 若病变扩张或感染，可出现下腹正中部位于脐与膀胱顶部之间的包块。
- 脐尿管囊肿感染时可出现压痛和发热。
- 脐部持续流出黏液样物。

- 排尿疼痛。
- 若感染的脐尿管囊肿与膀胱相通，会出现下尿路感染的症状。
- 影像研究显示一个位于脐与膀胱顶之间的囊性病变。
- 脐尿管脓肿定义为脐尿管囊肿伴脓液形成的急性炎症。

大体病理学

- 除非扩张或感染，脐尿管残件大体上不能被发现。
- 脐尿管囊肿内表面光滑，囊内含透明或黏液样物。

组织病理学

- 脐尿管残件是小管状或腺样结构，被覆扁平、立方或尿路上皮（图 15-12 A ～ C）。
- 脐尿管残件可囊性扩张成为脐尿管囊肿。
- 感染后发展为脐尿管脓肿时，囊肿壁可出现急性或慢性炎症（图 15-12D）。
- 脐尿管残件或囊肿可偶尔出现肠上皮化生。
- 可出现异型增生，是腺癌的癌前病变。

临床相关性（预后和治疗选择）

- 无症状的脐尿管残件不需要治疗。
- 脐尿管囊肿或感染的脐尿管囊肿治疗方式是手术切除。
- 脐尿管残件的存在是诊断脐尿管癌的依据。

管状绒毛状腺瘤

定义

- 膀胱良性的腺上皮肿瘤，类似于结肠管状或绒毛状腺瘤的形态。

其他名称

- 管状腺瘤。
- 绒毛状腺瘤。

发病机制

- 被认为来源于膀胱尿路上皮的肠化生。

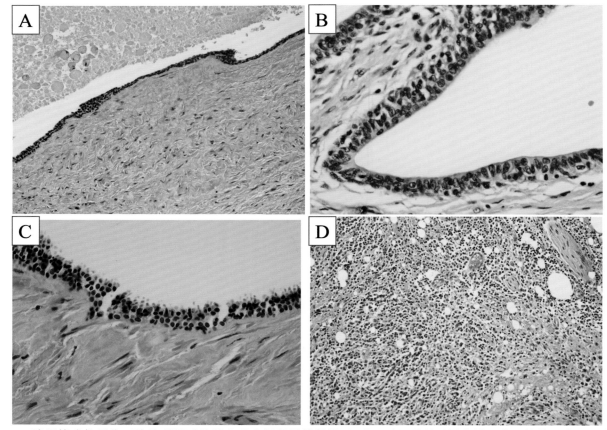

图 15-12　脐尿管残件是位于膀胱顶部或膀胱和脐之间的腺体结构（**A**）。可以看到两层内衬上皮：柱状上皮和基底细胞（**B** 和 **C**）。感染时囊肿演变为脓肿（**D**）

- 很可能存在一个从肠化生—腺瘤—腺癌的演进。

临床特征

- 少见，多见于老年男性，平均年龄 65 岁。
- 血尿和膀胱刺激症状。
- 黏液性肿瘤可出现黏液尿（尿中含黏液）。
- 膀胱镜检查显示息肉样或乳头状病变。

大体病理学

- 息肉样或外生性病变，大多是单发。
- 一个明确的基底提示无浸润成分。
- 偶尔表现为黏液样外观。

组织病理学

- 绒毛状、乳头状突起，被覆高柱状细胞，雪茄形核位于基底（图 15-13）。
- 可见杯状细胞或细胞内黏液。
- 可出现类似于结肠管状腺瘤的轻度或中度异型增生，但是显著的细胞异型性、极性消

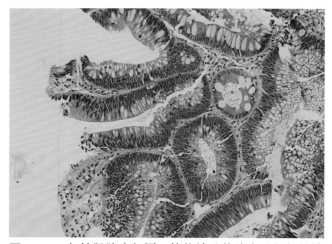

图 15-13　与结肠腺瘤相同，管状绒毛状腺瘤呈细长的绒毛结构，被覆假复层高柱状细胞，具有雪茄形核

失或筛状结构提示原位腺癌（高级别非典型增生）。

- 出现高级别异型增生应当额外报告。

免疫组织化学

- CK20 阳性，CDX2 阳性和 CEA 阳性。

鉴别诊断

- 所有本章讨论的良性腺上皮病变见表 15-3。

临床相关性（预后和治疗选择）

- 类似于结肠管状腺瘤，是一种非异型增生性病变。

- 大约三分之一的管状腺瘤可进展为浸润性腺癌。因此，管状腺瘤是膀胱腺癌的癌前病变。
- 局部切除是治疗的首选方法。
- 有管状绒毛状腺瘤病史的患者应临床随访。
- 随访的方式与结肠管状腺瘤患者类似，必要时行膀胱镜检查。

		表 15-3　膀胱良性腺上皮病变	
病变	发生率	组织学	其他主要特征
腺性 / 囊性膀胱炎	非常常见	腺或囊腔形成	
假腺样分化（微囊）	常见	微囊形成	反应性或肿瘤性尿路上皮
肠上皮化生	不常见	肠型上皮	杯状细胞
前列腺型息肉	不常见	前列腺上皮	男性 PSA 阳性
子宫内膜异位症	不常见	子宫内膜上皮和间质	女性，ER/PR，CD10 阳性
肾源性腺瘤	相对常见	肾小管种植	损伤史 AMACR 阳性 PSA 阴性
脐尿管残件	不常见	扁平或柱状上皮	位于膀胱顶或邻近软组织
管状绒毛状腺瘤（绒毛状腺瘤）	不常见	肠型腺瘤	类似于结肠管状腺瘤

第三部分　膀　胱

第 16 章　膀胱炎症性和其他反应性病变

慢性非特异性膀胱炎

定义

- 慢性膀胱炎的几种形态变异型：

慢性膀胱炎（非特指性）

- 膀胱慢性炎症伴淋巴细胞浸润，无其他特殊特征。

滤泡性膀胱炎

- 膀胱慢性炎症伴淋巴滤泡形成。

嗜酸细胞性膀胱炎

- 膀胱慢性炎症伴显著的嗜酸性粒细胞浸润。

病因和流行病学

- 主要为革兰氏阴性菌感染。
- 由结石、导尿、器械检查或卡介苗等治疗引起。
- 膀胱活检标本、电切标本或根治标本中很常见。

临床特征

- 非特异性尿路刺激症状。
- 尿细菌培养可能阳性。
- 尿脱落细胞学无恶性提示。

大体病理学

- 无肿块形成。
- 膀胱壁可以水肿、形成红斑或增厚。

组织病理学

慢性膀胱炎

- 表现为淋巴细胞为主的炎细胞浸润固有层（图 16-1A）。
- 此外可见浆细胞、中性粒细胞或嗜酸性粒

细胞。
- 通常有间质水肿和血管扩张（图 16-1B）。
- 可见海绵层水肿等尿路上皮的反应性病变（图 16-1B）。

滤泡性膀胱炎

- 类似于慢性非特异性膀胱炎，但固有层内出现淋巴滤泡，可伴 / 不伴生发中心（图 16-2）。
- 可见其他慢性非特异性炎细胞浸润，如浆细胞，也可见中性粒细胞或嗜酸性粒细胞。
- 可见间质水肿或血管扩张。
- 可见尿路上皮反应性改变。

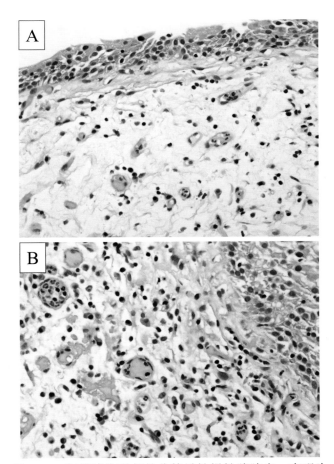

图 16-1　细菌感染引起的非特异性慢性膀胱炎，表现为淋巴细胞浸润和固有层水肿（**A**）。也可见尿路上皮海绵层水肿、血管扩张，伴中性粒细胞围绕血管周围（**B**）

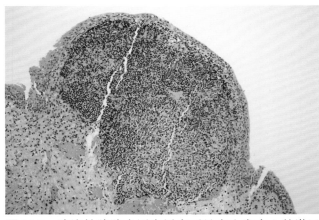

图 16-2 滤泡性膀胱炎固有层内可见有生发中心的淋巴细胞聚集

- 多数反应性淋巴细胞为成熟 B 细胞。

嗜酸细胞性膀胱炎

- 表现为嗜酸性粒细胞为主的炎细胞浸润（图 16-3）。
- 嗜酸性粒细胞数量可达 50 ～ 100 个 /HPF。
- 诊断嗜酸细胞性膀胱炎对嗜酸性粒细胞的数量要求尚不明确，采用界值 25 个 /HPF 可能比较合理。
- 可见其他慢性非特异性炎细胞浸润，或尿路上皮反应性病变。
- 嗜酸细胞性膀胱炎也可见于尿路上皮癌和（或）卡介苗治疗后，癌和卡介菌都可能有助于嗜酸性粒细胞浸润。
- 嗜酸细胞性膀胱炎可能源于全身系统性嗜酸性粒细胞增多或者寄生虫感染，也可见于治疗引起的局部反应，单独基于膀胱组织形态不能区分两者。

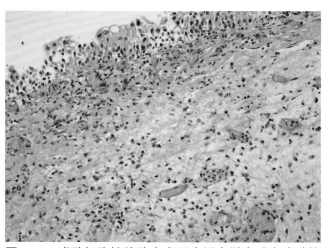

图 16-3 嗜酸细胞性膀胱炎表现为固有层内重度嗜酸性粒细胞浸润。图片上部还可见到尿路上皮反应性病变

鉴别诊断

- 淋巴瘤
  - 一致的淋巴细胞浸润。
  - 细胞具有一定程度的异型性。
  - 淋巴瘤标记显示 κ 或 λ 单克隆限制性有助于诊断。
- 小细胞癌
  - 高分裂活性。
  - 细胞铸型和核异型性。
  - 免疫组织化学染色 CK 阳性，神经内分泌标记物如 CgA、Syn 或 NSE 有助于鉴别。

临床相关（预后和治疗选择）

慢性膀胱炎和滤泡性膀胱炎

- 非特异性慢性炎症。
- 许多感染性或非感染性病因。
- 可与原位癌或其他膀胱癌同时存在。
- 若已知病因，最好的治疗方法是去除病因。

嗜酸细胞性膀胱炎（EC）

- 基于目前的知识，EC 并不是针对病因的特异性诊断。
- EC 可能是寄生虫感染或免疫失调引起的全身系统性嗜酸性粒细胞增多症的局部表现。
- EC 也可能是对活检手术史、寄生虫感染或浸润性癌的局部反应。
- EC 的存在提示临床检查以除外全身性疾病，寄生虫感染、过敏性或自身免疫性疾病。

间质性膀胱炎

定义

- 间质性膀胱炎是一种特发性炎症性疾病，可能导致膀胱黏膜的溃疡形成和慢性炎症。

其他名称

- Hunner 膀胱炎或 Hunner 溃疡，膀胱疼痛综合征。

发病机制

- 病因未知。它不是感染性疾病，也与恶性肿瘤的存在无关。

临床特征

- 一般发生于中年女性。
- 慢性盆腔疼痛，特别是在膀胱充盈时，可能会出现尿急或尿频。
- 患者以女性多见，白种人更常见。
- 无感染证据，尿培养阴性。
- 无恶性肿瘤证据，特别是尿路上皮原位癌。

大体病理学

- 典型病变表现为溃疡或瘢痕，伴有放射状小血管。有时可见红斑或黏膜水肿。
- 非溃疡型：外观正常或红斑。

组织病理学

- 无特异形态学特征，它基本上是一个排除性诊断。
- 诊断需要通过尿培养阴性、尿脱落细胞学阴性且活检加以证实，以排除感染或肿瘤。
- 组织学上，间质性膀胱炎可分为两种病理类型，尽管这样分类的临床意义尚不清楚：
  - Hunner 型伴有溃疡和慢性非特异性炎症，伴肥大细胞增多。
  - 非溃疡型伴完整的膀胱黏膜和慢性非特异性炎症（图 16-4），伴肥大细胞增多（图 16-5），后者不具有特异性。
- 尽管临床实践中不能只用肥大细胞计数作为诊断间质性膀胱炎的唯一依据。
- 病理学家仍被要求在诊断中报告（CD117 阳性）肥大细胞的数量，以监测疾病进展或治疗效果。

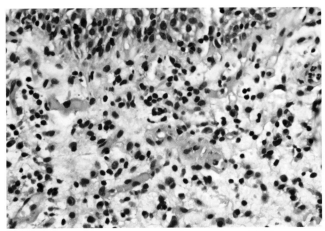

图 16-4　间质性膀胱炎伴慢性炎细胞浸润

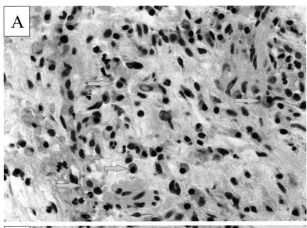

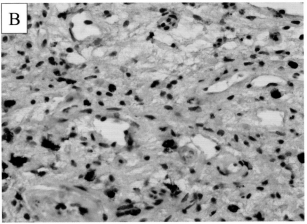

图 16-5　间质性膀胱炎表现为固有层内肥大细胞浸润（**A**，箭头）。CD117 染色证实固有层内存在增多的肥大细胞（**B**）

免疫组织化学

- CD117（c-Kit）可标记肥大细胞（图 16-5B）。

临床相关（预后和治疗选择）

- 控制疼痛很重要。
- 药物治疗包括特定的抗炎药、抗组胺药或三环类化合物。
- 偶尔需要手术干预，如尿流改道术。

放射性膀胱炎

定义

- 放射相关的膀胱炎症性病变。

其他名称

- 放射相关的出血性膀胱炎。

发病机制

- 由放射导致膀胱黏膜损伤引起的膀胱炎。

临床特征

- 放射史，主要是前列腺癌、宫颈癌或下腹部的外部放射。
- 潜伏期从几个星期到几年。放射治疗后，急性炎症几天内出现，而慢性炎症几周至几年后出现。
- 临床实践中遇到的典型的放射性膀胱炎是一种慢性疾病进程，一般在放射治疗后数年出现。
- 症状包括尿路刺激症状，如疼痛、尿频和尿急。
- 可出现肉眼或镜下血尿。

大体病理学

- 膀胱镜可见明显扩张的血管伴点状出血，可出现水肿和溃疡。

组织病理学

- 上皮改变（图 16-6）
  - 反应性改变，如核增大或排列紊乱。
  - 可见假癌样上皮增生的鳞状细胞巢。
  - 出现显著的细胞异型性需要与原位癌进行鉴别。
- 间质改变（图 16-7）
  - 急性期可见水肿、中性粒细胞浸润和纤维蛋白沉积。

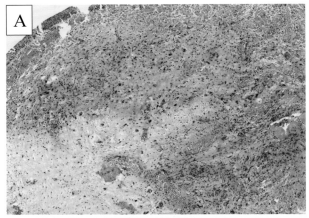

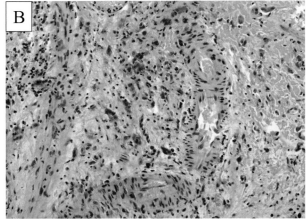

图 16-7　放射性膀胱炎伴间质反应和固有层出血（**A**）。高倍镜显示不典型的间质细胞和出血（**B**）

- 慢性期可见混合性炎症细胞浸润。
- 出血明显，可为新鲜出血，或以含铁血黄素巨噬细胞为特征的陈旧性出血。
- 常见大的多核间质细胞（非典型的成纤维细胞）伴退行性变。

- 血管改变（图 16-8）
  - 内皮细胞肿胀或增生，和血管扩张；血管

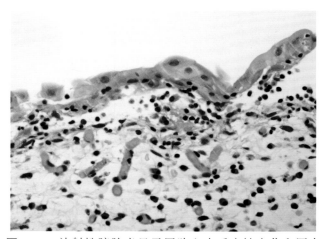

图 16-6　放射性膀胱炎显示尿路上皮反应性变化和固有层的慢性炎症

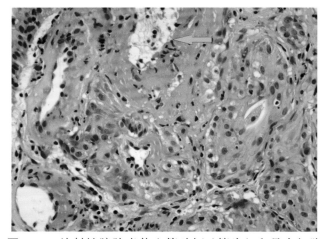

图 16-8　放射性膀胱炎伴血管破坏（箭头）和具有细胞异型性的尿路上皮巢

壁增厚伴内膜增生、纤维化和玻璃样变。

- 类似的间质和上皮细胞的变化也可见于其他原因如化疗等导致的膀胱炎，但是血管的变化一般不会在其他病变中见到。

鉴别诊断

- 尿路上皮原位癌
  - 无放射治疗史。
  - 无明显出血，无内皮细胞非典型性。
  - 更严重和弥漫的细胞异型性，而不是局部的细胞异型性。
  - p53 阳性，CK20 阳性。
  - 放射治疗后的病例出现显著的细胞异型性，应诊断为意义不明的尿路上皮异型性，且需要临床随访。

免疫组织化学和分子检测

- p53 阴性，CK20 阴性或弱阳性。

临床相关（预后和治疗选择）

- 接受放射治疗的患者罹患膀胱癌的危险性增加。
- 因为有放射治疗后尿路上皮的非典型性，因此诊断尿路上皮癌要谨慎。
- 如果放射性膀胱炎患者的尿路上皮细胞异型性明显，但是不足以诊断原位癌，那么密切的临床随访和再次活检是必要的。
- 最近一些新的治疗方法，如重组激活因子Ⅶ，显示出一些有希望的疗效。

息肉状膀胱炎

定义

- 膀胱炎症伴膀胱黏膜的突出的息肉样外观。
- 类似病变可见于泌尿道其他部位，尤其是尿道。

发病机制

- 慢性膀胱炎伴显著的固有层水肿。

临床特征

- 往往是多发的息肉样病变。

- 水肿的外观。

大体病理学

- 膀胱黏膜的息肉样突起。
- 单发或多发。
- 基底不固定，可移动。

组织病理学

- 息肉样膀胱黏膜的间质（固有层）水肿，一般无细胞或偶见小血管（图 16-9）。
- 可见尿路上皮增生变厚，但无细胞异型性（图 16-9B）。慢性炎症细胞可以很少，或大多见于息肉样病变的基底部。
- 通常伴有 Von Brunn 巢和囊性膀胱炎。

鉴别诊断

- 乳头状尿路上皮癌
  - 尿路上皮增厚。

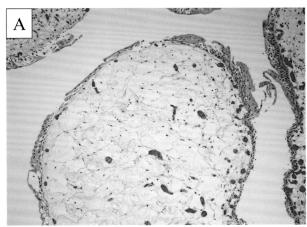

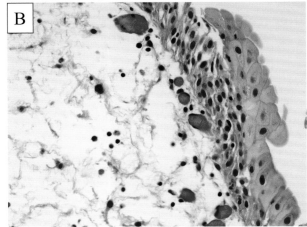

图 16-9　息肉状膀胱炎的特征是大的息肉样病变伴间质极度水肿（**A**）。高倍镜显示被覆的尿路上皮具有轻度的反应性改变（**B**）

○ 细胞异型性明显。

免疫组织化学和分子检测

- 不需要。

临床相关（预后和治疗选择）

- 良性反应性病变。
- 抗炎药物可能需要作为一个保守的治疗措施。
- 切除后不复发。

日本血吸虫相关的膀胱炎

定义

- 血吸虫卵沉积于膀胱壁引起的膀胱炎。

发病机制

- 感染日本血吸虫的淡水蜗牛将血吸虫幼虫释放到水中，幼虫会附着并穿透人的皮肤，在宿主的肺或肝成熟后游移至盆腔静脉产卵，血吸虫卵将随着血液循环沉积在膀胱壁，从而引起膀胱的炎症反应。

临床特征

- 所有患者均有血吸虫感染史，常见于非洲和中东，尤其是埃及。
- 症状不具有特异性，包括耻骨上疼痛、排尿困难、尿频和血尿。
- 晚期膀胱壁的严重纤维化可能导致尿路梗阻、继发细菌性尿路感染、肾积水和肾功能衰竭。
- 发生鳞状细胞癌的危险增加。

大体病理学

- 黏膜增厚，因为虫卵多沉积于固有层。

组织病理学

- 感染早期，虫卵引起嗜酸性粒细胞性炎症、坏死和溃疡。
- 感染晚期，出现慢性炎症和纤维化。
- 识别虫卵是病理诊断的必要标准。虫卵位于固有层，呈椭圆形，大小约 $110 \sim 170\ \mu m$

（图 16-10）。
- 最终虫卵可能钙化和被纤维化包裹。
- 常见鳞状上皮化生，可能发生鳞状细胞癌。

临床相关（预后和治疗选择）

- 早期抗蠕虫治疗。
- 晚期伴尿路梗阻时可能需要手术治疗。
- 由于长期的慢性炎症，与血吸虫卵相关的鳞状上皮化生是鳞状细胞癌发生发展的危险因素。

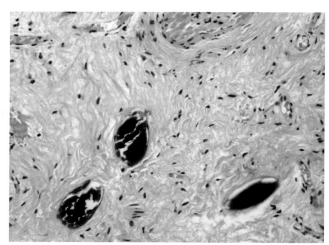

图 16-10　膀胱黏膜内可见多个钙化的血吸虫卵，被纤维化包绕

软斑病（malakoplakia）

定义

- 主要由含有特殊结构（Michaelis-Gutmann 小体）的异常巨噬细胞构成的一种炎症性病变。
- 最常见的部位是膀胱，也可累及其他泌尿生殖器官如睾丸、肾，或非泌尿器官如胃肠道、中枢神经系统和女性生殖系统。

发病机制

- Michaelis-Gutmann 小体的形成是细菌摄入但没有被巨噬细胞消化的结果。
- 巨噬细胞中的细菌受到钙或铁的沉积。

临床特征

- 感染症状，如发热、尿路刺激症状。
- 典型者表现为肿块。

大体病理学

- 膀胱黏膜的黄白色斑块或点状隆起。

组织病理学

- 慢性炎症细胞浸润的背景，伴大量巨噬细胞（图 16-11）。
- Michaelis-Gutmann（MG）小体的出现是软斑病的病理特征（图 16-11，箭头）。
- MG 小体的形态特征是巨噬细胞胞质内的浅蓝色靶状结构，直径 2～5 μm。

组织化学和微生物研究

- 铁染色显示 MG 小体内存在铁沉积。
- 细菌培养可能有助于识别感染的微生物。

临床相关性

- 良性病变。

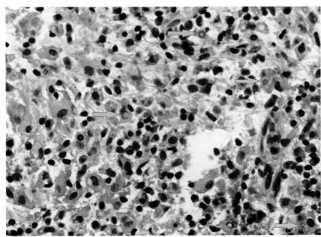

图 16-11 膀胱软斑病由多量巨噬细胞和慢性炎细胞构成。某些巨噬细胞内含有蓝色靶状的 Michaelis-Gutmann 小体（箭头所示）

卡介苗肉芽肿性膀胱炎

定义

- 卡介苗（BCG）治疗引起的肉芽肿性膀胱炎。

发病机制

- 卡介苗是一种弱株分枝杆菌，已被许多国家作为一种预防结核菌感染的疫苗。
- 活卡介苗菌剂注入浅表性膀胱癌如尿路上皮原位癌，或乳头状尿路上皮癌术后患者的膀胱。
- 卡介苗会引起肉芽肿性炎。

临床特征

- 所有患者均有膀胱内卡介苗灌注史。
- 无特异症状，膀胱镜显示膀胱黏膜红斑。

组织病理学

- 通常见于评估肿瘤是否残存的术后活检标本中。
- 膀胱黏膜可见干酪性或非干酪性肉芽肿。
- 肉芽肿由上皮样组织细胞和偶见的朗汉斯（Langhans）多核巨细胞构成，形态上与结核肉芽肿相同（图 16-12）。
- 尿路上皮可呈炎症和反应性改变，但无明显异型性。

临床相关（预后和治疗选择）

- 无需治疗。
- 除非免疫低下的患者发生系统性肉芽肿性炎。

免疫组织化学和组织化学

- AFB 染色可证实分枝杆菌的存在，但是对于有卡介苗治疗史的患者的诊断很少需要。

活检后肉芽肿

定义

- 膀胱黏膜的肉芽肿性炎，对之前活检或经尿道电切术的反应性病变。

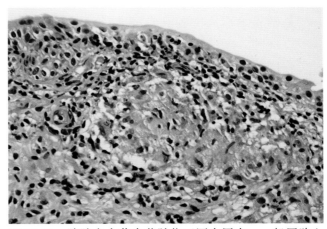

图 16-12 膀胱卡介苗肉芽肿位于固有层内。一般尿路上皮无异型性

其他名称

- 经尿道电切术后肉芽肿。

发病机制

- 侵入性操作如活检或经尿道膀胱电切术导致组织损伤后的一种修复性改变。
- 围绕损伤组织的肉芽肿反应性病变。

临床特征

- 可能无特异性尿路刺激症状。

大体病理学

- 可能有溃疡。
- 无大体肿块。

组织病理学

- 由中央坏死和组织细胞构成的单个或多个肉芽肿。
- 中央纤维素样坏死呈不规则地图状，这与干酪样坏死不同（图 16-13）。
- 坏死区域内可见鬼影细胞和血管。
- 坏死区域周围直接包绕栅栏状的组织细胞。
- 可见泡沫状巨噬细胞或异物巨细胞。

免疫组织化学

- 组织细胞 / 巨噬细胞 CD68 阳性。
- GMS、AFB 染色微生物阴性，但是很少需要。

临床相关（预后和治疗选择）

- 自限性疾病，无需治疗。
- 活检术后肉芽肿有时可能类似于卡介苗肉芽肿。
- 因此诊断卡介苗肉芽肿需谨慎，因为有些无卡介苗治疗史的患者会有活检或经尿道电切术所致的肉芽肿。

尿路上皮增生

定义

- 尿路上皮细胞增生肥厚的一种反应性改变。

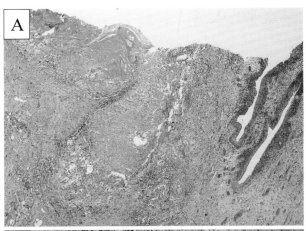

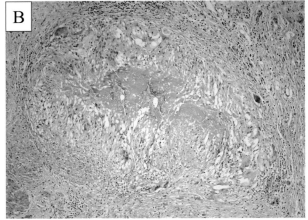

图 16-13 溃疡形成的膀胱黏膜中可见两个活检术后肉芽肿（**A**）。肉芽肿由中央纤维素样坏死、周围上皮样组织细胞和几个多核巨细胞构成（**B**）

发病机制

- 对刺激的反应性改变。

临床特征

- 无特异性的炎症相关症状。

大体病理学

- 无特异性表现。

组织病理学

- 尿路上皮层次增多（图 16-14），无乳头结构。
- 无极性消失和细胞异型的证据，可能与慢性炎症相关。

免疫组织化学

- 通常不必要。
- p53 阴性，Ki67 增殖指数低。

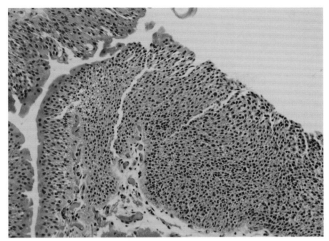

图 16-14　尿路上皮增生的特征是尿路上皮细胞层数增多，无细胞异型性

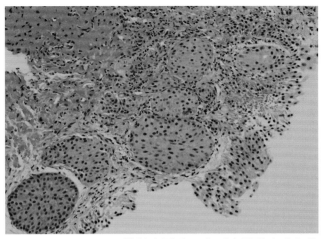

图 16-15　Von Brunn 巢是在尿路上皮下由尿路上皮细胞构成的实性细胞团

临床相关（预后和治疗选择）

- 良性反应性改变，无需特异性治疗。

Von Brunn 巢和旺炽型（florid）Von Brunn 巢

定义

- Von Brunn 巢是良性的尿路上皮实性细胞巢，在尿路上皮下出芽或出现在固有层中。
- 旺炽型 von Brunn 巢是多个 von Brunn 巢，可能是尿路上皮对局灶炎症刺激的增生过程或反应性改变。
- 典型的和旺炽型 von Brunn 巢可能存在于泌尿道的任何部位。

临床特征

- 无症状。
- 当 von Brunn 巢与肿瘤、炎症或其他损伤相关时可出现症状。

大体病理学

- 通常 von Brunn 巢大体上无法辨认，而旺炽型 von Brunn 巢可表现为不透明斑块。

组织病理学

- 固有层内轮廓分明的由正常尿路上皮组成的小实性细胞巢（图 16-15）。
- 可与 / 不与表面的良性尿路上皮相延续。

- 当 von Brunn 巢内形成腺体结构，被认为是腺性膀胱炎。实际上，von Brunn 巢经常与腺性膀胱炎或囊性膀胱炎同时存在。
- 在旺炽型 von Brunn 巢，许多实性细胞巢均匀分布伴间质水肿（图 16-16）。
- 周围固有层可见炎症细胞。
- 无细胞异型性。
- 尿路上皮异型增生和原位癌可累及 von Brunn 巢。

免疫组织化学和分子检测

- 尿路上皮标记阳性，如 HWMCK、p63、S100P 和 GATA3。
- p53 阴性，Ki67 增殖指数低。

临床相关（预后和治疗选择）

- 无重要临床意义，无需治疗。

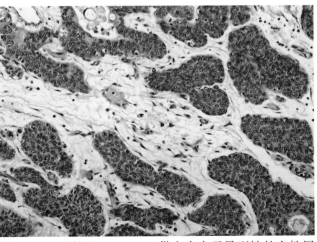

图 16-16　旺炽型 von Brunn 巢由多个无异型性的良性尿路上皮细胞集团构成

- 需要与尿路上皮浸润性癌和原位癌相鉴别。

鳞状上皮化生

定义

- 鳞状上皮取代尿路上皮的良性化生性过程。

发病机制

- 鳞状上皮化生是尿路上皮对慢性刺激的反应性改变，如留置导管、结石或神经源性膀胱。
- 在血吸虫滋生地区，血吸虫是膀胱鳞状上皮化生的主要病因。
- 女性比男性多见（5∶1）。

临床特征

- 典型的泌尿系统症状，如出血、尿频或尿急。
- 存在相关条件，如结石或留置导管。

大体病理学

- 黏膜表面非常光滑或增厚。有时角质层可以很厚，从而导致皮肤皱褶样的外观（图 16-17A）。

组织病理学

- 病变可以局灶，也可累及膀胱整个黏膜。
- 出现正常或增厚的鳞状上皮（图 16-17B）。
- 鳞状上皮化生可角化（图 16-17B）或不角化（图 16-18）。

- 鳞状上皮化生可累及 von Brunn 巢，或者与腺性膀胱炎相关。
- 角化性鳞状上皮化生，可见明显的颗粒层位于角化物下方，类似于表皮（图 16-17B）。
- 鳞状细胞可糖原化或非糖原化，这些不具有临床意义。
- 角化和非角化两种形态的鳞状上皮化生，都可与鳞状细胞癌有关。

免疫组织化学

- 通常不必要。p63 阳性，p53 阴性。

鉴别诊断

鳞状细胞癌

- 具有显著的细胞异型性。
- 极向消失且排列紊乱。
- 浸润性鳞状细胞癌还可见到间质浸润。

临床相关性（预后和治疗选择）

- 鳞状上皮化生被认为是鳞状细胞癌的前驱病变。
- 鳞状上皮化生患尖锐湿疣的风险高，尤其是在有外生殖器尖锐湿疣病史的患者。
- 有报道声称非角化型鳞状上皮化生（女性）与罹患鳞状细胞癌的风险无关，这些报道可能来源于埃及的数据，但我们的工作经验不支持此观点。
- 相当数量的膀胱鳞状细胞癌患者与非角化性

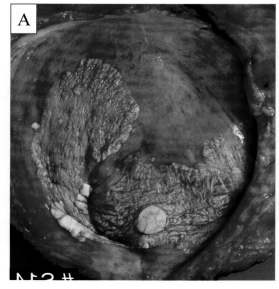

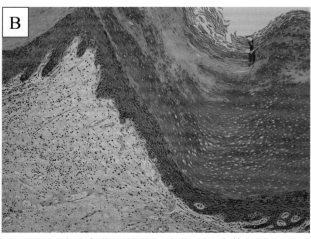

图 16-17　膀胱角化型鳞状上皮化生的大体照片显示黏膜表面广泛的角质层呈现"皮肤皱褶"外观（**A**）。显微镜下可见厚角质层和颗粒层（**B**）

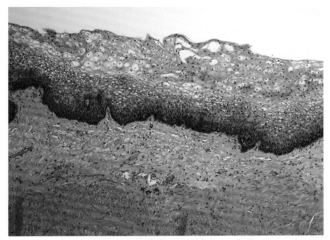

图 16-18　膀胱非角化型鳞状上皮化生

鳞状上皮化生有关。

- 因此伴有非角化型和角化型鳞状上皮化生的所有患者，不论男女，均应临床随访和监测。

尿路上皮的假癌样增生（pseudocarcinomatous hyperplasia of urothelium）

定义

- 膀胱尿路上皮的良性增生性病变，呈现出模拟浸润性癌的生长模式。
- 与放化疗有关或无关。

其他名称

- 尿路上皮假上皮瘤样增生。
- 假癌性上皮增生。
- 假癌性尿路上皮增生。

发病机制

- 患者可有或无放化疗病史。
- 放化疗会损伤尿路上皮，随后导致尿路上皮增生。
- 有时当患者的放化疗病史不确定时，一种未知的激动剂可能是这种病变的原因。

临床特征

- 慢性炎症症状。
- 有或无放化疗病史。
- 可能存在其他损伤史。
- 内镜下通常有水肿息肉样病变。

大体病理学

- 膀胱黏膜表面扁平或息肉样，疏松水肿的外观。
- 切面无实性硬块。

组织病理学

- 上皮细胞小巢深入固有层，呈现浸润样特征（假浸润）（图 16-19）。
- 上皮细胞巢呈圆形或轻度不规则，伴细胞鳞状上皮样分化。
- 无显著的细胞异型性。
- 尿路上皮表面完整且无异型性。
- 间质水肿伴慢性炎细胞浸润。
- 常见出血、纤维素沉积和血管充血，提示膀胱黏膜既往损伤史。
- 无尿路上皮原位癌或鳞状细胞原位癌的证据。

免疫组织化学

- p53 阴性，CK20 阴性和 Ki67 增殖指数低（图 16-19 B ～ D）。

鉴别诊断

- 尿路上皮癌
  ○ 尿路上皮癌的细胞异型性和多形性更为突出（鉴别诊断总结于表 16-1）。
- 鳞状细胞癌
  ○ 存在原位癌。
  ○ 存在角化珠。
  ○ p53 阳性和高增殖活性。
  ○ 同时存在鳞状化生。

临床相关性（预后和治疗选择）

- 尿路上皮损伤的临床病史很重要。
- 良性病变。
- 免疫染色如 p53、Ki67 或 CK20 很有帮助。
- 对于严重怀疑的病例，密切的临床随访是必要的。
- 一种模拟浸润性癌的良性病变。
- 临床随访必要。

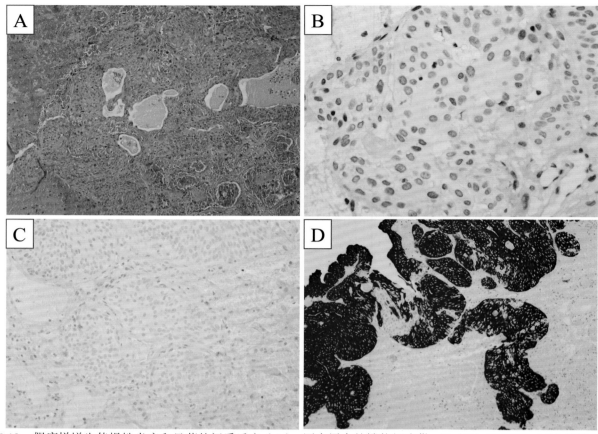

图 16-19　假癌样增生伴慢性炎症和显著的间质反应（**A**）。固有层内的鳞状细胞巢 p53（**B**）和 CK20（**C**）阴性，CK7 阳性（**D**）

表 16-1　假癌样增生和尿路上皮癌的鉴别		
	假癌样增生	尿路上皮癌
病史	损伤或未知损伤	既往异型增生或癌
炎症	有	无
尿路上皮原位癌	无	有
尿路上皮表面	反应性病变	异型增生或原位癌
鳞状上皮的变化	有	有或无
间质水肿	有	无
间质促结缔组织增生反应	无	有
p53	－	＋
CD31 显示血管侵犯	无	可有

憩　室

定义

- 良性尿路上皮突入膀胱壁。

临床特征

- 多数无症状，偶然被发现。
- 如果伴有炎症或结石，会有非特异性的泌尿系统症状。

大体病理学

- 憩室可肉眼或膀胱镜检时发现。

组织病理学

- 憩室被覆良性尿路上皮（图 16-20）。
- 尿路上皮可与固有肌层内的厚肌束或膀胱周围的脂肪组织相邻。
- 憩室的尿路上皮内衬黏膜可以接近膀胱周围脂肪，只有一层薄的纤维带在尿路上皮和膀胱周围脂肪之间。
- 可见尿路上皮反应性病变、慢性炎症或溃疡。
- 憩室内可发生尿路上皮癌（图 16-21）。在这种情况下，肿瘤更容易浸润膀胱周围脂肪组织。
- 憩室内也可发生其他病变，如钙化、鳞状化

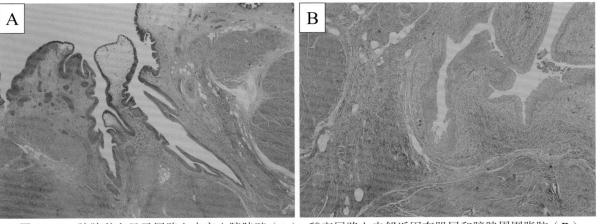

图 16-20　膀胱憩室显示尿路上皮突入膀胱壁（**A**）。憩室尿路上皮邻近固有肌层和膀胱周围脂肪（**B**）

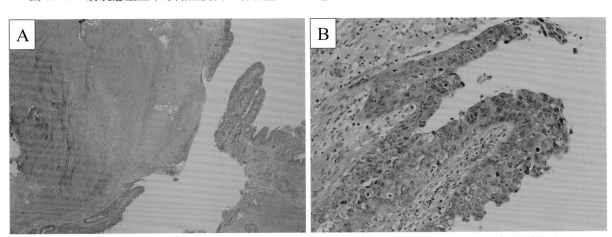

图 16-21　憩室的基底部发生的乳头状尿路上皮癌（**A**）。高倍镜显示乳头状肿瘤的高级别核（**B**）

生或肾源性腺瘤。

免疫组织化学

- 无意义。

临床相关性（预后和治疗选择）

- 有症状者需手术切除。
- 憩室破裂与急慢性膀胱炎和浆膜炎有关。
- 憩室内发生的尿路上皮癌应该被当作肌层浸润性癌而采取更激进的治疗方式，因为膀胱壁的缺陷对肿瘤浸润至膀胱周围脂肪的抵抗作用减弱。

淀粉样变性

定义

- 膀胱淀粉样蛋白沉积。
- 随着年龄的增长，精囊腺中淀粉样物质沉积

是一种正常现象。然而，其他泌尿生殖器官的淀粉样物质沉积被认为是异常现象。

- 淀粉样变可以是系统性的或局限性的。

发病机制

- 系统性淀粉样变与多发性骨髓瘤或自身免疫性疾病相关。
- 有不同类型的淀粉样物质（见表 16-2）。
- 无其他器官受累的局部淀粉样变病因不明。

临床特征

- 无痛性血尿，类似于膀胱癌的症状。
- 多见于老年人（＞ 50 岁）。
- 造影及膀胱镜检查显示边界不清的肿块或膀胱壁增厚。
- 病变多位于膀胱后壁。

大体病理学

- 弥漫性红斑区、黏膜瘀点或结节状表面。

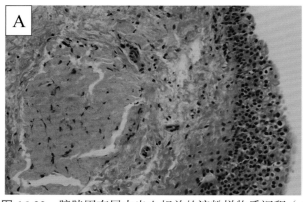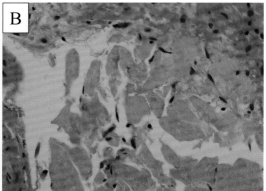

图 16-22　膀胱固有层内出血相关的淀粉样物质沉积（**A**）。高倍镜显示均匀的粉色淀粉样蛋白沉积（**B**）

- 膀胱壁黏膜僵硬伴边界不清的肿块，类似于浸润性肿瘤。

组织病理学

- 无定形嗜酸性物质取代固有层的结缔组织（图 16-22B）。
- 淀粉样蛋白沉积可见于血管内或血管周围，在这种情况下，若无临床信息，组织学识别可能很困难。
- 没有明显的炎症细胞，但可能存在异物巨细胞反应。
- 尿路上皮显示反应性改变。
- 膀胱周围的淀粉样物质沉积通常见于系统性淀粉样变。

鉴别诊断

膀胱尿路上皮癌（临床）

- 膀胱淀粉样变病例，有时临床高度怀疑尿路上皮癌，然而病理结果可能为阴性（把淀粉样物质误认为纤维化）。
- 恶性细胞的存在相对容易与淀粉样变区别。
- 临床怀疑癌时需用刚果红染色。

纤维化

- 玻璃样变的纤维组织有时可与淀粉样蛋白沉积混淆。
- 三色染色阳性。
- 刚果红染色阴性。

免疫组织化学和组织化学

- 刚果红染色在偏振光下显示苹果绿色双折射光（图 16-23）。

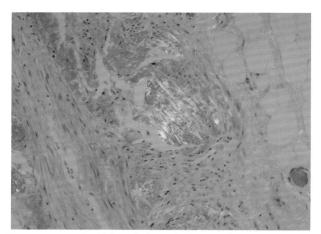

图 16-23　通过刚果红染色，在偏振光条件下可以显示"苹果绿"色淀粉样物质沉积

表 16-2　淀粉样变的类型			
类型		相关疾病	淀粉样蛋白型
系统性	原发	多发性骨髓瘤	AL
	继发	自身免疫性疾病	AA
	家族性	转甲状腺素蛋白基因突变	ATTR
局灶	原发	未知	AL

- 可用 κ 和 λ 免疫染色。
- 多发性骨髓瘤的免疫组织化学染色可能有帮助。

临床相关性（预后和治疗选择）

- 经尿道电切和电灼疗法治疗局灶淀粉样变。
- 大量淀粉样物质沉积影响膀胱功能时，需要膀胱部分切除术治疗。
- 系统性淀粉样变切除术后可复发。
- 对基础疾病如多发性骨髓瘤的系统性治疗是必要的。

间质反应性改变

定义

- 膀胱间质细胞表现为退行性非典型性的一种良性病变。

其他名称

- 间质非典型性。

发病机制

- 对慢性刺激的间质反应，可见于慢性炎症、活检之后或恶性肿瘤。

临床特征

- 无特殊临床表现。

大体病理学

- 肉眼不可见。

组织病理学

- 孤立的大间质细胞、成纤维细胞或肌纤维母细胞。
- 背景中间质细胞密度低，可见散在的间质细胞核增大、染色质深染（图 16-24）。
- 间质中可见出血或慢性炎症。
- 可与上皮反应性病变相关或不相关。

免疫组织化学

- 通常无帮助。可疑癌的病例可用角蛋白染色，间质细胞呈阴性。

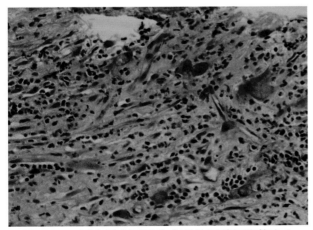

图 16-24 固有层中可见非典型性间质细胞伴出血

鉴别诊断

- 高级别尿路上皮（或肉瘤样）癌
  - 有时可以与高级别浸润性尿路上皮癌或转移癌相混淆。
  - 癌显示弥漫显著的细胞异型性。
  - 可以用角蛋白免疫染色证实。

临床相关性（预后和治疗选择）

- 间质反应性改变在膀胱活检或 TUR 标本中常见，不应与恶性病变混淆。
- 无特殊临床意义。

活检后梭形细胞增生

定义

- 活检后或经尿道切除术后的间质反应性增生。

其他名称

- （术后）梭形细胞结节。
- 假肉瘤性肌成纤维细胞增生。

发病机制

- 膀胱间质细胞对侵入性操作，如活检或 TUR 造成组织损伤的反应性病变。

临床特征

- 有活检史、经尿道电切或其他侵入性操作史。
- 可能出现血尿或排尿梗阻症状。
- 多数无特殊症状，或活检后偶然发现。

大体病理学

- 若病变深在，大体表现可能不明显。
- 若病变发生在黏膜，通常小而质脆，大小一般不超过 1 ～ 2 cm。
- 病变可以表现为溃疡。

组织病理学

- 富于细胞的间质，由肥胖或长梭形的细胞构成，核分裂活跃，但没有明显的细胞异型性（图 16-25）。
- 梭形细胞可深入固有肌层。

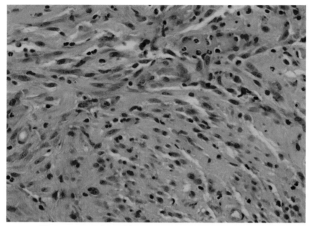

图 16-25 术后梭形细胞增生伴炎细胞浸润

- 纤细的小血管网和水肿或黏液样的间质。
- 可见急慢性炎细胞浸润，尤其是嗜酸性粒细胞（图 16-25）。
- 病变周围可见损伤史导致的灶状出血或纤维素样坏死。
- 这种病变形态上类似炎症性肌成纤维细胞瘤，但这种病变通常要小得多。
- 常与活检后肉芽肿和尿路上皮反应性病变同时存在。

免疫组织化学

- 角蛋白标记可局灶阳性。

鉴别诊断

炎症性肌成纤维细胞瘤（IMFT）
- 镜下 IMFT 和间质反应性增生相似。
- 但是 IMFT 是一个具有浸润性边界的更大的肿块。
- 如果没有手术或操作史，炎症性肌成纤维细胞瘤的灶状出血和纤维素样坏死与之前损伤的相关性并不明显。

临床相关（预后和治疗选择）

- 良性，预后极好。
- 切除后无复发。

尖锐湿疣

定义

- HPV 诱导的膀胱病变，组织学上类似于其他部位的尖锐湿疣。
- 6 和 11 亚型相关。

临床特征

- 尖锐湿疣在膀胱病变中罕见，大多见于生殖器尖锐湿疣的直接蔓延。
- 尖锐湿疣患者常出现鳞状上皮化生，与结石、留置导尿管或瘘相关。它更多见于女性，因为女性的尿道较短。
- 免疫低下的患者风险较高。
- 通常病变多发或切除后复发。
- 只有少数病例报道与癌有关。

大体病理学

- 膀胱中的菜花样病变。

组织病理学

- 病变细胞角化过度和棘层肥厚（上皮增厚），形成乳头状结构（图 16-26A）。
- 可见细胞挖空变化（koilocytosis），特点是核皱缩和核周空晕，偶见双核（图 16-26B）。
- 严重烧灼的尖锐湿疣可能会误诊为乳头状尿路上皮癌。若存在鳞状上皮异型增生，应体现在报告中。

鉴别诊断

- 低级别乳头状尿路上皮癌
  - 当尖锐湿疣烧灼严重，它可能会被误认为是乳头状尿路上皮癌，尤其是膀胱中尖锐湿疣比乳头状癌少见得多。
  - 仔细检查寻找非烧灼区是必要的。
  - 无挖空改变和存在细胞异型性是诊断要点。
- 鳞状细胞癌
  - 显著的细胞异型性累及上皮全层（CIS）。
  - 异型鳞状细胞的间质浸润可以确定诊断。

免疫组织化学和分子检测

- p53 弱阳性。
- P16 阳性。
- 对 HPV 病毒分型可能是必要的。

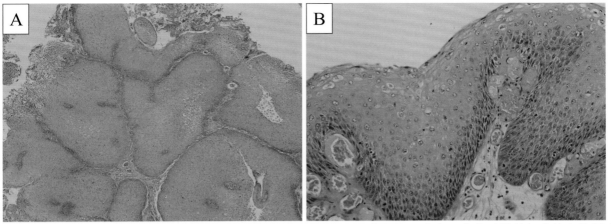

图 16-26　膀胱的尖锐湿疣表现为乳头状结构（**A**）。高倍镜下显示显著的挖空改变、葡萄干样的细胞核和核周空晕（**B**）

临床相关性（预后和治疗选择）

- 手术切除是首选的治疗原则。
- 复发率高，可进展为鳞状细胞癌，但是概率相对较低。

- 即使只有一小部分尖锐湿疣会进展为鳞状细胞癌，但是它具有发生异型增生和鳞状细胞癌的潜能，所以随访是必要的。

第三部分　膀　　胱

第 17 章　膀胱尿路上皮平坦型的非典型性病变

非典型性尿路上皮（urothelial atypia）

定义

- 具有细胞学异型性的尿路上皮平坦型病变，但不是明确的肿瘤性病变。

其他名称

- 反应性非典型性尿路上皮，非典型性平坦型尿路上皮。

发病机制

- 这些病变在膀胱很常见。大多数情况下是对刺激的反应性改变。
- 这些病变伴有异型增生，可能是膀胱活检标本中最难诊断的病变。

临床特征

- 无特殊症状，可有血尿或炎症。
- 尿脱落细胞学可阴性或不典型，且无乳头状病变的证据。
- 膀胱镜检查可见红斑区。

大体病理学

- 无特异性大体表现。

组织病理学

依据伴 / 不伴炎症分为两类：

- 意义不明的尿路上皮非典型性
  - 具有细胞非典型性的平坦型病变，但是无法归入反应性病变或异型增生的范畴。
  - 形态学上表现为核增大和排列紊乱，无明显的炎症（图 17-1、17-2），但难以与异型增生区分。

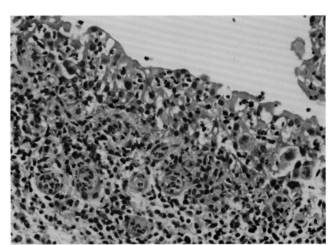

图 17-1　意义不明的非典型性尿路上皮病变。可见细胞排列紊乱和异型性，上皮内炎细胞浸润。不确定病变是反应性还是异型增生

  - 需要临床随访。绝大多数病变不会进展为癌。
- 反应性非典型性
  - 与既往手术史、感染、导尿管或结石有关。
  - 可见慢性炎细胞浸润（图 17-3）。
  - 尿路上皮细胞轻度增大，核染色质细腻，核仁突出（图 17-3）。
  - BK 病毒是已知的致病原之一，BK 病毒感染的尿路上皮细胞表现为核增大、染色质增粗呈毛玻璃样（图 17-4A），类似于原位癌（CIS）。
  - 然而，反应性非典型病变和意义不明的非典型病变临床处理和随访结果相似。
  - 祛除致病原后病变可消失。
  - 反应性非典型性病变进展为肿瘤性病变的机会微乎其微。
  - 众所周知，放射可导致良性尿路上皮细胞出现非典型性。并且放射可能会诱发膀胱癌。
  - 对于放疗后活检的病例，有时很难判断是反应性还是异型增生，我们也使用术语：意义不明的非典型性尿路上皮。
  - 在结石或导尿的患者，尿路上皮出现非典型

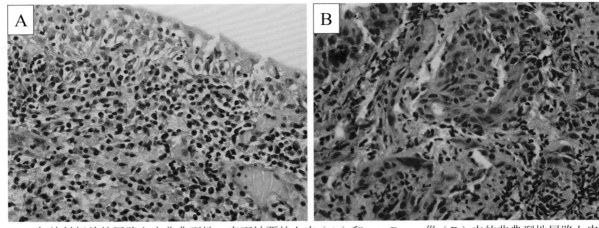

图 17-2　与放射相关的尿路上皮非典型性，表面被覆的上皮（**A**）和 von Brunn 巢（**B**）中的非典型性尿路上皮细胞核浓染。反应性尿路上皮细胞有明显的核仁

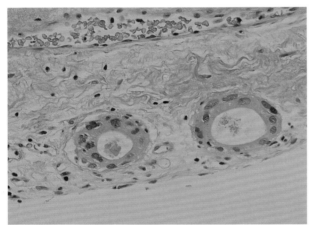

图 17-3　膀胱灌注化疗相关的尿路上皮非典型性。腺性膀胱炎中的反应性尿路上皮细胞具有明显的但是退变性的非典型性，核仁突出

性的大多数情况是反应性病变（图 17-4B），但在有些病例中很难确定病变性质。

免疫组织化学

- p53 阴性，CK20 阴性或局灶阳性，Ki67 增

殖指数低。

临床相关性（预后和治疗选择）

- 这是一组难以在组织学上进行区分的平坦性病变。不同观察者之间和同一观察者，甚至是泌尿专家的诊断重复性很差。
- 绝大多数平坦型非典型性病变需要进行临床随访，且多数不会进展为尿路上皮癌。
- 这组病变与尿路上皮 CIS 的鉴别非常重要，因为临床治疗方案不同（表 17-1）。
- 建议临床随访，可重复或不重复活检。

尿路上皮异型增生（urothelial dys–plasia）

定义

- 具有明显的细胞学和结构改变的尿路上皮平

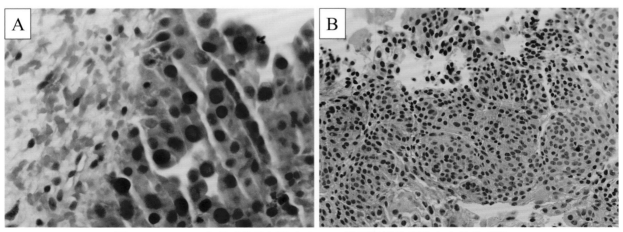

图 17-4　**A**. BK 病毒感染的尿路上皮；**B**. 结石相关的尿路上皮非典型性

表 17-1　尿路上皮平坦型病变的比较			
尿路上皮平坦型病变	定义	本质	临床意义
增生	尿路上皮细胞增多（层数增厚）	反应性	良性
轻度异型性	避免使用此名称	反应性	良性
反应性非典型性	伴有炎症的反应性改变	反应性	良性
意义不明的非典型性	不确定是良性还是癌前病变	反应性或癌前病变	需随访
异型增生（原发性）	异型性明显，但不足以诊断原位癌	癌前病变	需随访和再次活检
原位癌（CIS）	高级别癌细胞局限于上皮内	癌	需治疗
毗邻乳头状尿路上皮癌的平坦型病变（继发性异型增生）	类似于邻近低级别尿路上皮癌的非典型细胞	癌前病变或早期低级别尿路上皮癌	需随访和再次活检

坦型肿瘤性病变，但不足以诊断原位癌。

- 异型增生被认为是尿路上皮癌的前驱病变。
- 分为两种亚型：
  - 原发性异型增生：单独存在，无尿路上皮癌。本章中除非特别说明，异型增生均指原发性异型增生（图 17-5）。
  - 继发性异型增生：邻近低级别乳头状尿路上皮癌（图 17-6）。细胞具有与低级别乳头状尿路上皮癌相同程度的细胞异型性，但不形成乳头结构。

其他名称

- 尿路上皮中度异型增生，低级别尿路上皮内肿瘤，膀胱的低级别上皮内瘤变。
- 低度恶性潜能的平坦型尿路上皮肿瘤（FUNLMP）。
- 轻度的异型增生应被诊断为良性病变。

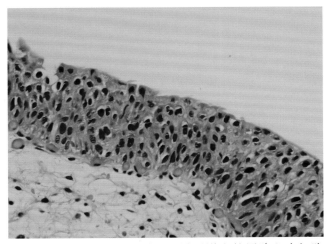

图 17-5　尿路上皮异型增生。异型增生的尿路上皮细胞排列紊乱，核增大深染

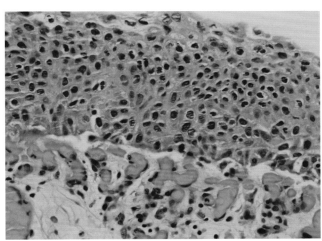

图 17-6　低级别乳头状尿路上皮癌患者中发现的尿路上皮异型增生。异型增生的细胞排列紊乱，核增大。核异型的程度可疑但不足以诊断原位癌

发病机制

- 部分尿路上皮异型增生被认为本质上是癌前病变。
- 其他可能代表了低级别平坦型尿路上皮肿瘤。
- 因此，它的病因应该类似于膀胱癌。
- 然而，目前还不清楚是否所有这些病变都将进展为癌。

临床特征

- 原发性异型增生可以出现非特异性膀胱刺激症状和镜下血尿。
- 与癌关系密切的继发性异型增生表现为尿路上皮癌的症状和体征。

大体病理学

- 扁平病变，大体不易辨认。

- 异型增生病变可单独存在，表现为红斑、糜烂，伴或不伴周围的乳头状尿路上皮癌。

组织病理学

- 异型增生的细胞排列紊乱，核深染、增大、拥挤，失去极性（图 17-5、17-6），分裂象偶见。
- 核中度异型，但不足以诊断 CIS，无真性乳头结构，可能被认为是早期的低级别乳头状尿路上皮癌（图 17-7）。
- 尿路上皮异型增生通常缺乏上皮内的炎症细胞浸润。
- 实际工作中，重点是区分异型增生和原位癌。然而，二者的区分有时会非常困难。
- 异型增生和非典型增生都要求临床随访，而 CIS 需要手术治疗。

免疫组织化学

- 目前无可靠的免疫组织化学标记，首先需要除外原位癌。

- p53 阴性。
- CK20 染色和 Ki-67 增殖活性不确定。

分子检测

- 无一致性发现。

鉴别诊断

- 其他尿路上皮平坦型病变见表 17-1。

临床相关性（预后和治疗选择）

- 有发展为非浸润性膀胱癌如 CIS 或低级别乳头状尿路上皮癌的风险。
- 文献报道风险率为 5% ～ 20%。风险率可能取决于反应性非典型增生和异型增生之间的区别。
- 根据我们的经验，即使不接受治疗，风险率约 5%。
- 需要临床随访。

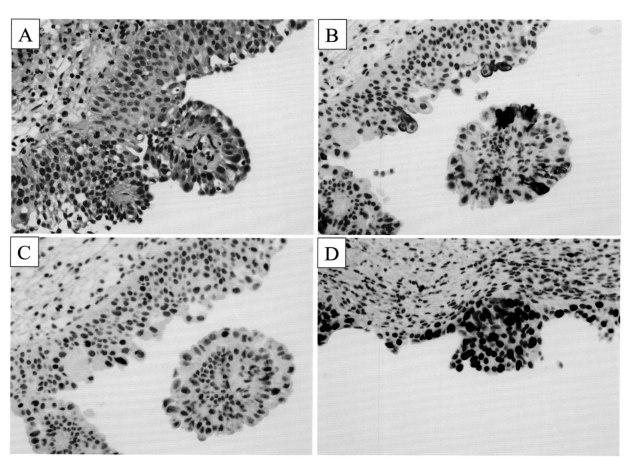

图 17-7　尿路上皮异型增生伴有细胞非典型性、核深染和无分支的乳头状结构（**A**）。免疫组织化学显示 CK20 局灶阳性（**B**），p53 阴性（**C**），Ki67 增殖活性升高（**D**）。可被认为是良性病变或早期的低级别乳头状尿路上皮癌

第三部分　膀　　胱

第 18 章　膀胱乳头状尿路上皮病变和尿路上皮癌

乳头状尿路上皮增生

定义

- 良性乳头状尿路上皮增生指的是伴有无分支乳头状结构的增厚的尿路上皮。

发病机制

- 是一种对炎症、结石、尿管、医用器械或其他治疗方法的反应性改变。
- 这是一种尚存争议的病变类型，有些情况下可能代表了非常早期的乳头状肿瘤性病变，难以与反应性增生相鉴别。

临床特征

- 非特异性炎症的症状。
- 偶有镜下血尿。

大体病理学

- 膀胱黏膜表面不规则或呈颗粒状。

组织病理学

- 无分支的乳头，具有增厚的但正常形态的尿路上皮（类似于尿路上皮增生）（图 18-1、18-2）。
- 或与慢性炎症有关。
- 通常无或很少有细胞异型性。
- 当乳头状尿路上皮增生出现非典型性时，考虑为非典型性乳头状尿路上皮增生（图 18-3）。

免疫组织化学

- 通常没有必要。
- 与乳头状尿路上皮癌相鉴别：
  - p53 阴性（野生型）。
  - Ki67 增殖指数低。
  - CK20 阴性或局灶阳性。

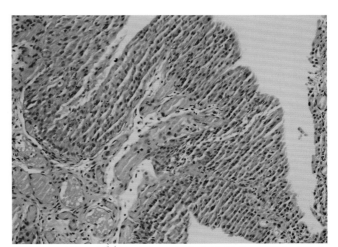

图 18-1　结石患者的尿路上皮乳头状增生，可见无分支的乳头

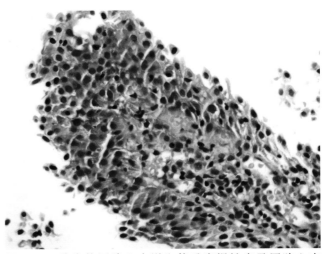

图 18-2　乳头状尿路上皮增生伴重度慢性炎及尿路上皮反应性改变

临床相关性（预后和治疗选择）

- 良性，类似于尿路上皮增生。
- 治疗慢性炎症。
- 少数非典型病例有发展为低级别乳头状肿瘤的风险或难以和低级别乳头状肿瘤相鉴别。因此对于非典型乳头状增生者，临床密切随访及再次活检是必要的。

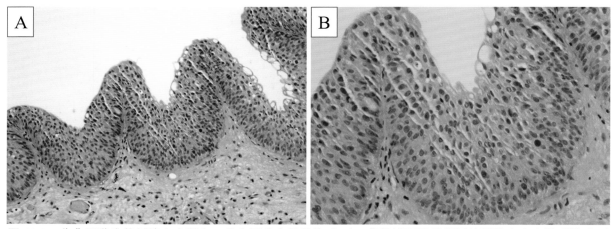

图 18-3　非典型乳头状尿路上皮增生，具有无分支的乳头（**A**）。高倍镜下显示增厚的尿路上皮有异型性（**B**）

尿路上皮乳头状瘤

定义

- 一种良性的外生性尿路上皮病变，由正常形态的尿路上皮构成乳头状结构。

发病机制

- 在乳头状肿瘤谱系中级别最低的一端。

临床特征

- 非特异性。
- 可见于年轻患者。
- 镜下或肉眼血尿。

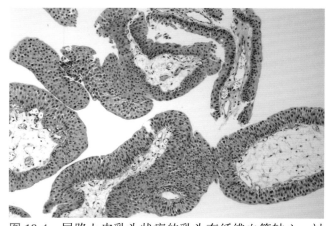

图 18-4　尿路上皮乳头状瘤的乳头有纤维血管轴心，衬覆无细胞异型性的尿路上皮。乳头中固有层的血管扩张

- 罕见。

大体病理学

- 相对小的病变。
- 细长或带蒂的病变，有纤细的纤维血管轴心。
- 简单而不是复杂的乳头。

组织病理学

- 简单分支的乳头状结构，有纤细的纤维血管轴心（图 18-4）。
- 衬覆无细胞异型性的正常形态尿路上皮（图 18-5）。

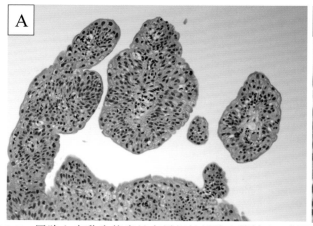

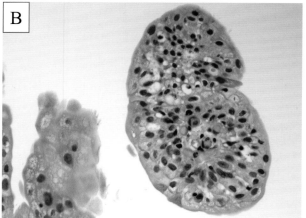

图 18-5　尿路上皮乳头状瘤具有纤细的纤维血管轴心。衬覆的良性尿路上皮无明显增厚（**A**）。高倍镜下尿路上皮无明显异型或增厚（**B**）

免疫组织化学

- 类似于正常尿路上皮，CK20 仅伞细胞表达阳性。
- p53 阴性或基底层弱阳性。

临床相关性（预后和治疗选择）

- 良性，但可复发。
- 少数可发展为尿路上皮癌。

内翻性乳头状瘤

定义

- 具有明显内翻性生长方式的良性尿路上皮肿瘤。

发病机制

- 尚不明确。
- 或包括良性尿路上皮肿瘤，非常低级别的尿路上皮肿瘤及反应性尿路上皮病变。

临床特征

- 少见，不足膀胱尿路上皮肿瘤的 1%。
- 年龄跨度广。

大体病理学

- 血尿。
- 圆顶状或轻度隆起的病变。
- 绝大多数位于膀胱三角区和膀胱颈。
- 通常小于 3 cm。

组织病理学

- 尿路上皮内翻性生长，形成上皮岛或相互吻合的上皮巢，被纤维结缔组织分隔（图 18-6A）。
- 巢周边呈栅栏状（图 18-6B）。
- 边界光滑，无促纤维结缔组织的反应。
- 轻微细胞异型性，核分裂象罕见。
- 或与腺性膀胱炎或鳞状上皮化生相关。

免疫组织化学（图 18-7）

- CK20 阴性。
- Ki67 增殖指数低。
- p53 阴性或基底层弱阳性。

临床相关性（预后和治疗选择）

- 须手术（TUR）完整切除。
- 若切除不完整，复发常见。

低度恶性潜能的乳头状尿路上皮肿瘤

定义

- 低度恶性潜能的乳头状尿路上皮肿瘤（papillary urothelial neoplasia of low malignant potential，PUNLMP）是一种缺乏明显的细胞异型性，但出现尿路上皮异常增厚并具有乳头状结构的尿路上皮肿瘤。

其他名称

- 乳头状尿路上皮癌，1 级（旧术语，仅适用

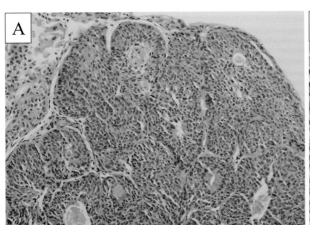
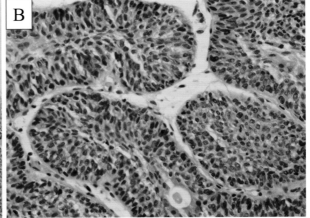

图 18-6　内翻性乳头状瘤可见增生的尿路上皮细胞巢呈"七巧板"样内翻性生长（**A**）。高倍镜下尿路上皮岛或上皮巢周边呈栅栏状，无明显的细胞异型性（**B**）

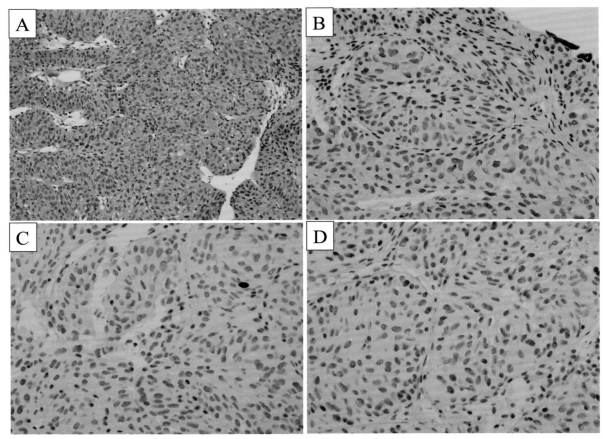

图 18-7　膀胱内翻性乳头状瘤的特征是轻微异型性的尿路上皮细胞增生形成大的上皮岛（**A**）。病变细胞 CK20 阴性（**B**），p53 阴性（**C**）及 Ki-67 增殖指数低（**D**）

其中一小部分）。

- 然而，其他另一部分 1 级的癌被归类为低级别尿路上皮癌。
- 表 18-1 罗列出新旧分类体系的对比。

发病机制和流行病学

- 尚不明确，或与低级别尿路上皮癌相似。
- 日常外检中比低级别尿路上皮癌少见。
- 男：女＝ 5：1。
- 存在与否尚有争议。到目前为止无分子或生物化学证据证明 PUNLMP 是不同于低级别

尿路上皮癌的真正病变类型。

- 很多学者认为它可能是预后良好的非常低级别的尿路上皮癌。

临床特征

- 血尿或无症状，尿细胞学阴性。
- 膀胱镜检查阳性，可发现一个或多个乳头状病变，多在膀胱侧壁和后壁。

大体病理学

- 较小的乳头状病变，多小于 2 cm。

组织病理学

- 乳头状结构中尿路上皮细胞形态单一。
- 细胞增殖导致尿路上皮细胞密度增加、层次增厚（图 18-8）。
- 有轻度细胞异型性，但极向仍保存（图 18-9）。
- 核分裂象不常见且仅局限于基底层。
- 即使对于泌尿病理学专家而言，PUNLMP

表 18-1　对比新旧 WHO 膀胱肿瘤分类系统	
旧 WHO 分类	**新 WHO 分类**
乳头状瘤	乳头状瘤
乳头状移行细胞癌 1 级	低度恶性潜能乳头状尿路上皮肿瘤（PUNLMP）
乳头状移行细胞癌 2 级	低级别乳头状尿路上皮癌
乳头状移行细胞癌 3 级	高级别乳头状尿路上皮癌

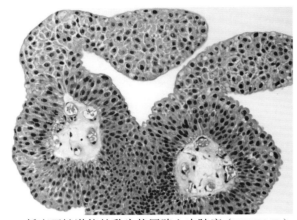

图 18-8　低度恶性潜能的乳头状尿路上皮肿瘤（PUNLMP）。小病灶中可见数个乳头，衬覆具有轻微细胞异型性的增厚的尿路上皮

与低级别尿路上皮癌之间的组织学鉴别也是很难的。因此不同读片者或审核者之间重复性很差。

免疫组织化学

● 没有意义。

分子检测

● 与低级别尿路上皮癌相似。

鉴别诊断

● 低级别尿路上皮癌：细胞失去极向且异型性大。
● 尿路上皮乳头状瘤：很少有复杂的结构，无层次增厚及细胞异型性（详见表 18-2）。

临床相关性（预后和治疗选择）

● 由于形态特征有重叠，PUNLMP 与低级别尿路上皮癌之间的组织学鉴别困难。
● 治疗选择 TUR。

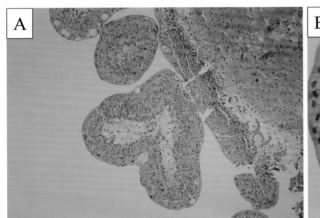
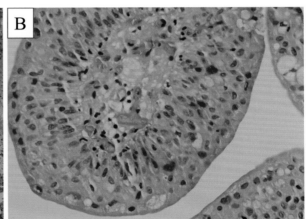

图 18-9　PUNLMP 由衬覆异常尿路上皮细胞的乳头构成（A）。高倍镜下 PUNLMP 显示异常增厚的尿路上皮具有轻微的细胞异型性（B）

表 18-2　膀胱尿路上皮肿瘤		
病变	大体表现	组织学
乳头状瘤	纤细的乳头	衬覆基本正常的尿路上皮细胞
内翻性乳头状瘤	圆顶状外观	内翻性生长，细胞温和周边呈栅栏状
PUNLMP	小的乳头	细胞形态温和或轻度不典型性，极向保留
低级别乳头状尿路上皮癌	小的或大的乳头	轻度细胞异型性＋极向消失
高级别乳头状尿路上皮癌	通常为大乳头	明显的细胞学异型性，具有纤维血管轴心的乳头
尿路上皮原位癌	平坦，红斑样	明显的细胞学异型性，平坦
浸润性尿路上皮癌	表面平坦、溃疡或乳头状的肿物	明显的细胞学异型性，伴有浸润，大部分病例为高级别，少部分为低级别

- 首次切除手术后患者须随访，因为复发率高（18%～20%）。
- 由于 PUNLMP 与低级别尿路上皮癌之间鉴别困难，患者多次的重复活检中可有 PUNLMP 与低级别尿路上皮癌两种诊断，并非提示病情进展或缓解。
- 进展为浸润性和（或）高级别尿路上皮癌的概率小于低级别尿路上皮癌，因此治疗后的预后较好。

低级别乳头状尿路上皮癌

定义

- 一种来源于尿路上皮的恶性乳头状肿瘤。
- 其特征为排列有序的肿瘤细胞形成乳头状结构，形态上仍类似尿路上皮，但具有可识别的结构和细胞学的异型性。

- 细胞学和生物学上低级别。

其他名称

- 1 级或 2 级乳头状尿路上皮癌（旧分级系统中部分 2 级乳头状尿路上皮癌在新的分级系统中被归类为高级别癌）。
- 低级别乳头状移行细胞癌。

发病机制和流行病学

- 最常见的膀胱癌类型。
- 吸烟是膀胱癌的高危因素。

临床特征

- 无痛性血尿。
- 膀胱镜检查显示一个或多个外生性病变，可能同时存在有异型增生或原位癌。
- 可能同时存在上尿路的肿瘤。

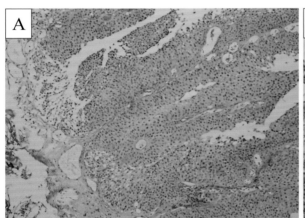
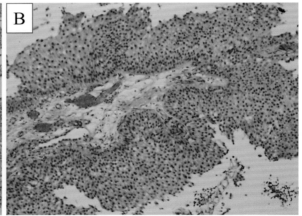

图 18-10　低级别乳头状尿路上皮癌由乳头构成，乳头可见水肿的纤维血管轴心（**A**），衬覆具有中度异型性的恶性尿路上皮细胞（**B**）

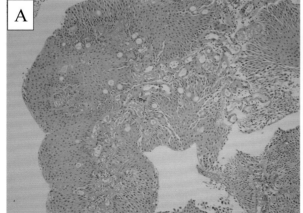
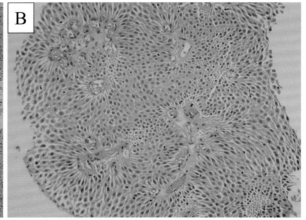

图 18-11　低级别乳头状尿路上皮癌由多个复杂分支的乳头构成，衬覆恶性的尿路上皮（**A**）。高倍示表层的肿瘤细胞极性丢失（**B**）

大体病理学

- 乳头或菜花状病变，通常较小，也可较大
- 肿瘤有不固定的基底（非浸润性）或固定的基底（浸润性）

组织病理学

- 纤细的乳头结构具有分支状的纤维血管轴心（图 18-10、18-11）。
- 肿瘤细胞排列有序或稍不规则，但是仍然类似于尿路上皮。
- 肿瘤性上皮可以增厚或不增厚（不是必须要超过 7 层细胞）。
- 细胞异型性程度中等，但是易于识别，比如肿瘤细胞核增大，形态及轮廓不规则，染色质分布不均（图 18-12）。
- 可见小核仁和核沟，各层核分裂象易见。
- 有时，肿瘤细胞从乳头结构脱落，形成"裸乳头"外观（图 18-13A）。
- 有时微钙化和微结石可以伴随乳头状肿瘤出现（图 18-13B ~ D）。
- 如果肿瘤的高级别成分超过 1%，应被分类为高级别癌。
- 如果肿瘤高级别成分小于 1%，此类肿瘤如何划分在专家之间未达成共识。
- 根据我们的经验，对于高级别细胞成分小于 1% 的肿瘤，如果未完整切除，将会在复发时成为以高级别成分为主的肿瘤。
- 如果有多个高级别癌细胞，尽管不到 1% 的范围，我们也会直接诊断高级别尿路上皮癌。
- 低级别乳头状尿路上皮癌可能会见到浸润性成分，尽管这并不常见，但在我们的经验认识中，可以占到低级别乳头状肿瘤的 5% ~ 10%（图 18-14A）。
- 因此，对于一个大型低级别的乳头状尿路上皮癌，需要仔细寻找高级别成分。一旦发现高级别成分，无论量多少，都应诊断为高级别乳头状尿路上皮癌。
- 微囊、鳞状或腺样分化可见于低级别肿瘤（图 18-14B ~ D）。
- 内翻性生长或实性生长可见于低级别乳头状尿路上皮癌（图 18-16），需要与内翻性乳头状瘤鉴别。
- 尽管不是诊断性特征，具有复杂血管轴心而无上皮细胞的乳头状结构，要高度可疑为乳头状尿路上皮癌。

免疫组织化学

- p53 阳性，但是较弱，CK20 阳性（图 18-15）。
- Ki67 增殖指数中到低。

分子检测

- 染色体异常的概率比原位癌或高级别尿路上皮癌低。

临床相关性（预后和治疗选择）

- 治疗选择为经尿道完整切除。
- 复发概率从 18% 到 70% 不等，比 PUNLMP 要高。
- 进展为高级别和（或）浸润性病变的概率大于 10%，也高于 PUNLMP。

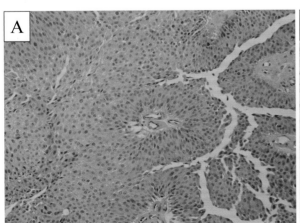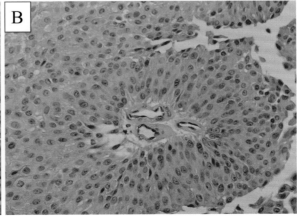

图 18-12　低级别乳头状尿路上皮癌显示复杂分支的乳头，衬覆恶性的尿路上皮细胞（**A**）。高倍示肿瘤细胞中度不典型性，并且极性丢失（**B**）

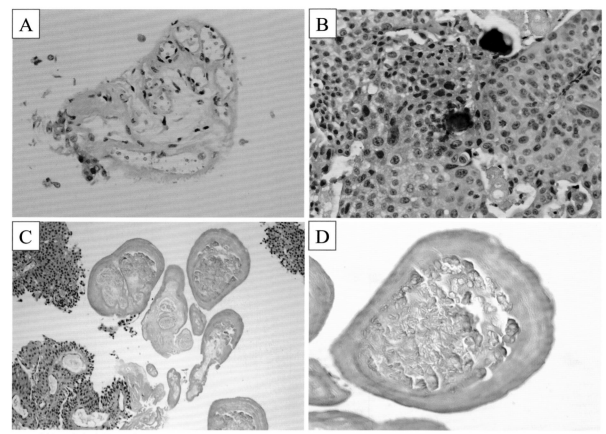

图 18-13　低级别乳头状尿路上皮癌包含裸乳头，几乎没有尿路上皮被覆（**A**）。肿瘤内可见微钙化（**B**）。低级别乳头状尿路上皮癌中的钙化乳头（**C**）。这些结构可能从肿瘤上脱落并形成钙化的核心（**D**）

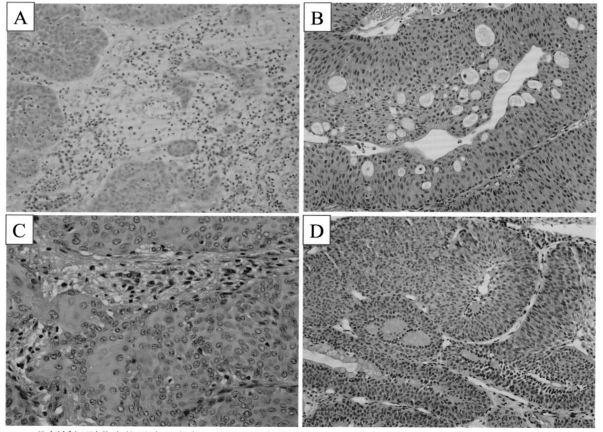

图 18-14　几例低级别乳头状尿路上皮癌显示固有层内的浸润（**A**），微囊形成（**B**），鳞状分化（**C**）和腺样分化（**D**）

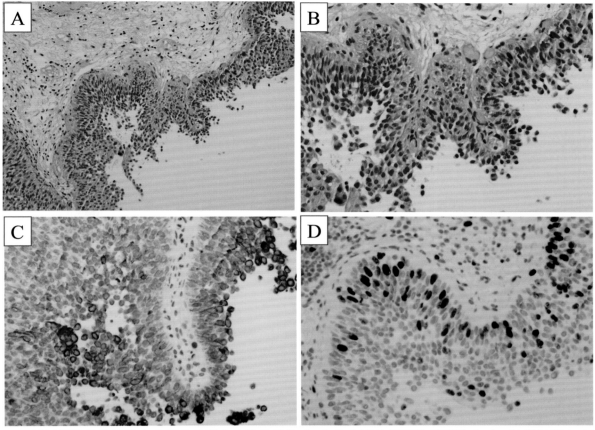

图 18-15　低级别乳头状尿路上皮癌的典型分支乳头结构（**A**）和中度的细胞学异型性（**B**）。肿瘤细胞 CK20 阳性（**C**）和不高的 Ki67 增殖活性（**D**）

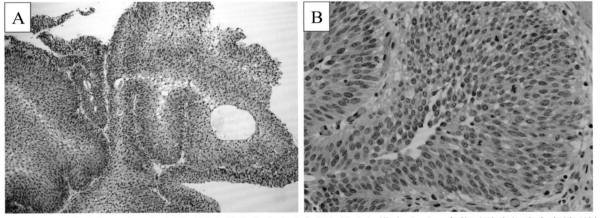

图 18-16　低级别乳头状尿路上皮癌同时具有外生和内生（内翻）性生长模式（**A**）。高倍示肿瘤细胞中度异型性，但位于基底膜内，没有浸润（**B**）

- 在主要的乳头状肿瘤周边存在的平坦型肿瘤性病变（继发性异型增生），是复发的基础，但是这些病变在大体上很难被发现。
- 细胞学检查低级别乳头状尿路上皮癌并不敏感。
- Urovision FISH 检查对低级别肿瘤不如高级别肿瘤敏感。
- 在 TUR 后应当采用 BCG 治疗，以根除平坦型异型增生性病变。

- 膀胱内化疗或免疫治疗可能对某些病例的治疗提供更多的选择。

高级别乳头状尿路上皮癌

定义

- 高级别乳头状尿路上皮癌（非浸润性）是一种恶性的尿路上皮肿瘤。

- 特征是衬覆乳头表面的尿路上皮结构紊乱。
- 细胞有中度到重度的异型性。

同义词

- 高级别移行细胞癌。

发病机制

- 不清，吸烟是主要的风险因素。

临床特征

- 肉眼或镜下血尿。
- 膀胱镜可见乳头状、无蒂的病变。
- 单个或多个病变。
- 基底不固定（非浸润性）或基底固定（浸润性）。
- 位于输尿管口处的肿物或体积巨大的肿物可以引起泌尿道的梗阻，导致输尿管积水和肾积水。
- 恶性肿瘤尿脱落细胞学阳性。

大体病理学

- 高级别肿瘤往往比低级别肿瘤体积大。
- 乳头状肿瘤，孤立或多发（图 18-17A）。
- 肿瘤较大时，充分取材和镜下的仔细观察对发现镜下的浸润很有必要。

组织病理学

- 乳头结构及明显的细胞异型性是高级别乳头状尿路上皮癌的特点，在低倍镜下很容易观察到（图 18-17B）。
- 乳头不规则，乳头表面被覆的肿瘤细胞厚薄不一并可以融合（图 18-18A）。
- 肿瘤细胞具有显著的核多形性，大小和形状不一，核仁明显，核分裂象易见（图 18-17C 和图 18-18B）。
- 乳头状肿瘤旁经常可见平坦型的尿路上皮原位癌。
- 只要存在少量的高级别肿瘤细胞的成分，就应该诊断为高级别尿路上皮癌（图 18-19）。
- 出血或坏死可见。
- 在高级别乳头状尿路上皮癌中需要仔细寻找浸润性成分（图 18-20），因为在高级别肿瘤中存在浸润的可能性远高于低级别尿路上皮癌。

免疫组织化学

- p53 弥漫阳性。
- CK20 阳性。
- CD44 大部分阴性（染色缺失）。

分子检测

- 三倍体染色体。

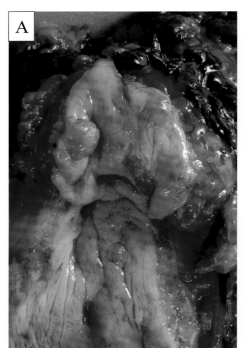

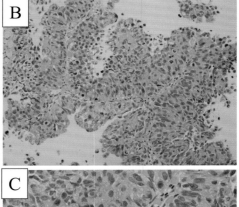

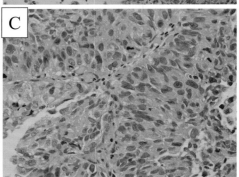

图 18-17 高级别乳头状尿路上皮癌的大体照片显示多个广基的乳头状肿物（**A**）。镜下，肿瘤由乳头状结构组成（**B**），被覆有明显细胞学异型性的肿瘤性尿路上皮（**C**）

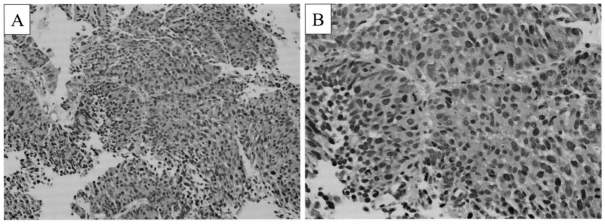

图 18-18　高级别乳头状尿路上皮癌具有分支的纤维血管轴心（**A**）周围围绕恶性尿路上皮细胞（**B**）

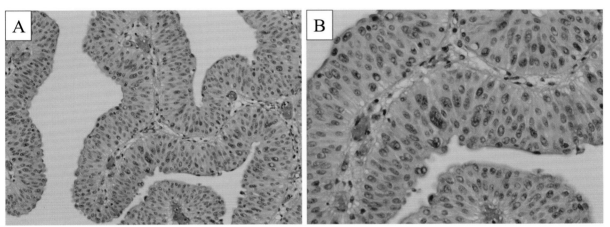

图 18-19　高级别乳头状尿路上皮癌主要由低级别成分构成（**A**）伴有少数有高级别大核仁的肿瘤细胞（**B**）

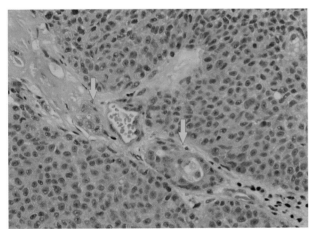

图 18-20　高级别乳头状尿路上皮癌伴早期固有层浸润（箭头示）

- Urovision FISH 能够检测出大部分病例。

临床相关性（预后和治疗选择）

- 有进展为浸润性病变的高风险性。
- 尽管有报道，进展为浸润性癌的风险为 20% ～ 40%。但是如果患者不接受治疗或切除，大部分的病例会进展为高级别浸润性肿瘤。
- TUR 直视完整切除。
- 推荐手术后膀胱内 BCG 灌注。
- 临床随访采用尿脱落细胞学（敏感）和定期膀胱镜检查。

第三部分　膀　胱

第 19 章　膀胱原位癌

尿路上皮原位癌（urothelial carcinoma in situ）

定义

- 平坦型的高级别尿路上皮癌，局限于上皮内而没有浸润。
- 在尿路上皮内至少可以发生三种类型的原位癌（carcinoma in situ，CIS）：尿路上皮 CIS、鳞状上皮 CIS、原位腺癌（将在第 21 章讨论）。

其他名称

- 高级别尿路上皮异型增生或尿路上皮重度异型增生（不推荐使用）。

临床特征

- 非特异性尿路症状，如血尿、尿急或尿频。
- 膀胱镜下呈红斑样改变。
- 细胞学阳性。

大体病理学

- 无肿块，但可以有粗糙区或红斑样改变（图 19-1）。
- 单从肉眼形态无法诊断。

组织病理学

- 尿路上皮完全或部分被高度异型的肿瘤细胞所取代（图 19-2），但局限于上皮内，基底膜完整。
- 肿瘤细胞结构紊乱，失去极向和失黏附（图 19-3）或尿路上皮层次增多（图 19-4）。
- 肿瘤细胞核增大（为一个淋巴细胞的 3～4 倍大），核膜不规则，染色质浓染，核细节不清。
- 肿瘤细胞核分裂象增多，亦可见较多凋亡。

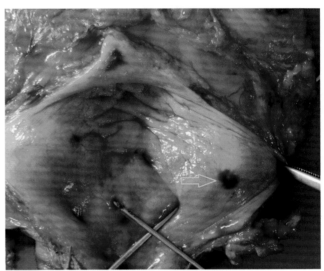

图 19-1　膀胱切除标本中的多灶性尿路上皮原位癌（CIS），表现为红斑样和出血点，如箭头所示

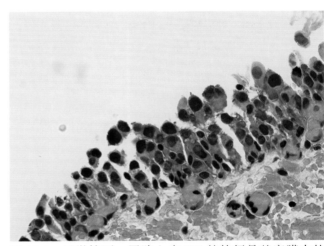

图 19-2　显微镜下，尿路上皮 CIS 的特征是基底膜内的肿瘤细胞大、核质比高、核深染。肿瘤细胞核是一个淋巴细胞的 3～4 倍大

- 经常可见 CIS 累及尿路上皮的内陷（图 19-5）和 von Brunn 巢（图 19-6）或腺性膀胱炎，其可相似于浸润性癌，伴或不伴有腺性分化。
- 由于恶性细胞失去了细胞黏附，在 CIS 中常见剥脱的尿路上皮或失黏附（图 19-7、19-8）。

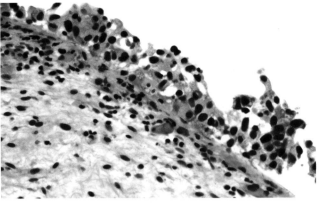

图 19-3　尿路上皮 CIS 显示失黏附的肿瘤细胞

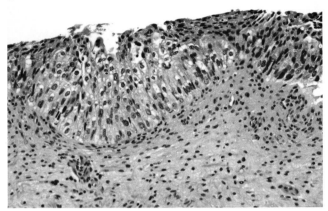

图 19-4　层次增多的尿路上皮 CIS 细胞，基底膜完整

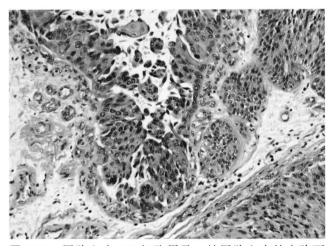

图 19-5　尿路上皮 CIS 细胞累及一处尿路上皮的内陷而没有浸润

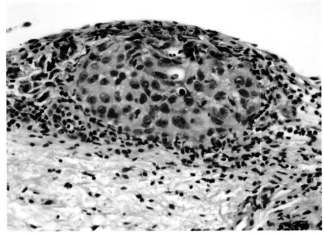

图 19-6　尿路上皮 CIS 累及腺性膀胱炎的腺性结构，相似于伴有腺样分化的尿路上皮肿瘤

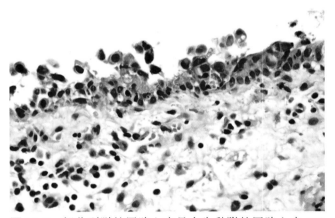

图 19-7　部分剥脱的尿路上皮具有失黏附的尿路上皮 CIS 细胞

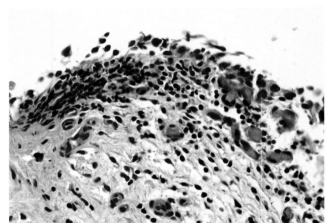

图 19-8　在绝大多数剥脱的尿路上皮（右）中仅见少数尿路上皮 CIS 细胞。固有层中的血管扩张明显

- CIS 常伴有在表浅固有层中扩张的血管（图 19-8）或出血，从而形成肉眼上红斑样的表现（图 19-1）。
- 完整的伞细胞的存在并不能排除 CIS 的诊断，因为肿瘤细胞能够在伞细胞下面生长。
- CIS 的 Paget 样播散是以在良性尿路上皮小细胞的背景中出现散在的单个大的恶性细胞

为特征（图 19-9）。

- 尿路上皮 CIS 的少见生长方式有报道的微乳头型 CIS（图 19-10）、小细胞型 CIS 或浆细胞型 CIS。
- 尿路上皮 CIS 是病理医生最常见的诊断错误

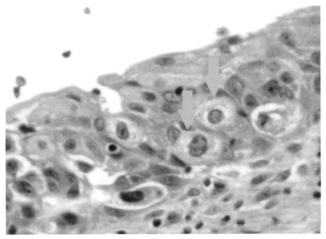

图 19-9　Paget 样尿路上皮 CIS（箭头）。伞细胞仍存在

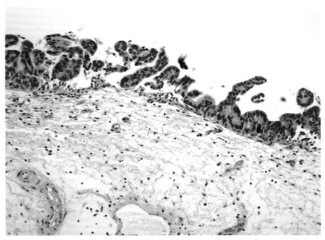

图 19-10　微乳头型尿路上皮 CIS

之一，通常为低诊断或漏诊（假阴性）。

- 低诊断的后果是原位癌发展成为广泛病变，或者发展成为浸润癌。

免疫组织化学

- p53 阳性（图 19-11）和 CK20 阳性，CD44 阴性。

分子检测

- 绝大多数尿路上皮 CIS 显示为三倍体。

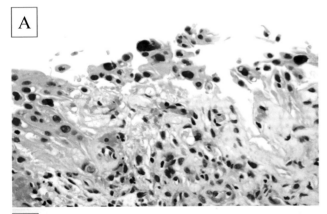

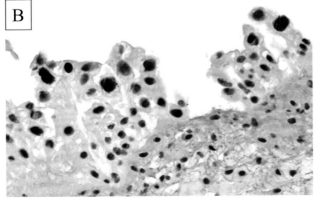

图 19-11　尿路上皮 CIS（**A**）显示弥漫性 p53 阳性（**B**）

鉴别诊断

反应性尿路上皮非典性增生（reactive urothelial atypia）（表 19-1）

- BCG 治疗不会引起尿路上皮的细胞出现非典型性。
- 但化疗、放疗和病毒感染如 BK 病毒可以引起显著的细胞学非典型性，与 CIS 很难区分。
- 对于那些诊断困难的病例，之前治疗的病史很重要。
- 放疗会引起反应性血管改变，而 CIS 中没有。
- 做 BK 病毒蛋白的免疫组织化学染色对诊断有帮助。

表 19-1　尿路上皮 CIS 和反应性非典型增生的区别		
特点	**尿路上皮 CIS**	**尿路上皮反应性非典型增生**
低倍	单层、部分剥脱或增厚	增厚
炎症	无	存在
核染色质	浓染	空泡状
核的大小	淋巴细胞的 4～6 倍	<淋巴细胞的 3 倍
核仁	增大，但不易见	小但易见
核分裂像	常见	可有
极向	丧失	保留
p53	强阳性	阴性或弱阳性
CK20	阳性，全层	伞细胞阳性
CD44	阴性	弥漫阳性

临床相关性（预后及治疗选择）

- CIS 在除了泌尿道之外的绝大多数器官都被认为是一种早期或惰性的病变，然而尿路上皮 CIS 是一种侵袭性的癌。
- 尿路上皮 CIS 生物学行为的一些重要因素：
  - 组织学上始终是高级别。
  - 在未治疗的情况下，CIS 可以在数周至数月内进展为高级别的浸润性癌。
  - 在没有恰当治疗的情况下，CIS 可以从一个局限性病变快速播散到整个膀胱黏膜。
  - CIS 也可以上行（通过反流）播散到输尿管和肾盂，或下行播散到前列腺和尿道，更为常见。
- 一个低级别的乳头状尿路上皮癌不应被诊断为 CIS，即便是非浸润性的。
- 尿路上皮 CIS 的主流治疗方法是卡介苗（BCG）膀胱灌注，会诱导广泛的肉芽肿性炎以及随后的尿路上皮和 CIS 病变的消除。
- 对于 BCG 不耐受的病例，可以考虑膀胱内化疗甚至是膀胱切除术。
- 治疗后通过尿细胞学和活检进行严密随访对监测疾病的复发或演进为浸润性尿路上皮癌至关重要。

鳞状上皮原位癌（squamous cell carcinoma in situ）

定义

- 膀胱的鳞状细胞癌，没有浸润。

其他名称

- 高级别鳞状上皮内瘤变；高级别鳞状上皮异型增生（不推荐使用）。

发病机制

- 长期的慢性炎症导致鳞状上皮化生，进一步发生异型变和之后的恶性转化。

临床特征

- 有感染性病因的慢性炎症病史。

- 或者其他需要长期导尿的病因如脊柱裂或因脊柱损伤的瘫痪患者（截瘫或四肢瘫痪）。
- 膀胱镜检查可见炎症表现，如红斑样改变和黏膜增厚。
- 有非典型性细胞学的病史。

大体病理学

- 膀胱黏膜面可见白色或不透明的斑块，无乳头状或外生性病变。
- 有时可见溃疡。

组织病理学

- 上皮全层出现异型增生的鳞状细胞。有显著的细胞学非典型性，可见细胞间桥（图 19-12）。
- 没有浸润的证据，也没有尿路上皮 CIS 成分。对于具有尿路上皮 CIS 的病例，诊断为尿路上皮 CIS 伴有鳞状上皮化生。
- 伴有慢性炎症，常常可见角化性或非角化性鳞状上皮化生。
- 可见鳞状上皮化生到鳞状上皮异型增生的过渡。
- 尿路上皮癌可以累及化生的鳞状上皮（图 19-13），这种情况不应诊断为鳞状上皮 CIS。

免疫组织化学

- 肿瘤细胞 p53 阳性。

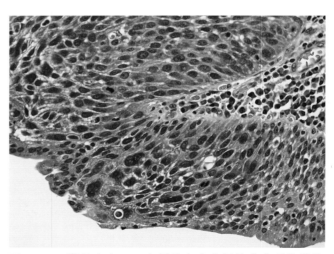

图 19-12 鳞状上皮 CIS 由累及上皮全层的非典型的鳞状细胞组成，核分裂象易见

临床相关性（预后及治疗选择）

- 鳞状细胞 CIS 可以伴有继发性或同时性浸润性癌。

- 鳞状上皮 CIS 很难用药物控制。BCG 对于消除鳞状上皮 CIS 没有效果。

- 有些患者在膀胱根治标本中可以找到并存的浸润性鳞状细胞癌，而在活检中没有发现。

- 考虑到浸润癌的风险，治疗的方案包括膀胱根治术。

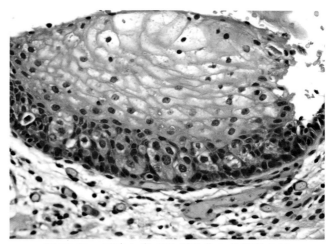

图 19-13　尿路上皮 CIS 累及化生的鳞状上皮

第三部分　膀　胱

第 20 章　膀胱浸润性尿路上皮癌及其变异型

浸润性尿路上皮癌

定义

- 膀胱尿路上皮癌突破基底膜在间质中浸润。

其他名称

- 侵袭性尿路上皮癌，浸润性移行细胞癌。

发病机制

- 浸润性尿路上皮癌可以是从尿路上皮原位癌、乳头状癌（低级别和高级别）进展而来。

临床特征

- 肉眼或镜下血尿。
- 膀胱镜检可见一个或多个乳头状或无蒂的病变。
- 肿瘤的基底固定，提示存在浸润。
- 肿瘤位于输尿管开口附近或体积大时可能引起尿路梗阻，造成输尿管积水或肾盂积水。
- 肿瘤细胞可以从膀胱黏膜上脱落下来并种植在下游的前列腺尿道部或远端的尿道。

大体病理学

- 大或小的乳头状病变，单发或多发，通常有一个固定的或宽的基底（图 20-1、20-2A 和 20-3A）。肿瘤的切面呈灰白颗粒状，上皮和间质的界面不规则（图 20-2C）。
- 可见溃疡，可以是治疗效应或肿瘤性坏死而形成（图 20-4A）。

组织病理学

- 有三种类型的浸润性肿瘤：
  - 伴有 CIS 或从 CIS 发展而来的高级别浸润性尿路上皮癌。
  - 从非浸润性高级别乳头状尿路上皮癌进展

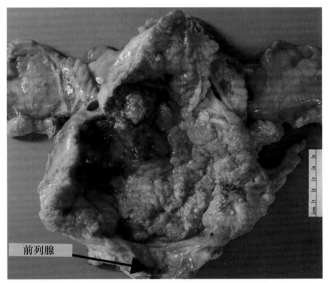

图 20-1　浸润性乳头状尿路上皮癌累及整个膀胱。可见出血和坏死区域

而来的高级别浸润性尿路上皮癌。
  - 从非浸润性低级别乳头状尿路上皮癌进展而来的低级别浸润性尿路上皮癌，最少见。

浸润的三种层次

固有层浸润（T1）

  - 特征为肿瘤细胞巢突破基底膜的平滑轮廓进入到固有层中的结缔组织中（图 20-2C）。
  - 固有层包含小而纤细的平滑肌束，不要与固有肌层相混淆。
  - 与早期固有层浸润相关的组织学改变：
    1. 细胞非典型性明显（图 20-2D）；
    2. 肿瘤细胞胞质增多并嗜酸性变（图 20-5）；
    3. 破坏了尿路上皮基底膜的平滑轮廓（图 20-6）。注意鉴别呈内翻性生长的大的肿瘤细胞岛，具有平滑的轮廓，不要与固有层的浸润相混淆；
    4. 在浸润的部位可以出现促纤维组织增生性反应和慢性炎细胞浸润（图 20-4C）；

图中标注：前列腺

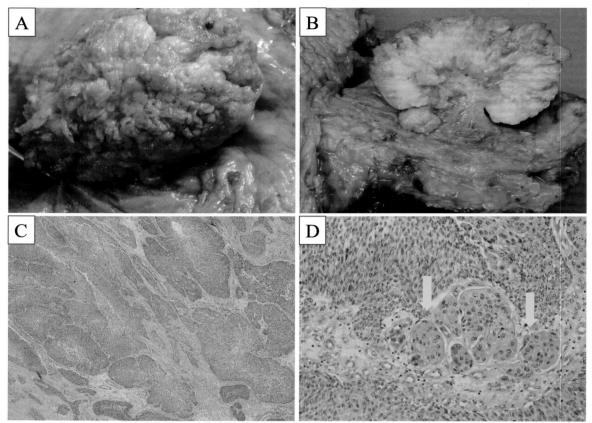

图 20-2　浸润性尿路上皮癌呈一个大的乳头状肿物（**A**）。切面显示宽基底（**B**）。显微镜下可见肿瘤巢团在固有层浸润，促纤维结缔组织反应很明显（**C**）。浸润性巢团中的肿瘤细胞和非浸润性的肿瘤成分相比，具有更显著的核异型性和嗜酸性胞质（**D**）

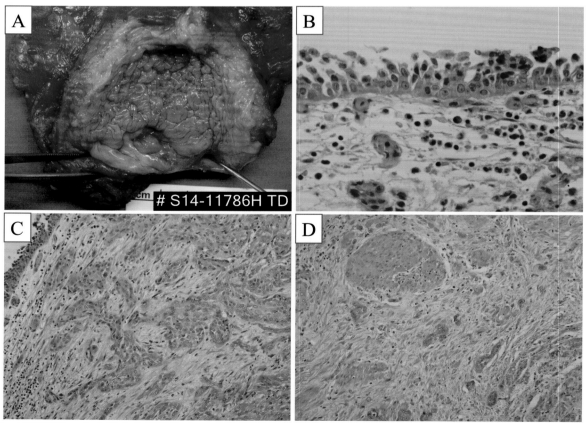

图 20-3　肉眼可见一个小的息肉样肿物（**A**）。显微镜下，可见尿路上皮原位癌（**B**）。高级别的尿路上皮癌可见固有层（**C**）和固有肌层（**D**）的浸润

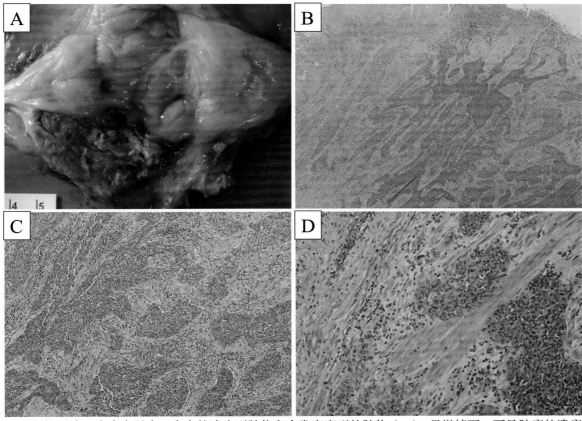

图 20-4 浸润性尿路上皮癌肉眼为一个大的溃疡型肿物和多发穿窿型的肿物（**A**）。显微镜下，可见肿瘤的溃疡型表面（**B**）、固有层浸润（**C**）和固有肌层的浸润（**D**）

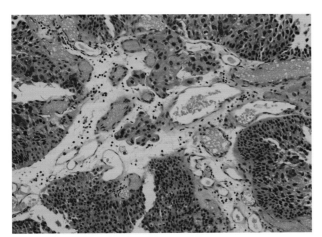

图 20-5 高级别的尿路上皮癌浸润固有层，显示丰富的嗜酸性胞质

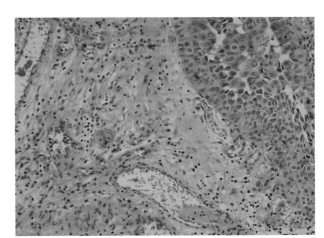

图 20-6 浸润性尿路上皮癌可见固有层浸润伴有慢性炎症

○ 浸润性尿路上皮癌中可见坏死（图 20-7）。

固有肌层浸润（T2）

○ 肿瘤细胞浸润大的平滑肌束（图 20-4D）。

○ 通常固有肌层的平滑肌束的直径要超过 0.1 mm（图 20-3D）。

○ 区分黏膜肌（纤细的平滑肌束）和固有肌（厚的平滑肌束）对于临床处理很重要。

○ 膀胱尿路上皮癌出现固有肌层的浸润，通

常称为"肌肉浸润性"肿瘤，对于绝大多数临床实践来说是行膀胱根治术的指征。

○ 有没有看到固有肌层，并且有无浸润应当报告，因为在活检的临床实践中通常会特意取深一点以取到固有肌层。

膀胱周围组织的浸润（T3）

○ 肿瘤细胞侵透固有肌层进入到膀胱周围的脂肪组织（图 20-8）。

○ 但是在脂肪组织中见到肿瘤细胞并不意味

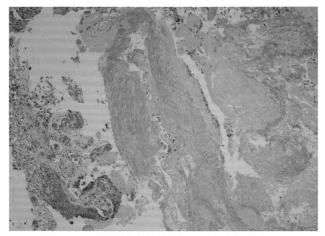

图 20-7　浸润性高级别尿路上皮癌伴有坏死

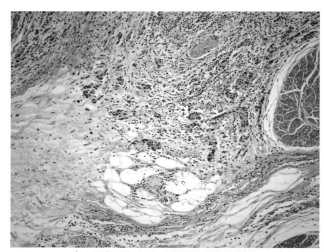

图 20-8　高级别尿路上皮癌浸润至膀胱周围脂肪组织

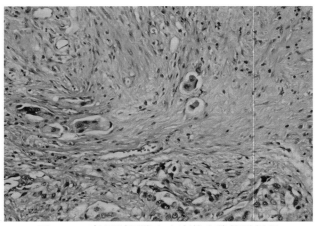

图 20-9　高级别尿路上皮癌伴有脉管的侵犯

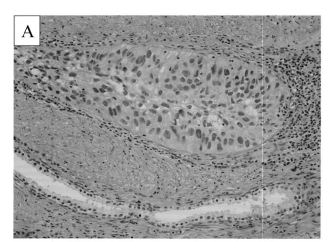

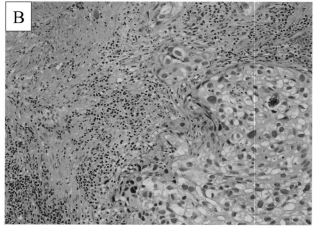

图 20-10　高级别尿路上皮癌侵及前列腺（**A**）和间质（**B**）

着膀胱周围组织的浸润。因为在膀胱，脂肪组织可以出现在固有层或固有肌层，详见后文。

○ 因此基本不可能在活检或 TUR 标本中诊断膀胱周围组织的浸润。

● 对于体积大的或高级别的乳头状尿路上皮癌来说，出现浸润的概率很高，因此需要充分的取材或仔细的镜检。

● 诊断脉管侵犯（图 20-9）应当特别小心，因为在浸润性尿路上皮癌中人工收缩假象要更常见得多。

● 在进展期的尿路上皮癌（Ⅳ期），可以看到前列腺间质（图 20-10）、精囊腺、阴道或其他邻近器官的侵犯。

● 如果浸润性尿路上皮癌伴有 CIS，则预后差，我们也有过报道。

● 膀胱活检 /TUR 的病理报告中应包括的重要信息和内容列在表 20-1。

免疫组织化学

● p53 弥漫阳性，大多数病例 CK20 和 CK7 阳性。

● p63 和高分子角蛋白阳性。

● 大多数病例 CD44 阴性（丢失阳性）。

● GATA3 和 S100P 是新的尿路上皮标记，用于决定尿路起源，但二者不能用于区分良性和恶性的尿路上皮病变。

表 20-1	在膀胱活检 /TUR 标本病理报告中的诊断信息
存在癌的病例	**这些病理信息应当包括在报告中**
	尿路上皮癌或其他类型
	乳头结构和重量的大小
	肿瘤的级别（高或低）
	浸润的深度（固有层或固有肌层）
	是否存在固有肌层
	是否存在不同的分化和分化的程度，例如鳞状分化、腺性分化、微乳头和小细胞癌（局灶还是广泛）
	是否存在坏死
	是否存在原位癌
	是否存在脉管的侵犯
	是否存在手术切缘的阳性

- 没有可靠的标记能够识别浸润性病变。
- Smoothlin，表达于固有肌（muscularispropria，MP）而不是黏膜肌（lamina propria，LP），对判断固有肌层浸润有帮助。
- 具有 MP 浸润的尿路上皮癌 smoothlin 的阳性率（80% ～ 90%）高于具有 LP 浸润的肿瘤（20% ～ 30%），尽管困难的病例中二者可有明显的表达重叠。
- Her2/Neu 在一小部分浸润性尿路上皮癌中可以呈膜阳性。

分子检测

- 复杂的分子改变包括多重的染色体缺失和获得以及癌基因的突变。FISH 分析对诊断有帮助。
- Her2/Neu 的扩增可见于一小部分病例。
- H-ras 突变发现于约 50% 的尿路上皮癌病例。

临床相关性（预后和治疗选择）

- 低级别的浸润性尿路上皮癌可以通过 TUR 手术加膀胱内 BCG 灌注而治愈，但是如果没有完整切除，肿瘤可以复发。
- 高级别的浸润性尿路上皮癌在 TUR 之后会有较高的复发率，无论是否进行了局部治疗如膀胱内化疗或 BCG。
- 由于取材的局限性问题，有相当比例的（约

20% ～ 30%）病例在活检或 TUR 标本中分期被低估。
- 因此高级别的尿路上皮癌，特别是那些具有广泛的固有层浸润的病例，应该在外科切除时采用更激进的办法处理。
- 新辅助（根治手术前）和辅助（根治手术后）疗法对某些病例有效，应当考虑。
- 膀胱癌的分期：
  - 对于非浸润性癌：Ta，非浸润性乳头状尿路上皮癌；Tcis，尿路上皮原位癌。
  - 对于浸润性癌：T1，固有层浸润；T2，固有肌层浸润；T3，膀胱周围组织浸润；T4，对膀胱外包括前列腺（间质）的其他器官的浸润。

膀胱癌分期（AJCC，第 8 版）

Tx：原发癌无法评估
T0：无原发癌证据
Tis：原位癌
Ta：非侵润乳头癌
T1：肿瘤侵犯固有膜
T2：肿瘤侵犯肌层 　　T2a：侵犯肌层内半部 　　T2b：侵犯肌层外半部
T3：肿瘤侵犯膀胱外结缔组织 　　T3a：镜下侵犯 　　T3b：大体侵犯
T4：肿瘤侵犯膀胱周围器官 　　T4a：直接侵犯前列腺间质，子宫阴道 　　T4b：侵犯盆腔壁，腹腔壁

浸润性鳞状细胞癌

定义

鳞状细胞癌

- 由纯的鳞状细胞组成的恶性上皮性肿瘤。

尿路上皮癌伴鳞状分化

- 尿路上皮癌中出现鳞状化生。
- 同时可见尿路上皮癌和鳞状细胞癌成分。

其他名称

- 移行细胞癌伴有鳞状化生。

发病机制

- 纯的鳞状细胞癌通常发生在慢性炎症和鳞状化生的背景中。
- 鳞状细胞癌占血吸虫相关的膀胱癌的大部分，可见慢性炎症和尿路上皮的鳞状化生。
- 尿路上皮癌可以发生鳞状分化，而没有特异性病因。

临床特征

- 血尿。
- 其他的症状相似于尿路上皮癌。

大体病理学

- 大肿物伴有出血坏死。
- 可见干酪样（角蛋白碎片）物质（图 20-11）。
- 未受累的膀胱黏膜可以增厚和纤维化。

组织病理学

鳞状细胞癌

- 纯的鳞状细胞癌而没有尿路上皮癌的成分（图 20-12）。
- 可见角化的或非角化的恶性鳞状细胞（图 20-12），其生物学行为并无差别。通常可见鳞状化生和慢性炎症，尽管鳞状化生也可以见于

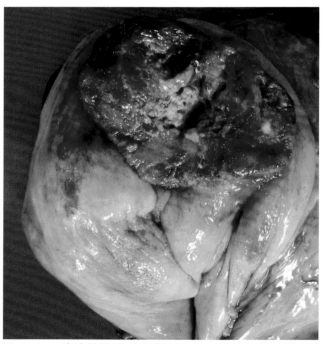

图 20-11　膀胱的鳞状细胞癌表现为一个大肿物，表面可见坏死，中央为干酪样物质

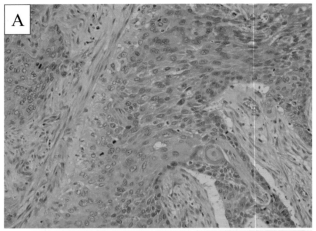

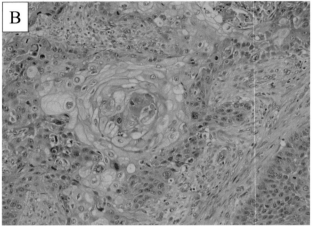

图 20-12　显微镜下，膀胱浸润性鳞状细胞癌由角化性的恶性鳞状细胞组成（**A**）。肿瘤细胞之间可见明显的细胞间桥（紧密连接）。高倍镜下可见"角化珠"和浸润成分伴有促纤维结缔组织间质反应（**B**）

尿路上皮癌伴鳞状化生。

- 也可见原位的鳞状细胞癌伴有或不伴有早期浸润（图 20-13）。
- 角化珠（肿瘤细胞的角化），其特点是中心为角化物质，周围有恶性上皮细胞呈同心圆状包绕，在浸润性鳞状细胞癌中常见（图

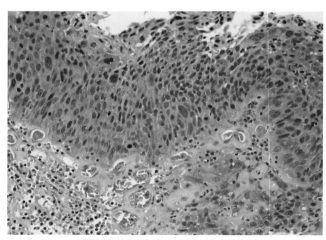

图 20-13　原位鳞状细胞癌和局灶的固有层浸润（左）

20-12B）。

- 肿瘤细胞间可见明显的细胞间桥（紧密连接）（图 20-12A），也可见促纤维结缔组织间质反应。

尿路上皮癌伴鳞状分化

- 同一个病例中出现鳞状细胞癌和尿路上皮癌两种成分（图 20-14）。
- 低级别（图 20-15）或高级别（图 20-16）尿路上皮癌中都可以出现鳞状分化，但是在高级别肿瘤中更常见。
- 尽管难以鉴别鳞状细胞癌，还是有几个特征会倾向尿路上皮癌伴鳞状分化：
  - 出现尿路上皮原位癌。
  - 出现腺性分化（图 20-17）。
  - 出现尿路上皮原位癌或原位腺癌。
  - 缺乏良性的鳞状化生。
  - 如果同时观察到尿路上皮癌和鳞状细胞癌两种成分，则可以确定尿路上皮癌伴鳞状分化的诊断。

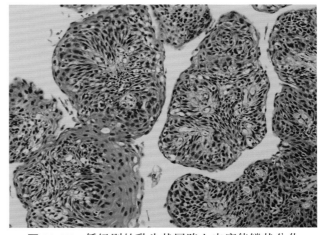

图 20-15 低级别的乳头状尿路上皮癌伴鳞状分化

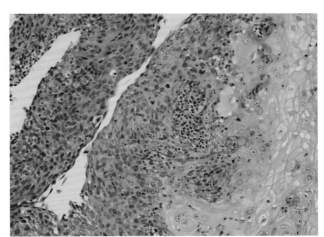

图 20-16 高级别乳头状尿路上皮癌（左）伴鳞状分化（右）

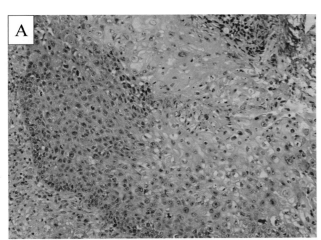

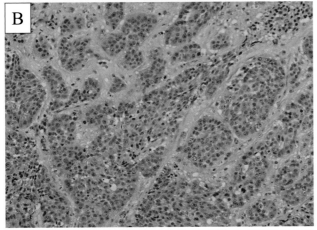

图 20-14 尿路上皮癌伴鳞状分化显示同时可见鳞状细胞癌（A）和尿路上皮癌（B）成分

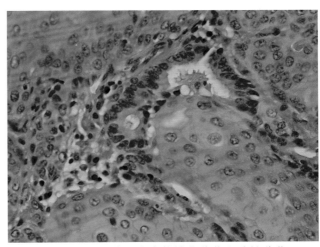

图 20-17 尿路上皮癌伴鳞状分化和腺性分化

- 二者间的区别概括于表 20-2。在有限的活检标本中很难区别纯的鳞状细胞癌和尿路上皮癌伴鳞状分化。
- 对于膀胱的浸润性癌伴有广泛的鳞状分化，鉴别诊断包括鳞状细胞癌和尿路上皮癌伴鳞状分化。

表 20-2 膀胱的鳞状细胞癌和尿路上皮癌伴鳞状分化的比较		
	鳞状细胞癌	尿路上皮癌伴鳞状分化
发病机制	慢性膀胱炎、导尿管或结石、血吸虫病、HPV 感染 长期留置导尿管	未知 吸烟
肉眼	大肿物	乳头状或大块肿物
	干酪样的角化碎片	可见坏死
组织学		
鳞状成分	纯的（100%）	具有尿路上皮癌成分
浸润性	是	是
角化珠	是	是（局灶）
细胞间桥	是	是（局灶）
浸润性尿路上皮癌	无	存在
尿路上皮原位癌	无	存在
腺性分化	罕见	常见
其他的尿路上皮变异型，包括小细胞癌成分和微乳头型	无	可以存在
良性上皮鳞状化生	总是可见	绝大多数没有
预后	差，可能比尿路上皮癌	差
膀胱切除术	需要	可能需要
对尿路上皮癌的化疗	可能没有效果	取决于鳞状分化

免疫组织化学

- 目前还没有很好的证据说明是否存在特异性标记物能够区别鳞状细胞癌和尿路上皮癌伴鳞状分化。
- 通常二者都是 p63 和 p53 阳性。

鉴别诊断

继发性鳞状细胞癌

- 肛门、宫颈、阴道或外阴的原发性鳞状细胞癌可以通过直接蔓延或转移的方式累及膀胱。
- 原发性和继发性鳞状细胞癌的主要形态学特征是一致的。
- 膀胱原发性鳞状细胞癌常常伴有之前存在的良性鳞状上皮化生，而继发性肿瘤没有。
- 继发性鳞状细胞癌可能会保留完整的尿路上皮。

- 临床联系对区分原发和继发很重要。

临床相关性（预后和治疗选择）

- 纯的鳞状细胞癌预后差，需要膀胱切除。
- 尿路上皮癌伴有鳞状分化是否预后差于或相当于同等级别的经典型尿路上皮癌还有争议。
- 在我们对有限数量的病例观察中，发现尿路上皮癌伴有广泛的鳞状分化对新辅助化疗反应欠佳。这些肿瘤可能生物学行为更像是鳞状细胞癌而不是尿路上皮癌。
- 因此鳞状成分的程度应该报告（至少报告是局灶的还是广泛的鳞状分化）。
- 在活检病例中，由于鉴别困难，我们使用如下报告"差分化的癌伴有显著的鳞状分化，鉴别诊断包括鳞状细胞癌和尿路上皮癌伴鳞状分化"。

浆细胞样尿路上皮癌（plasmacytoid urothelial carcinoma）

定义

- 尿路上皮癌的一种变异型，肿瘤细胞形态相似于浆细胞。

发病机制

- 未知。
- 尿路上皮癌的细胞体积小，相似于浆细胞，尽管肿瘤细胞并不具有浆细胞的任何生物学特征。

临床特征

- 和浸润性高级别尿路上皮癌相同。

大体病理学

- 和浸润性高级别尿路上皮癌相同。

组织病理学

- 浆细胞样尿路上皮癌由非黏附性的肿瘤细胞组成，细胞体积小。可以为浸润性或原位病变。
- 胞质偏位，形态学类似于浆细胞（图 20-18）。
- 肿瘤可能与慢性膀胱炎或淋巴瘤、浆细胞瘤等病变难以区分，特别是在小活检的标本中。
- 有时肿瘤细胞会形成单行排列呈列兵状（Indian file）。
- 典型者常常可见高级别浸润性尿路上皮癌。

免疫组织化学

- 角蛋白（AE1/AE3、CK20 或 CK 7）阳性（图 20-18C）。
- GATA3 可以阳性，但通常较弱（图 20-18D）。
- p63，高分子角蛋白阳性。
- 浆细胞标记物阴性，神经内分泌标记物阴性。

鉴别诊断

淋巴瘤

- 角蛋白阴性，淋巴瘤标记阳性，没有典型的尿路上皮癌成分。

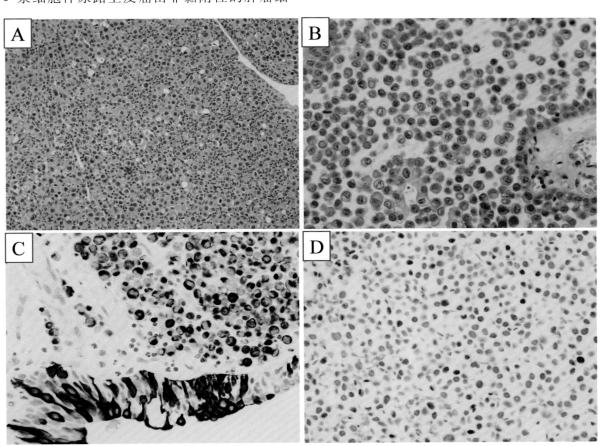

图 20-18 浆细胞样的尿路上皮癌伴有炎症细胞的背景（**A**）或没有任何炎症细胞（**B**）。肿瘤细胞具有偏位的胞质，相似于浆细胞，但体积是浆细胞的 3 ~ 4 倍。肿瘤细胞 CK20（**C**）和 GATA3（**D**）阳性

浆细胞瘤

- 浆细胞瘤或多发性骨髓瘤是由一致性的具有核旁空晕的肿瘤细胞组成。
- 肿瘤细胞角蛋白阴性，但浆细胞标记物 CD138 和 Kappa 或 Lambda 轻链阳性。
- 浆细胞样尿路上皮癌通常含有典型的浸润性和原位尿路上皮癌成分。
- 此外，浆细胞样尿路上皮癌和恶性浆细胞相比，细胞的大小、形状差别较大。

临床相关性（预后和治疗选择）

- 这是一种高级别的尿路上皮癌，具有侵袭性生物学行为。

小细胞癌

定义

- 高度恶性的癌，主要由小的神经内分泌细胞组成。

- 形态学上相似于肺的小细胞癌。

发病机制

- 在至少 50% 的病例中，小细胞癌是来自于高级别的尿路上皮癌，代表了一种去分化的过程。

临床特征

- 和高级别尿路上皮癌相似。
- 血清的神经内分泌标记物水平可以升高。
- 可以出现副肿瘤综合征。

大体病理学

- 境界不清的浸润性肿块，呈灰白、灰黄或棕色。

组织病理学

- 由小的神经内分泌细胞组成，胞质稀少，核质比高（图 20-19A）。
- 椒盐样染色质明显，核分裂活性高，凋亡比率高（图 20-19B）。肿瘤细胞经常具有挤压

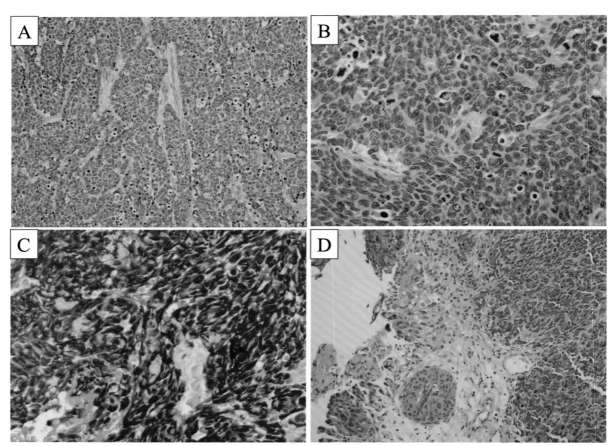

图 20-19 膀胱的小细胞癌显示小蓝细胞弥漫浸润或呈巢状结构（**A**）具有细腻的椒盐样染色质和多见的核分裂象及凋亡（**B**）。挤压的人工假象在小细胞癌较其他肿瘤常见（**C**）。一半以上的病例可以同时看到尿路上皮癌（左）和小细胞癌（右）（**D**）

假象（图 20-19C）。

- 侵及膀胱壁和邻近器官。
- 在约一半的膀胱小细胞癌病例中，可见到典型的浸润性或原位性尿路上皮癌（图 20-19D）。

免疫组织化学

- 至少 1 或 2 个神经内分泌的标记物阳性，如 NSE、CgA、Syn 和 CD56（图 20-20）。
- 仅 50% 的病例 TTF1 阳性（图 20-20C）。
- 角蛋白阳性，GATA3 通常阴性（图 20-20D）。
- 尿路上皮癌的标记物会显示尿路上皮癌阳性，而小细胞癌成分阴性。

临床相关性（预后和治疗选择）

- 侵袭性的系统性疾病。
- 一半的病例伴有经典的高级别浸润性尿路上皮癌。
- 血清的神经内分泌标志物，如 CgA 可以阳性。
- 需要系统性化疗和手术或不做手术。

肉瘤样癌（癌肉瘤）

定义

- 一种同时含有癌和肉瘤成分的膀胱恶性肿瘤。
- 肉瘤样尿路上皮癌。
- 尿路上皮癌伴有肉瘤样分化（urothelial carcinoma with sarcomatoid differentiation）。

发病机制

- 尿路上皮癌发生去分化转化成为高级别的恶性肿瘤。
- 有报道与放疗或化疗有关，但尚没有充分确切的关系。

临床特征

- 血尿。
- 低级别或高级别尿路上皮癌的病史。
- 如果一开始发现时没有膀胱肿瘤的病史，通常表现为恶性肿瘤的进展阶段。
- 影像学或膀胱镜检显示体积大的肿块伴或不

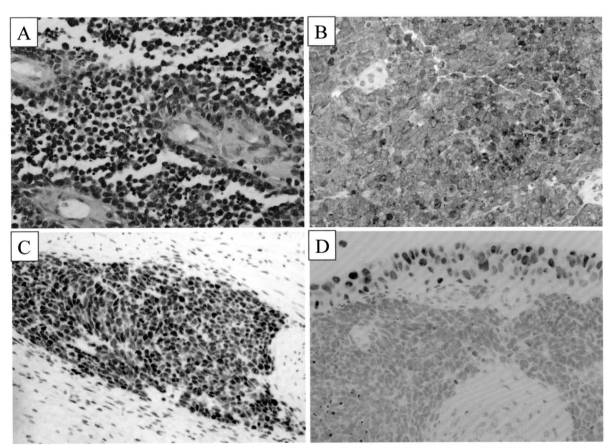

图 20-20　小细胞癌，胞质稀少，核分裂象多见（**A**）。肿瘤细胞的神经内分泌标记物 Syn 强阳性（**B**）。此例 TTF1 阳性（**C**），但 GATA3 在小细胞癌成分中阴性，尿路上皮原位癌阳性（**D**）

伴有转移。

大体病理学

- 体积大的肿块（图 20-21A），基底固定，提示存在浸润性成分。
- 常见乳头状形态的区域、溃疡、出血和坏死。
- 切面除了典型的灰白质硬的癌区域以外，可见到黏液样或鱼肉样区域，提示为恶性的间质成分（图 20-21B）。

组织病理学

- 对于诊断来说，需要在同一个肿瘤内同时出现癌和肉瘤的成分（图 20-21C 和 21D）。
- 癌的成分通常是高级别浸润性尿路上皮癌。
- 肉瘤成分可以由梭形细胞、多形性细胞以及黏液背景的细胞组成（图 20-22），相似于炎症性肌成纤维细胞肿瘤（IMT）。但细胞的丰富程度、多形性和浸润程度都要比 IMT 更明显（图 20-22）。
- 偶尔可见 CIS、低级别尿路上皮癌、鳞状分化或腺性分化（图 20-23）。
- 肉瘤样成分通常为高级别的恶性梭形细胞，细胞丰富，核分裂象多见，而没有特异性分化。
- 有时可见异源性成分如恶性软骨（软骨肉瘤）、骨（骨肉瘤）或骨骼肌分化（横纹肌肉瘤）。

免疫组织化学

- 癌的成分相似于尿路上皮癌：p63 阳性，p53 阳性，高分子量角蛋白阳性。
- 肉瘤的成分可以角蛋白阳性。
- 肉瘤样成分可以肌源性标记 Desmin、SMA 阳性。
- Alk1 阴性。

分子检测

- 分子分析显示癌和肉瘤的成分均起源于相同的细胞，提示去分化。

临床相关性（预后和治疗选择）

- 预后较经典的高级别尿路上皮癌差。

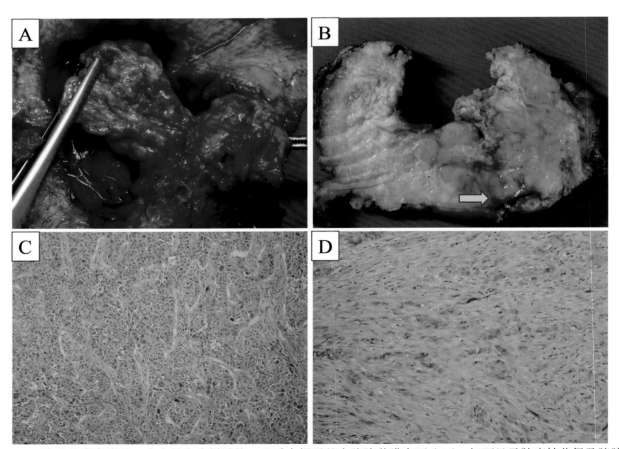

图 20-21 膀胱的癌肉瘤是一个大的息肉样肿块，几乎占据了整个膀胱黏膜表面（**A**）。切面显示肿瘤结节侵及膀胱周围脂肪组织（**B**，箭头）。可以看到高级别尿路上皮癌（**C**）和恶性的梭形细胞肿瘤（**D**）成分

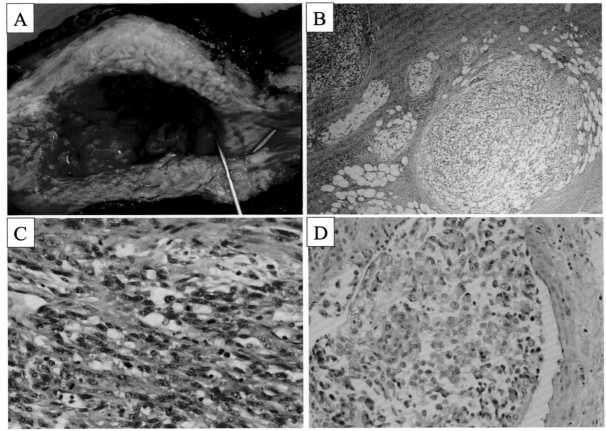

图 20-22　膀胱的癌肉瘤大体呈一个大的出血性肿块（**A**）。肿瘤绝大部分由梭形细胞组成，具有黏液样背景，侵及膀胱周围脂肪（**B**）。一些高级别的恶性梭形细胞密度大，核分裂活跃（**C**）。血管中也可看到高级别癌成分（**D**）

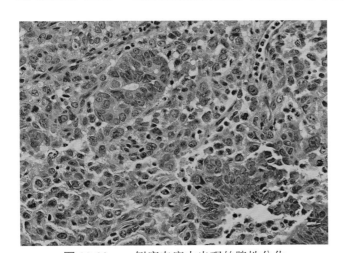

图 20-23　一例癌肉瘤中出现的腺性分化

- 应当考虑膀胱切除术给予或不给予辅助治疗。

膀胱源性转移性尿路上皮癌

定义

- 尿路上皮癌从膀胱（或泌尿道的其他部位）转移到其他器官。

- 诊断需要膀胱尿路上皮癌的临床病史。

组织病理学

- 尿路上皮癌可以呈现多种形态学变异型，使得诊断和识别尿路原发有时非常困难。
- 最常见的转移部位包括盆腔淋巴结（图20-24）：

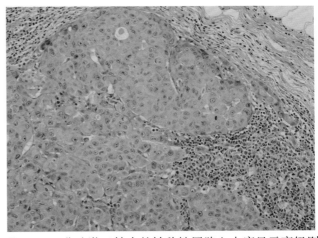

图 20-24　盆腔淋巴结中的转移性尿路上皮癌显示高级别的癌，难以判断来源

○ 转移性肿瘤可以呈大肿块或仅作为单个细胞小灶状浸润，后者相似于乳腺的小叶癌，可能轻易被漏掉。

○ 应当报告转移灶的大小和是否存在结外的扩展。

○ 尿路上皮癌伴淋巴结转移者预后很差，如果没有进行有效的治疗，仅不足 10% 的患者生存超过 5 年。

● 第二大转移的常见部位是肺。也可能转移到许多其他的器官。

○ 原发瘤通常为高级别。如果没有临床病史，在转移部位的尿路上皮癌很难识别，因为肿瘤细胞高度多形性，并有相对丰富的胞质（图 20-24、20-25）。

● 在转移性尿路上皮癌中可见鳞状分化和腺性分化，但不常见。

免疫组织化学

● 尿路上皮标记物例如 p63、CK20、GATA3 和 S100P 可以有帮助（图 20-26）。

临床病理特征

● 大多数来自膀胱的转移都是高级别尿路上皮癌。

● 局部淋巴结的转移应当识别并报告（指明是转移性尿路上皮癌而不是转移性前列腺癌）。通常转移性尿路上皮癌预后很差。现代化疗可能提高生存率。

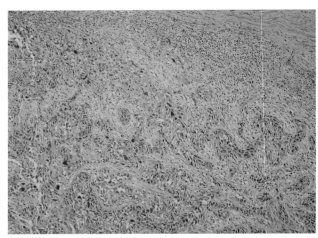

图 20-25　淋巴结中的转移性尿路上皮癌相似于鳞状细胞癌

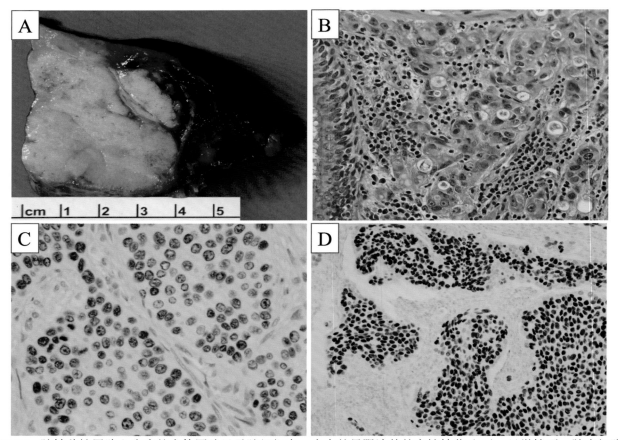

图 20-26　肺转移性尿路上皮癌的大体图片显示肺组织中一个大的界限清楚的实性结节（A）。显微镜下，肿瘤细胞具有多形性，有微囊形成（B）。免疫组织化学染色显示肿瘤细胞 p63 阳性（C）和 GATA3 阳性（D）

第三部分　膀　胱

第 21 章　膀胱的恶性腺性病变

尿路上皮癌伴有腺性分化

定义

- 尿路上皮癌的腺性分化界定为在尿路上皮癌中出现由肿瘤细胞被覆的真性腺腔。
- 同时出现尿路上皮癌和腺癌成分。

发病机制

- 尿路上皮癌具有强大的形态可塑性。特别是高级别浸润性尿路上皮癌常常显示多向分化，如腺性分化、鳞状分化或神经内分泌分化。
- 腺性分化，较鳞状分化少见，是尿路上皮癌第二常见的多向分化形式。

临床特征

- 和典型的尿路上皮癌相同。

大体病理学

- 和典型的浸润性尿路上皮癌相同，通常为一个或多个大的乳头状肿块。

组织病理学

- 与纯腺癌不同，尿路上皮癌伴有腺性分化包括典型尿路上皮癌成分（图 21-1A）和部分

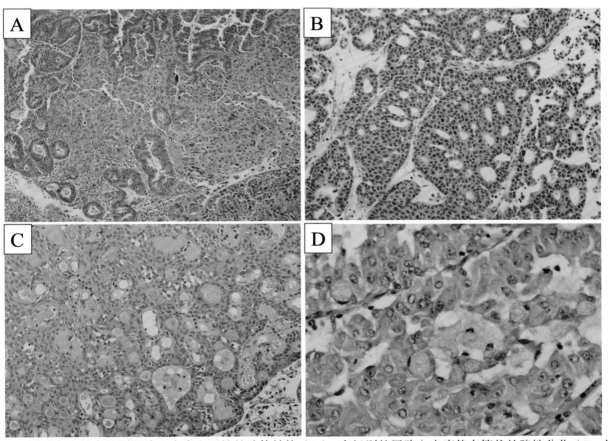

图 21-1　同时存在的高级别尿路上皮癌和恶性的腺体结构（A）。高级别的尿路上皮癌伴有筛状的腺性分化（B，尿路上皮癌未显示）。尿路上皮癌同时伴有腺性和鳞状分化（C）。尿路上皮癌伴有杯状细胞的分化（D）

腺癌成分（图 21-1B）。

- 有一些发现可能有助于区分尿路上皮癌伴腺性分化和膀胱的腺癌（除了恶性腺性成分）：
  ○ 有共存的浸润性尿路上皮癌（图 21-1A）；
  ○ 有共存的鳞状成分（图 21-1C）；
  ○ 有共存的尿路上皮原位癌。
- 腺体结构衬覆立方或柱状的肿瘤细胞。
- 尿路上皮癌伴有杯状细胞分化被认为是腺性分化的一种特殊形式，尽管其意义还未明（图 21-1D）。
- 但是在膀胱活检中由于取材有限，很难区分尿路上皮癌伴腺性分化和腺癌。

鉴别诊断

- 良性尿路上皮的假腺样分化
  ○ 良性尿路上皮偶尔可显示腺性分化。
  ○ 是对炎症或其他刺激的反应性改变。
  ○ 病变通常很小，位于反应性尿路上皮内，没有细胞学异型性。
- 尿路上皮原位癌累及 von Brunn 巢
  ○ 尿路上皮原位癌累及 von Brunn 巢具有腺性分化（腺囊性膀胱炎）。在巢中出现良性的尿路上皮是诊断的关键。
- 尿路上皮癌中的假腺样分化（图 21-2）
  ○ 尿路上皮癌不论低级别还是高级别，都可能出现小的胞质内腔隙（微囊），很常见。
  ○ 微囊通常充满细胞碎片，但缺乏立方或柱状的上皮衬覆。
  ○ 由于在大多数尿路上皮癌中经常可见，这

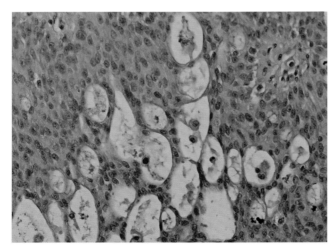

图 21-2　一例低级别非浸润性尿路上皮癌中的微囊形成（假腺样分化）类似于腺样分化

种结构不应该被认为是腺性分化。

- 腺癌
  ○ 纯的腺体结构，没有尿路上皮癌的成分。

免疫组织化学

- 无充分研究

临床相关性（预后和治疗选择）

- 和典型的尿路上皮癌相似。如果存在固有肌层的浸润，需要做膀胱根治术。
- 腺性分化的临床意义还不清楚。可能取决于腺性分化的程度或治疗的选择。
- 有研究提示尿路上皮癌中出现局灶的腺性分化与膀胱切除术后的患者预后并不相关。
- 但是近年来的研究提示，和典型的尿路上皮癌相比，在尿路上皮癌中出现腺性分化可能与系统性新辅助化疗反应差有关。
- 还需要更多的研究证实以上的观察。

膀胱的原位腺癌

定义

- 原位腺癌是尿路上皮发生的一种非浸润性的腺性病变，特征是出现恶性的柱状上皮。

其他名称

- 非浸润性尿路上皮癌伴有腺性分化。

临床特征

- 原位腺癌，一种少见的病变类型，通常伴有浸润性的膀胱尿路上皮癌。因此，使用术语"非浸润性尿路上皮癌伴有腺性分化"可能更合适。
- 临床预后主要取决于浸润性癌的成分。
- 我们曾在一个病例中看到原位腺癌和浸润性尿路上皮癌以及小细胞癌共存。

大体病理学

- 通常是一个小病变，具有乳头状或平坦型的外观。
- 也可以取决于伴随的浸润性成分的外观。

组织病理学

- 膀胱原位腺癌的特征是出现恶性的立方或柱状的上皮细胞（图21-3），局限于基底膜内。
- 肿瘤细胞呈单层或假复层排列。在绝大多数病例中，原位腺癌具有高级别核，呈平坦型或乳头性结构（图21-4、21-5）。
- 经常可见共存的其他类型的癌成分，如典型的浸润性尿路上皮癌（图21-6）、小细胞癌或微乳头状癌。
- 尿路上皮癌的微囊变或尿路上皮癌累及 von Brunn 巢，二者都不是由柱状上皮衬覆，因此不应该与原位腺癌相混淆。

免疫组织化学

- 未知，可能与浸润性尿路上皮癌相似。

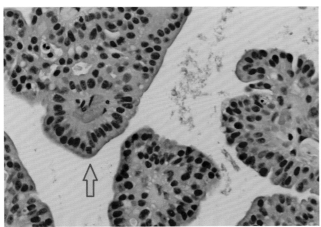

图 21-3　膀胱原位腺癌的特征是出现恶性的柱状细胞局限于基底膜内（箭头）

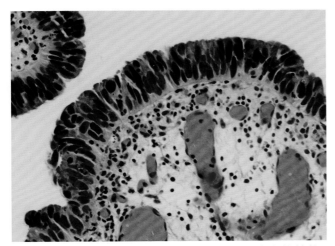

图 21-4　膀胱原位腺癌的恶性柱状细胞呈乳头状结构，局限于基底膜内。肿瘤细胞具有拉长的核，浓染的染色质和明显的异型性，相似于宫颈的原位腺癌

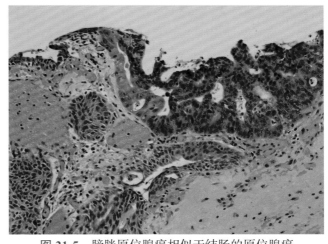

图 21-5　膀胱原位腺癌相似于结肠的原位腺癌

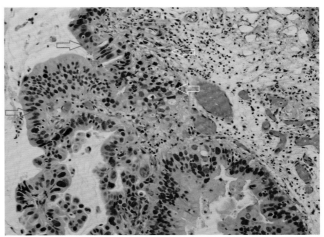

图 21-6　原位腺癌（红色箭头）与浸润性尿路上皮癌（白色箭头）共存

临床相关性（预后和治疗选择）

- 如果原位腺癌是发现在一个活检标本中而没有浸润性肿瘤，应当考虑重复活检，因为原位腺癌常常和高级别的浸润性癌相伴随。
- 膀胱原位腺癌的患者通常预后较差，由于它常伴有生物学行为侵袭的高级别浸润性肿瘤。
- 治疗取决于浸润性尿路上皮癌，当存在固有肌浸润性肿瘤时，大多数病例会选择膀胱切除术。
- 如果存在小细胞癌成分，应进行系统性化疗。

原发性腺癌

定义

- 膀胱的恶性上皮性肿瘤完全由腺体成分组成（100% 或纯的腺癌）。

- 没有典型的尿路上皮癌成分。否则应该命名为尿路上皮癌伴有腺样分化。

发病机制和流行病学

- 膀胱原发性腺癌的发病机制仍然未知。
- 肠上皮化生一直以来被看作是腺癌的前驱病变，由于其与膀胱原发性腺癌常常同时发生。
- 膀胱的原发性腺癌是一种罕见的恶性肿瘤。
- 肿瘤在男性更多见，平均年龄 60 岁。

临床特征

- 血尿、排尿困难和下腹部肿块。
- 如果肿瘤以黏液为主，偶尔可见出现黏液尿。

大体病理学

- 大肿物可见坏死和溃疡，切面呈黏液样。

组织病理学

- 膀胱原发性腺癌只有在纯的腺性成分的癌时

才能诊断（图 21-7）。
- 任何含有可识别的尿路上皮癌成分的肿瘤都应当分类为尿路上皮癌伴有腺样分化。
- 肿物周边可见良性的肠上皮化生。
- 背景中可见管状腺瘤。
- 腺癌细胞形成腺体、乳头、筛状或管状结构（图 21-7A、B），有时候可见印戒细胞（图 21-7C、D）。
- 人们已认识到几种组织学变型。但基于组织学基本上可以分为两组（肠型和非肠型）。

肠型

典型的肠型

- 由具有丰富的嗜酸性胞质的高柱状细胞组成。
- 伴或不伴有中央的坏死。
- 具有局灶的杯状细胞分化。
- 形态学与结肠腺癌相同（图 21-7）。

黏液型

- 以黏液为主。
- 细胞外大的黏液池漂浮有肿瘤细胞团（图

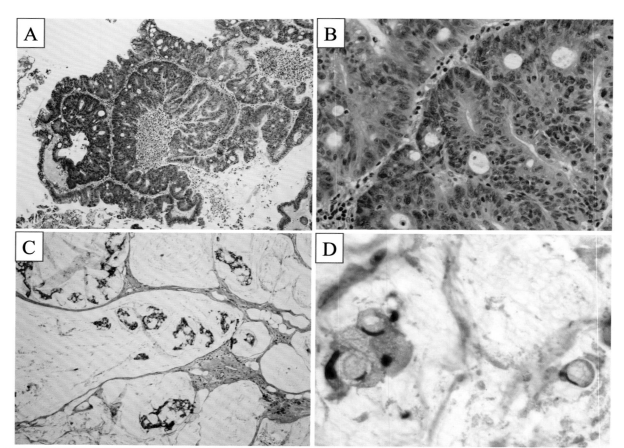

图 21-7 膀胱原发性腺癌，肠型，由恶性腺体组成（**A**）。高倍镜显示具有杯状细胞的高柱状肿瘤细胞侵及固有肌层（**B**）。膀胱原发性黏液腺癌（**C**）具有包含黏液的印戒细胞（**D**）

21-7C）。
- 黏液成分应当至少占肿瘤的一半。

印戒细胞型：
- 出现包含黏液的印戒细胞（图21-7D）。
- 印戒细胞可以呈浆细胞样或单核细胞样外观，可见大的胞质内空泡。
- 弥漫性生长方式。
- 经常伴有黏液型或肠型腺癌。

非肠型

非特指型
- 由恶性杯状或柱状细胞组成。

透明细胞腺癌（见本章后面讨论）
- 由透明细胞组成。
- 和发生在女性生殖系统的肿瘤相似。

免疫组织化学

- 肠型者相似于结肠腺癌，非肠型者的免疫表型多样。
- 通常肿瘤细胞为：

  ○ CK20、CDX2阳性，CK7阳性程度不等（图21-8A～C）。

  ○ p63、高分子量角蛋白、CK5/6阳性，AMACR阳性。

  ○ β-catenin阴性（没有核阳性）（图21-8D）。

鉴别诊断（表21-1）

继发性腺癌
- 最常见的累及膀胱的继发性腺癌是前列腺腺癌和结肠腺癌。
- 其他常见的膀胱继发性腺癌还包括乳腺癌、肺癌和子宫内膜癌。

临床相关性（预后和治疗选择）

- 做膀胱腺癌的诊断时，首先不应该认为这是一个原发性肿瘤。
- 通常需要做消化道的影像学检查以排除其他器官的腺癌继发性累及膀胱。
- 作为病理医生，我们应当尽量应用免疫组织

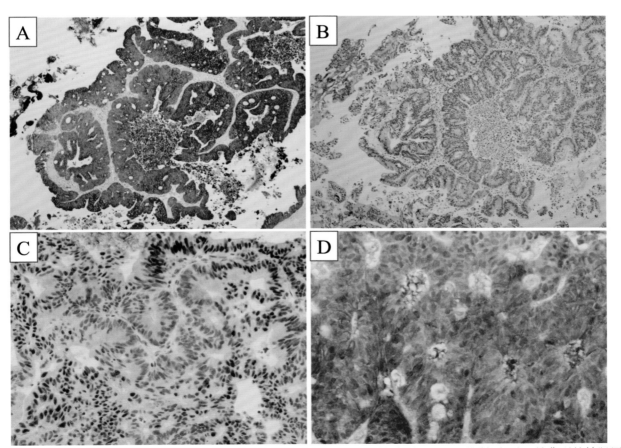

图21-8 膀胱原发性肠型腺癌免疫组织化学：CK20阳性（**A**），CK7阴性（**B**），CDX2阳性（**C**），是典型的结肠原发腺癌的免疫表型，但是β-catenin染色为阴性，没有核着色（**D**）

表 21-1 脐尿管腺癌与原发性膀胱腺癌和结肠腺癌之间的比较

	脐尿管腺癌	原发性腺癌	继发性结肠腺癌
脐尿管残迹	可见	无	无
位于顶部	是	任何部位	任何部位
脐部受累	可能	无	无
尿路上皮原位癌	无	可能	无
广泛的腺性膀胱炎	无	是	无
腺体的异型增生	脐尿管残迹可见	是	无
肠上皮化生	少见	常见	无
CK7	+	+ / −	−
CK20	+	+ / −	+
CDX2	+ / −	+	+
β-catenin	−	−	+

化学标记物来获得肿瘤原发灶的重要信息。

- 膀胱的腺癌通常是一个侵袭性肿瘤,转移率可达 40%。
- 肿瘤通常诊断时已是进展期,因此预后差。
- 但是 meta 分析显示按照分期和分级调整后的癌特异性死亡率,在原发性腺癌患者或进展期尿路上皮癌患者之间相近。
- 通过有限的病例,我们也注意到膀胱的腺癌对针对尿路上皮癌设计的新辅助治疗方案反应欠佳。

脐尿管癌

定义

- 一种来源于脐尿管残迹的特殊类型原发性腺癌。
- 严格的诊断标准应当是腺癌发生在脐尿管残迹的背景中。
- 但是对于许多没有脐尿管残迹的病例来说,诊断脐尿管癌需要应用以下诊断标准:
  - 位于膀胱顶部。
  - 肿瘤和表面的尿路上皮之间截然分界。

  - 排除其他的原发性腺癌。
- 一些倾向脐尿管癌的特征包括:
  - 肿瘤以固有肌为中心,可以累及或不累及尿路上皮。
  - 没有广泛的囊腺性膀胱炎。
  - 没有尿路上皮原位癌。
  - 可见异型增生到癌的转变。

发病机制

- 脐尿管癌是脐尿管残迹发生的癌。
- 但是脐尿管尿路上皮癌极少诊断,因为其与典型的尿路上皮癌形态上没有区别。
- 由于上述的原因,出现尿路上皮癌并不能排除脐尿管腺癌的诊断。

临床特征

- 通常发生在五六十岁的成人,较膀胱原发性腺癌的患者大约年轻 10 岁。在男性比女性更常见。
- 膀胱尿路上皮癌的典型症状,如血尿、尿急和尿频,也可以出现在脐尿管癌的患者。
- 一个特异性症状是从肚脐漏出黏液性物质或黏液尿。
- 另一个高度提示脐尿管腺癌的体征是肿物位于脐部和膀胱顶之间。

大体病理学

- 肿瘤位于膀胱顶部,常深达固有肌层或膀胱的上部(图 21-9、21-10)。
- 在累及尿路黏膜的病例,会形成一个溃疡型的肿物。
- 切面呈黏液样很常见(图 21-10A)。

组织病理学

- 实际上脐尿管癌就是位于膀胱顶部的原发性腺癌,除外其他类型的膀胱恶性腺性病变。
- 浸润性腺癌,肠型伴有或不伴有黏液分化(图 21-10B ～ D)。
- 绝大多数情况下可见高级别的肠型腺癌包括黏液腺癌和印戒细胞癌伴有广泛溢出的黏液(图 21-10C)。
- 脐尿管残迹伴有或不伴有异型增生仅见于一小部分病例。

免疫组织化学

- CK20/CK7   阳性（与尿路上皮癌相似）
- CDX2   阳性（和结肠癌相似）
- β-catenin   核阴性（与结肠癌不同）

临床相关性（预后和治疗选择）

- 脐尿管腺癌患者的总生存率和疾病特异性死亡率略好于非脐尿管腺癌的患者。
- 如果是印戒细胞类型，则预后差。
- 治疗选择是膀胱部分切除（对于局限性肿瘤）或膀胱根治术（对于广泛性肿瘤）伴切除或不切除脐部。
- 辅助化疗可能有一些价值。

微乳头状癌（micropapillary car-cinoma）

定义

- 一种具有微乳头特征的尿路上皮癌变异型。
- 纯粹的微乳头状癌非常罕见，绝大多数病例

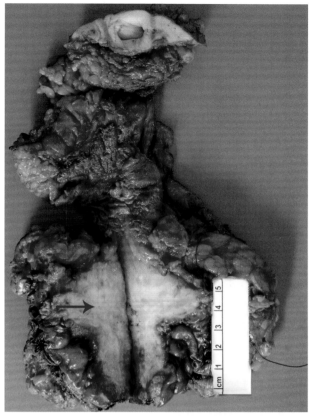

图21-9　一例膀胱部分切除标本显示脐尿管腺癌位于膀胱顶部的固有肌层（红色箭头），肚脐位于图片上部（白色箭头）

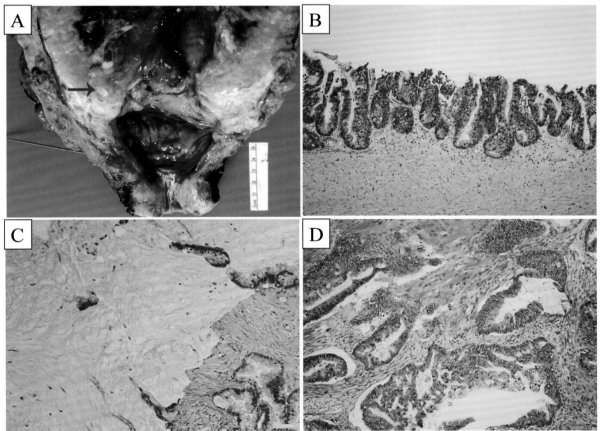

图21-10　膀胱顶发生的脐尿管腺癌（**A**）。肿瘤（**A**箭头）切面白色有黏液，黏膜完整。显微镜下，肿瘤是浸润性肠型腺癌（**B**）伴有黏液分化（**C**）。肿物深达肌层（**D**）

伴有典型的高级别尿路上皮癌。

发病机制

- 未知。
- 微乳头型癌易于侵犯血管，和早期淋巴结转移和深部浸润有关。

临床特征

- 症状包括血尿、肿块和尿路刺激症状，相似于典型的尿路上皮癌。
- 可以发生早期转移。

大体病理学

- 外生性部分可能不大，但以深部浸润性成分为主。
- 仅凭肉眼无法诊断微乳头型癌。

组织病理学

- 小簇的肿瘤细胞，可有或没有中央的纤维血管轴心（图 21-11），可以是非浸润性的（图 21-11B）或是浸润性的（图 21-11C、D）。一般微乳头尿路上皮癌指浸润性癌。但如果存在非浸润性的微乳头尿路上皮癌，也应加以注明。
- 肿瘤细胞团具有中度细胞异型性，位于空腔内（图 21-11）。
- 活检中表面的尿路上皮可能受累。
- 脉管的侵犯非常多见。
- 常伴有其他类型的高级别浸润性尿路上皮癌。

免疫组织化学

- p53 阳性。
- p63 阴性（不同于典型的高级别尿路上皮癌）。
- 可以使用 CD31 突出显示脉管的侵犯。

临床相关性（预后和治疗选择）

- 膀胱癌的侵袭性变异型。
- 出现早期和广泛的脉管侵犯。

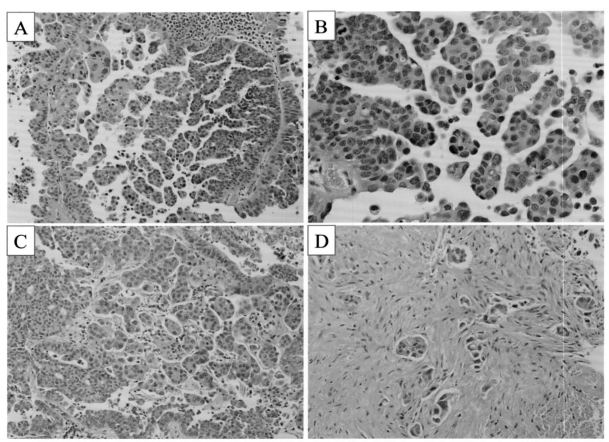

图 21-11　膀胱的微乳头状癌由小簇状肿瘤细胞组成，可有或无纤维血管轴心，没有浸润（A）。高倍镜下显示肿瘤细胞团具有中度的细胞异型性（B）。浸润性微乳头状癌的小簇肿瘤细胞侵犯间质（C）或位于空腔内（D）

透明细胞腺癌（clear cell adenocar-cinoma）

定义

- 一种特殊类型的腺癌，由类似于女性生殖系统苗勒上皮的透明细胞组成。

其他命名

- 中肾癌。
- 由透明细胞组成的原发性腺癌。

发病机制和流行病学

- 绝大多数为女性患者（平均年龄 57 岁）。
- 提示肿瘤来源于中肾，尽管目前还缺乏确切的证据。
- 肿瘤可能来源于之前存在的子宫内膜异位或苗勒上皮残余。

临床特征

- 血尿或排尿困难。

大体病理学

- 无特异性特征。

组织病理学

- 肿瘤形态上几乎和女性生殖道的透明细胞癌完全相同。
- 三种常见的结构是：管囊状、乳头和弥漫性。
- 肿瘤细胞具有透明胞质（图 21-12）。

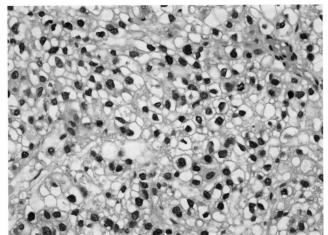

图 21-12　膀胱的透明细胞腺癌由具有透明胞质的细胞组成，细胞异型性明显，呈弥漫性生长方式

- 可见鞋钉样细胞。
- 中-重度细胞异型性。
- 核分裂象活跃。

免疫组织化学

- CK7、CK20、CEA、CA125 阳性。
- LeuM1 阴性。
- ER/PR 阴性。
- p53 阳性。

临床相关性（预后和治疗选择）

- 早期的肿瘤可以通过手术得到有效治疗。
- 晚期肿瘤预后差。

累及膀胱的前列腺腺癌

定义

- 前列腺腺癌通过直接扩散或转移的方式累及膀胱。

其他命名

- 膀胱的继发性腺癌，膀胱的转移性前列腺腺癌。

发病机制

- 膀胱的前列腺腺癌可以有几种来源：直接扩散（最常见）、转移或异位性前列腺组织或前列腺型息肉发生的恶性转化。
- 在大多数病例中，可以看到原发性前列腺腺癌，提示膀胱肿瘤为继发性。
- 前列腺腺癌是美国最常见的恶性肿瘤，在我国近年也跃居泌尿男性生殖系统肿瘤的第一位，因此前列腺腺癌是我们临床实践中膀胱继发性腺癌的最常见来源，较膀胱的原发性腺癌常见得多。

临床特征

- 男性患者仅有前列腺腺癌的病史，通常为高级别。
- 接受过治疗或没有治疗。
- 血清 PSA 水平升高。

- 血尿。有些患者可能表现为泌尿系症状而没有已知的前列腺癌病史。
- 通过影像学或膀胱镜检发现膀胱肿块。
- 在其他器官如骨或肺可见或没有转移性病变。

大体病理学

- 膀胱黏膜的肿块，可呈平坦型、溃疡型或乳头状，有时和尿路上皮癌无法区分。
- 病变从几毫米到几厘米不等。

组织病理学

- 在 50 ～ 90 岁老年男性的膀胱标本中看到高级别癌时，病理医生应该牢记有前列腺腺癌的可能性。
- 下列特点提示前列腺原发：
  - 突出的筛状结构，由大小相对一致的肿瘤细胞组成（图 21-13A），有显著的"樱桃红"的核仁（图 21-14A 插图）。
  - 非肠型腺癌。

- 尿路上皮完整，没有尿路上皮原位癌（图 21-15A ～ 21-16）。
- 导管腺癌的特征是高柱状"子宫内膜样"的肿瘤细胞（图 21-17）。

- 在开始鉴别诊断之前，除了组织学特征之外，血清 PSA 水平升高和之前的高级别前列腺腺癌病史，应该足以可疑肿瘤的前列腺来源。
- 下列特征不倾向于前列腺来源：
  - 肿瘤中出现鳞状分化（除非前列腺癌用雌激素治疗）。
  - 高度多形性的肿瘤细胞（除非前列腺癌使用激素治疗）。
  - 膀胱癌病史。
  - 出现尿路上皮异型增生或原位癌。
- 运用免疫组织化学标记物对确诊很重要，因为直接与治疗相关。

免疫组织化学

- PSA 的阳性具有高度特异性。但往往是灶状

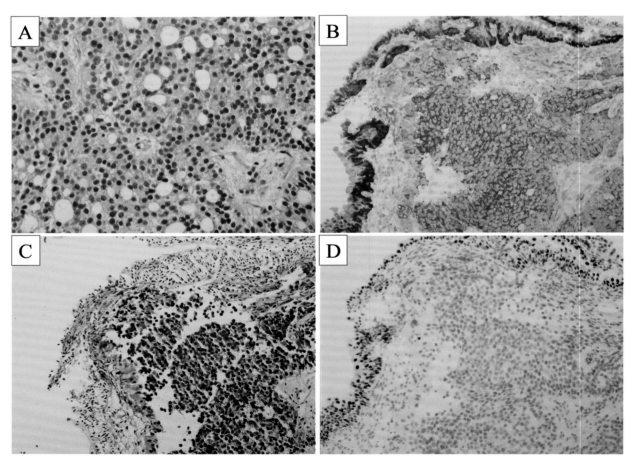

图 21-13　前列腺腺癌侵犯膀胱由形态一致的肿瘤细胞组成，排列呈筛状结构（**A**）。免疫组织化学：三重染色（**B**），PSA（**C**）和 GATA3（**D**）。肿瘤细胞 AMACR 阳性（**B，**红色，三重染色），p63、高分子量角蛋白阴性（**B**）PSA 阳性（**C**），GATA3 阴性（**D**）。完整的尿路上皮是内对照（**B** 中 p63 和高分子量角蛋白阳性，**C** 中 PSA 阴性和 **D** 中 GATA3 阳性）

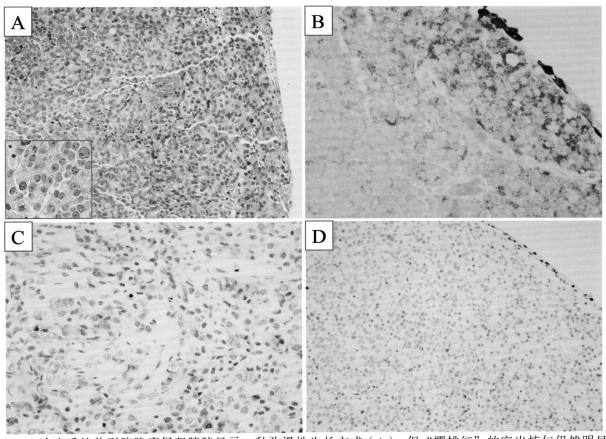

图 21-14　治疗后的前列腺腺癌侵犯膀胱显示一种弥漫性生长方式（**A**），但"樱桃红"的突出核仁仍然明显（**A** 插图）。肿瘤细胞 AMACR 阳性，p63 和高分子量角蛋白阴性（三重染色 **B**），PSA 弱阳性（**C**），而 GATA3 阴性（**D**）

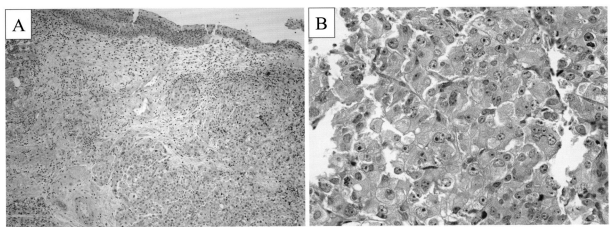

图 21-15　前列腺腺癌侵犯膀胱，特征是固有层中肿瘤呈巢状浸润，而尿路上皮完整（**A**）。高倍镜下显示肿瘤细胞体积大，具有异型性，核仁突出，呈弥漫性排列（**B**）

阳性，特别是在高级别和治疗后的前列腺腺癌（图 21-13C、图 21-14C）。

- AMACR 阳性高度敏感（图 21-13B），即便对于绝大多数高级别的前列腺腺癌病例。但 AMACR 特异性较差，因为其他肿瘤如结肠腺癌、乳头状肾细胞癌也可以阳性。

- NKX3.1 高度特异性，高度敏感（图 21-14B）。
- p63 和高分子量角蛋白阴性（图 21-13B、图 21-14B）。尽管有罕见的 p63 阳性和高分子量角蛋白阳性的前列腺腺癌病例报道。
- GATA3 阴性（图 21-14D）

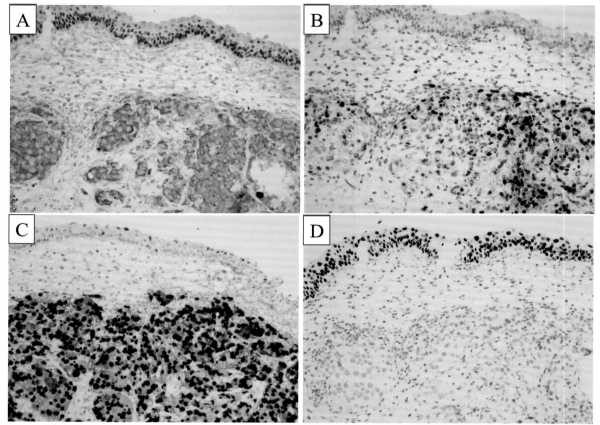

图 21-16 上图（21-15）中的前列腺腺癌细胞 AMACR 阳性（**A**，三重染色），NKX3.1 阳性（**B**），AR 阳性（**C**），p63 和高分子量角蛋白（**A**，三重染色）和 GATA3（**D**）阴性

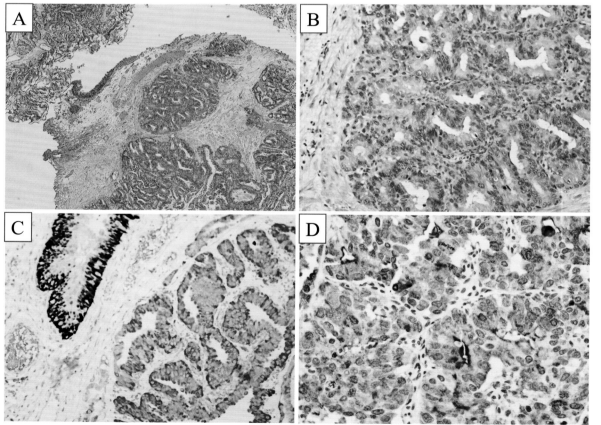

图 21-17 前列腺导管腺癌累及膀胱（**A**），其特征是高柱状细胞（**B**）。肿瘤细胞 AMACR 阳性（**C**，三重染色）和 PSA（**D**）阳性

鉴别诊断

- 前列腺腺癌和尿路上皮癌的鉴别总结见表 21-2。
- 罕见情况下，尿路上皮癌和前列腺腺癌可能在膀胱同时存在（图 21-18）。

临床相关性（预后和治疗选择）

- 泌尿科医生和肿瘤科医生有责任提供患者前列腺癌的病史，即便他们并不认为膀胱的病变可能与前列腺癌的病史有关。
- 血尿和膀胱肿块可以是前列腺癌患者的最初表现。
- 区别前列腺癌和膀胱癌对治疗的选择有很大的影响。
- 膀胱的前列腺腺癌可能适用于激素治疗，而

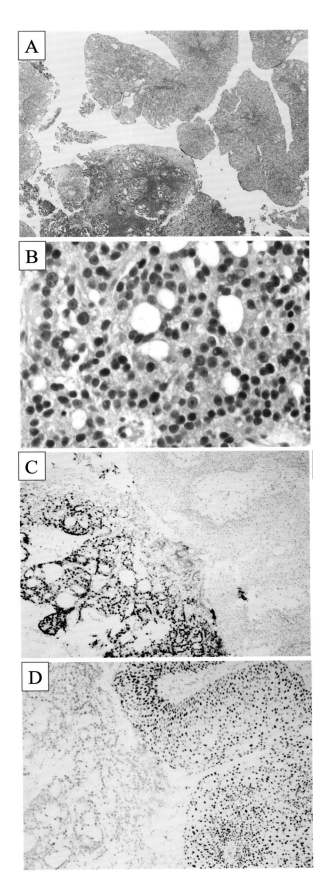

图 21-18　同时存在的前列腺腺癌（**A**，左）和尿路上皮癌（**A**，右）。前列腺腺癌具有突出的核仁（**B**），NKX3.1（**C**）阳性，GATA3 阴性（**D**）。尿路上皮癌 NKX3.1（**C**）阴性，GATA3 阳性（**D**）

表 21-2　膀胱的前列腺腺癌和尿路上皮癌的鉴别诊断

	前列腺腺癌	尿路上皮癌
血清 PSA	升高	没有升高
病史	前列腺癌可能	膀胱癌可能
性别	男性	男性或女性
结构	筛状，腺样	实性片状
细胞多形性	不明显	更突出
核仁	樱桃红	任何大小和形状
鳞状分化	少见	常见
尿路上皮原位癌	无	可能有
AMACR	强＋	－或弱＋
PSA	＋，可以局灶	－
PSMA	＋	－
NKX3.1	＋	－
P501S	＋	－
p63	－（个别＋）	＋
HMWCK	－（个别＋）	＋
P21	－	＋
S100P	－	＋
GATA3	－	＋
激素治疗	可能有效	不适用

膀胱癌则不。

- 放疗可能是前列腺腺癌的另一个治疗选择，而不适用于尿路上皮癌。

累及膀胱的其他继发性肿瘤

定义

- 除了前列腺腺癌之外，许多来自不同器官的其他类型的癌也可以累及膀胱，通过转移（如肺癌、乳腺癌）或直接蔓延（结肠癌、子宫内膜癌或卵巢癌）。

临床特征

- 在没有临床信息的情况下诊断膀胱的继发性癌非常困难。
- 原因在于膀胱癌具有超强的多向分化能力，可以模拟其他器官的腺癌、鳞状细胞癌、小细胞癌、差分化的癌或甚至肉瘤。
- 因此临床信息对膀胱原发性癌还是继发性癌的鉴别诊断很重要。

大体病理学

- 不特异，不足以区别继发性癌还是高级别尿路上皮癌。

组织病理学

- 取决于原发癌的类型。
- 有一些特征提示继发性癌：
  - 完整的膀胱黏膜或尿路上皮。
  - 没有尿路上皮原位癌或异型增生。
  - 之前有恶性肿瘤病史。
  - 有明显的血管内癌栓。
- *结肠腺癌*
  - 是累及膀胱的第二常见的继发性癌。
  - 由高柱状细胞组成，可见数量不等的杯状细胞（图 21-19）。
  - 常见中央污秽的坏死。
- *乳腺癌*
  - 可以是导管癌或小叶癌。
  - 腺腔的形成常常并不明显（图 21-20A）。
  - 有些病例可见细胞内腔。

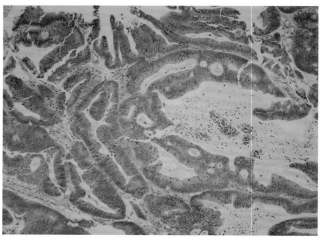

图 21-19　膀胱的继发性结肠腺癌显示典型的高柱状细胞伴筛状结构

- 乳腺标记物阳性（图 21-20B、C）。
- ER/PR 可以阳性，但在高级别肿瘤中经常阴性。
- GATA3 阳性（图 21-20D），和尿路上皮癌相似。

- 其他的继发性腺癌或具有腺样分化的癌也可以发生在膀胱，包括：肺腺癌、肝细胞癌（图 21-21A）、胃腺癌（图 21-21B）、子宫内膜样癌（图 21-21C）、卵巢浆液性癌、胆管腺癌和肾细胞癌（图 21-21D）。
- 因此在做出膀胱原发性或继发性腺癌的诊断之前，应当将患者之前的所有材料，包括 H&E 切片和免疫组织化学切片回顾一遍。

鉴别诊断和免疫组织化学

- 包括原发的良性和恶性的腺样病变（见表 21-3）。
- 常见的膀胱继发癌的主要特征总结于表 21-4。

临床相关性（预后和治疗选择）

- 没有临床病史的情况下很难诊断膀胱的继发性腺癌。
- 如果判定原发还是继发对临床很重要的话，了解详细的临床病史和回顾原先肿瘤的组织学是必不可少的。
- 手术或放疗可能对膀胱的转移癌并不很有效，但可以作为一个控制症状如出血的权宜之计。

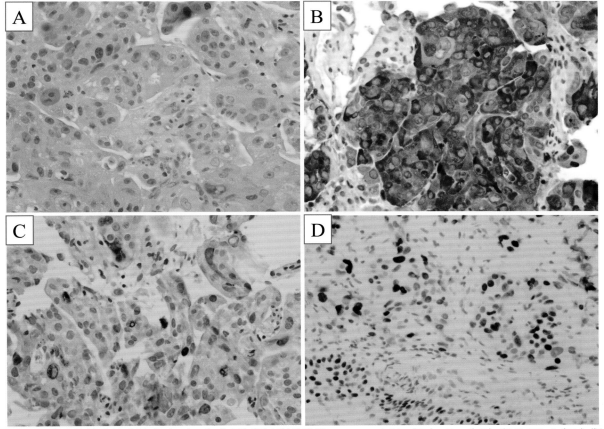

图 21-20　膀胱的转移性乳腺癌（**A**）。免疫标记证实肿瘤细胞 mammaglobin（**B**）、Bst（**C**）和 GATA 3（**D**）阳性

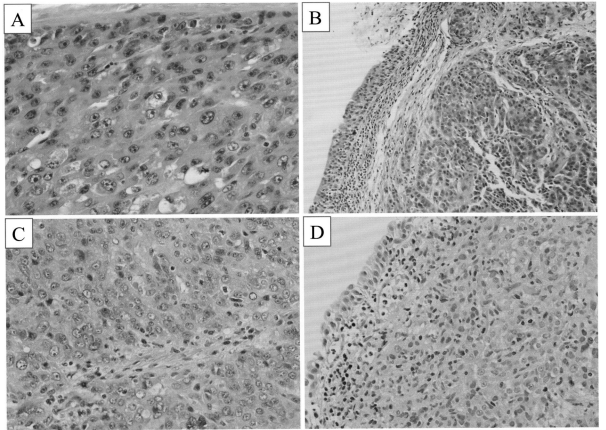

图 21-21　膀胱的转移癌包括肝细胞癌（**A**）、胃腺癌（**B**）、子宫内膜癌（**C**）和肾细胞癌（**D**）。用免疫组织化学标记证实是确诊的关键

	膀胱的腺样病变	主要特征	
良性	腺性膀胱炎和囊性膀胱炎	表面或 von Brunn 巢中见良性的腺样上皮	
	肠上皮化生	良性的腺上皮具有杯状细胞	
	前列腺型息肉	膀胱中的良性前列腺腺体（PSA 阳性）	
	子宫内膜异位	良性的子宫内膜腺体和间质（ER/PR，CD10＋）	
	肾源性腺瘤	肉芽组织背景中的良性肾小管样的上皮（PAX8＋）	
	脐尿管残余和脐尿管囊肿	膀胱顶部肌壁内深陷的良性腺体	
	中肾残余	良性的腺体簇，内有分泌	
	管状或绒毛状腺瘤	异型性的腺样分化的肿瘤，和结肠的管状腺瘤相似	
恶性	尿路上皮癌伴腺样分化	同时出现尿路上皮癌和腺癌两种成分	
	原位腺癌	非浸润性恶性腺上皮，常伴有高级别尿路上皮癌	
	原发性腺癌	起源于膀胱的肠型和非肠型腺癌，β-catatin（－）	
	脐尿管腺癌	原发性位于膀胱顶部或部位深在的一种特殊类型的腺癌	
	透明细胞癌	具有透明糖原化细胞的腺癌，与子宫内膜/卵巢透明细胞癌相似	
	微乳头状癌	具有微乳头特征的高级别尿路上皮癌	
	前列腺腺癌	具有前列腺特征的腺癌（PSA 和 AMACR＋）	
	继发性腺癌	来自其他器官的腺癌通过直接蔓延或转移累及膀胱	

表 21-3　膀胱良性和恶性腺样病变的总结

表 21-4　常见的膀胱继发性癌的鉴别诊断

原发肿瘤	途径	线索	阳性的免疫标记	
结肠腺癌	直接蔓延或转移	污秽的坏死	CDX2，β-Catenin	
乳腺癌	转移	细胞内腔隙	ER/PR	
肺腺癌	转移		TTF1，NapsinA	
子宫内膜癌	直接蔓延或转移	高柱状细胞	ER/PR，vimentin	

第三部分 膀 胱

第 22 章 膀胱其他肿瘤

炎症性肌成纤维细胞瘤（inflammatory myofibroblastic tumor）

定义

- 主要表现为梭形的肌成纤维细胞增生和炎细胞浸润的膀胱肿瘤，炎细胞包括淋巴细胞、嗜酸性粒细胞和浆细胞。也可以见于其他器官，如肺或软组织。
- 恶性潜能未定。

发病机制

- 它可能包含一组病变，包括反应性病变、良性和恶性肿瘤。

其他名称

- 炎性假瘤，假肉瘤，浆细胞肉芽肿。

临床特征

- 肉眼血尿。
- 任何年龄均可发生，多见于年轻人。
- 绝大多数病例无近期膀胱损伤史。

大体病理学

- 息肉或结节状病变，典型者小于 4 ~ 5 cm（图 22-1A）。
- 切面灰白或黄褐色，常有水肿或黏液样外观。
- 病变无包膜，界不清，偶尔伴溃疡形成。

组织病理学

- 主要为梭形细胞增生（图 22-1B）。
- 病变位于膀胱壁深层，上皮通常完整。
- 疏松水肿背景中的梭形肿瘤细胞杂乱无章的排列，呈现"培养的成纤维细胞"外观（图

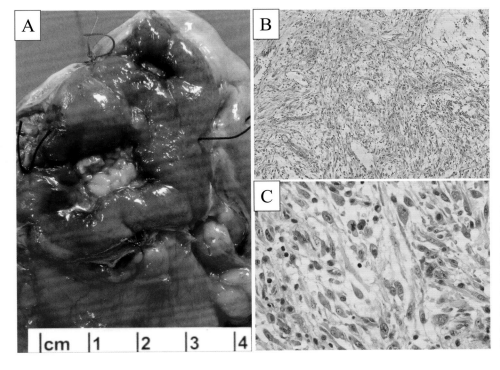

图 22-1　膀胱部分切除标本的炎症性肌成纤维细胞瘤，大体表现为一个溃疡性肿物（A）。镜下，疏松背景中梭形肿瘤细胞和炎细胞混合排列，呈现出一种典型的"培养细胞"的外观（B）。高倍镜显示梭形细胞增生，分裂象多见，伴炎细胞浸润（C）

22-1B）。

- 梭形细胞的不典型性小，常伴退变；但是偶尔可见细胞丰富、分裂象和不典型性（图 22-1C）。
- 背景为混合性炎细胞浸润或纤维化（图 22-1C）。
- 尿路上皮常显示反应性不典型性。

免疫组织化学

- SMA 阳性（图 22-2A）。
- 大多数病例间变性淋巴瘤激酶（ALK）阳性（图 22-2B）。
- CK 阳性强度不等（图 22-2C）。
- Desmin 阴性（图 22-2D），p53 阴性。

分子检测

- 大多数病例可检测到 ALK 基因重排。

鉴别诊断

- 肉瘤：细胞更丰富且异型性明显，无培养细胞的背景，通常无炎细胞浸润。
- 高级别尿路上皮癌：巢状排列的恶性尿路上皮，温和的梭形细胞罕见。

临床相关性（预后和治疗选择）

- 它被认为是一种恶性潜能未定的肿瘤，尤其是伴有组织学不典型性的病例。
- 绝大多数病例呈良性经过。
- 可有复发，但不常见。
- 肿瘤切除（膀胱部分切除术）是必要的。
- 然而，病变不广泛的病例不建议采用膀胱根治切除术、放疗或化疗等治疗方案。

副神经节瘤

定义

- 肿瘤起源于膀胱的副神经节细胞。
- 副神经节瘤可见于泌尿生殖系统其他器官，如肾或前列腺，但最常见于膀胱。

其他名称

- 肾上腺外嗜铬细胞瘤。

临床特征

- 其他发病部位包括前列腺和肾。

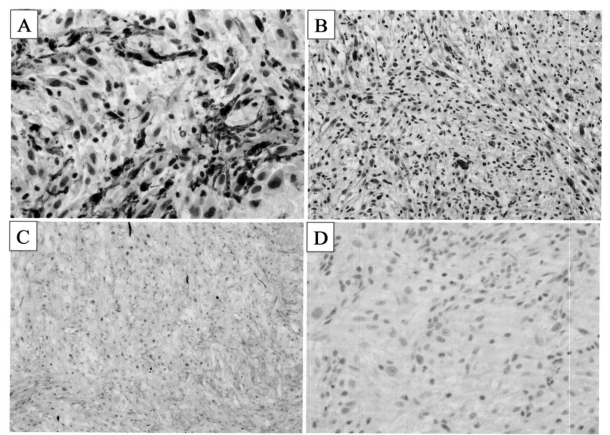

图 22-2　炎症性肌成纤维细胞肿瘤 SMA（**A**）和 ALK-1（**B**）阳性，AE1-AE3（**C**）和 Desmin（**D**）阴性

- 患者年龄范围广。
- 绝大多数病例有高血压，对于有膀胱肿块的年轻患者，这是特别可疑副神经节瘤的体征。
- 出现高血压的症状，如视物模糊、头晕，尤其是与排尿相关。
- 典型症状为排尿发作，患者出现突发的头痛、出汗甚至晕厥。
- 如果肿瘤突破尿路上皮，患者会出现血尿。
- 有些家族性病例与遗传综合征有关。

大体病理学

- 早期病变中心位于固有层或固有肌层。
- 肿块界清，切面呈白色或黄色肉样（图 22-3）。
- 可出现出血、坏死和溃疡。

组织病理学

- 肿瘤生长在尿路上皮下固有层或固有肌层（图 22-4A）。
- 通常大的多角形肿瘤细胞巢被薄壁血管分隔，出现特征性的"球状"（细胞球）生长方式。肿瘤细胞具有丰富的颗粒状胞质，偶尔出现

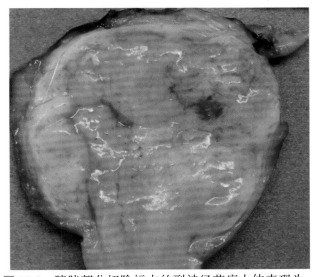

图 22-3 膀胱部分切除标本的副神经节瘤大体表现为一个界限清楚的肿块，伴切面肉质感

细胞核的不典型性（图 22-4B、22-5A）。
- 可能会浸润平滑肌、膀胱周围脂肪或血管（图 22-5B）。
- 可见玻璃样小体和假腺样结构（图 22-5C）。
- 少数病例可出现淋巴结转移（图 22-5D）或其他脏器转移，这是明确的恶性指征。
- 不同于肾上腺皮质肿瘤，副神经节瘤的恶性

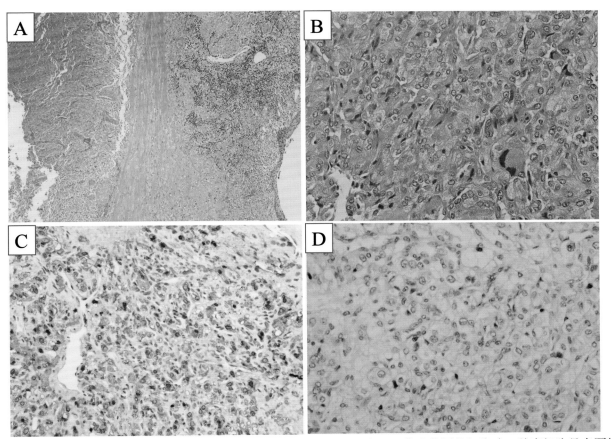

图 22-4 膀胱壁深部的副神经节瘤累及固有肌层（**A**）。肿瘤细胞形成典型的薄壁分隔的细胞球，肿瘤细胞具有颗粒状胞质和偶尔的细胞核不典型性（**B**）。肿瘤细胞 CgA 阳性（**C**），且支持细胞 S-100 阳性（核阳性）（**D**）

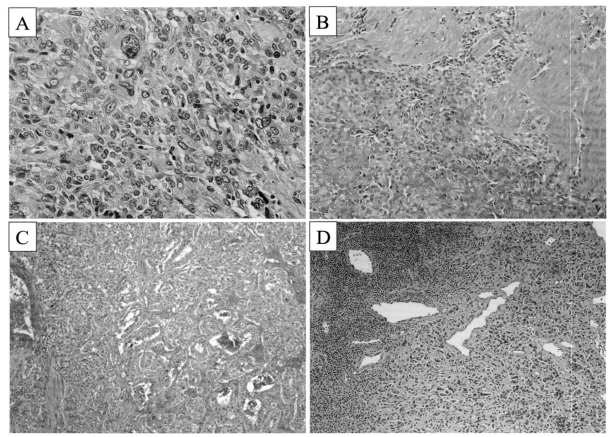

图 22-5　孤立的核不典型性（**A**）、固有肌层浸润（**B**）和假腺样分化（**C**）的特征被认为与恶性无关。只有转移（这个病例是淋巴结转移）是恶性的真正指征（**D**）

潜能无法从组织学上预测。除非存在转移，我们不报告良性或恶性副神经节瘤。

免疫组织化学

- 神经内分泌标记物如 CgA（图 22-4C）、Syn 或 NSE 阳性。
- 支持细胞 S-100 片状阳性（图 22-4D）。
- 上皮标记物如 AE1/AE3、Cam5.2、CK20 和高分子量角蛋白阴性。
- 其他尿路上皮标记物如 S100P、GATA3 和 p63 阴性。

临床相关性（预后和治疗选择）

- 泌尿器官的副神经节瘤形态学上无法与嗜铬细胞瘤鉴别，但是恶性率（15% ～ 30%）高于肾上腺嗜铬细胞瘤（10%）。
- 只有发生转移时才能诊断恶性副神经节瘤。
- 手术切除，需要做膀胱部分或根治切除术。
- 多次复发病例可能需要放射性治疗。
- 若副神经节瘤被误诊为尿路上皮癌，针对膀

胱尿路上皮癌的化疗对副神经节瘤无效。

原发性肉瘤

定义

- 肉瘤是膀胱发生的一种恶性间叶性肿瘤。

发病机制和流行病学

- 原发性肉瘤罕见，占膀胱恶性肿瘤小于 1%。
- 横纹肌肉瘤和平滑肌肉瘤是膀胱最常见的肉瘤。
- 横纹肌肉瘤多见于儿童，而平滑肌肉瘤多见于成人。
- 膀胱可发生其他类型的肉瘤，如血管肉瘤、恶性纤维组织细胞瘤。

临床特征

- 血尿、尿路刺激症状或阻塞症状。
- 膀胱镜或影像学发现大的肿块。
- 如果病变部位深在，膀胱黏膜活检可能阴性。

大体病理学

- 如果肿瘤位于膀胱壁深层，膀胱黏膜表面将会完好无损。
- 晚期肿瘤会出现大肿块（平均大小 7 cm），伴出血、坏死和溃疡（图 22-6）。

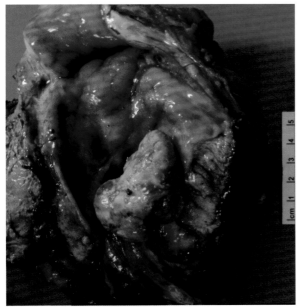

图 22-6　18 岁男孩发生的膀胱横纹肌肉瘤，大体表现为大的息肉样肿块

- 儿童的一些横纹肌肉瘤可能表现为葡萄样外观（葡萄状肉瘤）。
- 无尿路上皮肿瘤典型的乳头状外观。

组织病理学

横纹肌肉瘤

可能包括：

- 小圆形或梭形细胞（胚胎型，图 22-7A），伴核深染和弥漫排列（图 22-7B）。
- 大的肿瘤细胞伴有横纹。

平滑肌肉瘤

- 由浸润性的交织排列的长梭形细胞构成。
- 细胞密度高、多形性明显和分裂象活跃。
  - 低级别：分裂象 < 5 个 /10 个高倍镜视野（high power field，HPF），中等细胞异型性。
  - 高级别：分裂象 > 5 个 /10 HPF，显著的细胞异型性。
- 可见肿瘤性坏死。
- 可能浸润邻近组织如膀胱周围脂肪组织，或侵蚀黏膜表面。

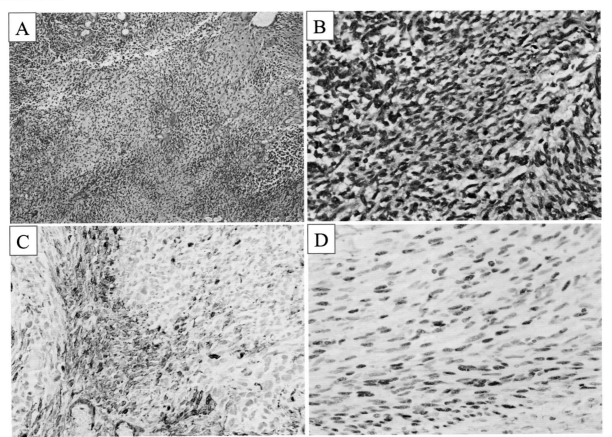

图 22-7　横纹肌肉瘤显微镜下由弥漫生长的小梭形细胞构成（A）。高倍镜下显示肿瘤细胞比较原始，核质比高，染色质深染（B）。肿瘤细胞 desmin（C）和 MyoD1（D）阳性

免疫组织化学

- 横纹肌肉瘤 desmin、myoD1 阳性（图 22-7C、D）。
- 平滑肌肉瘤 SMA 和 vimentin 阳性。
- 角蛋白标记阴性。

临床相关性（预后和治疗选择）

- 预后仍然较差，治疗后 5 年生存率 50% ～ 70%。
- 治疗方案首选手术切除。
- 化疗和放疗可能使患者受益。

恶性黑色素瘤

定义

- 膀胱发生的恶性黑色素细胞的肿瘤。

发病机制

- 膀胱原发性黑色素瘤非常罕见，很多报道的病例都是转移性黑色素瘤。

临床特征

- 血尿。
- 影像学或膀胱镜发现膀胱肿块。
- 膀胱原发性黑色素瘤的特征：
  - 无皮肤黑色素瘤的病史。
  - 无皮肤消退性黑色素瘤的证据（由伍德灯检查）。
  - 无其他内脏器官黑色素瘤的证据。
  - 播散方式与膀胱原发肿瘤一致。

大体病理学

- 深色病变，大小不等，1 ～ 8 cm。
- 可累及尿路上皮或浸润膀胱壁深部。

组织病理学

- 黑色素瘤由大的多形性细胞构成，核仁明显，胞质污秽。肿瘤细胞内可见黑色素，也可很少或没有色素（图 22-8）。
- 尿路上皮的佩吉特样（pagetoid）原位黑色素瘤（图 22-9），可伴或不伴浸润成分，见

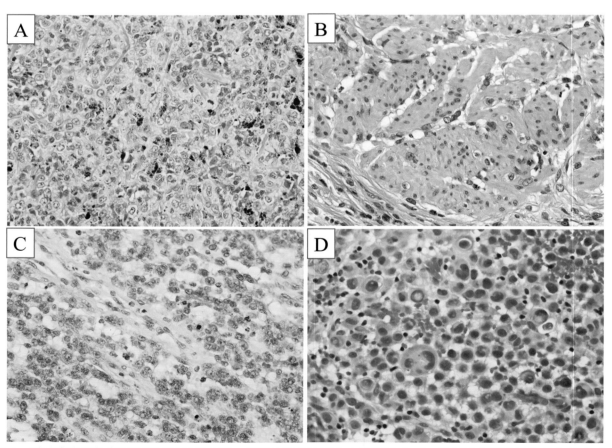

图 22-8　图示膀胱黑色素瘤的不同组织学外观：典型的黑色素瘤上皮样细胞（**A**）、类似于典型的尿路上皮癌（**B**）、类似小细胞癌（**C**）和类似浆细胞样尿路上皮癌的黑色素瘤（**D**）

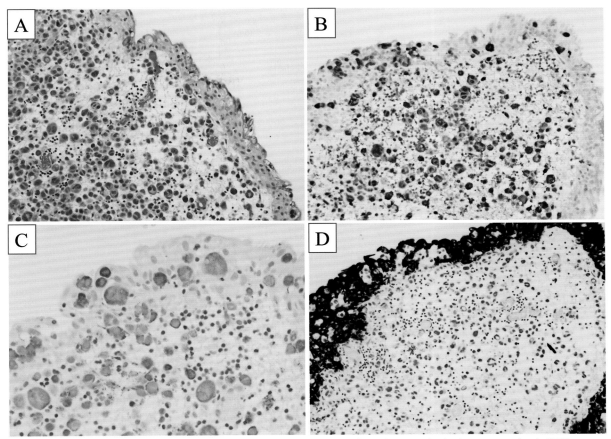

图 22-9　膀胱黑色素瘤的肿瘤细胞浸润尿路上皮和固有层（**A**），肿瘤细胞 S100（**B**）和 HMB45（**C**）阳性，AE1/AE3 阴性（**D**）。浆细胞样的肿瘤细胞通过 HMB45 染色突出显示（**C**）

于原发或继发性黑色素瘤。

- 黑色素瘤可呈多种少见的生长方式，如模拟小细胞癌（图 22-8C）、普通型和浆细胞样尿路上皮癌（图 22-8B、D）、淋巴瘤、梭形细胞肿瘤或其他恶性肿瘤。
- 由于黑色素瘤可呈现多样的组织学外观，因此在没有临床病史的情况下，病理诊断膀胱黑色素瘤很困难。当一个膀胱的恶性肿瘤表现不寻常，且不符合任何类型的膀胱癌时，应通过获取临床病史及应用免疫组织化学以除外黑色素瘤累及膀胱的可能。

免疫组织化学

- 黑色素细胞标记如 S100、melan A（图 22-9B）

和 HMB45（图 22-9C）阳性。
- 角蛋白阴性（图 22-9D）。

临床相关性（预后和治疗选择）

- 临床病史非常重要。
- 没有临床病史或免疫组织化学的情况下，黑色素瘤很容易被误诊为高级别尿路上皮癌或其他的恶性肿瘤。
- 膀胱黑色素瘤的定义应基于临床资料、组织学特征和免疫组织化学。
- 预后非常差，绝大多数患者在诊断膀胱黑色素瘤后几年内死亡。

第四部分 尿　　道

第 23 章　尿道病理学

尿道的正常结构

解剖学

- 尿道是一个管状的器官（图 23-1），连接膀胱和体外。
- 男性的尿道较长，穿过阴茎，可以分为：
  - 尿道前列腺部（为含有精液的射精管和前列腺导管开口处）。
  - 尿道球部。
  - 尿道阴茎部。
  - 男性的尿道具有双重功能，既可以输送尿液，也可以输送精液。

- 尿道口，是尿道的开口处，位于龟头。
- 女性的尿道较短。
  - 仅仅输送尿液。
  - 尿道口位于阴户。

组织学

- 尿道的近端衬复尿路上皮（图 23-1B），而远端衬复鳞状上皮。
- 尿路上皮和鳞状上皮之下是固有层。
- 尿道周围腺体，是一些分泌黏液物质的小腺体，开口于尿道（图 23-1C）。
- 尿道阴茎部为尿道海绵体所包绕（图 23-1A）。

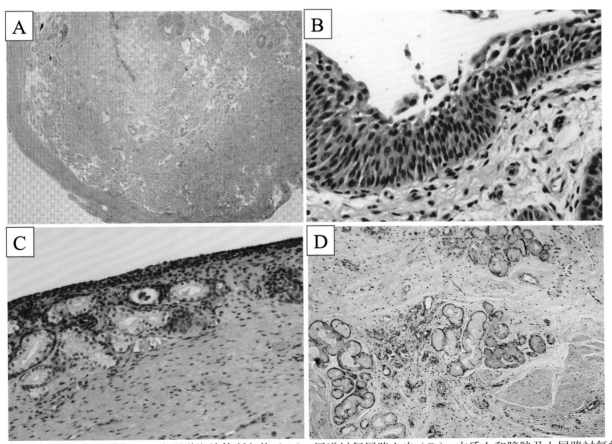

图 23-1　尿道阴茎部的横切面，为尿道海绵体所包绕（A）。尿道衬复尿路上皮（B），本质上和膀胱及上尿路衬复的上皮相同。尿道周围的腺体是埋在尿道旁组织中的黏液腺（C）。Cowper 腺是位于肌组织中深在的黏液腺（D）

- 绝大多数发生在膀胱或阴茎的病变，同样可以见于尿道。Cowper 腺是一对位于尿道球部的黏液腺（图 23-1D），Cowper 腺的病变可以造成尿路梗阻。

尿道肉阜（caruncle）

定义

- 一种发生在远端尿道的息肉状病变，其特征是出现大的有血栓的血管和慢性炎症。

病因学和流行病学

- 良性的反应性病变。
- 绝大多数发生在绝经期后的妇女，男性罕见。
- 可能是由于局部的黏膜脱垂引起，继发了血管、上皮和间质的改变。

临床特征

- 绝大多数患者无症状。
- 偶尔可以出现症状，如尿频、尿急、排尿困难、性交痛，特别是当病变有炎症时。
- 出血，通常是点状出血，仅仅限于创伤或衬复黏膜有损伤时。

大体病理学

- 一个红色或肉样的息肉状病变，从尿道口的后唇突出。
- 通常体积较小，直径小于 1 ～ 2 cm。

组织病理学

- 其特征是一种代表脱垂的息肉状黏膜病变（图 23-2A）。
- 有三种组成成分：
  - 反应性的表面上皮（图 23-3），为尿路上皮或鳞状上皮。上皮细胞可以增生，但是没有异型增生或病毒感染的细胞学改变。
  - 固有层间质中可见突出的血管。可以看到血栓或出血（图 23-2B）。
  - 急性或慢性炎症。
- 有研究者描述三种组织学分类：乳头瘤型（上皮为主要的成分），血管瘤型（血管为

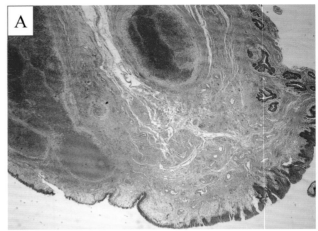

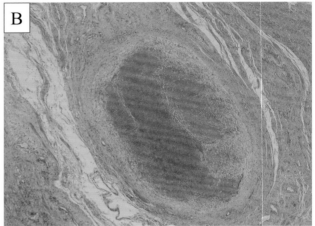

图 23-2　尿道肉阜具有息肉状外观，表面的尿路上皮呈反应性改变，间质出血明显（**A**）。高倍镜下可见机化的血栓（**B**）

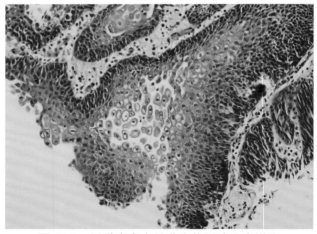

图 23-3　尿道肉阜中见乳头状尿路上皮增生

主要的成分）以及肉芽组织型（炎症为主要的成分）。这种分类和分组并不具有临床相关性。

- 多数情况之下，可以在一个病变中看到三种组织学的成分。

鉴别诊断

尿路上皮癌或鳞状细胞癌

- 由于呈息肉状外观，需要除外乳头状尿路上皮癌或鳞状细胞癌。
- 癌或异型增生的病变区别于肉阜，在于前者具有细胞学上异型性的上皮细胞。
- 癌中可见浸润性成分。

炎症性肌成纤维细胞肿瘤（炎性假瘤）

- 炎症性肌成纤维细胞肿瘤，是由黏液背景中主要增生的梭形肌成纤维细胞构成。
- 背景中可见淋巴细胞浸润。
- 对于诊断不明确的活检病例，应用一组免疫组织化学标记物，包括 ALK、calponin 和 SMA，可以有助于确诊。
- 绝大多数病例可以在 H&E 切片中得出诊断。

临床相关性（预后和治疗选择）

- 尿道肉阜是一种良性病变，如果没有症状，无需治疗。
- 保守治疗例如局部治疗或温水坐浴可以缓解症状。
- 对于有症状的病例，不能耐受保守治疗者或者怀疑肿瘤的病例，可以进行手术切除。

尿道憩室

定义

- 特征是尿路黏膜外翻或内陷入尿道壁。
- 憩室炎：与憩室相关的炎症。

发病机制

- 绝大多数发生在女性。
- 尿道壁缺陷或薄弱是其危险因素。
- 相对常见的病变，和膀胱憩室相似。
- 可能是在损伤之后发生，包括创伤、感染或梗阻。

临床特征

- 可以无症状。
- 有的患者形成一个突出的肿物，可以在阴道前壁触摸到。
- 如果伴有感染或结石，会出现炎症或梗阻的表现。

组织病理学

- 憩室的特征是尿路黏膜的内陷（图 23-4A）。
- 外翻的黏膜衬复良性尿路上皮。
- 尿路上皮可以发生鳞化。
- 经常伴有慢性炎症，称为憩室炎（图 23-4B）。
- 可以形成溃疡或窦道。
- 在晚期阶段，可以出现广泛的尿道壁纤维化，导致尿道狭窄。
- 偶尔其他的病变可以发生在憩室中，例如肠上皮化生、肾源性腺瘤、尖锐湿疣，甚至是尿路上皮癌。

临床相关性（预后和治疗选择）

- 良性。
- 如果有症状或怀疑憩室中有其他病变，需要

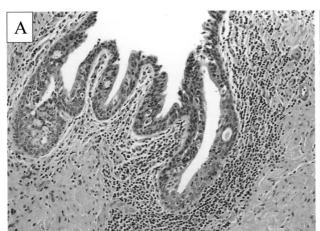
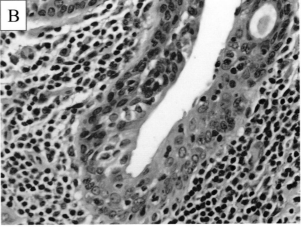

图 23-4　尿道憩室伴有尿路上皮的内陷（A），高倍镜显示反应性的尿路上皮和慢性炎症（B）

外科切除。

Cowper 腺的炎性和反应性改变

定义

- Cowper 腺发生的炎症，Cowper 腺是一对位于尿道球部的黏液腺。
- Cowper 腺化生的特点是黏液减少和由反应性增生引起的以腺体细胞数量增多为特征的增生性表现。

发病机制

- 感染或非感染的因素导致慢性或急性炎症，Cowper 腺体的反应性细胞增生。

临床特征

- 如果病变大，会造成尿路梗阻。
- 可形成脓肿，或者表现为一个肿块。

组织病理学

- Cowper 腺的慢性炎症，特征是淋巴细胞浸润（图 23-5）。
- Cowper 腺的化生和增生，可以伴有或不伴有炎症。

尿道狭窄

定义

- 一种常见的与尿道纤维化狭窄有关的临床表

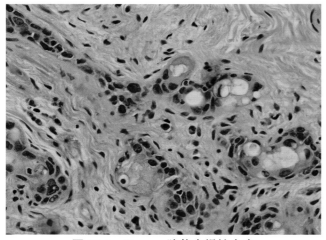

图 23-5　Cowper 腺伴有慢性炎症

现，可以由多种病因引起，具有不同的病理学改变。

发病机制

- 对尿道组织的各种损伤导致纤维化，组织弹性丧失。
- 危险因素包括感染、器械、创伤或放射。
- 几种引起或与尿道狭窄有关的病理因素，列在表 23-1。
- 最常见的病因之一是萎缩性硬化性苔藓。
- 少数情况之下，狭窄可能是由和恶性肿瘤或肾源性腺瘤有关的纤维化所引起。

临床特征

- 男性更多见。
- 尿路梗阻。
- 其他与特异性病因有关的体征。

组织病理学

- 常见非特异性慢性炎症（图 23-6）。
- 不同程度的致密纤维化（图 23-7）。
- 鳞状上皮增生或尿路上皮伴有鳞状化生。
- 应当去寻找萎缩性硬化性苔藓的组织学特征，包括：基底细胞消失、上皮萎缩、间质水肿或纤维化，伴有玻璃样变性。
- 有时无法找到特异性的病因，仅能做出描述性的诊断。

萎缩性硬化性苔藓（lichen sclerosus et atrophicus）

- 发生在龟头的萎缩性硬化性苔藓又被称为"干燥性闭塞性龟头炎"，这一病变的详细描述参见第 45 章。但是这种病变并不限定于龟头，也可以发生在其他部位，例如包皮、

| 表 23-1　临床诊断尿道狭窄病例的常见病理学诊断 ||
病理诊断	临床诊断
非特异性慢性炎症和（或）纤维化	尿道狭窄
尿路上皮和间质伴有纤维化	尿道狭窄
萎缩性硬化性苔藓	尿道狭窄
其他病变包括肾源性腺瘤，伴有炎症	尿道狭窄
尿路上皮癌（罕见）	尿道狭窄

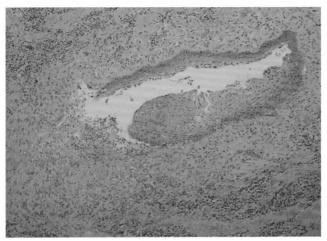

图 23-6　尿道狭窄伴有非特异性慢性炎症和纤维化

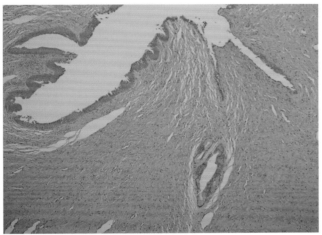

图 23-7　尿道狭窄伴有显著的黏膜下纤维化，没有明显的活动性炎症

尿道远端和尿道球部。在具有尿道狭窄的患者的病理报告中，对这一疾病的认识不足。

- 病变包括两期（形式）。
  - 炎症期，通常为非特异性，包括基底细胞消失和苔藓样慢性炎症（图 23-8A）。

- 硬化期，特征为萎缩性硬化，包括鳞状上皮/尿路上皮黏膜萎缩、基底层消失和间质玻璃样变（图 23-8B）。

临床特征（预后和治疗选择）

- 萎缩性硬化性苔藓的诊断会导致特定的治疗，如局部类固醇激素、他克莫司和激光治疗。
- 感染的早期诊断和治疗可以有助于更好的预后。
- 晚期病变需要手术切除和尿道成形术。
- 存在尿道狭窄与恶性肿瘤有关的可能性，但是这种风险并不确定。

尿道的其他反应性病变

定义

- 许多通常发生在膀胱对炎症或反应性改变，也可以发生在尿道。
- 绝大多数病变在膀胱章节讨论（第 15、16 章）。
- 其他发生在阴茎的病变也可以累及尿道，如尖锐湿疣和萎缩性硬化性苔藓。

发病机制

- 发育相关：
  - 憩室、前列腺型息肉。
- 感染和炎症：
  - 慢性尿道炎、腺性尿道炎、息肉状尿道炎、尖锐湿疣。
- 其他反应性改变。

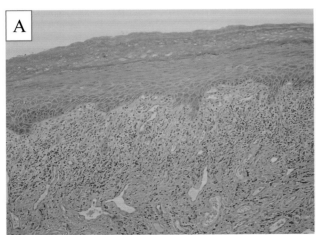
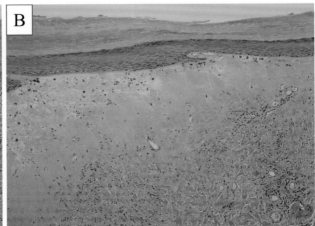

图 23-8　尿道狭窄中的萎缩性硬化性苔藓。尿道组织具有苔藓样的慢性炎症和反应性的鳞状上皮改变。基底细胞消失，慢性炎症（A）。上皮萎缩、基底层消失和间质玻璃样变（B）

○ 肾源性腺瘤、萎缩性硬化性苔藓、鳞状上皮化生。

临床特征

- 非特异性临床症状，如刺激征和血尿。
- 息肉状、小的结节状或大些的肿块。

组织病理学

- 腺性尿道炎（图 23-9）
  ○ 出现累及表面尿路上皮的腺性结构，固有层伴有或不伴有 Von Brunn 巢。
  ○ 通常伴有慢性炎症细胞的浸润。
  ○ 可能与肠化生有关（图 23-10），后者被认为是腺癌的前驱病变。
- 息肉状尿道炎（图 23-11）
  ○ 发生在尿道的息肉状病变。

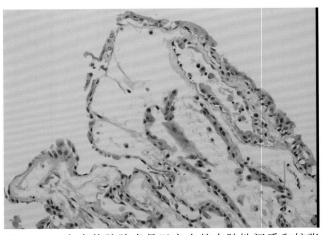

图 23-11　息肉状膀胱炎是以突出的水肿性间质和扩张的血管，反应性的尿路上皮以及散在的慢性炎症细胞为特征

- ○ 组织学上有明显的水肿或纤维性的间质。
  ○ 可见大的"供养"血管。
  ○ 伴有慢性炎症细胞的浸润。
  ○ 被覆的尿路上皮为良性。
- 前列腺型息肉（图 23-12）
  ○ 发生在尿道黏膜的息肉状病变。
  ○ 簇状的良性前列腺腺体。
  ○ 可以通过 PSA 的免疫染色阳性而确诊。
- 肾源性腺瘤（图 23-13）
  ○ 通常伴有尿路损伤的病史。
  ○ 形态学相似于发生在膀胱的病变。
  ○ 病变小，由良性的腺性细胞构成。
  ○ 伴有肉芽组织的背景和慢性炎症。
  ○ 可以深达间质。
  ○ 免疫组织化学：PAX8 阳性，AMACR 阳性，PSA 阴性。

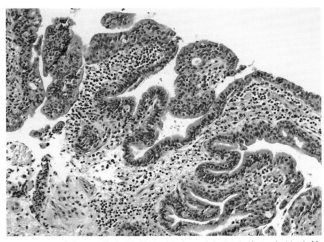

图 23-9　腺性尿道炎的特征是出现累及尿道上皮的腺体结构伴有慢性炎症

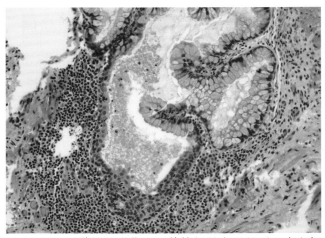

图 23-10　尿道的肠形化生，其特征是出现肠型上皮和杯状细胞

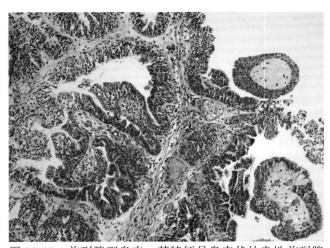

图 23-12　前列腺型息肉，其特征是息肉状的良性前列腺腺体，含有前列腺基底细胞和分泌细胞

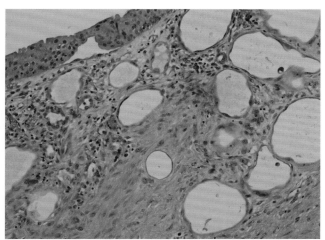

图 23-13　尿道的肾源性腺瘤由累及表面尿路上皮的腺细胞构成

临床相关性（预后和治疗选择）

- 这种良性病变绝大多数在活检标本中诊断。
- 治疗采用保守性的药物治疗、局部手术切除或经尿道切除。
- 将这些良性病变与恶性肿瘤区分是很重要的。

尿道的内翻性乳头状瘤

定义

- 良性的尿路上皮肿瘤，具有显著的内翻性生长方式。

临床特征

- 可能没有症状，为偶然发现。
- 血尿。
- 膀胱镜下发现位于尿道的穹窿形的肿块。

大体病理学

- 小病变，小于 2 ~ 3 cm。

组织病理学

- 相似于膀胱的内翻性乳头状瘤。
- 大的尿路上皮岛或巢（图 23-14A），之间由纤细的纤维血管轴心或间隔分开。
- 肿瘤细胞具有核沟和温和的细胞学特征，分裂象罕见。
- 细胞巢外周呈栅栏状很突出（图 23-14B）。

鉴别诊断

低级别尿路上皮癌

- 也可以具有内翻性生长方式，但通常有更明显的细胞学异型性。
- Ki67 增殖指数较高，p53 阴性。

临床相关性（预后和治疗选择）

- 良性，但有很低的复发率。
- 如果有症状或可疑恶性可以切除。

尿道的鳞状细胞癌

定义

- 发生在尿道的鳞状细胞癌。

其他名称

- 尿道癌。

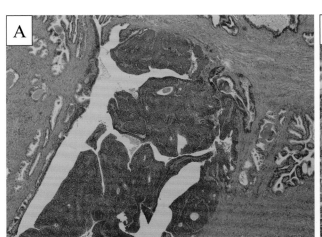
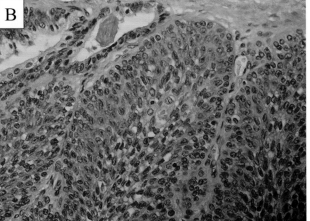

图 23-14　前列腺尿道部的内翻性乳头状瘤（**A**）。由大巢状的肿瘤性尿路上皮构成，周边呈栅栏状，没有明显的细胞学非典型性（**B**）

发病机制和流行病学

- 是一种少见的疾病，但它是尿道癌中最常见的类型。
- 绝大多数病例发生在远端尿道。
- 更多见于女性，可能是由于发生在男性远端尿道的鳞状细胞癌被归类为阴茎癌。

临床特征

- 尿路梗阻可能是早期的表现。
- 可以出现血尿或刺激症状。
- 肉眼、内镜下或影像学检查可见体积大的肿块。
- 常见感染、憩室、窦道或狭窄的病史。

大体病理学

- 大的菜花样和溃疡型外生性肿物，有角蛋白碎片呈奶酪样物质（图 23-15A）。
- 尿道变形或破坏。
- 常常侵至邻近组织。

组织病理学

- 鳞状细胞癌（图 23-15B、C），角化型或非角化型。
- 肿瘤细胞显示特征性的细胞间桥。
- 角化型鳞状细胞癌的特点是形成角化珠（图 23-15D）：
  - 中心是同心圆状的角化物质；
  - 周边为恶性的鳞状细胞。
- 可见鳞状上皮原位癌（图 23-16）。
- 浸润至周围的勃起组织或纤维脂肪组织。
- 常常可见鳞状上皮化生，慢性炎症。

免疫组织化学

p53 和 p63 阳性。

鉴别诊断

尿路上皮癌伴有鳞状分化

- 出现浸润性或原位的尿路上皮癌成分。
- 同时出现鳞状和腺性分化，会更倾向尿路

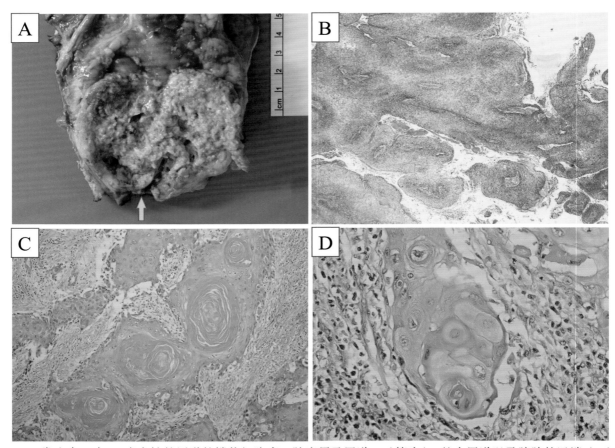

图 23-15　发生在一个 67 岁女性的尿道的鳞状细胞癌。肿瘤累及尿道口（箭头）、整个尿道以及膀胱的远端（**A**）。肿瘤的表面被覆奶酪样的角化物质碎片。浸润性的鳞状细胞癌表面显示乳头状的结构（**B**）和间质浸润（**C**）。可见特征性的由浸润性肿瘤细胞形成的角化珠（**D**）

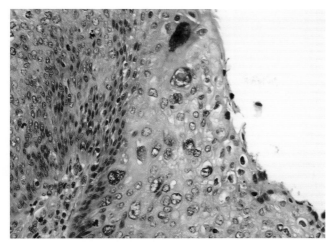

图 23-16 尿道的鳞状细胞原位癌具有显著的细胞学异型性

上皮癌。

临床相关性（预后和治疗选择）

- 可能难以与阴茎的鳞状细胞癌区分。
- 预后差，手术切除是治疗首选，可以进行或不进行放疗和化疗。

尿道的尿路上皮癌

定义

- 从尿道前列腺部之外发生的原发性尿路上皮癌。
- 发生在尿道前列腺部的尿路上皮癌被认为是原发性的前列腺尿路上皮癌。
- 累及尿道的尿路上皮癌如果伴有膀胱和其他上尿路的尿路上皮癌，通常被认为是继发性，通过直接蔓延、种植或转移的方式累及尿道，尽管有可能是多灶性发生。

发病机制和流行病学

- 发生于近端尿道的肿瘤，更可能是尿路上皮癌；而发生在远段尿道的肿瘤，更可能是鳞状细胞癌。
- 女性较男性更常见，通常发生在老年女性，平均年龄 65 岁。
- 尿路上皮癌是继鳞状细胞癌之后的第二常见的尿道癌。

临床特征

- 症状可以包括排尿困难、血尿和尿路梗阻的体征。
- 体积较大的肿物可以通过肉眼、膀胱镜或影像学检查发现。

大体病理学

- 体积大的息肉状或乳头状肿块，常见溃疡或坏死。
- 可以浸润至邻近器官。

组织病理学

- 与膀胱癌相似，可以有几种类型的尿路上皮癌：
  - 尿路上皮原位癌（图 23-17、23-18A）。
  - 低级别乳头状尿路上皮癌（图 23-18B）。
  - 高级别乳头状尿路上皮癌（图 23-18C）。
  - 浸润性尿路上皮癌（图 23-18D）。

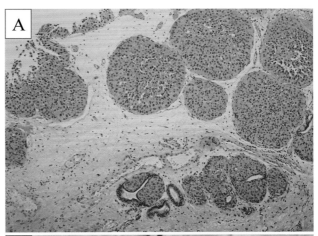

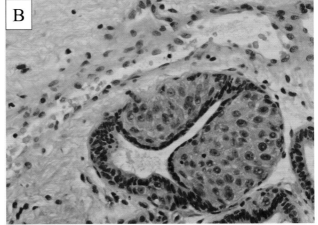

图 23-17　尿道的尿路上皮原位癌（**A**）。肿瘤细胞累及固有层的腺性尿道炎，为非浸润性（**B**）

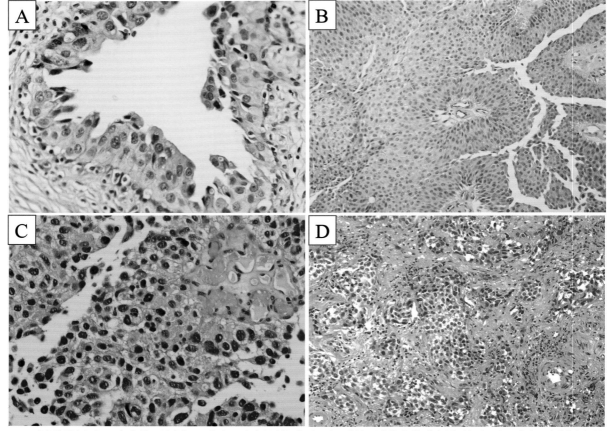

图 23-18　尿道的尿路上皮癌的不同表现形式，包括原位癌（**A**），低级别乳头状非浸润性（**B**），高级别非浸润性（**C**）以及浸润性尿路上皮癌（**D**）

- 绝大多数病例为高级别浸润性尿路上皮癌。
- 肿瘤可以出现局灶的腺性或鳞状分化。

免疫组织化学

- 与膀胱的尿路上皮癌相同。

鉴别诊断

鳞状细胞癌

- 有已经存在的病变，如慢性炎症。
- 常可见鳞状上皮化生。
- 可见角化珠或细胞间桥。

腺癌

- 纯的腺癌，没有尿路上皮的成分。

临床相关性（预后和治疗选择）

- 在尿道活检标本中诊断尿路上皮癌，应当进行进一步的工作以除外膀胱和上尿路的肿瘤在尿道的种植。
- 原发性的浸润性尿路上皮癌，如果是高级

别，预后很差，较膀胱癌差。
- 通常患者由于局部复发和转移至腹股沟和盆腔淋巴结、肺或其他器官，而在几年内死亡。
- 由于发现较晚，近端的尿道癌通常为高分期的肿瘤。
- 最初的治疗是手术切除。
- 放疗和化疗可能有帮助。

尿道的腺癌

定义

- 恶性的上皮性肿瘤，具有纯的腺性成分。
- 发生于尿道的原发性腺癌。
- 继发性腺癌：其他器官的腺癌累及尿道，或者是通过直接蔓延或通过转移。

发病机制

- 原发性腺癌罕见，仅占尿道癌的不足 10%。

- 继发性腺癌较原发性腺癌更常见。
- 最多见的继发性癌的类型在美国是前列腺腺癌，通过远端播散或转移累及尿道。特别是前列腺导管腺癌有更高的可能性累及尿道。

临床特征

- 尿路刺激症状如排尿困难、尿频和尿急。
- 阻塞性排尿症状和血尿。
- 影像学检查可以发现肿物。如果是黏液腺癌可以发生黏液尿。

大体病理学

- 通常是一个体积大的肿物，压迫或凸入尿道。
- 出血和坏死。
- 可以穿透尿道壁到达周围组织。
- 部分病例可以发生远处转移。

组织病理学

原发性腺癌

- 与膀胱原发性腺癌相似，原发性尿道腺癌可

以分为两种类型：
- ○ 肠型，和肠腺癌相似
  - 经典型（图 23-19A），可以含有杯状细胞。
  - 黏液型和印戒细胞型（图 23-19B）。
- ○ 非肠型
  - 透明细胞腺癌（图 23-19C）。
  - 腺癌，非特指型和低分化腺癌（图 23-19D）。
- 在大多数病例可以发现浸润。
- 在浸润性癌周围可见伴有肠上皮化生、绒毛状腺瘤或异型增生的腺上皮，提示它们是前驱病变。

前列腺腺癌

- 前列腺腺癌，导管型或腺泡型，累及远端尿道要比原发性腺癌常见得多。
- 通常为息肉状肿块，或突出的乳头状外观。
- 导管腺癌具有高柱状的细胞，突出的核仁，有更高的比例累及尿道。
- 细胞大小和形状相对一致，没有显著的细胞学异型性。
- 有时肿瘤细胞可以呈欺骗性的温和外观，与

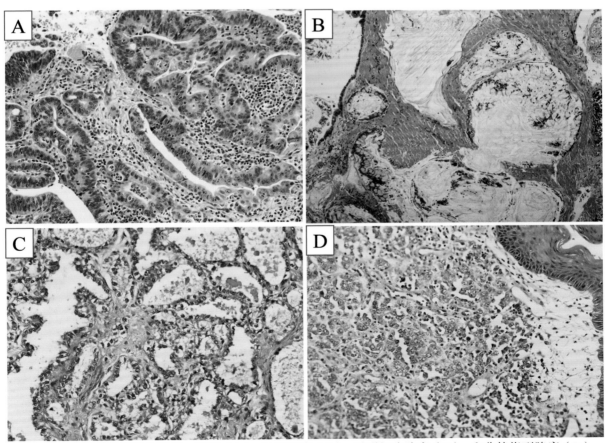

图 23-19 尿道的原发性腺癌，肠型（**A**），黏液腺癌（**B**），透明细胞腺癌（**C**），和非特指型腺癌（**D**）

良性病变相混淆。

- 来自于女性 Skene 腺体的腺癌，形态学上和免疫组织化学上非常相似于男性的前列腺腺癌，但是将其称为"前列腺型"腺癌是不合适的。

免疫组织化学

原发性

- 与肠腺癌相似，原发性尿道肠型腺癌 CK20、CDX2 和 p53（图 23-20A ～ C）阳性，但是不同于肠道原发性腺癌的是，肿瘤不具有 β-Catennin 的核阳性（图 23-20D）。
- PSA 阴性。

鉴别诊断

原发性腺癌 vs. 前列腺腺癌

- 区分前列腺腺癌和尿道原发性腺癌是最重要的。
- 具体在膀胱章节讨论。

- 简要地说，前列腺癌更倾向于形成筛状结构，肿瘤细胞无多形性，有突出的核仁。
- 免疫组织化学对鉴别非常有帮助：PSA 阳性，PSMA 阳性，AMACR 阳性，p63 和高分子量角蛋白阴性（图 23-21）。

良性的腺性病变

- 在诊断腺癌之前，应当排除如腺性尿道炎、肾源性腺瘤和前列腺型息肉等良性病变。

临床相关性（预后和治疗选择）

- 原发性腺癌的最初治疗包括手术切除。
- 在术前应当决定有无膀胱的病变。
- 如果肿瘤累及尿道和膀胱，应当进行根治性尿道切除术和膀胱切除术。
- 对于一部分高危的患者，术后进行辅助化疗可能是必要的。
- 区别前列腺癌累及尿道和原发性腺癌在临床上是非常重要的，因为前列腺癌可以对激素治疗有效。

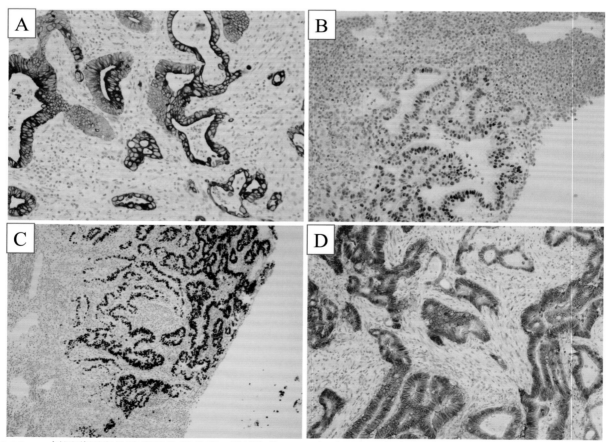

图 23-20　一例尿道原发性腺癌的免疫表型。肿瘤细胞 CK20（**A**）、CDX2（**B**）、p53（**C**）阳性；β-catennin 核阴性（**D**）

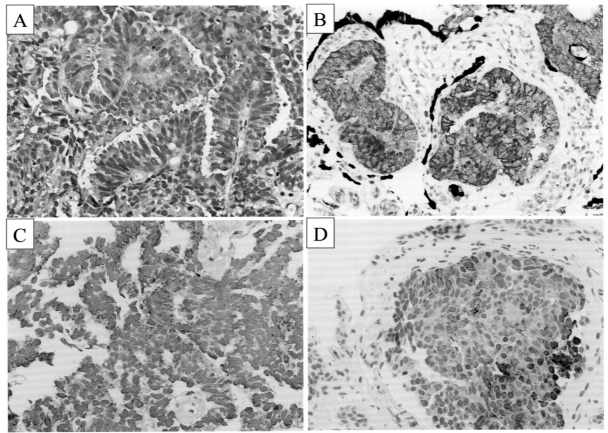

图 23-21　前列腺腺癌继发性累及尿道，具有导管分化（**A**，高柱状细胞）和腺泡分化。肿瘤细胞 AMACR 阳性，高分子量角蛋白和 p63 阴性（三重染色 **B**），PSA（**C**）和 PSMA（**D**）阳性

B 篇　男性生殖系统外科病理学

引言

男性生殖器官包括下列几个功能单位：

睾丸

- 一对男性性腺。
- 功能：产生男性生殖细胞、精子和分泌男性激素，主要为睾酮。
- 阴囊：保护睾丸的囊状物。

导管

- 功能：储存和传输精子。
- 输出管（成对）。
- 附睾（成对）。
- 输精管（成对）。
- 射精管（成对）。
- 尿道。

外分泌腺

- 功能：分泌物共同形成精液。
- 精囊（成对）。
- 前列腺。

阴茎

- 功能：性交和通过阴茎尿道输送精子和尿液的器官。
- Cowper 腺（成对）：射精时向尿道分泌润滑剂。

第五部分　前列腺

第 24 章　前列腺及其相关结构的正常组织学

前列腺

部位

- 前列腺位于盆腔，膀胱下部、直肠前部。
- 尿道（尿道的前列腺部）从前列腺中央穿过。
- 左、右精囊从前列腺的后上部进入，2 条射精管开口于尿道前列腺部。

毗邻器官

- 膀胱（上面）。
- 尿道前列腺部衬覆尿路上皮（前列腺中部）。
- 精囊（前列腺后侧面）。

解剖学

- 形状：倒置的栗子。
- 体积：胡桃大小。
- 重量：正常 20 ～ 40 g。
- 由两叶构成，即左叶和右叶。但是没有截然的界限。
- 前列腺的解剖学分部
  - 基底部（上部）。
  - 中部（中间部）。
  - 尖部与盆底肌肉移行，无清楚的包膜。
- 分带
  - 周围带（70%），多数前列腺癌发生于此。
  - 中央带（25%），前列腺的基底部紧邻射精管（图 24-1D）。
  - 移行带（5%），位于尿道前列腺部的前部，多数良性前列腺增生发生于此。
  - 前纤维肌带，由平滑肌和骨骼肌构成。

组织病理学

- 被膜：前列腺没有真正的被膜，而是一种能够把前列腺实质与前列腺外疏松纤维脂肪组织分开的致密纤维肌肉组织。前列腺的上皮成分为弯曲的腺体（图 24-1），包括导管和腺泡，正常情况下很难鉴别。
- 淀粉样小体是位于良性前列腺腺腔内的具有重层结构的小体（图 24-1A、B）。
- 至少有三种上皮细胞
  - 分泌细胞（腺腔细胞）：
    - 衬覆腺腔最主要的上皮细胞成分（图 24-1C）。
    - 分泌 PSA，具有雄激素受体。
    - 分泌细胞可能含脂褐素，偏于紫色、深棕色，而不是金黄色。
  - 基底细胞：
    - 位于基底部，分泌细胞之下，基底膜之上（图 24-1C，箭头）。
    - 基底细胞染色质浅淡，细胞细长平行于基底膜。
  - 神经内分泌细胞：
    - 也位于基底。
    - 在 HE 染色切片中神经内分泌细胞与基底细胞无法区别，除非含有特殊的神经内分泌颗粒。
    - 神经内分泌细胞可以通过神经内分泌标记物显示，例如 NSE、Syn 或 CgA。
    - 呈柱状、三角形或星状，有时细长的细胞突起可以通过免疫组织化学显示。
    - 神经内分泌分化可见于前列腺癌。
  - 干细胞：
    - 为原始细胞，具有分化成成熟细胞的潜能。
    - 干细胞可能与前列腺癌或其他恶性肿瘤的发生有关。
    - 干细胞位于腺体的基底部，在 HE 切片中不能与基底细胞鉴别。
    - 虽然前列腺的基底细胞的标志有些研

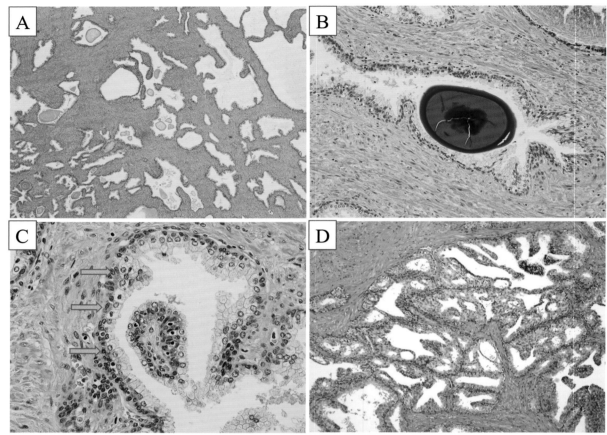

图 24-1 良性前列腺腺体较大、均匀分布，腔内常常含有淀粉样小体（**A**）。良性腺体的腔内含有淀粉样小体（**B**）。良性前列腺腺体有两层细胞，即分泌（腺腔）细胞和基底细胞（**C**，箭头）。中央带的大的复杂的腺体（**D**）

究，但前列腺干细胞的定义仍不明确。

● 纤维肌性间质分割前列腺腺体。平滑肌可以收缩。

尿道前列腺部

● 尿道位于前列腺内的部分，内衬尿路上皮（图 24-2）。

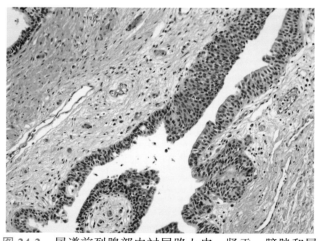

图 24-2 尿道前列腺部内衬尿路上皮，肾盂、膀胱和尿道前列腺部的尿路上皮相同

● 尿路上皮病变包括尿路上皮癌、肾源性腺瘤。

精阜（verumontanum）

● 位于尿道前列腺部中央的腺体结构（图 24-3A）。

● 邻近尿道前列腺部两条射精管的开口。

● 在尿路上皮下有密集排列的小腺体（图 24-3B、D）。

● 腔内有致密的淀粉样小体（图 24-3C）。

● 可出现脂褐素。

精囊和射精管

部位

● 精囊（seminal vesicles，SV）：一对犹如兔耳样的腺体结构，位于前列腺的后上方。

● 射精管为精囊的延续，组织学几乎与精囊相同，但是位于前列腺内。

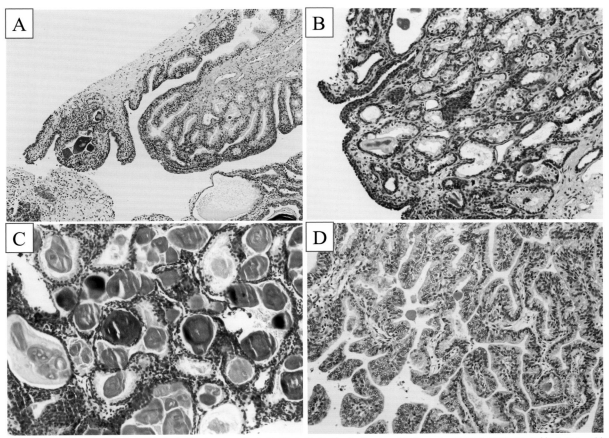

图 24-3　精阜是尿道前列腺部的小突起（**A**），由密集的小腺体构成（**B**），腺腔内含有多数淀粉样小体（**C**），精阜伴有乳头状结构（**D**）

大小和重量

- 精囊 5 ～ 8 cm 长，重 4 ～ 5 g。
- 精囊插入前列腺形成射精管，精囊和射精管的分泌物一起构成精液的一部分。
- 虽然精囊在形态学与发育上与前列腺非常相似，但是精囊极少发生肿瘤。

组织病理学

- 精囊的中央为一个大腔，周围为簇状的小腺体（图 24-4A）。依据定义射精管位于前列腺内，尽管显微镜下与精囊几乎完全相同（图 24-4B）。
- 胞质内出现金黄色色素颗粒（脂褐素）（图 24-4C、D）。内衬上皮显示因变性引起的非典型性（图 24-4C）。
- 精囊和射精管腺体呈 MUC6 阳性，而前列腺则为阴性。
- 在穿刺活检和细胞学标本中，精囊或射精管可能被误认为腺癌。
- 当被前列腺癌累及时，预后差。

- 活检标本鉴别精囊和射精管困难，甚至不可能，因此诊断腺癌浸润精囊应当慎重，最好避免利用活检标本诊断。我们常常应用"前列腺腺癌邻近精囊 / 射精管型组织"这一诊断名词。

精囊淀粉样变

定义

- 淀粉样物质出现于精囊。
- 多数为孤立性，而非系统性受累，因此无临床意义。
- 淀粉样变见于 5% ～ 10% 正常男性或罹患前列腺癌的前列腺切除标本。
- 为年龄相关的病变，发病率随年龄增加而增加。
- 组织学可见均匀的淀粉样物质沉积于精囊上皮下（图 24-4D）。
- 淀粉样物质刚果红染色阳性，偏光显微镜下呈苹果绿折光性。

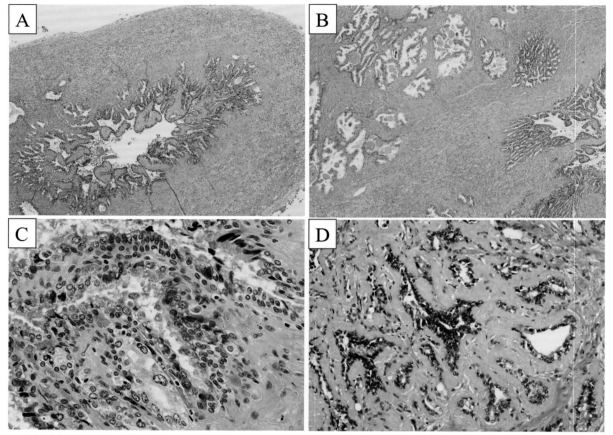

图 24-4　精囊由小的簇状腺体构成（**A**）。射精管（**B**，右侧）类似于精囊，除了其与前列腺腺体毗邻之外（**B**，左侧）。精囊腺含有金黄色的色素颗粒（脂褐素）和显示因变性引起的非典型性（**C**）。精囊的淀粉样变不伴有系统性疾病（**D**）

考伯氏（Cowper）腺

- 又称尿道球腺，位于前列腺外。
- 周围被尿道旁骨骼肌包绕，位于前列腺尖的下方。
- 组织学上 Cowper 腺（图 24-5A）的构成如下；
  ○ 黏液腺腺泡，HE 切片中腺体结构浅染（图 24-5B）。
  ○ 导管结构，HE 切片中腺体结构深染。
- 是类似前列腺癌的良性结构，可在前列腺穿刺活检中见到。

副神经节

定义

- 前列腺或其周围组织内可见的正常神经结构。
- 为偶然发现。
- 多数见于前列腺切除标本。
- 穿刺活检中罕见。

大体病理学

- 肉眼不可见。

组织病理学

- 小团细胞，无包膜，但界限清楚，大小 1 mm（图 24-5C）。
- 位于前列腺实质或前列腺组织周围。
- 副神经节由一致的神经内分泌细胞构成，胞质透亮或双嗜性，细胞核染色质呈胡椒盐样。

免疫组织化学

- 基底细胞标志和角蛋白标志、PSA、AMACR 均阴性。
- NSE、突触素或嗜铬素阳性（图 24-5D）。
- 副神经节 S100 阴性，但是伴随的神经束阳性。

临床相关性

- 良性，无需治疗。
- 可能与高级别腺癌混淆。

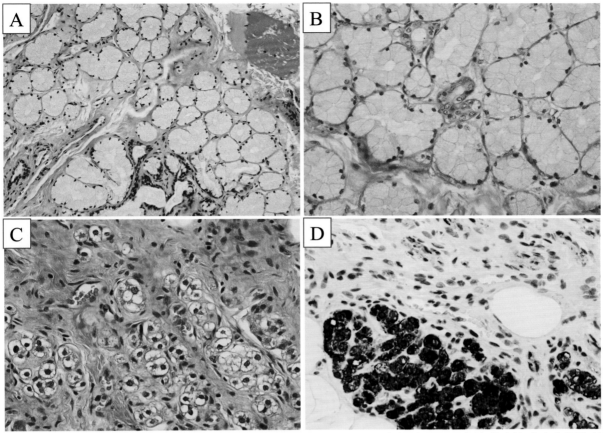

图 24-5　Cowper 腺由排列规律的小腺泡构成，周围有骨骼肌包绕（**A**）。高倍镜下显示良性黏液性腺泡和深染的导管结构（**B**）。副神经节细胞簇出现于前列腺内，高倍镜下显示副神经节细胞具有神经内分泌细胞的特点，无腺腔形成（**C**），可能与高级别腺癌混淆。副神经节细胞突触素阳性（**D**）

第五部分 前列腺

第 25 章 前列腺的免疫组织化学标志物

引言

- 免疫组织化学是病理医生诊断前列腺疾病的有力工具。
- 诠释免疫组织化学结果需要注意几个步骤。
- 诊断应注意依据 HE 染色切片。
- 免疫组织化学前评估：
  - 取得临床资料，特别是先前的诊断。
  - 如果需要，与更熟悉患者临床和病史的临床医生沟通。
  - 仔细观察 HE 染色切片。
  - 检查所有水平的切片，如果切片显示组织暴露不足，要深切。
  - 列出鉴别诊断清单。
- 抗体组合的选择：
  - 预计阳性的染色。
  - 预计阴性的染色。
  - 最好有内参。
- 免疫组织化学后评估：
  - 确定有对照。
  - 检查染色的特点。
  - 记录染色的强度和阳性细胞百分比。
  - 判断染色为阳性或阴性。
  - 得出结论。
  - 如果不能明确诊断，提供描述性诊断。
  - 如果需要，与临床医生讨论该诊断对患者的主要影响。

三重染色

- 三重染色包括 AMACR、p63 和高分子量角蛋白，是前列腺病理诊断最常用的抗体组合。
- 采用两种不同染色将前列腺癌（红色）与良性前列腺（棕色）鉴别开来（图 25-1）。
- 主要优点是在一张切片显示三种所需的标志，更有利于小病变的诊断。
- 应用该染色可使病理医生提高诊断的准确性。

- 对于前列腺活检标本三重染色的优势和劣势总结于表 25-1。

AMACR（α-甲基酰基辅酶 A 消旋酶）

- 其他名称：p504s、消旋酶。
- 三重染色的一种成分。
- 该酶正常在肝和肾有高水平的表达。
- AMACR 与脂肪酸侧链代谢有关，定位于过氧化物酶体和线粒体。
- AMACR 在前列腺良性腺体阴性或弱阳性（图 25-1A），而 50% 的高级别前列腺上皮内瘤变（prostatic intraepithelial neoplasia，PIN）呈 AMACR 阳性（图 25-1B）。
- 腺癌比良性前列腺腺体有高水平的 AMACR（图 25-1C、D）。
- 如果染色标准，不管分化程度如何，AMACR 在 90% 以上的前列腺癌阳性。
- 在前列腺癌，典型的 AMACR 染色呈大的粗颗粒（图 25-1D）。
- 某些经过治疗的前列腺癌 AMACR 可能降低。
- AMACR 阳性可见于其他器官的恶性肿瘤，特别是结肠腺癌和乳头状肾细胞癌，均有 90% 以上的阳性率。
- 所以 AMACR 在确定转移瘤的来源方面不很特异。

表 25-1 三重染色的优势和劣势	
优势	仅用一张切片
	无需再用不同切片确认同一病变，小病变的三个标志染在同一张切片
	多色、容易观察
	两种不同颜色
劣势	技术较困难，控制红色特别困难
	AMACR 过染，可导致误诊

- 少数良性病变，特别是肾源性腺瘤可呈 AMACR 阳性。
- 某些疾病的 AMACR 免疫组织化学染色总结于表 25-2。

表 25-2　前列腺疾病和其他疾病的 AMACR 免疫组织化学染色

	AMACR 免疫染色
前列腺癌（PC）	80%～95%
激素治疗的 PC	＜30%
转移性 PC	70%～80%
放疗后 PC	＞80%
高级别 PIN	50%
前列腺腺病	10%～17.5%
肾源性腺瘤	50%
结肠癌	＞90%
乳头状肾细胞癌	100%

p63

- p63 为 p53 基因家族成员。
- p63 典型呈核着色，为良性前列腺腺体的基底细胞标志（图 25-1）。
- p63 也是良性和恶性尿路上皮细胞的标志。
- p63 在多数鳞状细胞癌阳性，少量其他器官的腺癌阳性。
- 该标志用于确定肿瘤的来源。
- 少数前列腺腺癌局灶或弥漫 p63 阳性。

HMWCK（高分子量角蛋白）

- 又称 K903 或 34βE12。
- 标记前列腺基底细胞、尿路上皮细胞和鳞状细胞，类似于 p63，但是呈胞质着色（图 25-1）。
- 少数前列腺腺癌 HWMCK 可呈散在阳性。

PSA（前列腺特异性抗原）

- 一种使精液保持在液相的蛋白酶。

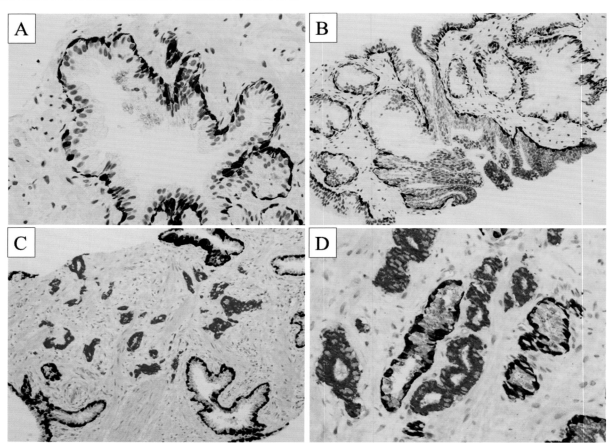

图 25-1　三重染色（AMACR、p63 和 HMWCK）。良性腺体（**A**）基底细胞 p63 核着色和 HMWCK 胞质着色（棕色）。分泌细胞含有纤细的红色颗粒，呈 AMACR 弱阳性。高级别 PIN 的腺体（**B**）显示基底细胞染成棕色和中度 AMACR（红色）阳性。腺癌病灶（**C**）显示红色的 AMACR 染色，周围的良性腺体基底细胞染成棕色。腺癌细胞（**D**）含有粗的红色胞质内颗粒（AMACR 强阳性），但是缺乏基底细胞 p63 和 HMWCK 染色，而良性腺体显示弱的 AMACR 染色和强的基底细胞染色

- 对前列腺分泌细胞相对特异，无论是良性（图 25-2A），还是恶性（图 25-2B ～ D）。
- 良性前列腺腺体比恶性腺体产生更多的 PSA，但腺癌有更多的 PSA 弥散入血，可能与肿瘤浸润有关。
- 在前列腺穿刺活检中很少使用，因为良性腺体和腺癌均阳性。
- 最常用于转移性病变，判断是否来源于前列腺。
- 高级别前列腺腺癌，特别是激素抵抗性前列腺癌，PSA 免疫反应可以较弱和局灶阳性（图 25-2D）。

PSAP（前列腺特异性碱性磷酸酶）

- 良性分泌细胞和腺癌阳性。
- 相似于 PSA，但是特异性较差。
- 不常使用。

PSMA（前列腺特异性膜抗原）

- 良性分泌细胞和腺癌阳性。

- 但是腺癌染色（图 25-3A）强于正常前列腺腺体。高级别腺癌（图 25-3B）强于低级别腺癌（图 25-3A）。
- 在鉴定转移性前列腺腺癌时特别有用（图 25-3B）。
- PSMA 也着染其他腺癌的血管结构，例如胃癌。

NKX3.1

- 良性分泌细胞（图 25-3C）和腺癌（图 25-3D）阳性。
- 细胞核着色，较 PSA 更敏感和特异。
- 低级别和高级别前列腺腺癌均阳性。

P501S（Prostein）

- 良性腺体细胞和前列腺癌阳性。
- 胞质着色。

ERG

- TMPRSS2-ERG 融合导致 *ERG* 基因过表达。

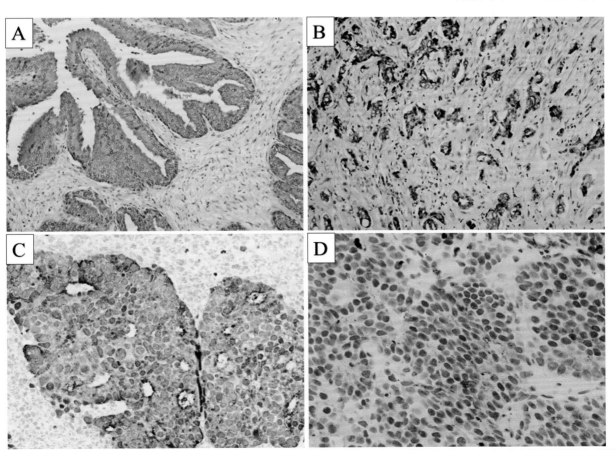

图 25-2　PSA 染色。良性前列腺腺体（**A**）PSA 弥漫阳性。腺癌染色从弥漫强阳性（**B** 和 **C**）到少数肿瘤细胞弱阳性（**D**）不等

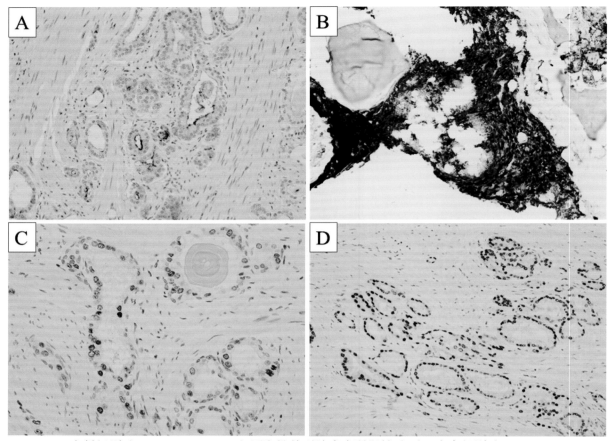

图 25-3　PSMA 在低级别（Gleason 3＋3＝6）原发性前列腺癌中弱阳性（**A**），在高级别（Gleason 5＋5＝10）骨的转移性腺癌强阳性（**B**）。NKX3.1 良性分泌细胞（**C**）和腺癌（**D**）均阳性

- ERG 基因过表达通过干扰雄激素受体信号传导促进雄激素非依赖性前列腺癌的发生。
- ERG 免疫染色定位于细胞核。
- ERG 出现于正常内皮细胞，可以作为内参。
- 欧美 50% 的前列腺癌 ERG 阳性（图 25-4）。亚洲人群的阳性率较低，＜20%。
- 没有充分证据表明 ERG 表达水平与前列腺癌预后相关。
- ERG 在身体其他部位的癌不表达。
- 所以 ERG 是一个高度特异性，但不太敏感的标志物。

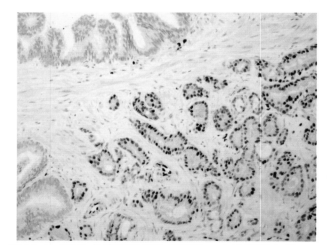

图 25-4　ERG 在前列腺癌为核阳性，内皮细胞也呈 ERG 阳性

Muc6

- 精囊和射精管阳性（图 25-5A）。

- 前列腺腺体和前列腺腺癌阴性（图 25-5B）。
- 常用的前列腺细胞标志的比较见表 25-3。

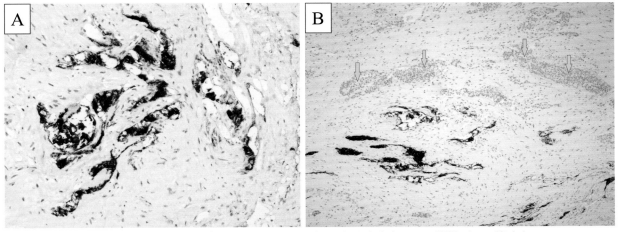

图 25-5　精囊 Muc6 阳性（**A**）。浸润精囊的前列腺腺癌 Muc6 阴性（**B**，箭头）

标志物	良性分泌细胞	良性基底细胞	腺癌
HMWCK	阴性	阳性	阴性
p63（核着色）	阴性	阳性	阴性
AMACR	阴性或弱阳性	阴性	阳性（90%）
PSA	阳性	阴性	阳性
PSAP	阳性	阴性	阳性
PMSA	弱阳性	阴性	强阳性
NKX3.1（核着色）	阳性	阴性	阳性
P501S	阳性	阴性	阳性
Muc6	阴性（精囊分泌细胞阳性）	阴性	阴性
ERG（核着色）	阴性，内皮细胞阳性	阴性	阳性（50%）

表 25-3　常用的前列腺免疫组化标志物总结

第 26 章　前列腺炎症性病变

急性炎症

定义

- 前列腺急性炎症的特点是出现中性粒细胞聚集和结构破坏。

其他名称

- 急性前列腺炎。
- 一般在病理诊断中使用"局灶急性炎症"，而不用"急性前列腺炎"。

发病机制

- 由感染或梗阻引起的急性炎症。

临床特征

- 如果炎症弥漫，可有发热、寒战和前列腺变软。
- 血清 PSA 可能轻度升高。
- 如果炎症仅为局灶，患者可能无症状。

大体病理学

- 如果炎症仅为局灶，大体无明显改变。
- 可见微脓肿。

组织病理学

- 前列腺腺泡或导管的腔内有中性粒细胞聚集，形成微脓肿（图 26-1A）。
- 腺体扩张（图 26-1B）。
- 间质也会出现中性粒细胞浸润。
- 可出现其他炎症细胞，急性和慢性炎症共存。
- 如果有组织破坏，可见泡沫细胞。
- 如果出现急性炎症，应在穿刺活检病理报告中注明，因为可能引起 PSA 升高。

免疫组织化学

- 不需要。

临床相关性（预后和治疗选择）

- 可能无任何症状。
- 有全身感染症状的患者，应给予抗生素治疗。

慢性炎症

定义

- 前列腺或间质出现慢性炎症细胞浸润。

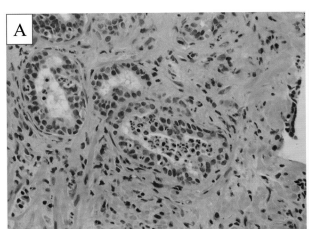
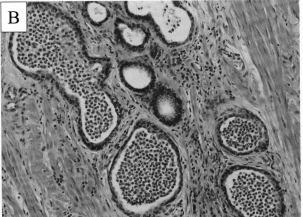

图 26-1　急性炎症在扩张的腺体内有以中性粒细胞为主的浸润（A）。弥漫性急性炎症的特点为在多数前列腺腺体充满中性粒细胞，也称微脓肿（B）

其他名称

- 慢性前列腺炎。
- 除非有临床症状和体征，我们在病理报告中一般不用"慢性前列腺炎"这一诊断名词，而是采用"前列腺组织伴有慢性炎症"这一描述性名词。

发病机制

- 许多因素可以引起慢性炎症。
- 不管有无良性前列腺肥大，细菌感染都是常见原因。

临床特征

- 前列腺慢性炎症相当常见，大多数患者无任何症状。
- 偶有背下部钝痛。
- 尿细菌培养阳性。
- 可观察到血清 PSA 轻度升高。

大体病理学

- 无特殊发现。

组织病理学

- 慢性炎症细胞浸润，以淋巴细胞为主，偶见浆细胞、嗜酸性粒细胞和巨噬细胞（图26-2）。
- 炎症以腺管结构为中心（图 26-2A）。
- 可见结构紊乱和细胞学非典型性（图 26-2B和 C）。
- 慢性炎症不增加癌的危险性，然而慢性炎症可与腺癌并存（图 26-2D）。
- 诊断应为"慢性炎症"，而不是"慢性前列腺炎"，因为后者会被误认为有临床意义。实际上大多数患者仅为局灶性慢性炎症，没有任何临床症状和体征，无需治疗。

免疫组织化学

- 多数不需要。
- 偶尔使用 AMACR 和基底细胞标志，以除外恶性。
- 多数慢性炎症细胞为 T 细胞（CD3 ＋ /CD20 －）。

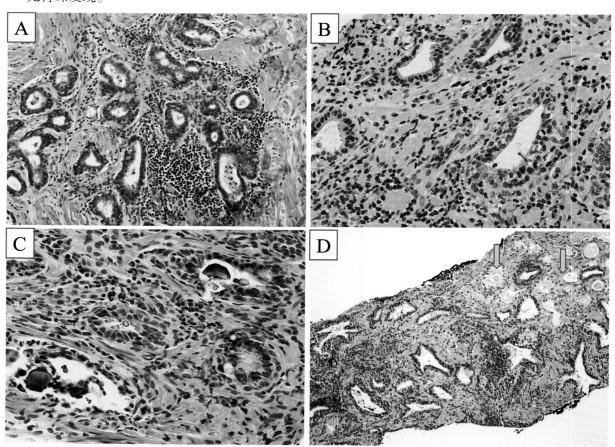

图 26-2　前列腺腺体伴慢性炎症细胞浸润，主要为淋巴细胞（**A**）。腺体结构紊乱伴慢性炎症（**B**）。慢性炎症伴微钙化（**C**）。前列腺慢性炎症可与腺癌（**D**，箭头）并存

鉴别诊断

- 小淋巴细胞淋巴瘤（小淋巴细胞白血病 / 淋巴瘤，SLL/CLL）：病变不以腺管结构为中心，由单形性的 B 细胞（CD20 ＋ /CD3 －）组成，无浆细胞和其他炎症细胞。

临床相关性（预后和治疗选择）

- 慢性炎症非常常见，见于多数前列腺切除标本，和 20% ～ 30% 的活检标本。
- 我们仅在病变相当广泛时，才报告慢性炎症。
- 弥漫炎症可伴有 PSA 升高。

非特异性肉芽肿性前列腺炎（nonspecific granulomatous prostatitis，NSGP）

定义

- 出现肉芽肿的前列腺炎症，没有特殊原因，例如卡介苗（BCG）治疗和活检。

临床特征

- PSA 升高达 2 倍（10 ～ 15 μg/ml）。
- 触诊前列腺变硬、结节状。
- 临床怀疑前列腺癌。

发病机制和流行病学

- 非特异性肉芽肿性前列腺炎（NSGP）最可能由前列腺导管阻塞引起，导致上皮破坏和

细胞碎片溢出，前列腺分泌物进入间质。溢出的物质以损伤的导管和腺泡为中心引起肉芽肿性炎症反应。

- 非特异性肉芽肿性前列腺炎占肉芽肿性前列腺炎的大多数（50% ～ 70%）。
- 特异性肉芽肿性前列腺炎包括活检后肉芽肿、全身性肉芽肿性前列腺炎（例如结节病）、感染性肉芽肿性前列腺炎（例如霉菌）和分枝杆菌性前列腺炎（结核或卡介苗引起）。

组织病理学

- 早期为围绕导管或腺泡的急性炎症或微脓肿。
- 炎症过程常常弥漫（图 26-3A）。
- 常伴腺体上皮破坏和损伤（图 26-3B）。
- 典型的肉芽肿境界不清，为非干酪性（图 26-3C、D）。
- 偶见巨细胞（图 26-3B）。
- 晚期纤维化和慢性炎症为主。
- 当 NSGP 出现泡沫细胞，可考虑为黄色肉芽肿性前列腺炎。
- 反应性腺上皮可见细胞非典型性。

免疫组织化学

- 基底细胞完整。
- 在反应性非典型性腺上皮 AMACR 不应升高。
- 肉芽肿 CD68 和其他组织细胞标志阳性。

鉴别诊断（见表 26-1）

表 26-1 前列腺肉芽肿的鉴别诊断			
	NSGP	BCG 肉芽肿	活检后肉芽肿
历史	PSA 升高	膀胱癌伴膀胱内 BCG 治疗史	经尿道膀胱肿瘤或前列腺切除史
症状	触诊前列腺变硬	血尿	BPH 或其他前列腺疾病
主要部位	导管和腺泡破裂	不清	尿道前列腺部
坏死类型	非干酪性	干酪性 / 非干酪性坏死	纤维素样坏死 地图样坏死
坏死分布	无	弥漫、随机	切缘
急性炎症	有	无	无
主要表现	肉芽肿与破裂导管伴随	肉芽肿伴干酪样坏死和朗汉斯巨细胞	肉芽肿伴地图样纤维素样坏死

NSGP，非特异性肉芽肿性前列腺炎

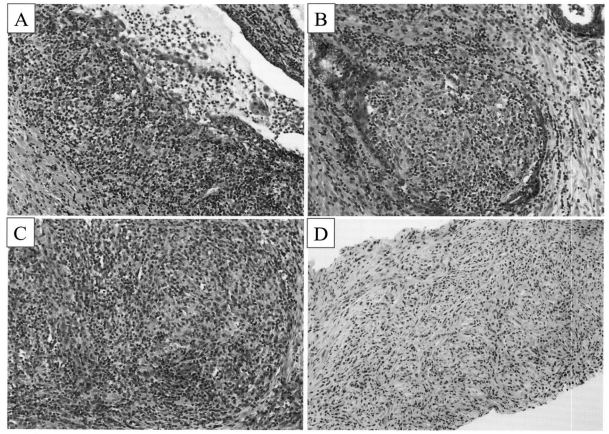

图 26-3　非特异性肉芽肿性前列腺炎（NSGP）伴慢性炎症细胞浸润（**A**）。炎症浸润围绕前列腺腺体结构（**B**）。NSGP 的肉芽肿显示混合性炎症细胞浸润（**C**）和形成境界不清的肉芽肿伴纤维化（**D**）

临床相关性（预后和治疗选择）

- 临床表现高度疑为癌。
- 小灶状癌可能被密集炎症所掩盖。
- 有非典型性的病例，必须在炎症消退后再次活检。

活检后肉芽肿和针道

定义

- 经尿道前列腺切除（TURP）或穿刺活检后，由局部组织损伤所引起的肉芽肿性反应性变化。

其他名称

- TURP 后肉芽肿、针道肉芽肿。

发病机制

- TURP 和芯针活检为损伤性操作，可导致局部组织缺失和损伤。

- 在修复过程中，机体对损伤产生肉芽肿性炎症反应。
- 典型病例发生于 12 针穿刺活检者，因此在前列腺切除标本中见于针道区域。

临床特征

- 有 TURP（多数用于治疗良性前列腺增生，或晚期前列腺癌）或穿刺活检的历史。
- 无特殊症状。
- 某些患者有血精或血尿。
- 如果合并感染，将会有发热、寒战、疼痛和前列腺区域触痛。

大体病理学

- 尿道前列腺部黏膜出现溃疡或糜烂。
- 某些病例由于良性前列腺增生而增大。

组织病理学

- 活检后肉芽肿特征性地表现为：
  - 有肉芽肿形成，中心较大区域坏死，周围

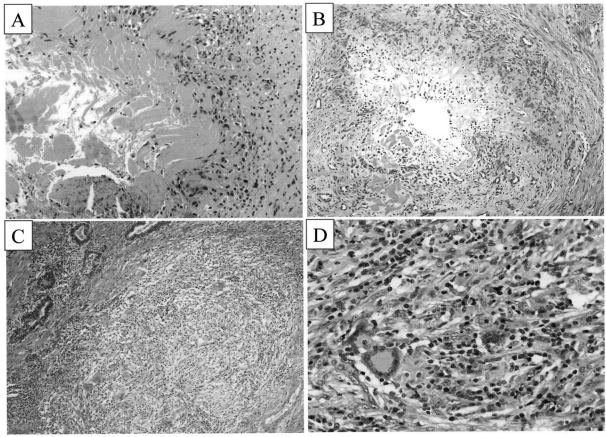

图 26-4　TURP 活检后肉芽肿，中心部有纤维素样坏死，周边围绕着组织细胞和慢性炎症细胞（**A**）。一个小的针道肉芽肿，由先前穿刺活检造成的组织缺损和周围一圈组织细胞，以及淋巴细胞和纤维化构成（**B**）。BCG 肉芽肿为非干酪性肉芽肿，见于接受膀胱内 BCG 治疗的患者（**C**）。BCG 肉芽肿，邻近干酪性坏死区，有许多组织细胞和偶见的马蹄形多核巨细胞（**D**）

有组织细胞围绕，偶见异物巨细胞反应，以及其他慢性炎症细胞（图 26-4A）。

- 特征性的纤维素样坏死为不规则形的地图样，位于肉芽肿的中心（图 26-4A）。
- 类似的活检后肉芽肿也可见于经尿道膀胱肿瘤切除（TURBT）的膀胱。
- 针道
  - 小的境界清楚的肉芽肿反应。
  - 直径 1 ~ 2 mm。
  - 有中心坏死、组织细胞反应、慢性炎症细胞浸润、异物巨细胞可有可无（图 26-4B）。
  - 最终形成瘢痕，由纤维化取代肉芽肿反应。

免疫组织化学

- CD68（组织细胞标志）阳性，角蛋白阴性。

临床相关性（预后和治疗选择）

- 为自限性疾病。

- 不应与卡介苗或其他感染性肉芽肿性炎症混淆。
- AFB 或 GMS 染色阴性，尽管极少需要做这些特殊染色。

BCG 引起的肉芽肿

定义

- 由卡介苗（BCG）治疗所引起的前列腺的肉芽肿性炎症。

发病机制

- 采用活卡介苗膀胱内注射治疗表浅膀胱癌引起肉芽肿性炎症反应，以便消除膀胱肿瘤细胞。
- BCG 可能感染前列腺，并引起前列腺和其他器官的肉芽肿性炎症。

临床特征

- 所有患者皆有卡介苗膀胱内注射史。
- 除了刺激，无其他特殊症状。

组织病理学

- 前列腺实质内可见干酪性或非干酪性肉芽肿（图 26-4C）。
- 肉芽肿由上皮样组织细胞和马蹄形多核巨细胞（类似朗汉斯巨细胞）构成（图 26-4D），形态学与结核肉芽肿相似。

鉴别诊断（见表 26-1）

- NSGP 和活检后肉芽肿。

免疫组织化学和组织化学

- AFB 染色可鉴定分枝杆菌的存在，但诊断极少需要做该染色。

临床相关性

- 无需治疗。

第五部分　前列腺

第 27 章　前列腺其他反应性疾病

单纯性萎缩

定义

- 良性前列腺疾病，特点是以小叶形式表现的小腺体。

其他名称

- 萎缩、经典性萎缩、硬化性萎缩。

发病机制和流行病学

- 随年龄增加发病率和程度逐渐增加。
- 常常与良性前列腺增生合并存在。
- 一种常见发现；依据我们自己的经验，其出现于几乎所有的前列腺切除病例和高达 40%～50% 的前列腺穿刺活检标本。一般说来除非特殊情况，我们不做单纯性萎缩的病理诊断。

临床特征

- 偶然发现，没有特殊的临床和影像学特点。

大体病理学

- 除非萎缩变化广泛，前列腺体积并不一定变小。

组织病理学

- 低倍镜下小叶存在（图 27-1）。基于形态学不能区分正常前列腺导管和腺泡。然而在萎缩病变中腺泡围绕着扩张的导管（图 27-1A、B）。
- 由于间质萎缩，腺体密集排列。然而与腺癌的浸润不同，萎缩的腺泡均匀排列（图 27-1C）。
- 由于分泌细胞胞质减少和基底细胞增生，腺体呈现染色加深（图 27-1C）。
- 分泌细胞和基底细胞均无明显的细胞学非典型性。

- 萎缩常常为局灶性，伴或不伴良性前列腺增生。
- 萎缩可伴有慢性炎症（图 27-1C）。然而因果关系难以分析。
- 可能与腺癌混淆。

免疫组织化学

- 基底细胞标志阳性、AMACR 阴性或弱阳性（图 27-1D）。
- Ki67 显示低增殖活性。

临床联系（预后和治疗选择）

- 病理报告的萎缩与前列腺体积和重量无关。
- 为常见的良性病变，但可相似于腺癌。

囊性萎缩

定义

- 良性萎缩性病变，特点为出现囊性扩张的萎缩腺体。

发病机制

- 良性萎缩的一种。前列腺切除标本中极常见的病变。

临床特征

- 无特殊表现。

大体病理学

- 无特殊表现。

组织病理学

- 小叶结构相似于单纯性萎缩。腺体扩张，腺

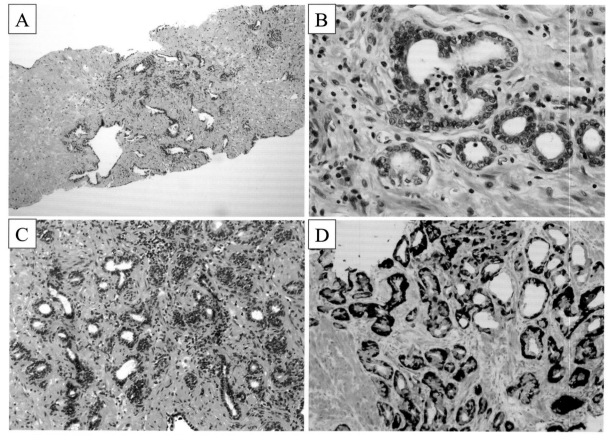

图 27-1　单纯性萎缩，左侧为一个扩张的导管，周围为萎缩的小腺体（**A**）。高倍镜显示明显的无非典型性的基底细胞（**B**）。萎缩的良性腺体伴轻微慢性炎症（**C**）。三重染色显示明显的基底细胞呈 p63 和高分子量角蛋白阳性，而 AMACR 阴性（**D**）

上皮萎缩变扁（图 27-2）。

- 细胞质稀少，无细胞学非典型性。

免疫组织化学

- 基底细胞标志显示表达减弱的基底细胞；

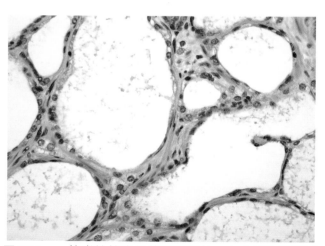

图 27-2　一簇囊性扩张的前列腺腺体，上皮细胞体积减小，无细胞学非典型性

AMACR 阴性。

临床联系（预后和治疗选择）

- 良性，无需治疗。

部分性萎缩

定义

- 良性萎缩性前列腺疾病，特点为成角的萎缩腺体，胞质中等，细胞学温和。

发病机制

- 不清楚。

临床特征

- 在前列腺活检中相当常见。无特殊症状，也不清楚是否与 PSA 升高有关。
- 易误诊为癌的最常见的良性疾病之一。

大体病理学

- 无特殊发现。

组织病理学

- 病变显示小叶结构，由成角的萎缩腺体组成（图 27-3）。
- 某些病例可能表现为浸润性。
- 腺体细胞簇胞质透亮或浅染，不易见到管腔（图 27-3C）。可见不均匀分布的基底细胞。

免疫组织化学

- 高分子量角蛋白和 p63 阳性，尽管 2/3 的病例呈局灶阳性或少量基底细胞（图 27-3D）。
- 大约 1/3 的病例呈 AMACR 阳性，典型者为弱阳性，并不比邻近的正常良性腺体强很多（图 27-3D）。

鉴别诊断

- 最重要的鉴别诊断是腺癌（见表 27-1）。

表 27-1　部分性萎缩与腺癌的区别

	部分性萎缩	腺癌
结构	密集的小腺体	密集的小腺体
浸润	无	有
细胞核非典型性	无	有
胞质	浅淡	嗜双色性或浅淡
AMACR	染色浅淡，类似良性腺体	强阳性，颗粒状
基底细胞标志	出现局部基底细胞某些腺体不含基底细胞	无基底细胞

临床相关性（预后和治疗选择）

- 前列腺癌的危险不增加。可能被误诊为前列腺癌。
- 可疑的其他诊断，例如 ASAP（见第 28 章），不应仅根据部分萎缩做出诊断，因为 ASAP 还应有细胞学的非典型性。

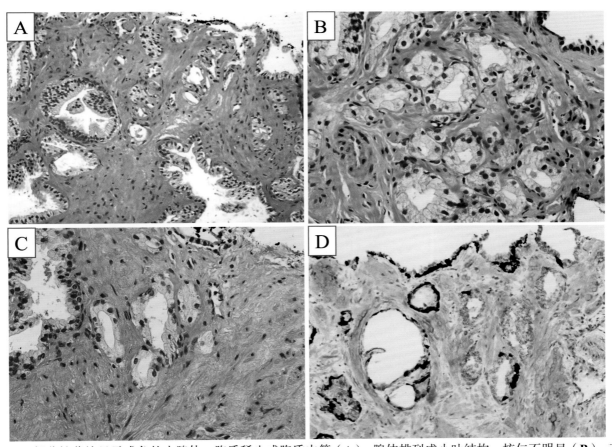

图 27-3　部分性萎缩显示成角的小腺体，胞质稀少或胞质中等（**A**）。腺体排列成小叶结构，核仁不明显（**B**）。三重免疫染色显示一小簇部分性萎缩的病变，腺体密集胞质透亮，核仁不明显（**C**）。该病灶内，基底细胞呈局灶分布。AMACR 呈弱阳性（**D**）

萎缩后增生

定义

- 伴有增生性质的良性萎缩性病变。

其他名称

- 形态学上与单纯性萎缩有明显重叠。

发病机制

- 与正常前列腺比起来，良性萎缩的腺体 Ki67 免疫标记率增加。

临床特征

- 无特殊表现。

大体病理学

- 无特殊表现。

组织病理学

- 小叶状分布的密集小腺体。分泌细胞的胞质稍微增加（图 27-4）。
- 有时可见被萎缩腺泡围绕的中央导管扩张。细胞非典型性轻微。
- 我们在病理报告中不做萎缩后增生的诊断。

免疫组织化学

- 基底细胞标志染色显示基底细胞存在。AMACR 阴性。

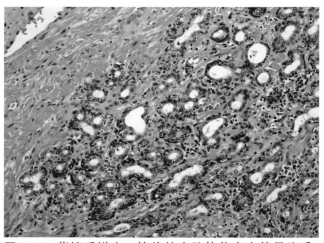

图 27-4　萎缩后增生，簇状的小腺体伴有中等量胞质，出现轻微细胞非典型性

- 与正常前列腺比较，Ki67 标记率稍微增加。

临床相关性（预后和治疗选择）

- 良性。许多前列腺萎缩病变会有增生。

其他良性萎缩性病变

定义

- 伴随萎缩的任何良性前列腺病变。

其他名称

- 炎症后增生。
- 硬化后增生。
- 硬化后萎缩。

小结

- 有许多其他名称来描述良性萎缩性病变，都具有如下共同特点：
  - 所有这些萎缩病变均为良性。
  - 如同单纯性萎缩，某些病变具有增生性质。
  - 与前列腺癌关系不大，因而缺乏临床意义。
  - 这些良性病变的真正意义在于可能与腺癌混淆。
  - 这些病变之间有明显交叉；因而所用名称的可重复性较差。
  - 我们认为理解这些病变的形态学含义比在实践中使用名称更重要。我们一般使用"良性前列腺组织"来囊括绝大多数萎缩病变。

炎症后增生

- 当前列腺存在慢性炎症时，前列腺上皮表现为反应性增生。萎缩性改变可有可无。
- 虽然叫炎症后增生，但无证据表明这种增生会转变为癌。
- 这些名称曾经很流行，是科研兴趣所致，但是泌尿病理界从来就没有接受其为真正实体。目前炎症后增生已失去了流通性，并从大多数教科书消失。

硬化性萎缩

- 一种明显间质萎缩的萎缩性病变。

硬化后增生

- 伴间质硬化的萎缩性病变，腺上皮显示增生变化。

- 与许多萎缩性或良性病变有交叉，诊断可重复性差。

良性前列腺增生（benign prostatic hyperplasia，BPH）

定义

- 由间质和腺体细胞增多所引起的良性前列腺肿大，呈小叶状分布。

其他名称

- 良性前列腺肥大（临床常用的名称）。在病理学中，肥大意味着细胞体积增大，良性前列腺增生并非如此。
- 良性小叶增生，包括间质和（或）腺体增生。

发病机制

- 确切病因不详，常见于老年人。
- 疾病与双氢睾酮（DHT）蓄积有关，DHT是更强的雄激素，由睾酮经 5-α 还原酶作用转换而来。

临床特征

- 触诊或影像学发现前列腺增大。

- 尿路阻塞症状，例如排尿困难、尿流变细和不连续，尿急和漏尿，膀胱内残尿增多。严重病例，尿路阻塞会导致膀胱肥大和（或）肾积水。
- 测量膀胱内残尿体积可作临床诊断。
- PSA 轻度增加。
- BPH 可因梗阻造成前列腺感染。

大体病理学

- 前列腺体积增大，从 40 ～ 100 g 不等。个别病例前列腺可达 800 g 以上。
- 在前列腺的中央部（多数在移行区），切面结节状，类似肿瘤（图 27-5A）。
- 尿道前列腺部由于压迫变成裂隙状（图 27-5A）。

组织病理学

- 低倍镜下可见多数境界清楚的结节，0.1 ～ 10 mm 大小不等（图 27-5B），多数在移行区。
- 增生结节由比例不同的间质和腺体成分构成（图 27-5B 和图 27-6）。
- 腺体形状和大小各异，常常呈缠绕的外形。腺体细胞胞质丰富、淡染，没有核异型性（图 27-5C）。
- 高倍镜下 BPH 的单个腺体与正常前列腺腺体无区别。
- BPH 可伴有急性或慢性炎症，绝大多数病例

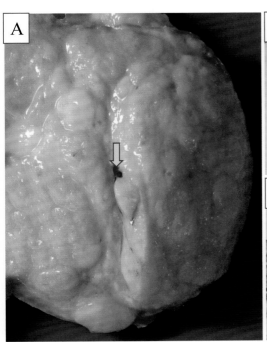
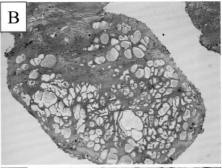
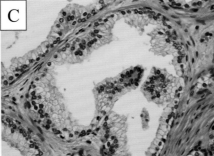

图 27-5　良性前列腺增生的肉眼图片，显示大的 BPH 结节位于前列腺中央部，箭头指示压迫尿道前列腺部（**A**）。BPH 结节含有腺体成分和增生的间质成分（**B**）。高倍镜显示增生的腺体存在分泌细胞和基底细胞。在这个倍数下不能判断患者是否有 BPH（**C**）

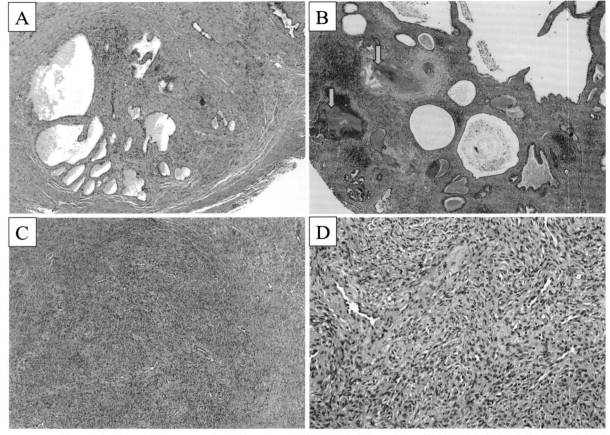

图 27-6　BPH 结节伴有明显的间质成分，而腺体成分呈现囊性萎缩（**A**）。BPH 伴有急性和慢性炎症（**B**）和某些腺体破裂（箭头 **B**）。BPH 结节完全由间质成分构成（**C**）。高倍镜显示增生的间质细胞（**D**）

炎症呈局灶性（图 27-6B）。

- 可能仅以一种成分增生为主，或者腺体成分，或者间质成分（图 27-6C 和 D）。
- 也可见局灶梗死和微钙化。
- 前列腺经尿道切除（TURP）标本，常常有炎症的烧灼人工假象，可能造成与偶发的腺癌鉴别困难。
- 在穿刺活检标本显微镜下可能仅能识别增生的间质，而没有腺体成分。因而不能做出 BPH 的诊断，也不应依据穿刺活检标本诊断 BPH。

免疫组织化学

- 三重染色可除外癌和高级别 PIN。

分子检测

- 对病理诊断无帮助。

临床相关性（预后和治疗选择）

- BPH 是一种临床上非常重要的疾病。

- 然而病理诊断并非必需，临床诊断会很准确。不应依据穿刺活检材料做出 BPH 的诊断。
- 治疗包括 α 阻断剂或非那雄胺（5 还原酶抑制剂），对多数患者有效。
- TURP 目前仅用于拒绝药物治疗的患者。开腹前列腺切除偶尔用于严重病例。

基底细胞增生（basal cell hyperplasia，BCH）

定义

- 前列腺基底细胞良性增生。

其他名称

- 非典型性基底细胞增生（不推荐使用这一名称），基底细胞腺瘤（不推荐使用这一名称）。旺炽性基底细胞增生。

发病机制

- 多数病例为前列腺良性增生的变异型。

临床特征

- 前列腺体积增大，与 BPH 一样，有尿路梗阻症状。
- 如同在 BPH 患者所见，PSA 轻度到中度升高。

大体病理学

- 结节大小不等，多位于移行部。

组织病理学

- 境界清楚的小结节，0.1～2 mm（图 27-7A）。
- 结节由成簇的基底细胞构成（图 27-7B）。
- BCH 的特征为出现多层细胞（图 27-7C、D），基底细胞核排列不规则。基底细胞可出现核沟，偶见核分裂象，细胞非典型性少见（图 27-7D）。
- 某些病例出现众多的基底细胞巢，我们称为

"旺炽性基底细胞增生"（图 27-7A、B）。

- 偶尔，基底细胞巢看上去有浸润性。
- 少数病例，基底细胞结节很大，以至于肉眼都能看到，可称为"基底细胞腺瘤"。局部可出现细胞非典型性，称为"非典型性基底细胞增生"。以上两种情况均无任何临床意义。因此我们认为"非典型性基底细胞增生"和"基底细胞腺瘤"仅仅是基底细胞增生系列表现中的一种。

免疫组织化学

- 高分子量角蛋白和 p63 阳性，AMACR 阴性和 PSA 阴性。

鉴别诊断

- 基底细胞癌：更明显的浸润性生长、弥漫的细胞非典型性、广泛的类似腺样囊性癌的筛状结构。浸润至前列腺外和邻近器官。Ki67 高增殖指数和 BCL1 阳性支持基底细胞癌的诊断。

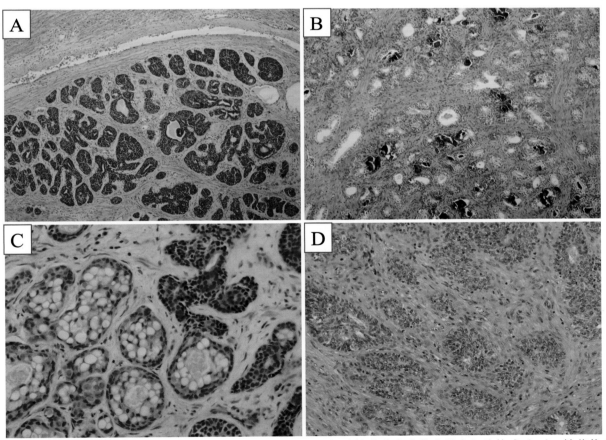

图 27-7　基底细胞增生（BCH）伴有相似于 BPH 的小叶结构，但腺体成分大多数由基底细胞构成（**A**）。结节状 BCH 伴腺腔内微钙化（**B**）。BCH 伴印戒细胞样表现，尽管没有明显的细胞非典型性（**C**）。BCH 的显著特点是多层的基底细胞，某些显示细胞核沟（**D**）

临床相关性（预后和治疗选择）

- 良性疾病，治疗类似 BPH。

硬化性腺病（sclerosing adenosis）

定义

- 前列腺良性病变，特点是密集的小腺体和梭形细胞间质呈小叶状增生。

发病机制

- 不明，可能为 BPH 的组织学变异型。

临床特征

- 罕见于前列腺穿刺活检标本，但在 TUR 或前列腺切除标本中偶见。
- 偶尔 PSA 轻度升高或出现与 BPH 相关的症状。多数为偶然发现。

大体病理学

- 作为 BPH 的一部分，主要位于移行区。无其他特殊肉眼所见。

组织病理学

- 小叶状结构相似于腺病（图 27-8A），伴有明确的非浸润性边缘。
- 腺体结构拥挤，腺体形成良好，腺腔受压，无腺体融合。
- 腺上皮可有细胞核非典型性，包括核增大，有时核仁明显（图 27-8B）。
- 腺体之间有明显的梭形细胞。这些细胞具有肌成纤维细胞的特点。细胞成分轻度至中度增加，无明显细胞非典型性。
- 有时可见基底膜增厚（玻璃样膜）。
- 关键特点是非浸润性生长、非典型性腺体细胞伴随平和的梭形细胞。

免疫组织化学

- 腺体细胞相似于腺病，基底细胞标志阳性（斑片状）。我们业已见到几例硬化性腺病，基底细胞染色微弱或阴性，而 AMACR 染色阴性，特别值得警惕。
- 梭形细胞相似于肌成纤维细胞，呈 S100 和

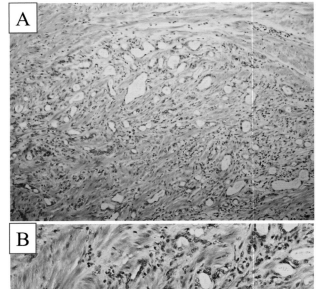

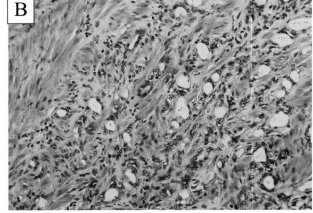

图 27-8　硬化性腺病显示小叶状结构，边缘为非浸润性（**A**）。高倍镜显示腺细胞和梭形间质细胞轻微的细胞非典型性（**B**）

肌肉特异性肌动蛋白（MSA）阳性。

临床相关性（预后和治疗选择）

- 良性疾病，尽管有变形的非典型性表现。组织学容易与癌混淆，特别是在穿刺活检。

鉴别诊断

- 高级别腺癌（参见表 27-2）。

透明细胞筛状增生（clear cell cribriform hyperplasia，CCCH）

定义

- 伴筛状结构的良性增生性病变，腺体细胞的胞质透亮。

发病机制

- 多数为 BPH 的组成成分。

表 27-2　硬化性腺病与高级别腺癌的比较

	硬化性腺病	高级别腺癌
小叶状结构	有	无
浸润性边缘	无	有，广泛
腺体成分	被挤压的腺体	形成不完全的腺体
腺腔	完全，无融合	融合
明显核仁	出现	出现
细胞多样性	少或无	有
间质	平和的梭形细胞，细胞中等或高度丰富	促纤维增生性间质，间质细胞成分不丰富
玻璃样膜	可能存在	缺乏
p63，HMWCK	大多数阳性	阴性
S100，MSA	间质阳性	阴性
AMACR	阴性	阳性

临床特征

- 前列腺增大伴 BPH 症状。

大体病理学

- 前列腺增大伴结节形成，类似于 BPH。
- TUR 或前列腺切除标本中的偶然发现，因为 CCCH 本身不可能通过肉眼识别。

组织病理学

- 腺体增大伴筛状结构（图 27-9A）。这些腺体（导管或腺泡）为非浸润性，局限于 BPH 结节内。
- 腺体由含丰富透明胞质的分泌细胞构成，无细胞非典型性（图 27-9B）。
- 在腺体周围可见簇状新月形的基底细胞。

免疫组织化学

- 基底细胞呈基底细胞标志阳性。AMACR 阴性或弱阳性。

鉴别诊断

- 泡沫状腺癌：泡沫状胞质，无基底细胞。
- 假增生性腺癌：明显的细胞非典型性，无基底细胞。

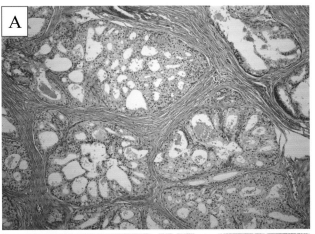

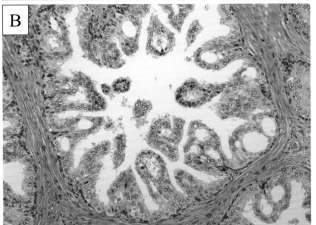

图 27-9　透明细胞筛状增生（CCCH）由大的复杂腺体构成，境界清楚，腺细胞胞质透明（A）。CCCH 中增大的腺体边界平滑，筛状结构和有罗马桥表现。无细胞非典型性（B）

- 高级别 PIN：增大腺体中的细胞核增大，核仁明显，基底细胞局灶性存在，而不呈簇状。

临床相关性（预后和治疗选择）

- 良性。
- 治疗与 BPH 相同。

精阜（增生）

定义

- 精阜的腺体良性增生。

其他名称

- 精阜黏膜腺体增生（verumontanum mucosal gland hyperplasia，VMGH）。

发病机制

- 精阜为位于尿道前列腺部的正常乳头状结

构，由密集的小腺体构成。

- 在前列腺切除标本，从6个至50个以上的腺体不等。
- 因此精阜增生是一种反应性变化，或许就是变化的正常范围，因为每例的腺体结构数目就有所不同。

临床特征

- 位于尿道前列腺部两个射精管开口之间。
- 无其他临床症状和体征。

大体病理学

- 尿道前列腺部中部的乳头状小突起。

组织病理学

- 正常精阜由一小簇的2～3层拥挤的小腺体构成，腺腔内含有致密的淀粉样小体（图27-10）。
- 精阜增生时，密集排列的小腺体数目增多，给人以高度富含细胞成分的印象（多少腺体才能诊断精阜增生没有定论）。
- 有时表现为乳头状病变，可出现变性的细胞非典型性。基底细胞存在。

免疫组织化学

- 基底细胞标志阳性、AMACR阴性或弱阳性。

临床相关性（预后和治疗选择）

- 良性，无须治疗。

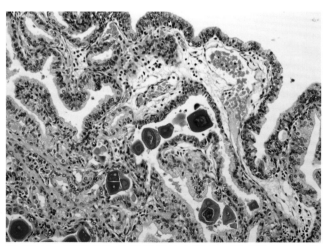

图 27-10　精阜增生含有拥挤的小腺体，形成乳头状结构和致密的淀粉样小体

梗死

定义

- 因缺血引起的前列腺梗死。

发病机制

- 与BPH直接相关，或由于BPH压迫前列腺的血循环引起梗死发生。
- 前列腺梗死可为单发或多发。梗死的腺上皮和间质引起血清PSA水平上高。
- 作为修复过程，梗死的周边有明显的鳞状上皮化生。

临床特征

- 由于良性前列腺增生使前列腺增大、变硬。
- 血清PSA升高，可高达100 ng/ml。
- 这是一种不常见的引起PSA升高的良性前列腺病变。

大体病理学

- 前列腺增大，伴BPH。可见浅色和坏死区。

组织病理学

- 单发性或多发性坏死（图27-11A）。
- 坏死区有鬼影细胞。
- 梗死的周边有明显的鳞状上皮化生（图27-11B）。
- 有时前列腺腺体重度扩张和充满坏死物质。
- 新发生梗死的鳞状上皮化生中常见核分裂象和细胞非典型性（图27-11B）。
- 背景出现良性前列腺增生。梗死区附近常见出血、急性和慢性炎症。

预后和治疗选择

- 良性疾病，但可考虑前列腺切除。BPH需要治疗。

鳞状上皮化生

定义

- 前列腺腺上皮转变为鳞状上皮。

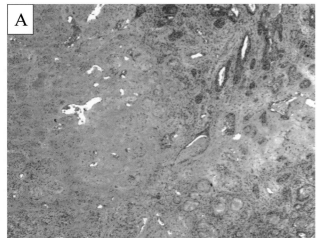

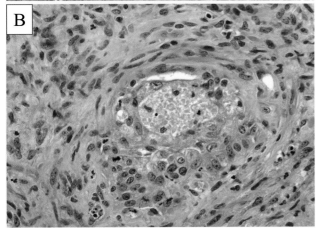

图 27-11 图片右侧可见一个大的梗死区（**A**），患者血清 PSA 为 108 ng/ml。高倍镜显示围绕梗死周边的反应性前列腺腺体发生了鳞状上皮化生（**B**）

发病机制

- 良性和恶性上皮细胞均可转变为鳞状细胞。
- 良性疾病中鳞状上皮化生可与其他疾病伴随，特别是修复过程中的梗死。

临床特征

- 无特殊，可能类似于慢性炎症。

大体病理学

- 可见梗死区。肉眼不能识别鳞状上皮化生。

组织学

- 前列腺腺上皮被鳞状上皮取代（图 27-12）。
- 可保留小叶结构。鳞状化生可见于梗死周围。
- 可伴有慢性炎症。伴核分裂象的反应性非典型性可见于再生过程。
- 鳞状化生可见于没有梗死的疾病。

- 前列腺癌患者雌激素治疗后常可见鳞状化生。

免疫组织化学

- p63 阳性和 p53 阴性。

鉴别诊断

- 鳞状细胞癌，具有浸润性生长方式和明显的细胞异型性。

临床相关性（预后和治疗选择）

- 良性。

尿路上皮化生

定义

- 前列腺上皮转变为尿路上皮的化生性病变。

其他名称

- 移行上皮化生。

发病机制

- 基底细胞增生（形态学和生化特点与尿路上皮相似）导致前列腺腺上皮被尿路样上皮取代。
- 常见于慢性炎症。

临床特征

- 非特异性。

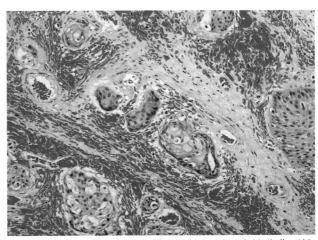

图 27-12 梗死附近化生的鳞状上皮显示反应性非典型性

大体病理学

● 肉眼不能识别。

组织病理学

● 多层细胞取代前列腺柱状分泌细胞（图 27-13A）。穿刺活检或 TURP 标本中常见。

● 可见核沟和显著核仁（图 27-13B）。细胞核与前列腺分泌细胞略有不同，伴有小核仁，无明显的细胞非典型性（图 27-13B）。

免疫组织化学

● 基底细胞标志（p63 和高分子量角蛋白）阳性。

鉴别诊断

● 高级别 PIN：有明显的细胞非典型性，伴有部分基底细胞可被基底细胞染色显示。

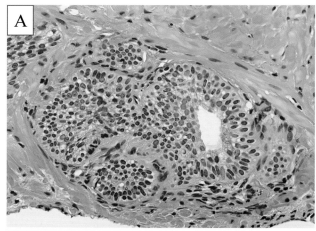

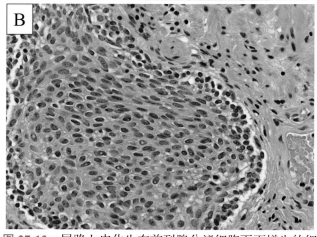

图 27-13　尿路上皮化生在前列腺分泌细胞下面增生的细胞为多层（**A**）。大巢的尿路上皮化生细胞有核沟（**B**）

临床相关性（预后和治疗选择）

● 可能与尿路上皮病变或高级别 PIN 混淆。

● 无其他临床意义。

黏液化生

定义

● 良性化生性病变，前列腺腺体细胞变为黏液腺。

其他名称

● 结肠化生，肠上皮化生。

发病机制

● 对慢性刺激的反应性变化。

临床特征

● 无特殊。

大体病理学

● 一种显微镜下改变，肉眼不能鉴定。

组织病理学

● 腺体内出现单个细胞的黏液化生（图 27-14）或成簇的腺体的黏液化生（图 27-15）。

● 前列腺分泌细胞被杯状细胞或黏液细胞取代（图 27-15）。

● 化生的杯状细胞的胞质丰富淡染或蓝染，或

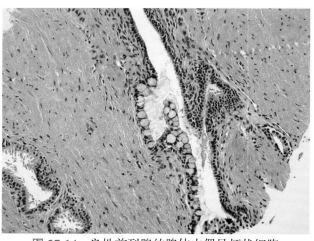

图 27-14　良性前列腺的腺体内偶见杯状细胞

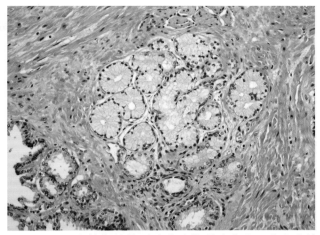

图 27-15　一个簇集的前列腺小叶伴黏液化生。多个萎缩的腺体发生黏液化生

呈黏液性（图 27-16）。核仁可能明显，但无明显细胞非典型性或浸润性生长。

- 腺癌细胞也能发生黏液分化。

免疫组织化学

- 黏液卡红阳性，邻近的分泌细胞 PSA 阳性。

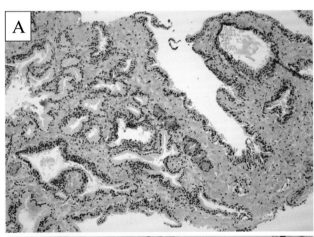

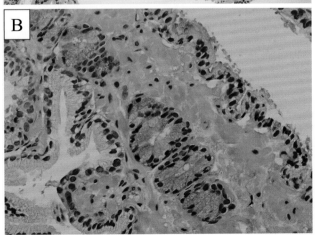

图 27-16　在正常前列腺腺体之间有一小簇深染的腺体，低倍镜下疑似癌（**A**）。高倍镜显示为黏液化生，没有细胞非典型性（**B**）

前列腺基底细胞呈基底细胞标志阳性。

临床相关性（预后和治疗选择）

- 可能类似黏液腺癌。

中肾残余（metanephric remnant）

定义

- 相似于中肾残余的小管或腺泡增生。

其他名称

- 中肾残余增生。

发病机制

- 腺体结构相似于中肾残余。
- 可能与主要由基底细胞构成的萎缩的前列腺或中肾腺瘤相似。

临床特征

- TURP 或前列腺切除标本中的偶然发现。
- 罕见病变。无临床症状和体征。

大体病理学

- 非特异性。

组织病理学

- 主要位于前列腺基底部或膀胱颈。
- 小叶状或浸润性表现。
- 密集的小腺体，由单层立方上皮构成（图 27-17）。
  - 萎缩的小管含有类胶质样物质（图 27-18A）。
  - 萎缩的小管伴微乳头状突起。
- 无明显细胞非典型性，无基底细胞层。

免疫组织化学

- 基底细胞标志（p63 和高分子量角蛋白）阴性。
- PAX8 阳性（图 27-18B）。PSA、PSAP 或 AMACR 阴性。

临床相关性（预后和治疗选择）

- 良性，无须治疗，可能与腺癌混淆。

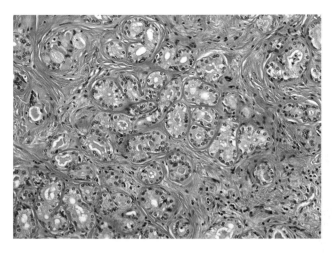

图 27-17　中肾残余由无非典型性的单层细胞构成

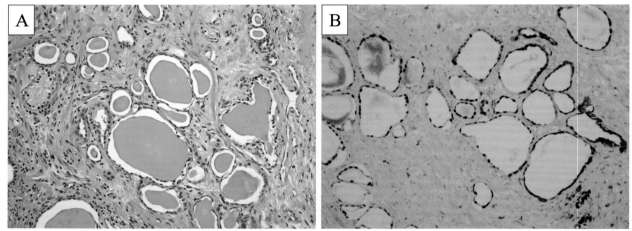

图 27-18　中肾残余包含小叶状分布的扩张腺体。某些腺体含粉色分泌物（**A**）。腺体细胞呈 PAX8 阳性（**B**）

第五部分　前列腺

第 28 章　高级别前列腺上皮内瘤变和其他非典型病变

高级别前列腺上皮内瘤变（high grade prostatic intraepithelial neoplasia，HG-PIN）

定义

- 高级别前列腺上皮内瘤变（PIN）定义为肿瘤细胞在既有的前列腺导管或腺泡内生长。
- 高级别 PIN 只能通过病理医生在显微镜下诊断。

其他名称

- 重度异型增生，原位癌（现均不再使用）。

发病机制

- 高级别 PIN 是前列腺腺癌的前驱病变。

临床特征

- 血清 PSA 水平正常或轻微增高。无特异的症状和体征或异常影像学表现。

大体病理学

- 肉眼不可见。

组织病理学

- 既有的良性大腺体（导管或腺泡）的上皮细胞增生。低倍镜下，高级别 PIN 的腺体由于上皮细胞数量增多而显得颜色较深（图 28-1 和 28-2）。
- 假复层的上皮（图 28-1）。
- PIN 可分为平坦型、微乳头型或筛状型。
- 基底细胞不完整且不连续（图 28-1B、D，图 28-2A）。

- 高级别 PIN 腺腔中可见淀粉样小体（图 28-1C）。
- 高级别 PIN：20× 镜下核仁明显（图 28-1D 和 2A）。
  低级别 PIN：20× 镜下核仁不明显。
- 尽管高级别 PIN 瘤细胞局限于基底膜内，但单个细胞与腺癌细胞非常相似（图 28-2B）。

免疫组织化学

- 可通过 HWMCK 和 p63 标记散在的基底细胞（图 28-2C、D）。
- 50% 的高级别 PIN 呈 AMACR 阳性，通常染色较弱（图 28-2D）。
- 许多在前列腺癌中呈阳性的标志物，在高级别 PIN 中亦呈阳性。

临床相关性（预后和治疗选择）

- 以前认为活检存在孤立性高级别 PIN（无癌）者需要再次活检。
- 然而，具有孤立性高级别 PIN 的患者再次活检中发现癌的风险并不比活检为良性的患者高得多。因此目前一些专家建议具有孤立性高级别 PIN 的患者第一年内不需要再次活检。
- 当临床怀疑肿瘤，例如 PSA 升高和 PSA 速率上升时，提示再次活检。
- 也有建议如果初检发现多灶性高级别 PIN，那么再次活检是必要的，这可能有较高的癌变风险。
- 活检时，采取高级别 PIN 的部位多取材（或饱和取材）可能有助于增加癌的检出率。然而，所有 6 点或 12 点（包括侧部）

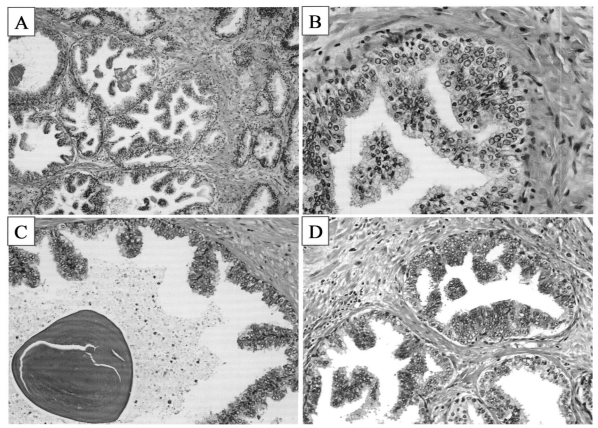

图 28-1　一组高级别 PIN 的腺体中细胞增生。管腔扭曲缩小（**A**）。高倍镜下可见被覆假复层柱状上皮细胞，核仁明显（**B**）。具有微乳头结构的高级别 PIN，管腔中可见淀粉样小体（**C**）。20× 镜下易见突出的核仁（**D**）

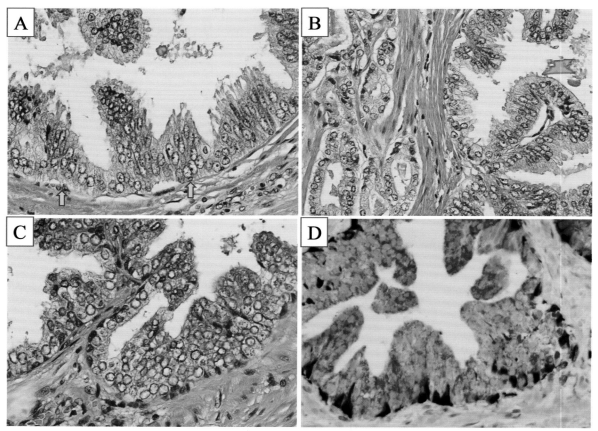

图 28-2　高级别 PIN 的腺体基底部可见明显的核仁和散在的基底细胞（**A**，箭头）。高级别 PIN 区域（**B**，右）紧邻腺癌的病灶（**B**，左）。高级 PIN 的腺体具有细胞核非典型性（**C**），并且 AMACR 和基底细胞标记物均为阳性（**D**）

区域都必须取材。

腺病（adenosis）

定义

- 前列腺小腺体呈小叶状增生且增生的细胞缺乏细胞学的非典型性。
- 通常见于移行区。

其他名称

- 非典型性腺瘤样增生（AAH），非典型性腺病（不应使用）。

临床特征

- 通常无症状，常见于良性前列腺增生症（BPH）患者，可以合并有尿路梗阻症状。

大体病理学

- 肉眼无法识别。

组织病理学

- 拥挤的小腺体呈界限清楚的小叶状结构。在低倍镜下，很难区分于 Gleason 2 级的前列腺腺癌（图 28-3 和 28-4）。
- 高倍镜下缺乏显著的细胞学非典型性（图 28-3B、D）。腺癌中可见的明显且增大的核仁不应存在于此。
- 有时可见不完整的基底细胞（图 28-3D 和 28-4C）。
- 偶尔腺腔中可见类晶体。

免疫组织化学

- 通过 34βE12 或 p63 染色阳性证实存在不完整的基底细胞（图 28-4B、D）。
- 大多数腺病病例 AMACR 标记呈阴性（图 28-4B）。只有一小部分（5% ~ 10%）的腺病 AMACR 表达阳性（图 28-4D）。

分子检测

- 对诊断不需要。

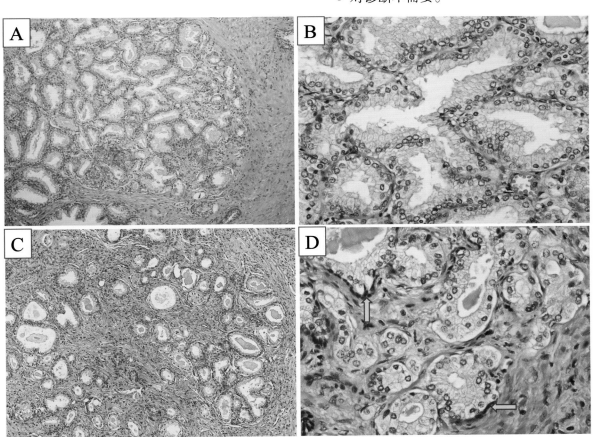

图 28-3 腺病由拥挤的小腺体组成，呈小叶状。低倍镜下，难以区分腺病与低级别的腺癌（**A**）。高倍镜下缺乏细胞学的非典型性（**B**）。另一例腺病显示小叶内成簇的小腺体（**C**），高倍镜下显示缺乏非典型性，偶可见基底细胞（**D**，箭头）

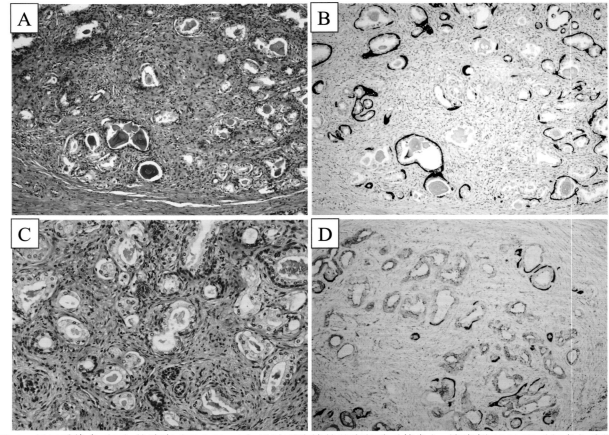

图 28-4　经三重染色（**B**）的腺病（H & E，**A**）显示不连续的基底细胞（棕色），该病例 AMACR（红色）为阴性。另一例腺病（**C**）及三重染色（**D**）显示异常的 AMACR 阳性，同时可见不完整的基底细胞。部分腺体不显示基底细胞，且 AMACR 阳性，类似于腺癌。但重点是需要整体观察分析

鉴别诊断

腺癌：腺癌区分于腺病的两个主要特征：①具有显著的细胞学非典型性，包括明显的核仁，而腺病则无；②腺癌不具有基底细胞，而腺病存在不完整的基底细胞。

高级别 PIN：高级别 PIN 存在两个关键特征，但腺病没有：细胞学非典型性（明显的核仁）和大腺体的存在（参见表 28-1）。

临床相关性（预后和治疗选择）

- 多数是良性的，可能是良性前列腺增生的一种组织学变异型，尽管一小部分腺病可能与腺癌的发展有关。
- 除非有其他的临床指征，否则不需要立即重复活检。
- 临床随访可能是必要的。

表 28-1　高级别 PIN 与腺病的比较		
	高级别 PIN	腺病
结构	良性（既有的良性腺体）	非典型性（拥挤的小腺体）
细胞学	非典型性（相似于腺癌）	良性（相似于 BPH）
基底细胞	存在，散在	存在，散在
小叶状结构	无	有
浸润性生长方式	无	无
腺癌的前驱病变	是	结论不确定，可能一小部分
34βE12/p63	阳性	阳性
AMACR	50% 阳性，通常比腺癌弱	绝大多数阴性5% ～ 10% 阳性
重复活检	在第一年不必要	除非临床有指征，否则不必要

非典型性小腺体，可疑癌（非典型性小腺泡增生，ASAP）

定义

- 当存在可疑为癌的组织学特征但不足以明确诊断恶性时，这种不确定情况下使用的诊断术语。

其他名称

- 也称为非典型性小腺泡增生（atypical small acinar proliferation，ASAP），非典型增生（这一旧名词应当摒弃）。

发病机制

- 这不是一个临床病理的疾病类别，而是一种对可疑情况的描述。

临床特征

- 没有特异性，类似于 PSA 升高并接受穿刺活检的前列腺癌患者。

大体病理学

- 无特定的肉眼观。

组织病理学

- 小灶腺体呈轻至中度的细胞学非典型性，其与邻近的良性腺体明显不同（图 28-5A）。
- 非典型的腺体数量较少，通常少于 3～5 个，一些专家建议在非典型腺体数量小于 3 个时，可采用该诊断。
- 通常无基底细胞（图 28-5A）。
- 对于这种情况的诊断标准是非常主观的。

免疫组织化学

- 三重染色已用于 ASAP 病例，并已证明有助于降低不确定性的诊断，同时建立明确诊断。
- AMACR 表达从弱到强（图 28-5B）。

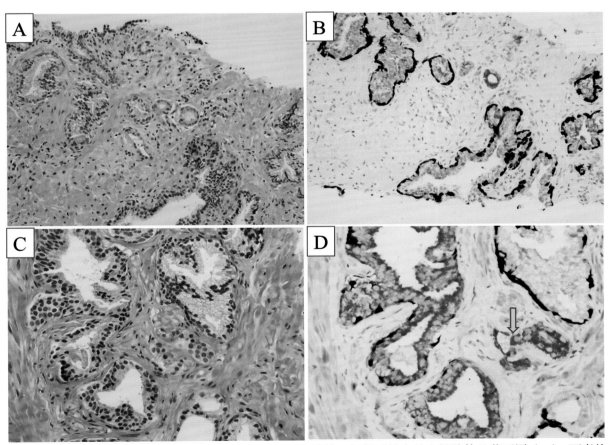

图 28-5　非典型性小腺体：穿刺活检中发现两个非典型性小腺体，与邻近较大的良性腺体显著不同（A），两者均显示基底细胞染色阴性和 AMACR 阳性（B）。这种表现高度可疑，但不足以诊断腺癌。一些邻近高级别 PIN 的非典型性小腺体（C），相应的三重免疫染色显示一个非典型性小腺体（D，箭头）AMACR 阳性，但无明显的基底细胞。这种病例被诊断为"高级别 PIN 伴邻近的非典型性小腺体可疑腺癌"

- 非典型腺体可能有小灶无法检测到 HMWCK 和 p63 的表达（图 28-5B）。

临床相关性（预后和治疗选择）

- 对于诊断 ASAP 的患者，重复活检中发现癌的风险增加。因此，建议在 6 个月内进行再次活检。
- 超过 50% 的 ASAP 患者将通过重复活检发现前列腺腺癌。
- 对高级别 PIN 的病例不要使用 ASAP 的诊断。

高级别前列腺上皮内瘤变（PIN）伴邻近的非典型性小腺体（PIN ATYP）

定义

- 高级别 PIN 和邻近的小灶非典型腺体同时存在，可疑但不足以诊断为前列腺腺癌。

其他名称

- 非典型性高级别 PIN，高级别 PIN 伴非典型性小腺泡增生（PIN ＋ ASAP）。

发病机制

- 高级别 PIN 是腺癌的前驱病变，当小簇的肿瘤细胞从增大的 PIN 腺体上出芽脱落后，就可以发展为腺癌。在该过程中，小的异型腺体失去基底细胞束缚并成为浸润性腺癌。
- 这种情况是介于高级别 PIN 和癌之间的中间型病变，可能代表早期腺癌。
- 它并不是和高级别 PIN 一样是一种真正的病理类型，仅仅代表了一种需要特别关注的不确定情况。

临床特征

- 无特异性临床症状。
- 通常是 PSA 升高的患者接受前列腺穿刺活检。

大体病理学

- 活检情况下大体病理不适用。

组织病理学

- 病变由高级别 PIN 和一小簇非典型腺体组成（图 28-5C）。
- 细胞核的非典型性类似于相邻的高级别 PIN。
- PIN 腺体和非典型小腺体的细胞学特征相似，非典型小腺体和相邻的高级别 PIN 之间不应该有明显的形态学差异。

免疫组织化学

- AMACR 阳性或阴性，类似于高级别 PIN，以及基底细胞标记阴性或散在阳性（图 28-5D），但不能明确诊断为腺癌。

临床相关性（预后和治疗选择）

- 如果在前列腺穿刺活检中发现高级别 PIN 伴非典型小腺体的转变，可能难以确定其是否仍然是高级别 PIN，或者是否已经是早期的腺癌。这种情况下，我们使用 PIN ATYP 的诊断。
- 它也可以代表高级别 PIN 的局部切面或高级别 PIN 旁边的小灶腺癌。
- 需要再活检。
- 手术或放射等根治疗法没有指征，但临床随访是必要的。
- 表 28-2 总结了一些非典型性的前列腺病变。

表 28-2　再次活检的指征或不基于首次前列腺穿刺活检的诊断		
首次活检的情况	再次活检发现癌的风险	再次活检的指征
腺癌主动监测	几乎 100%	是，每年
ASAP	50%	是，立即
伴有非典型性的高级别 PIN	50%	是，立即
高级别 PIN	20% ～ 25%	不需要在一年内
腺病	＜ 20%	否
萎缩	＜ 20%	否
良性前列腺组织	＜ 20%	否
任何具有临床可疑的因素者	不确定	是

第五部分　前列腺

第 29 章　前列腺腺癌的诊断特点

定义

- 前列腺腺癌中常见的组织学特点并不是非常特异，因为也可能见于一些良性病变。因此，建立前列腺腺癌的诊断需要综合多个诊断特点。

常见的组织学特点

- 前列腺腺癌占前列腺恶性病变的 95% 以上，也是本章讨论的重点。
- 前列腺内也可发生其他类型的恶性肿瘤，例如尿路上皮癌、癌肉瘤、基底细胞癌、淋巴瘤和间质肉瘤。
- 对于所有的病例来说，任何一个单一组织学特点的敏感性和特异性都不足以建立前列腺腺癌的诊断。尽管前列腺腺癌最典型的组织学特点"具有大核仁的浸润性小腺体"在大多数前列腺腺癌病例中都可以见到，但不足以覆盖所有病例。
- 前列腺腺癌的诊断，尤其是对粗针穿刺活检取得的有限组织做出的诊断，是在综合了结构学特点、细胞学特点和其他特点的基础上做出的（如表 29-1 所示）。一些诊断特点应该包括在病理报告中，因为其与临床具有相关性（表 29-2）。

结构学模式

- 小腺体
  - 恶性腺体的直径比正常腺体（腺泡或导管）的直径小（图 29-1 和图 29-2）。
- 浸润性生长方式
  - 恶性腺体，除非是低级别肿瘤，不会形成正常腺体的小叶模式（图 29-1）。
  - 恶性腺体以杂乱无章的方式浸润间质，分

表 29-1　前列腺癌组织学诊断特征一览	
结构生长方式	小腺体
	浸润性生长
	平直的腔缘
	形成不良的腺体或实性生长
	肾小球样血管增生
	侵犯肌组织
	侵犯神经和脂肪组织
	促纤维组织增生性反应
	人工收缩的假象
细胞学特点	核仁明显
	缺乏基底细胞
	细胞核深染
	细胞核增大
	细胞质双嗜性
	多个核仁
	核仁边集
	核质比升高
细胞外物质	蓝色黏蛋白
	粉色分泌物
	类晶体
	管腔内胶原碎片
特异性特点	浸润神经
	胶原小结
	肾小球样结构

布不规则和成角（图 29-2）。

- 平直的腔缘
  - 恶性腺体与大的良性腺体相比管腔更小，

表 29-2　前列腺粗针穿刺活检的病理报告应该包括的诊断项目

存在腺癌	不存在腺癌
Gleason 评分（3 ＋ 3, 3 ＋ 4, 4 ＋ 5 ···）	存在高级别 PIN
分级分组（Grade Group） 如果是 Gleason 7 级（其中 Gleason 4 癌细胞的百分比） 例如：前列腺腺癌，Gleason 评分 4 ＋ 3 ＝ 7（分级分组 3，80% Gleason 4 肿瘤成分）	存在急性炎症
体积［包括累及穿刺组织的百分比（%）或者肿瘤长度（mm）］	存在明显的慢性炎症
部位（右或左）	存在肉芽肿
阳性穿刺条的数量	存在梗死（凝固性坏死）
位置（右尖部，左中部···）	存在治疗效应
存在神经侵犯	
存在前列腺外扩散（脂肪）	
存在特殊类型的癌 例如 ● 导管腺癌 ● 泡沫型 ● 小细胞型 ● 导管内癌	活检中应避免的诊断 ● 低级别 PIN ● 良性前列腺增生 ● 萎缩 ● 正常肠黏膜
可选但不要求 ● 高级别 PIN ● 肉芽肿或显著的炎症	
特定的活检发现肿瘤累及精囊腺 / 射精管	

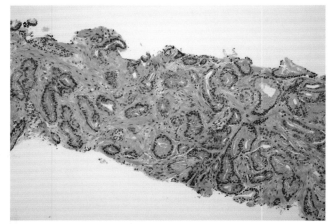

图 29-2　几个癌性腺体呈杂乱无章的浸润方式，没有形成小叶

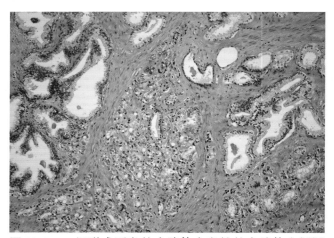

图 29-3　一组形成不良的小腺体在良性的大腺体之间浸润。这是腺癌的诊断特点

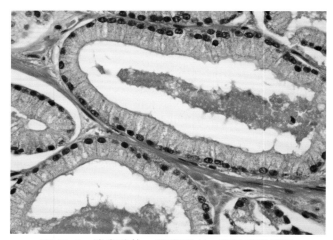

图 29-4　腺癌腺体，腔缘平直，核异型性明显

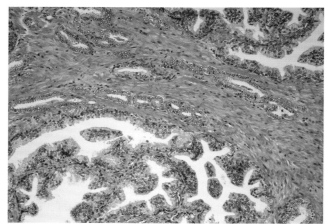

图 29-1　在两组大的良性腺体之间有数个小腺体浸润

突起更少（图 29-3）。
　○ 大的恶性腺体有平直的腔缘（图 29-4）或

乳头状突起。
　○ 恶性腺体可以结构复杂，形成筛孔状"罗马桥"。
● 形成不良的腺体
　○ 在分化较低的肿瘤组织中，腺体的生长方

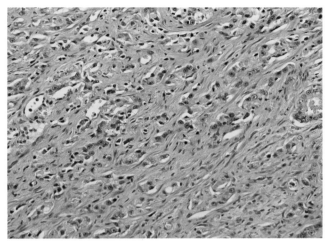

图 29-5　腺癌（Gleason 级别 4 以上）引起的显著的促纤维增生性间质反应

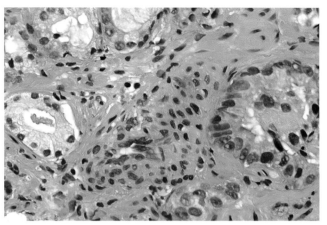

图 29-7　位于浸润性腺癌区域内的小血管显示显著的平滑肌细胞增生，形如"洋葱皮征"或"血管球瘤征"

式呈不规则、无序、融合（图 29-5）。

- 实性生长方式
  - 在非常高级别的肿瘤中，肿瘤细胞失去了腺体结构，而倾向于形成条索状、巢状或片状的实性细胞（图 29-6）。
- 球样血管增生
  - 前列腺腺癌区域内可以观察到小动脉内的平滑肌细胞呈增生性改变（图 29-7）。
  - 小动脉内肌层增加，形如"血管球瘤征"或"洋葱皮征"。
- 浸润肌层
  - 肿瘤细胞可以浸润前列腺基质的骨骼肌或平滑肌，分离或侵蚀肌肉纤维（图 29-8，箭头所示）。
- 侵犯神经或脂肪组织
  - 肿瘤细胞也可以侵犯神经束（神经周侵犯）或神经节，或脂肪组织（腺外浸润）。

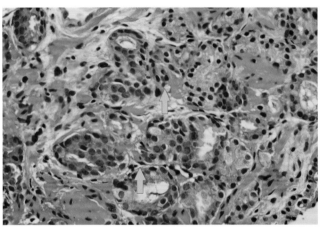

图 29-8　腺癌细胞分离和侵蚀肌纤维（箭头所示）

后续章节会详述。

- 促纤维结缔组织增生性反应
  - 低级别和中等级别肿瘤不引起促纤维组织增生性反应。然而，一些高级别肿瘤（Gleason 级别 4 以上）可能引起前列腺基质的促纤维组织增生和纤维化反应（图 29-5）。
- 收缩的人工假象
  - 收缩的特点在恶性腺体中较良性腺体常见，最多见于前列腺根治标本，罕见于穿刺活检标本。
  - 因此，这一特点在穿刺标本中诊断价值不高。此外，这一特点也可见于高级别 PIN 或良性腺体中。

细胞学特点

- 核仁明显
  - 这是前列腺癌细胞最重要的单个诊断性特征。

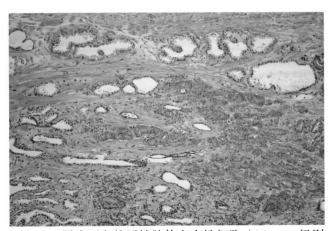

图 29-6　形成不良的恶性腺体和实性细胞（Gleason 级别 4 以上）在良性大腺体之间浸润

○ 典型者恶性肿瘤细胞的核仁直径大于 3 μm
（淋巴细胞的一半），H&E 染色显示出"樱
桃红"颜色（图 29-9 和 29-10）。

○ 高级别 PIN 或基底细胞也可以显示明显的
核仁。

● 基底细胞缺失

○ 通常前列腺腺癌的基底细胞缺失（图 29-9 ～
图 29-11），具有前列腺分泌细胞的表型。

○ 基底细胞的缺失可以被基底细胞标记物
（例如 p63 和高分子量角蛋白）染色的阴
性结果所证实。

● 细胞核深染

○ 肿瘤细胞与良性腺体相比，染色质增加
（深染）（图 29-9）。

● 细胞核增大（大核）

○ 恶性腺细胞与正常腺体细胞相比有更大、
更不规则的细胞核（图 29-11）。

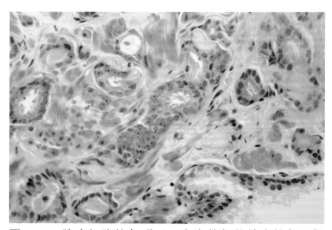

图 29-9　腺癌细胞核仁明显，大多数都是单个核仁，偶
尔有两个核仁。肿瘤性腺体不含有基底细胞

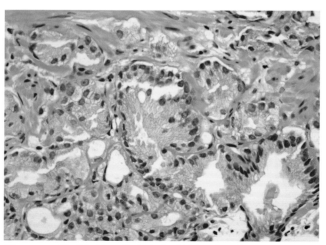

图 29-10　腺癌细胞，其大小和形状相对一致，包含一个或
多个明显的"樱桃红"核仁，直径大于 3 μm，位置居中

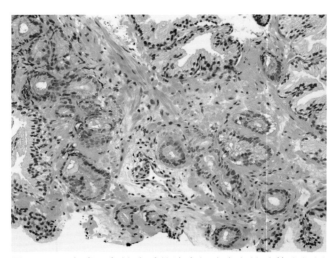

图 29-11　有嗜双色性胞质的腺癌细胞在良性腺体之间浸
润。肿瘤性腺体不含基底细胞，核质比高于临近的良性
腺体细胞

● 细胞质嗜双色性

○ 肿瘤细胞与良性腺体相比有紫色或深色的
胞质（图 29-11）。

● 多个核仁

○ 多个核仁常见于恶性细胞（图 29-9）。这
个特性少见于良性腺体，但是可见于高级
别 PIN 和其他病变。

● 核仁边集

○ 核仁接近肿瘤细胞的核膜，几乎不能被用
作诊断标准，因为这可能需要一种特殊的
固定剂才能显示细胞核细节。

● 核质比（N/C）升高

○ 肿瘤细胞可能核质比升高。

○ 然而这个特点在前列腺腺癌中并不可靠。

特殊的细胞外物质

有几种类型的细胞外物质常见于恶性腺腔，但
也可偶尔存在于良性组织

● 蓝色黏蛋白

○ 蓝染的黏蛋白分泌，通常量少（图 29-12A）。

● 类晶体

○ 类晶体更常见于高分化的恶性腺体（图
29-12B、C）。

○ 类晶体通常出现在 Gleason 级别 2 或 3 的
肿瘤，很少见于高级别的肿瘤。

○ 但是类晶体也可能见于良性病变，例如偶
可见于腺病和良性萎缩腺体。

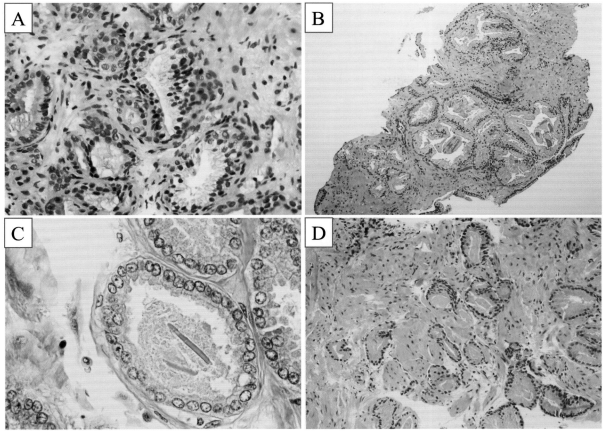

图 29-12　腺癌。少量蓝色黏蛋白存在于恶性腺体，但不见于良性腺体（**A**）。多个恶性腺体中可见类晶体，尽管外观类似于良性腺体（**B**）。恶性腺体的腺腔内包含两个大的类晶体和粉染分泌物（**C**）。粉染无定形分泌物见于几个恶性腺体中（**D**）

- 粉色的无定型分泌物
  - 和良性腺体相比，腺腔内的无定型嗜酸性分泌物更常见于恶性腺体（图 29-12D）。
  - 另一方面，淀粉样小体更常见于良性腺体。

前列腺腺癌的特异性病理特征

- 几个对前列腺腺癌中高度特异，而在良性病变中见不到的组织学特点，被认为是前列腺腺癌的特异性病理特征。

- 这些特征包括神经周围侵犯，胶原小结和肾小球样结构（如表 29-3 所示）。
- 尽管这些特征的存在高度提示前列腺腺癌，一些良性病变也可以出现类似的结构。
- 这些特异性病理特征并不是特别敏感的前列腺腺癌的诊断标志物，因为他们只可见于一小部分穿刺活检阳性的肿瘤组织。

腺癌的神经周侵犯（perineural invasion，PNI）
- 前列腺腺癌中常见。
- 其特点是腺癌围绕神经生长并占据 70% ～

表 29-3　前列腺腺癌特异性病理特点的汇总			
	定义	临床意义	局限性
神经周侵犯	肿瘤细胞紧贴神经，或包绕神经的 75%	肿瘤细胞累及神经周围间隙，前列腺外浸润的风险高	良性腺体可造成神经周凹陷
肾小球样结构	肿瘤细胞形成一个类似肾小球的结构	腺体内肿瘤细胞的过度生长	高级别 PIN 可见类似的结构
胶原小结	恶性腺体细胞周围的嗜酸性物质积聚	由胶原纤维片段形成，由肿瘤细胞释放的胶原酶产生。是肿瘤浸润的指征	

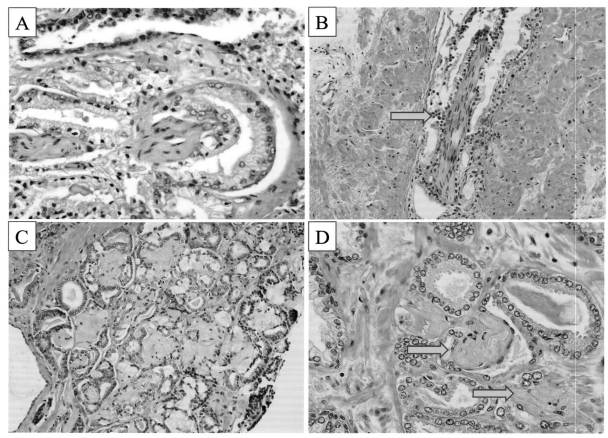

图 29-13　腺癌。数个恶性腺体显示神经周侵犯（**A**）。一个神经束完全被具有欺骗性良性外观的恶性腺体所包绕（箭头，**B**）。具有胶原小结的腺癌（**C**）。肿瘤细胞旁明显的圆顶形粉染的胶原小结（箭头，**D**）

100% 的神经周围空隙（图 29-13A、B）。这不是淋巴管侵犯，因为神经周围的空隙没有内皮细胞衬覆。

- 当肿瘤细胞进入神经周围的空隙时，很容易扩展到前列腺之外。

- 基于我们的经验和其他学者的研究，存在神经周侵犯的活检或前列腺根治术标本，与大体积病变和前列腺外浸润的高风险相关。尽管其他研究的结果各有不同。我们把神经周侵犯纳入到病理报告中。

- 神经周侵犯的定量测量没有必要，尽管一些研究表明 PNI 的数量和肿瘤的预后相关。

- 这是一个常识，肿瘤细胞越多（体积大），能看到的 PNI 越多。

- 神经周的凹陷偶尔可见于良性腺体，一般不足神经周围空隙的 50%（图 29-14）。只有在极少数情况下，神经周的凹陷可以高达神经周围的 70%。

胶原小结（collagenous micronodules，CMN）

- 也称为黏液性纤维组织增生。

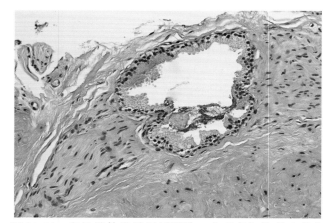

图 29-14　良性腺体的神经周凹陷。有基底细胞的大的良性腺体使神经束形成缺口和中断。良性腺体通常不包绕神经

- 胶原小结（CMN）是前列腺腺癌的一种并不常见的表现，出现于 2% ～ 10% 的前列腺癌标本。

- 它的特点是癌细胞周围存在嗜酸性的细胞外物质（图 29-13C）。

- 这些结节嗜酸性，大小均一，约 $10 \sim 100\ \mu m$。

- 在早期阶段，通常在恶性腺体之下形成一个

圆顶的结构（图 29-13D）。

- 与 CMN 有关的上皮细胞通常具有更深染的嗜双色性胞质，可能是因为肿瘤细胞中蛋白质合成增加，包括胶原酶（用于消化和降解基质）的产生。

- 这一特征对前列腺癌高度特异，因为它可能与前列腺腺癌的侵袭性本质有关。

- 根据我们的研究，CMN 由胶原纤维片段组成，这些片段被认为是由癌细胞分泌的胶原酶所产生（例如 MMP-9）。

- CMN 可以见于产生黏蛋白的腺癌细胞内，但是大多数情况下并没有黏蛋白的产生。

- 正常的前列腺上皮缺乏足够的胶原酶，因此他们不能像肿瘤细胞一样浸润前列腺的间质。

- 然而，前列腺导管内癌可能表现出 CMN 的特点。反应性的良性腺体可能陷入一些基质细胞，在三色法染色下蓝染而类似 CMN。

- CMN 与预后不相关。

肾小球样结构

- 也称为恶性前列腺腺体的"肾小球样化"或"肾小球样小体"。

- 肾小球样结构是一个罕见的与前列腺癌有关的特征，只见于不到 5% 的前列腺癌病例中。

- 其特点是在腺体内出现类似肾小球结构的细胞团（图 29-15）。

- 衬覆细胞和居中的细胞团都是恶性细胞，通常具有显著的核仁和腺癌的其他典型特征（图 29-16）。

- 可以见于单个或多个腺体。

- 基底细胞在这个结构内缺失，可以通过基底细胞标记染色阴性证实。

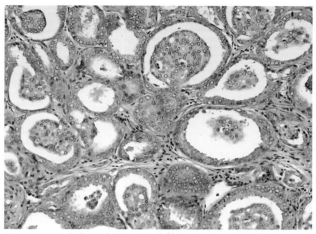

图 29-15　腺癌。大量恶性腺体包含肾小球样结构，即肿瘤细胞在管腔内的簇状生长

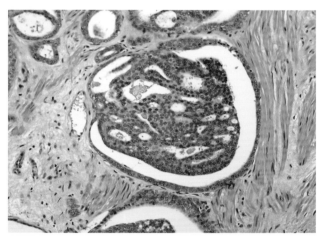

图 29-16　有肾小球样结构的一个恶性腺体

- 高级别 PIN 偶尔可以类似于肾小球样结构，腺体结构中含有基底细胞。

- 前列腺的导管内癌（IDC）也可能出现类似肾小球样结构的特点，导管内癌存在基底细胞。

- 肾小球样结构在 Gleason 级别中为 4 级。

- 这一特征与预后不良不相关。

第五部分　前列腺

第 30 章　前列腺腺癌的分级

Gleason 分级系统

- Gleason 分级系统建立在前列腺癌的结构特征的基础之上。
- 共有五个级别或结构方式，从 1 级（最不侵袭）到 5 级（最侵袭）。其各自的特点概括在表 30-1。
- 其他旧的分级系统，如核的分级系统，已经被 Gleason 分级系统所取代。
- Gleason 分级系统是对癌最好的组织学分级系统之一。
- 其在全球范围内广泛应用，比其他任何恶性肿瘤的分级系统应用都普遍，因为它简便且与临床预后的相关性很好。
- Gleason 评分为主要级别与次要级别之和（最初的评分方式）。

  改良后的评分是最高级别与主要级别之和，由于应用和预后的研究还比较有限，是否改良后的分级系统优于最初的分级系统，还是个未知数。我们并不推荐在对根治性前列腺癌标本的评估中使用改良用的系统。

- 级别 1
  - 最少见的级别。
  - 小叶状结构。
  - 由相同大小和形状的恶性腺体密集排列构成（图 30-1A）。
  - 可见核异型性，无基底细胞。

- 级别 2
  - 由大小和形状稍有差别的恶性腺体密集排列构成（图 30-1B）。
  - 位于移行区的小叶状结构，腺体背靠背，很少有浸润（图 30-1C）。
  - 可见核异型性，无基底细胞（图 30-1D）。

- 级别 3
  - 这是前列腺癌最常见的结构方式。
  - 恶性腺体是形成良好的腺体，形状像小的甜甜圈，有平滑的圆形轮廓（图 30-2A）。
  - 浸润性生长，但是没有促纤维结缔组织的间质反应（图 30-2A、B）。
  - 允许出现 "T" 和 "Y" 形的腺体分支（图 30-2B、C）。
  - 可见核异型性，无基底细胞（图 30-2A、C）。
  - 有限的小灶腺癌往往属于这一级别（图 30-2D）。

- 级别 4
  - 恶性腺体的腺体融合，轮廓不规则（图 30-3A、B），呈筛状（图 30-3C）或肾小

级别（结构方式）	小叶状结构	浸润性	腺体形状	部位	发生情况	预后
1	是	否	密集 规则	中央区	罕见	几乎为良性
2	是	病灶周边可见	密集 轻度不规则	中央区	较少见	可能为惰性
3	否	是	甜甜圈形状	外周区	最常见	潜在侵袭性
4	否	是	融合的腺体	外周区	常见	侵袭性
5	否	是	无腺腔形成	外周区	较少见	非常侵袭

表 30-1　Gleason 级别的总结

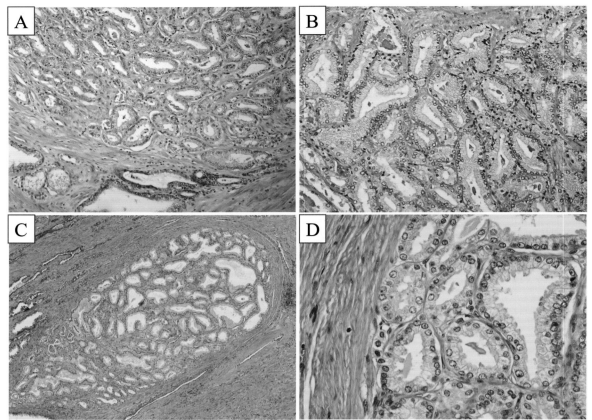

图 30-1　Gleason 级别 1 由规则形态的腺体背靠背紧密排列组成界限清楚的小叶，没有浸润（**A**）。Gleason 级别 2 由轻度不规则形态的腺体，以背靠背的方式构成（**B**）。Gleason 级别 2 由轻度不规则形态的腺体形成界限清楚的小叶（**C**）。高倍镜下显示恶性腺体具有中等的细胞学异型性，包括偶尔可见的突出的核仁（**D**）

球样结构。

- 透明细胞（超肾样）或泡沫状腺体，基本上属于这种级别。

- 浸润性生长，常伴有促纤维组织增生性间质反应（图 30-3D）。

- 可见核异型性，无基底细胞。

- 近年来推荐在对 Gleason 7 分的病例报告中应当指出级别 4 的比例，特别是在根治标本的报告中。

● 级别 5

- 无腺腔形成，可能会被误认为是淋巴瘤或其他的高级别恶性肿瘤。

- 典型者呈实性片状（图 30-4A）、单个细胞或印第安列兵式排列（图 30-4B）。

- 恶性筛状腺体或实性巢团中可见粉刺样坏死（图 30-4C）。

- 小的实性柱状肿瘤细胞也属于这一级别（图 30-4D）。

- Gleason 级别 5 可能取代更高程度的细胞学多形性。

Gleason 分级系统的最新进展

近年来，已经采用了一些修订用以提供更加准确的 Gleason 分级。这些修订包括主要结论和一些次要的形态学的描述，见下：

主要结论（图 30-5）：

● 筛状腺体应当归为级别 4，除了具有粉刺样坏死的筛状腺体是级别 5。

● 肾小球样腺体应当归为级别 4，而不论其形态。

● 对前列腺黏液癌的分级，应当基于其基本的生长结构方式。在实践中，绝大多数纯的黏液腺癌是非常罕见的。由于腺体的融合，局灶的黏液分化通常归为级别 4。

● 前列腺的导管内癌不应该给予分级，应当包括一个注释说明其常常与侵袭性的前列腺癌相并存。

Gleason 结构方式中的形态学

● Gleason 级别 4 包括筛状、融合和形成不良

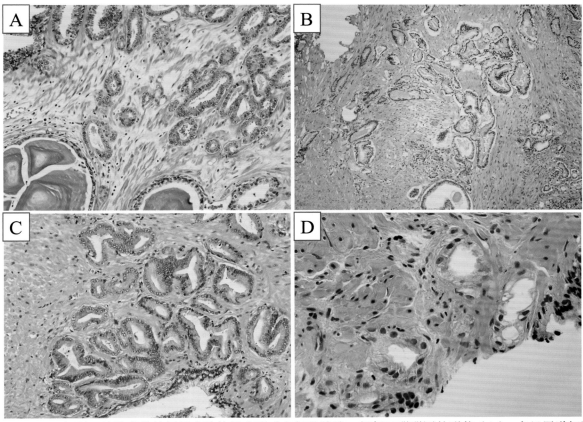

图 30-2　Gleason 级别 3 的腺癌其特征是小腺体具有形成良好的腺腔，相似于甜甜圈的形状（A）。在经尿道切除的标本中级别 3 的腺癌显示轻度分支的恶性腺体，具有浸润性的表现（B）。小灶的小腺体具有一些分支，形成"Y"和"T"形，仍然认为是级别 3（C）。在穿刺活检标本中的小灶级别 3 的腺癌，具有形成良好的腺体（D）

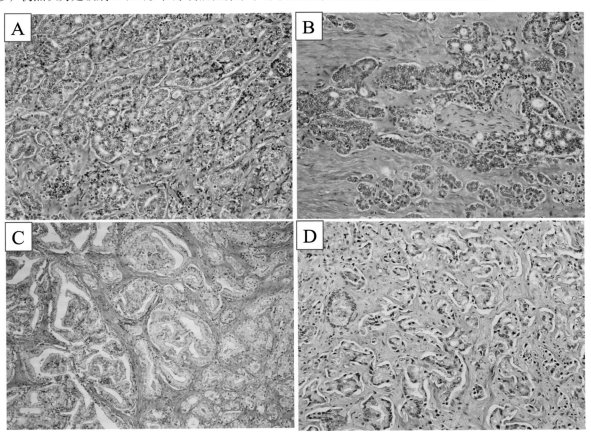

图 30-3　Gleason 级别 4 的腺癌具有突出的腺体融合（A）、形成不良的腺体（B）和筛状结构（C）。级别 4 的腺癌显示融合的腺体和突出的促纤维组织增生性反应（D）

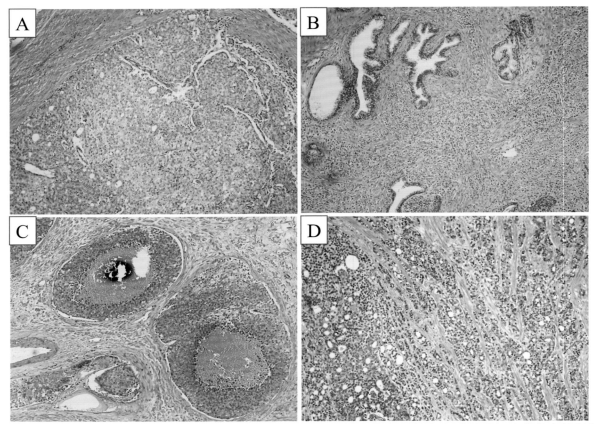

图 30-4　Gleason 级别 5 的腺癌由实性片状的肿瘤细胞（**A**）、浸润性的单个细胞（**B**）或肿瘤细胞巢伴有粉刺样坏死（**C**）组成。实性柱状的肿瘤细胞，没有腺体形成，也认为是级别 5（**D**）

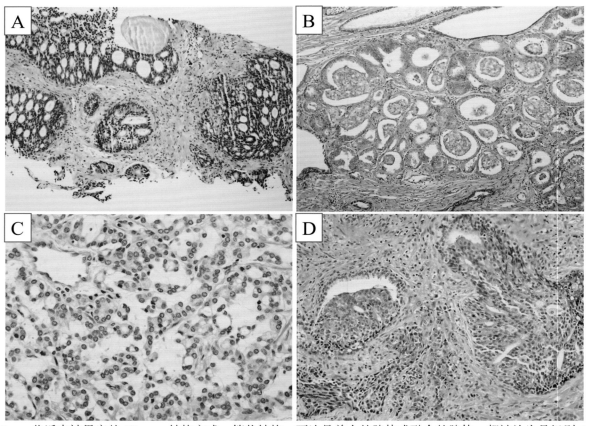

图 30-5　一些近来被界定的 Gleason 结构方式：筛状结构，不论是单个的腺体或融合的腺体，都被认为是级别 4（**A**）。肾小球样结构，也被认为是级别 4（**B**）。黏液癌以其基本的结构判断在此例中具有腺体融合，归为级别 4（**C**）。前列腺的导管内癌在肿瘤巢的周边部可见残存的基底细胞，不应该给予 Gleason 分级（**D**）

的腺体。

- 超肾样癌的名称不应该再使用。
- 对于 Gleason 级别 4 的诊断，需要在 10× （低倍镜下）做出。
- 有时在形成良好的腺体之间有形成不良或融合的腺体形态，不足以诊断级别 4。
- 对于介于级别 3 和级别 4 之间交界形态，以及有挤压人工假象的病例，更倾向于诊断级别低者。
- 级别 3 中允许出现分支状的腺体如"T"和"Y"形的腺体。
- 小的实性柱状细胞团代表级别 5。
- 实性的中等或大的肿瘤细胞巢，具有菊形团样的腔隙者应诊断为级别 5。
- 出现明确的粉刺样坏死，即使是局灶，也是级别 5 的指征。

前列腺癌的分级分组

这是一种在近年来形成的很重要的分级体系，可以对预后和治疗选择提供更好的信息：

根据 Gleason 评分，分为 5 个分级分组：Ⅰ（Gleason 评分＜ 6）；Ⅱ（Gleason 3 ＋ 4）；Ⅲ（Gleason 4 ＋ 3）；Ⅳ（Gleason 8：4 ＋ 4，3 ＋ 5 or 5 ＋ 3）和 Ⅴ（Gleason 9 or 10）。这些分组列在表 30-2。

表 30-2 分级分组（Grade Group）

分级分组	Gleason 评分	预后
Ⅰ	≤ 6	非常好
Ⅱ	3 ＋ 4 ＝ 7（＜ 50% Gleason 4 肿瘤成分）	好
Ⅲ	4 ＋ 3 ＝ 7（＞ 50% Gleason 4 肿瘤成分）	中间，但更接近于 8 而不是 6
Ⅳ	8（4 ＋ 4，3 ＋ 5 或 5 ＋ 3）	差
Ⅴ	9 ～ 10（4 ＋ 5，5 ＋ 4 或 5 ＋ 5）	非常差

第五部分　前列腺

第 31 章　前列腺癌的评估和分期

前列腺癌病理分期（AJCC 第 8 版）

T1：取消
T2a、2b and 2c 合并为 T2 T2：肿瘤局限于前列腺
T3：肿瘤侵犯前列腺外 　T3a：肿瘤侵犯前列腺包膜外或镜下侵犯膀胱颈 　T3b：肿瘤侵犯精囊
T4：肿瘤侵犯周围器官，精囊除外

T1A 期前列腺癌

定义

- 经尿道切除术（TUR）或单纯前列腺切除术标本中，前列腺癌的量≤组织总量的 5%，且 Gleason 评分≤ 6 分（T1A）。

发病机制

- T1A 多表现为移行区的低级别癌。

临床特征

- 良性前列腺增生症（BPH）的症状，伴血清 PSA 水平在 BPH 的限度内轻微升高。
- 多由于 BPH 而行 TUR 或单纯前列腺切除术标本手术治疗。

大体病理学

- 前列腺组织，无特殊大体改变。

组织病理学

- 经尿道切除术标本中偶然发现少量癌。组织烧蚀可导致腺癌病灶的发现困难。
- 典型者为低级别腺癌，Gleason 评分≤ 6 分（图 31-1A、B）。

- 报告中须列出前列腺癌所占百分比（肿瘤量/组织总量）。如果仅有一小部分组织碎片受累，必要时可将几块小的癌碎片累加成一块计算。
- 前列腺癌所占百分比 > 5% 或者 Gleason 评分 > 6 分（T1B）。
- 前列腺穿刺活检发现癌（T1C）。
- 组织烧蚀变形可导致 TURP 标本评估困难（图 31-1C）。

免疫组织化学

- 必要时做 AMACR、p63 及高分子量角蛋白三重染色有助于诊断（图 31-1D）。

临床相关性（预后和治疗选择）

- 典型 T1A 前列腺癌无须治疗。
- 前列腺癌的肿瘤（T）、淋巴结（N）和转移（M）病理分期被用来判断癌的严重程度。
  - T1A：偶然发现的肿瘤，占前列腺电切破碎组织总量（或单纯前列腺切除术标本）的 5% 以内，且 Gleason 评分≤ 6 分。
  - T1B：TUR 或单纯前列腺切除标本中偶然发现的肿瘤，前列腺癌所占百分比 > 5% 或者 Gleason 评分≥ 7 分（T2）。
  - T1C：前列腺穿刺活检发现癌。
  - T2A：（前列腺根治术）肿瘤局限于前列腺一叶，范围小于 50%。
  - T2B：（前列腺根治术）肿瘤累及前列腺一叶，范围大于 50%。
  - T2C：（前列腺根治术）肿瘤累及前列腺左右两叶。
  - T3A：（前列腺根治术）肿瘤前列腺外浸润。
  - T3B：（前列腺根治术）肿瘤累及精囊腺。
- T1B 和 T1C 需要包括外科手术、放射治疗、激素治疗在内的进一步治疗或密切随访。

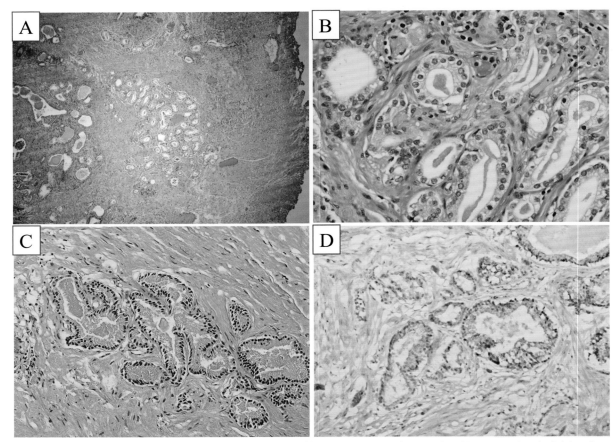

图 31-1　T1A 期前列腺癌界定为 Gleason 评分 ≤ 6 分且癌体积占 TURP 切除组织总量的 5% 以下。本病例只有一小灶腺癌，TURP 标本中前列腺癌 Gleason 评分 2 ＋ 3（**A**）。**A** 图高倍镜下显示腺癌的典型特征（**B**）。另一 TURP 病例可见一 Gleason 评分 3 ＋ 3 的前列腺癌病灶，组织烧蚀假象严重（**C**）。免疫组织化学三重染色证实腺癌的诊断（**D**，AMACR 阳性且基底细胞缺如）

前列腺癌腺外浸润（T3A 期）

定义

- 腺外浸润（extraprostatic extension，EPE）是指前列腺癌蔓延至前列腺被膜外，侵犯前列腺被膜外组织。
- 局灶性 EPE：显微镜下可见前列腺被膜外单个癌灶。
- 确定性 EPE：显微镜下可见前列腺被膜外 2 个或更多的独立癌灶。

其他名称

- 被膜侵犯或被膜穿透（不再使用）。

发病机制

- 恶性上皮性肿瘤的本质在于其能侵犯前列腺外的毗邻组织。正如我们在第 1 章所讨论的，前列腺被膜是一薄层致密纤维组织而不

是真正的被膜。

临床特征

- 无特殊的临床症状。

大体病理学

- 界限不清的大肿块膨出被膜。

组织病理学

- 前列腺被膜外可见腺癌细胞，绝大多数位于脂肪组织内（图 31-2A、B）。
- 在穿刺活检标本，如果穿刺条顶部出现脂肪组织，那很可能就是前列腺外组织。虽然有报道说前列腺中可以有脂肪组织，但我们从未见过。有些前列腺中发现脂肪是结构变形所致。
- 在评估前列腺根治标本时，画一界线（想象的或用记号笔画在载玻片上均可）有助于 EPE 的判断。

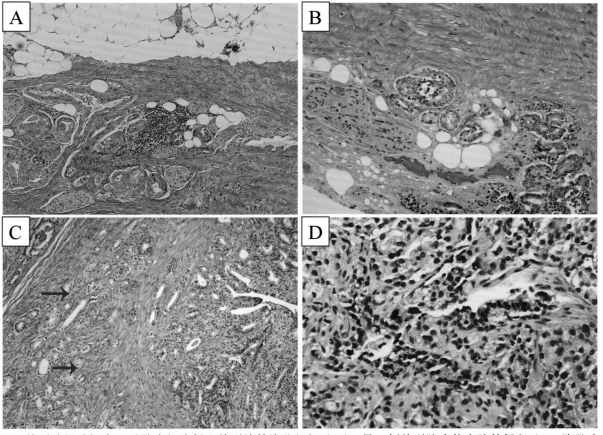

图 31-2　前列腺根治标本显示肿瘤细胞侵入前列腺外脂肪组织（**A**）。另一例前列腺癌伴有腺外侵犯（**B**，脂肪中见瘤细胞）。高级别（Gleason 4 级）前列腺癌侵入精囊腺壁内（**C**，箭头）。高倍镜下显示中间的精囊腺细胞含有色素，周围是无色素的细胞（**D**）

临床相关性（预后和治疗选择）

- T3A：前列腺外浸润。
- T3B：精囊腺受累。
- 细针穿刺发现 EPE 提示外科切缘潜在阳性可能。
- 细针穿刺发现 EPE 与体积大、高级别的前列腺癌相关联，这可能导致相关治疗方案策略的改变。
- EPE 的病例常伴有神经束侵犯因而可能不能保留神经。
- EPE 的病例外部放射治疗可能比粒子植入（近距离放射治疗）疗效好。

精囊腺侵犯（T3B 期）

定义

- 前列腺癌累及一侧或双侧精囊腺。

发病机制

- 癌细胞累及精囊腺多为直接蔓延或淋巴播散。

临床特征

- 血清 PSA 水平高。
- 通常表现为高级别、体积大的病变。

大体病理学

- 无特殊改变。
- 偶可见大的肿块累及部分精囊腺。

组织病理学

- 肿瘤细胞见于精囊腺肌层中（图 31-2C、D），而不是在精囊腺外脂肪组织中。
- 包含精囊腺样结构和良性前列腺腺体的区域见到肿瘤细胞时不能认定为精囊腺侵犯，因为该区域极可能为射精管的一部分。
- 精囊腺样组织伴有前列腺腺体应被界定为射精管。
- 除非对精囊腺特别定位穿刺，否则穿刺活检标本中不能区别精囊腺和射精管。在这种情况下，我们通常采用术语"肿瘤细胞累及精囊腺／射精管组织，请结合临床"。

免疫组织化学

- 通常不需要，有时需用三重染色来确定存在腺癌。
- MUC 6 可用来判定是否有精囊腺或射精管。

临床相关性（预后和治疗选择）

- 腺癌累及精囊腺属 3B 期病变。
- 与预后差相关。

外科切缘阳性

定义

- 肿瘤细胞浸润至涂墨的外科切缘。
- 外科切缘不会影响到前列腺癌的分期，但与肿瘤复发密切相关。最多见于 T3 期病例。

发病机制

- 切缘阳性可见于两种情况：
  - 肿瘤细胞侵及前列腺外组织，不可能手术完整切除。
  - 外科医生切入前列腺实质可导致包膜切割中的良性（非阳性切缘）或恶性组织（阳性切缘）存在于涂墨切缘。

大体病理学

- 应当评估前列腺的形状、表面和完整性。
- 如果前列腺根治术标本送检时已被切开或破碎，则很难判断外科切缘的情况，而这是大体记录中必须认真描述的。用机器人切除前列腺，将前列腺从腹壁小洞拖出时，可出现以上情况。
- 切开前列腺之前，须将前列腺左右侧涂上不同颜色的墨汁。
- 避免涂墨过多渗入切面以下而导致切缘假阳性。
- 切面黄白坚实质硬的区域可能为癌，其与前列腺被膜或表面的关系应当认真评估。

组织病理学

- 只有墨汁覆盖肿瘤细胞，才认为是切缘阳性

（图 31-3A、B）。即使仅有一层纤维组织都足以说明切缘阴性。

- 有时切缘可见烧灼明显的肿瘤细胞，须考虑为阳性切缘。
- 对切缘进行分级还未得到公认，但它可提供病变范围的定量数据。
  - 1 级：尖端（Apical）切缘阳性伴 1 ~ 2 个小灶 Gleason 3 级肿瘤（据报道与预后好相关）（图 31-3A）。
  - 2 级：前列腺其他部位切缘灶状阳性（多数阳性切缘属于此类，预后不确定）。
  - 3 级：广泛切缘阳性伴高级别癌（图 31-3B），通常提示与预后差相关。

临床相关性（预后和治疗选择）

- 外科切缘阳性是肿瘤复发最常见的预测因素。
- 好的前列腺根治术切缘阳性率多小于 10%，

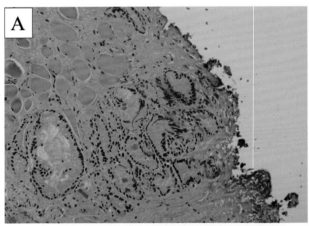

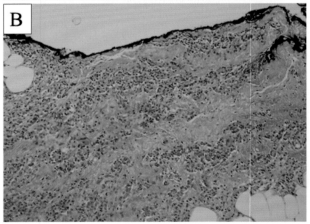

图 31-3　小于 0.1 mm（Gleason 3 级）的肿瘤细胞累及墨染的尖端切缘（**A**）。另一例（Gleason 5 级）腺癌蔓延至中部前列腺墨染的外周切缘。注意界定前列腺腺外浸润和切缘阳性的尺寸是大于 1 mm（**B**），阳性切缘伴高级别癌预后差

虽然这一数值明显取决于对患者的选择。

淋巴血管的侵犯

- 淋巴血管的侵犯是前列腺癌的恶性特征之一。
- 虽然有淋巴血管侵犯并不能改变肿瘤分期，但它是淋巴结和远隔器官转移的前奏。
- 淋巴血管侵犯更常见于高级别和体积大的肿瘤（图 31-4A）。
- 对淋巴血管侵犯的识别最好在远离肿瘤主体的区域，因为更容易识别出有内皮的脉管（图 31-4B）。
- 有任何疑问时，应用 CD31 和 CD34 的免疫组织化学有助于证实内皮细胞的存在。

前列腺癌转移至淋巴结（N1 或 M1A 期）

定义

- 前列腺腺癌转移至区域淋巴结（N1）或非区域淋巴结（M1A）。
- 无淋巴结转移＝ pN0，没有可检测的淋巴结＝ pNx。

发病机制

- 前列腺癌细胞侵入淋巴系统，并在引流淋巴结内定植。

临床特征

- 高级别、体积大的原发性前列腺腺癌。
- 高 PSA 水平。
- 没有和盆腔淋巴结转移直接相关的症状。

大体病理学

- 多数情况下，通过淋巴结的大小来辨别是否存在前列腺癌转移是不可能的。仅仅很少数情况下，可以通过大体识别存在淋巴结转移，所以镜下检查是必要的。

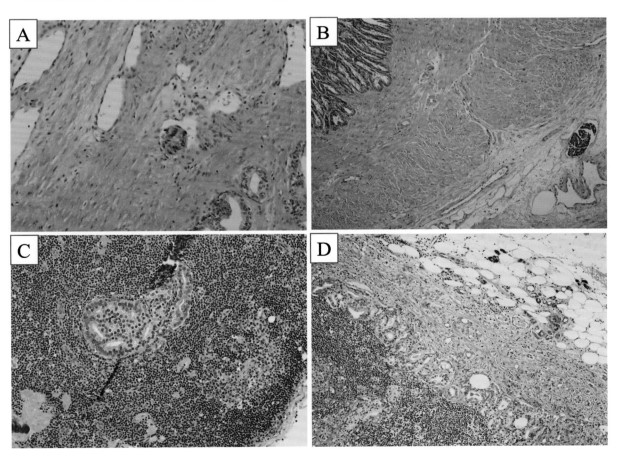

图 31-4　血管侵犯：在一个小血管中可见一个小的腺癌瘤栓（**A**）。精囊腺的血管腔中可见肿瘤细胞团（**B**，而不是 T3b）。淋巴结中转移的前列腺腺癌有明显的筛状结构（**C**）。另一个淋巴结转移的病例，显示大量的肿瘤细胞取代了整个淋巴结（**D**）。肿瘤细胞扩散到至脂肪组织（淋巴结外浸润）

组织病理学

- 淋巴结内可见小或大的肿瘤细胞团（图31-4C）。
- 肿瘤细胞有明显的核仁，相对轻微的多形性。最常见的结构是筛状结构（Gleason 4级）（图31-4C、D）。
- 长期接受激素治疗的肿瘤组织学可以非常多形性。

免疫组织化学

- PAS 阳性（可以局灶）。
- PSMA（更特异）和（或）AMACR（不太特异）阳性。

分子检测

- 不能识别。

临床相关性（预后和治疗选择）

- 大多数情况下，术中发现阳性的盆腔淋巴结可能使前列腺根治术失败。
- 切除一个有淋巴结转移的患者有癌的前列腺，可以被认为是"减瘤"。但这种益处没有被证实。
- 行前列腺根治术的患者中存在淋巴结阳性的，在我们的实践中遇到的非常少（＜0.5%）。
- 术中冰冻切片诊断前列腺癌的盆腔淋巴结转移可能存在非常高的假阴性的比率。
- 因此，不建议对前列腺根治术患者的全部盆腔淋巴结进行术中冰冻的常规检查。
- 一些外科医生常规切除前列腺而不管盆腔淋巴结的状况。

前列腺癌骨转移（M1B 期）

定义

- 前列腺腺癌在骨中形成克隆性生长。

其他名称

- 无。

发病机制

- 前列腺腺癌表现出一定程度的转移到骨的亲和性并形成转移灶。
- 与骨的微环境或前列腺腺癌细胞本身的特性均有关。

临床特征

- 前列腺癌病史。
- 了解前列腺腺癌的病史和分级很重要。如果不存在取材不充分的问题，则典型的小灶 Gleason 分级 3＋3 的肿瘤发生转移的风险非常小。
- 升高的血清 PSA。
- PET 扫描阳性（代谢活跃的细胞）影像检查显示的病变（大部分其他器官的转移性肿瘤是溶骨性病变）。
- 这种成骨性现象对于转移性的前列腺癌相对特异，可能是因为前列腺腺癌细胞产生或诱导某些能够促进骨产生的因子。

大体病理学

- 通常见不到病变。

组织病理学

- 骨中出现呈簇状（图31-5A）的腺癌细胞。
- 除了可见腺癌之外，增生的厚的骨小梁结构和成骨性基质表明有明显的新骨形成（图31-5A）。
- 筛状结构能够见于大多数的转移性病例。
- 可见明显的樱桃红的核仁。

免疫组织化学

- 因为临床结果的重要性，病理医师必须使用 PSA 或其他前列腺的免疫标记物以确认转移性前列腺腺癌的诊断。
- PSA 阳性是特异的（图31-5B），但是在较高级别肿瘤中的表达可以非常局灶。
- NKX3.1 是前列腺起源的非常特异和敏感的标记物（图31-5C）。
- PMSA 阳性。高级别的前列腺腺癌比低级别的肿瘤和良性上皮表现出更强的表达（图31-5D）。
- AMACR 阳性特异性不高，因为在其他肿瘤，比如结肠腺癌或乳头状肾细胞癌中也可以阳性。

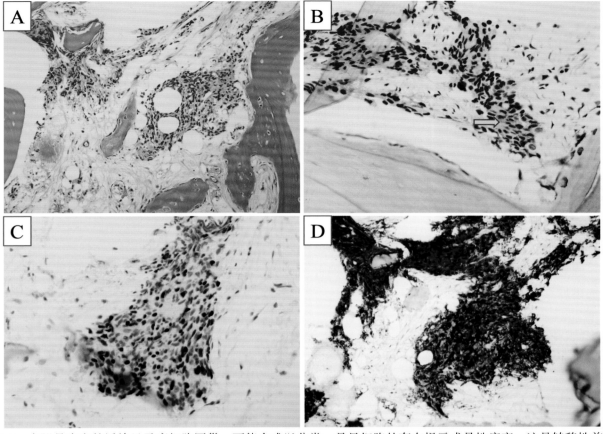

图 31-5　大腿骨病变的活检显示癌细胞团巢，可能会难以分类。骨母细胞的存在提示成骨性病变，这是转移性前列腺癌的一个特征（**A**）。肿瘤细胞中只有少量细胞 PSA 阳性（**B**，箭头）。但是，大部分肿瘤细胞 NKX3.1（**C**）和 PSMA（**D**）阳性

临床相关性（预后和治疗选择）

- 骨转移预后不佳。
- 它是系统性疾病的标志，需要系统性治疗，比如激素治疗或化疗。
- 外科切除转移灶通常为了缓解症状，而并非为了治愈。骨的转移性肿瘤如果引起病理性骨折或其他病症可能会行切除术。
- 骨的转移性前列腺癌可行放疗以缓解骨痛。

肺和其他器官（M1C 期）的前列腺癌转移

定义

- 前列腺癌转移至其他器官。
- M1 期不包括精囊腺。

其他名称

- T4 前列腺癌。
- 转移性前列腺癌。

病理机制

- 肿瘤细胞侵袭血管，通过血流迁移至其他器官并形成转移灶。

临床特征

- 没有特别的临床症状。
- 通常原发灶级别高并且体积大。
- 有些是激素抵抗的，有些是激素依赖的。
- 体积小的且 Gleason 评分 3 + 3 = 6 的肿瘤转移到其他器官的可能性很小。
- 因为病变代谢活跃，可以通过影像学发现。
- ProstaScint 扫描是一种前列腺特异性检测系统，能够显示转移性病变或局部复发。
- ProstaScint 的机制是使用一种针对前列腺特异性膜抗原（PSMA）的特异性标记抗体能够识别前列腺腺癌而非其他肿瘤。如果存在转移性或复发的肿瘤，能够在组织中检测到放射性的铟[111]标记。
- 因为 PSMA 在正常的前列腺组织中也存在，

ProstaScint 不能够检测原发的前列腺癌。

大体病理学

- 转移灶大小和形状不一。
- 无特异性发现。

组织病理学

- 绝大部分为低分化的腺癌（Gleason 4 或 5 级）（图 31-6A）。
- 一些病例显示筛状结构，有典型的明显的核仁和缺少多形性结构（图 31-6B）。
- 激素抵抗性（经激素治疗，但有复发）腺癌显示明显的细胞学异型性，很难和其他器官的原发性恶性病变区别（图 31-6C）。

免疫组织化学

- PSA 阳性，但是可以弱阳性或局灶阳性。
- AMACR 阳性。
- PSMA 阳性（图 31-6D）。

分子检测

- 目前不能应用于临床。

临床相关性（预后和治疗选择）

- 转移性前列腺癌预后不良。
- 但是，转移性前列腺癌的发现非常重要，因为其中有些病例依然对激素治疗有反应。
- 大部分原发性癌的病例，外科切除有用。但是，切除转移性前列腺癌可以改善预后没有得到证实。

癌消失综合征（cancer vanishing syndrome）

定义

- 活检证实为前列腺腺癌的患者在前列腺根治性标本中没有发现残余肿瘤的情形。
- 其实癌症没有消失，但是由于组织标本取材有限，不能够发现微小病变。

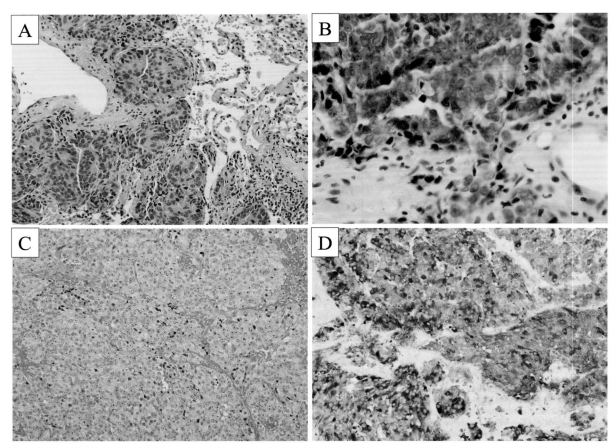

图 31-6　肺的转移性前列腺腺癌（**A**）。PSA 免疫标记阳性证实了转移性前列腺癌的诊断（**B**）。脑的转移性前列腺腺癌（**C**），PSMA 弥漫阳性（**D**）证实了诊断

发病机制和流行病学

- 这不是标题中所指的肿瘤消失的情形。
- 在活检中发现的小灶腺癌，但是因为取材的原因在根治标本中没有发现肿瘤。
- 通过广泛取材，即便是小灶的前列腺腺癌，也能够进行镜下评估。
- 根据我们的研究，这种现象在我们十余年经手的几千个病例中占到 0.1% ～ 0.3%。
- 严格地讲，活检时的错误诊断（假阳性）导致的前列腺切除，不应该被认为是"癌消失综合征"。

临床特征

- 正常或轻度增加的 PSA。
- 粗针活检时的小灶状腺癌。
- 没有转移癌的征象。

大体病理学

- 正常前列腺的外观伴或不伴有良性前列腺增生。

组织病理学

- 活检材料需要复查并证实为前列腺腺癌。
- 作为常规实践，我们在对前列腺癌的患者行前列腺切除术前，对所有外院的活检材料进行复查。这为远离纠纷提供了额外的保护。
- 通常活检的癌是单个小灶状的癌，Gleason 评分 3 + 3 = 6。
- 处理方法
  - 对患者提供术前告知，特别是对于单个小灶 Gleason 评分 3 + 3 = 6 的肿瘤患者，在术后的切除标本中，有很小的概率可能找不到癌灶。
  - 对活检的材料进行复查。
  - 对剩余的前列腺组织全部取材。
  - 对肿瘤库中的保存的所有新鲜组织进行取材。
  - 对可疑的区域进行深切片。
  - 如有必要，可以在少数情况下将活检中阳性区域的组织块翻转再切片。
  - 对可疑的区域使用三重免疫组织化学染色。

免疫组织化学

- 三重标记常常能够确认前列腺癌的存在。

分子检测

- 通常没有必要使用基因分型来确定根治和活检组织的匹配情况，除非是在穿刺活检中发现的是高级别或大体积的肿物，或者临床高度怀疑患者没有前列腺癌。

临床相关性（预后和治疗选择）

- 目前，强大的 PSA 筛查能够发现早期的前列腺癌。
- 因此，伴随着越来越多的很小体积的肿瘤病例被检测出来，导致了少数前列腺根治标本中要么没有癌残留（癌消失），要么非常少的癌残留。
- 当临床医生与患者讨论治疗方案时，需要考虑到这种体积非常小的癌的检出率越来越高，少数前列腺根治标本中找不到残留癌。
- 这种情况预后非常好。

第五部分　前列腺

第 32 章　前列腺腺癌的特殊组织学亚型

导管腺癌（ductal adenocarcinoma）

定义

● 由高柱状细胞组成的前列腺腺癌。

其他命名

● 乳头状癌，子宫内膜样癌。

发病机制

● 导管腺癌属于前列腺腺癌的组织学亚型，病因学与一般腺泡腺癌无异。

临床特征

● PSA 升高，可触及肿物。

大体病理学

● 绝大多数病例和腺泡腺癌共存，位于外周带。
● 仅有一小部分病例位于前列腺尿道部，呈息肉状病变。

组织病理学

● 肿瘤由具有明显核仁的高柱状细胞组成（图 32-1、32-2），由于其形态相似于子宫内膜，过去称为"子宫内膜样癌"（图 32-1A、B）。
● 可见乳头状结构（图 32-1C、D）。
● 导管腺癌中可见核异型性，包括突出的核仁（图 32-1B，图 32-2A），相似于腺泡腺癌。

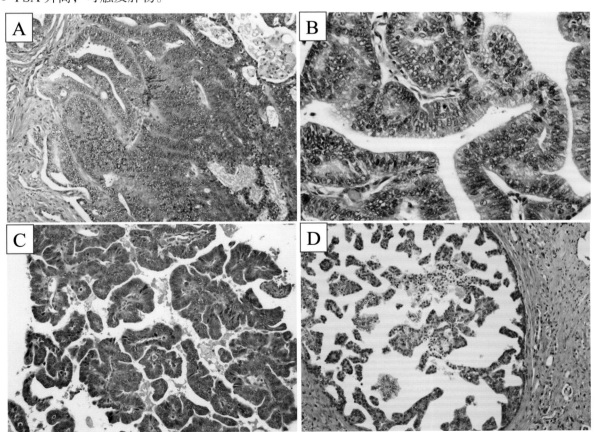

图 32-1　导管腺癌的特征是出现高柱状肿瘤细胞（**A**）。肿瘤细胞为假复层柱状细胞，具有突出的核仁（**B**）。导管腺癌显示明显的乳头状结构（**C**），或微乳头形态（**D**）

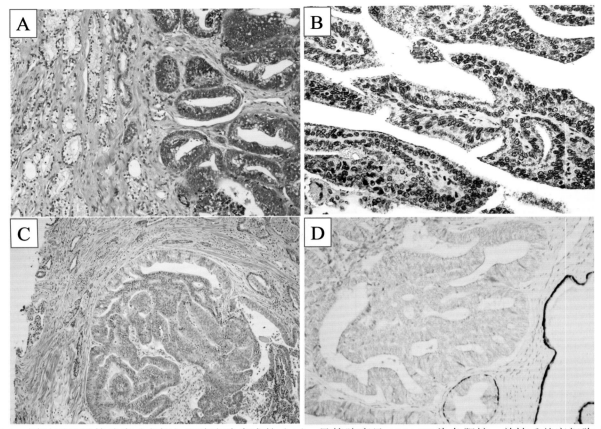

图 32-2 　同时可见导管腺癌（右侧）和腺泡腺癌成份（**A**）。导管腺癌呈 AMACR 染色阳性，并缺乏基底细胞（**B**）。另一例导管腺癌（**C**）显示 AMACR 弱阳性，基底细胞标记物阴性（**D**）

- 大多数导管腺癌病例与高级别的腺泡腺癌共存（混合性）（图 32-2A）。
- 导管腺癌为 Gleason 级别 4。

鉴别诊断

- 腺泡腺癌：更常见，没有高柱状细胞。
- 前列腺的导管内癌：癌细胞充满前列腺导管（见表 32-1）。

表 32-1		
	IDC–P	HGPIN
性质	恶性	前驱病变
腺体大小	大	大
非典型性	显著	不太显著
核分裂象	常见	罕见
粉刺样坏死	常见	罕见
基底细胞	存在，散在	存在，散在
AMACR	强	弱至中等
HMWCK/p63	阳性	阳性
治疗	需要	不需要

免疫组织化学

- AMACR 强（图 32-2B）至弱（图 32-2D）阳性。
- 基底细胞标记物阴性（图 32-2B、D）。
- PSA 阳性。
- 雄激素受体（AR）阳性，雌激素受体（ER）和孕激素受体（PR）阴性。
- Ki67 增殖指数高。
- 当基底细胞存在时，肿瘤被认为是导管内癌。

临床相关性（预后和治疗选择）

- 侵袭性生物学行为，相似于 Gleason 4 ＋ 4 ＝ 8。
- 由于 AR 阳性，故对激素治疗有反应。

前列腺导管内癌（intraductal carcinoma of the prostate，IDC–P）

定义

- 恶性上皮细胞充满大腺泡和前列腺导管。

发病机制

- 被认为是前列腺癌发展的一个进展阶段，而不是如同高级别 PIN 的前驱病变。

临床特征

- 和腺泡腺癌相同的症状和体征，例如 PSA 升高。

大体病理学

- 典型者与高级别和大体积的癌共存。

组织病理学

- 肿瘤细胞存在于既有的前列腺腺体中。
- 肿瘤细胞形成实性或致密的筛状结构（图 32-3A）。
- 疏松的筛状或微乳头结构，伴有显著的细胞学异型性。
- 基底细胞保留（图 32-3A、B）。
- 肿瘤细胞可以完全（图 32-3A）或部分累及腺体（图 32-3B，图 32-4A）。

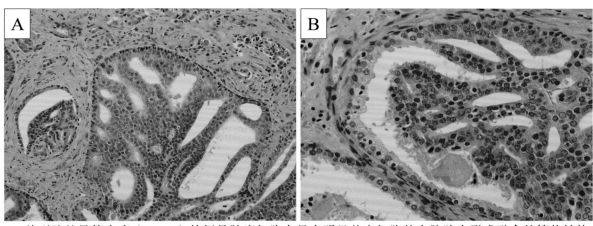

图 32-3　前列腺的导管内癌（IDC-P）特征是肿瘤细胞在具有明显基底细胞的大腺腔中形成融合的筛状结构（A）。IDC-P 的另一表现是部分累及既有的良性腺体（B）。在图片左侧，可以看到良性的分泌和基底细胞。在右侧可见肿瘤细胞具有旺炽的筛状生长充满腺腔

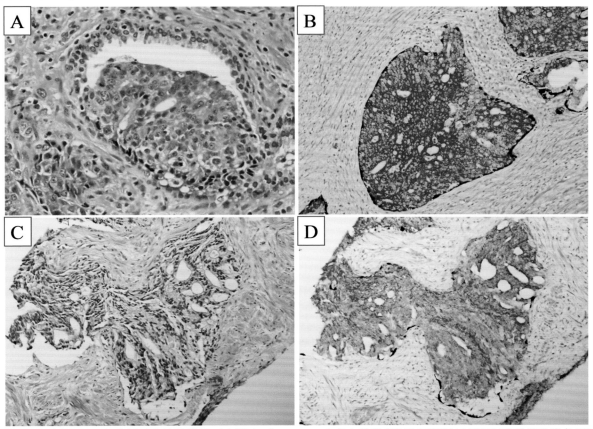

图 32-4　另一例 IDC-P 部分累及良性腺体的下半部（A）。IDC-P 中存在的基底细胞可以通过基底细胞的阳性染色得以确认，肿瘤细胞呈 AMACR 强阳性（B）。穿刺活检中的 IDC-P（C），通过三重染色，显示 AMACR 阳性和散在的基底细胞（D）

免疫组织化学

- AMACR 阳性（图 32-4B、4D），弱到强。
- 基底细胞标记物阳性（图 32-4D）。

临床相关性（预后和治疗选择）

- 在大多数病例中，一般不必给导管内癌 Gleason 分级，但是它通常与高级别的浸润性腺癌共存。因此正确的诊断，尤其是在活检标本中非常重要。
- 推荐治疗的措施有根治术、放疗、激素治疗或联合治疗。

泡沫型腺癌（foamy gland adenocarcinoma）

定义

- 由具有丰富泡沫状胞质的肿瘤细胞构成的前列腺腺癌。

临床特征

- 典型者与相对侵袭的 Gleason 7 分或以上的腺癌共存。
- PSA 升高，可触及肿物。

大体病理学

- 不可辨别。

组织病理学

- 肿瘤由具有丰富的泡沫状胞质的大细胞组成（图 32-5A）。
- 形成良好的腺体（Gleason 级别 3），融合或筛状的腺体（Gleason 级别 4）或单个细胞（Gleason 级别 5）（图 32-5B、D）。
- 核的非典型性可能并不明显（图 32-5C）。
- 常常与经典的腺泡腺癌共存，很少单独存在。
- 电镜下肿瘤细胞胞质中含有膜包被的微泡，相似于嫌色性肾细胞癌中所见。

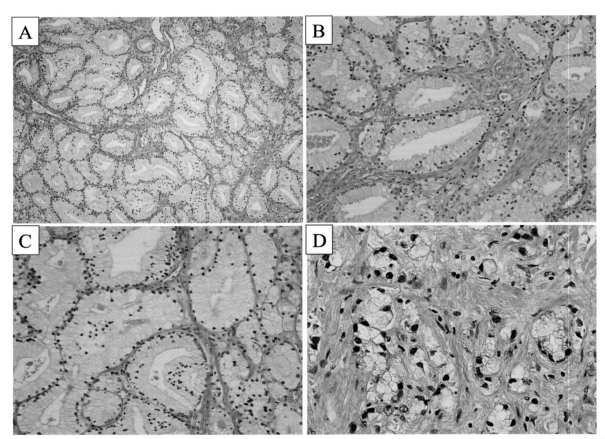

图 32-5　一组在低倍镜下具有泡沫状胞质和欺骗性良性外观的恶性腺体（**A**，Gleason 级别 3）。高倍镜下肿瘤细胞呈泡沫状胞质，偶尔可见核异型和核仁（**B**）。泡沫型腺癌，几个大的腺体具有泡沫状胞质和轻微的细胞学异型性，呈筛状结构（**C**，Gleason 级别 4）。对癌的诊断可以通过发现一些具有细胞学异型性的恶性腺体而作出。单个具有泡沫状胞质的腺癌细胞（**D**，Gleason 级别 5）

免疫组织化学

- AMACR 阳性，但通常比经典的腺泡腺癌弱。
- 无基底细胞。

临床相关性（预后和治疗选择）

- 由于细胞学温和，可能与良性腺体相混淆。
- 但是绝大多数泡沫型腺癌具有相对侵袭性的生物学行为。

黏液腺癌（mucinous adenocarcinoma）

定义

- 前列腺腺癌，其特征为肿瘤细胞产生丰富的黏液。

其他命名

- 胶样癌。

发病机制

- 肿瘤细胞产生大量黏液。

临床特征

- 和经典型腺癌相同。

大体病理学

- 黏液或胶样区域。

组织病理学

- 出现和腺癌相伴随的，局灶（图 32-6A）或丰富的细胞外黏液（图 32-6B）。
- 典型者肿瘤细胞呈 Gleason 级别 4，具有融合的腺体。但是对黏液性前列腺癌的分级是基于忽略掉黏液后的腺体结构。见表 32-2。
- 很少单独存在，常常与经典腺癌相混合（图 32-6C）。

免疫组织化学

- AMACR 弱阳性，ERG 阳性，基底细胞标记物阴性（图 32-6D）。
- Muc8 可以阳性。

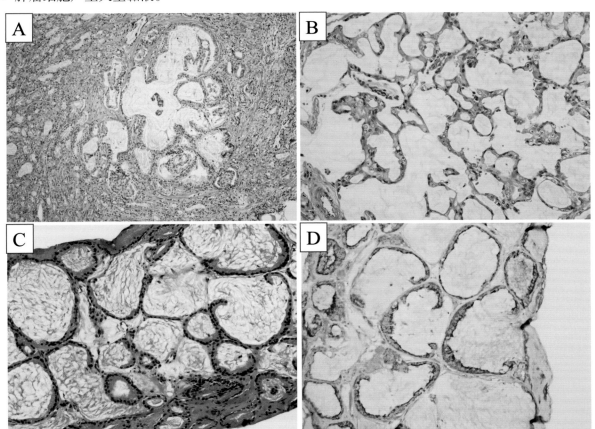

图 32-6　伴有局灶（**A**）或弥漫性（**B**）黏液产生的腺癌。在穿刺标本上的黏液腺癌，包含大量的黏液和轻微的细胞异型性（**C**）。三重染色确认了基底细胞缺失和 AMACR 阳性（**D**）

表 32-2　对少见亚型的分级	
腺癌	**对应的 Gleason 级别**
黏液（型）	3～5 取决于背景的级别
泡沫（型）	3～4（罕有 5）
假增生型	3
大腺泡型	3
萎缩型	3
印戒细胞型	4～5
导管腺癌	4

临床相关性（预后和治疗选择）

- 通常生物学行为同 Gleason 级别 4（Gleason 评分 7 或以上）。

印戒细胞癌（signet ring carcinoma）

- 印戒细胞癌是前列腺腺癌的一种特殊的形态学亚型。
- 其特征是肿瘤细胞中出现空泡（图 32-7A），

这些空泡通常并不是黏液，而是细胞内腔或者是胞质中溶解的脂肪（图 32-7B）。

- 通过电镜已经观察到细胞内腔和微绒毛的存在。
- 在高级别肿瘤中很常见，也可以看到经典的高级别腺癌，与侵袭性的生物学行为相关。
- 肿瘤分级为 Gleason 级别 4（具有不规则的腺腔图 32-7A、B）或级别 5（肿瘤细胞不形成腺腔）（图 32-7C、D）。

假增生型腺癌（pseudohyperplastic adenocarcinoma）

- 腺癌细胞形成大的、看似良性的腺体，与良性增生腺体相似，特别是在低倍镜下（图 32-8A）。
- 在高倍镜下通常可见核的异型性（图 32-8B、C），但在低倍镜下不明显。
- 无基底细胞（图 32-8D）。
- AMACR 可以阳性，但通常较弱。
- 识别这种类型，特别是在穿刺活检中非常重

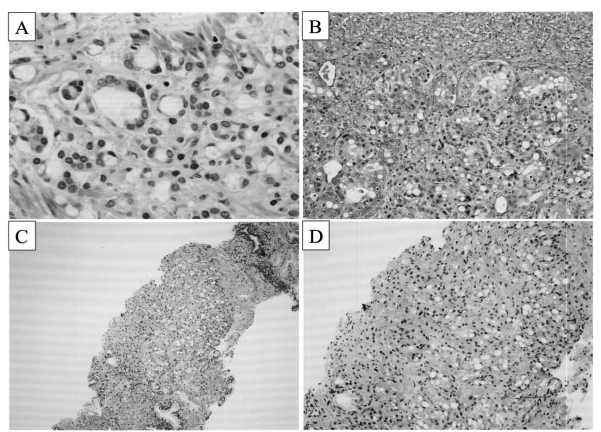

图 32-7　前列腺腺癌的胞质中具有空泡，相似于印戒细胞（**A**）。前列腺腺癌包含印戒细胞（级别 4）。高级别腺癌（Gleason 级别 5）伴有印戒细胞，包含胞质内空泡（**C**）。肿瘤细胞具有轻微的细胞学异型性（**D**）

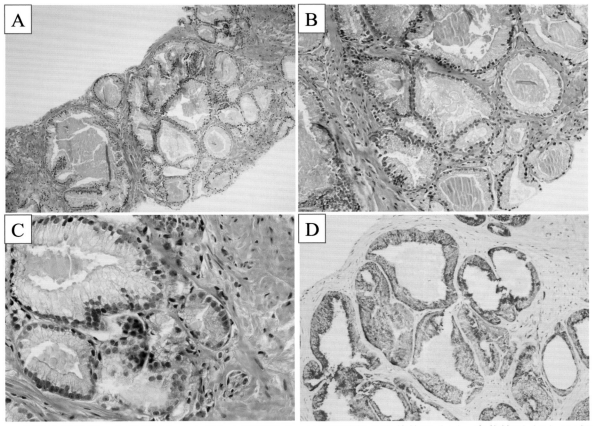

图 32-8　假增生性腺癌，在穿刺标本中由多个大腺泡组成，具有欺骗性的良善外观（**A**）。高倍镜下（**B**）显示平直的腔缘伴类晶体。一些肿瘤细胞可见核异型性（**C**）。三重染色证实基底细胞消失，AMACR 阳性（**D**）

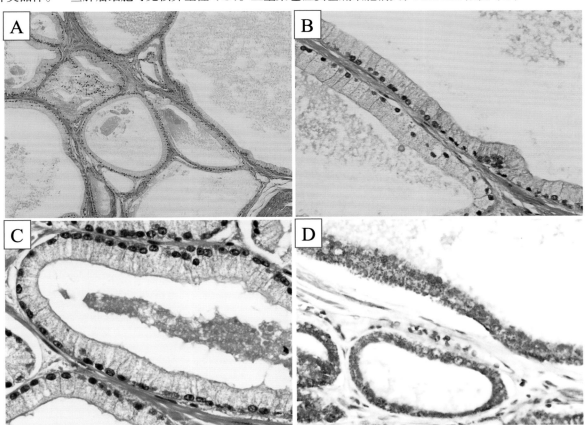

图 32-9　大腺泡型腺癌由几个非常大的扩张的腺体构成，腔缘平直，同时可以看到一些较小的腺体（**A**）。高倍镜下显示柱状细胞，具有小的圆形核仁和浅染的泡沫状胞质（**B**），在其他区域可以看到细胞的异型性（**C**）。三重染色（**D**）证实了大、小腺体均为恶性，强表达 AMACR，无基底细胞

要，因为它非常相似于良性增生性病变。

大腺泡腺癌（large gland adenoca-rcinoma）

- 肿瘤细胞形成很大的扩张的腺腔（图 32-9）。
- 与侵袭性无关。
- 恶性的大腺体具有平直的腔缘（图 32-9A、B），和突出的核仁（图 32-9C）。
- AMACR 阳性，无基底细胞（图 32-9D）。
- 很难看出浸润性的生长方式。
- 可能被误诊为囊性萎缩。
- 通常并不单独存在，而是与经典型腺癌混合。

萎缩型腺癌（atrophic adenocarci-noma）

- 其特征是肿瘤细胞胞质稀少，形成萎缩样腺体（图 32-10）。
- 由于胞质压缩细胞核，核的异型性通常不明显（图 32-10B）。
- 由于具有轻微的细胞学异型性，这种形态的癌很容易被漏掉。
- 诊断的关键是浸润性生长方式（图 32-10A、C）和同时存在的普通型腺癌。
- 应用免疫组织化学有助于诊断（图 32-10D）。
- 腺癌治疗后发生的萎缩性变化，将在其他的章节讨论。

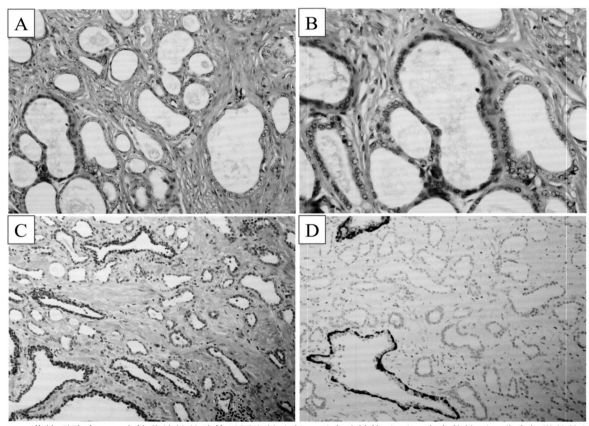

图 32-10　萎缩型腺癌。一小簇萎缩性的腺体呈浸润性生长，无小叶结构（**A**）。在高倍镜下，非常轻微的核异型性，证实了萎缩型癌的诊断（**B**）。另一例萎缩型癌，与几个良性的腺体相邻（**C**）。通过三重染色（**D**），这些恶性细胞的性质可以通过 AMACR 阳性和基底细胞标记物阴性得以证实

第五部分 前列腺

第 33 章 前列腺的特殊治疗反应

良性前列腺腺体的放射治疗后变化

定义

- 由于前列腺癌或其他盆腔肿瘤放射治疗（放疗）后，对良性腺体所引起的组织学改变。

其他命名

- 前列腺的放疗后非典型性，前列腺的放射性改变。

发病机制

- 放疗是前列腺癌患者所接受的主要治疗方式之一。
- 对盆腔的其他肿瘤放射治疗时，前列腺也可能会因处在放射野中而受到辐射。
- 放疗除了对腺癌细胞引起改变之外，也可能会对良性的前列腺组织造成显著的形态学变化。

临床特征

- 典型的情况是患者有前列腺癌的病史，在放射治疗后出现血清 PSA 水平的升高。
- 行前列腺穿刺活检以除外复发或持续存在的前列腺癌。
- 有癌的前列腺可见放疗后的变化。
- 对于有或无前列腺癌，有过盆腔放疗病史的患者，放疗后的改变在根治性前列腺切除标本中很常见。

大体病理学

- 无特异性改变。
- 放疗会导致前列腺的纤维化和瘢痕化。

组织病理学

- 放疗后的间质改变（图 33-1）：

- 扩张的小血管具有突出的内皮或玻璃样变。
- 间质中淋巴细胞浸润增多（图 33-1C）。
- 可见纤维化（图 33-1B），但在穿刺标本中很难评价。
- 放疗后的上皮改变（图 33-1）：
  - 腺体不规则（图 33-1A）。
  - 细胞核增大，是正常分泌细胞的 2 ～ 3 倍（图 33-1B）。
  - 退变非典型性的特征是无核分裂活性，污秽的染色质，有或无突出的核仁。
  - 非典型性的细胞核呈流水样形态和平行排列（图 33-1A 箭头）。
- 这些改变可在放疗后持续数年。
- 粒子植入治疗（brachytherapy）（图 33-2）引起的组织学变化相似于外照射，但是对前列腺组织的损伤更为严重。

免疫组织化学

- 良性腺体 AMACR 阴性，具有放射后的非典型性。基底细胞标记物（p63 和 HMWCK）阳性；绝大多数的非典型细胞本质上是基底细胞（图 33-1D）。

分子检测

- 不适用。

临床相关性（预后和治疗选择）

- 尽管 PSA 水平的升高在进行放疗的患者中强烈提示前列腺癌的复发，但对于复发性前列腺癌的明确诊断应当建立在对癌的组织学证据之上。
- 良性前列腺腺体的放疗后非典型性看上去较癌细胞更为多形，如果病理医生不熟悉这些组织学变化，有可能会将其误诊为腺癌。

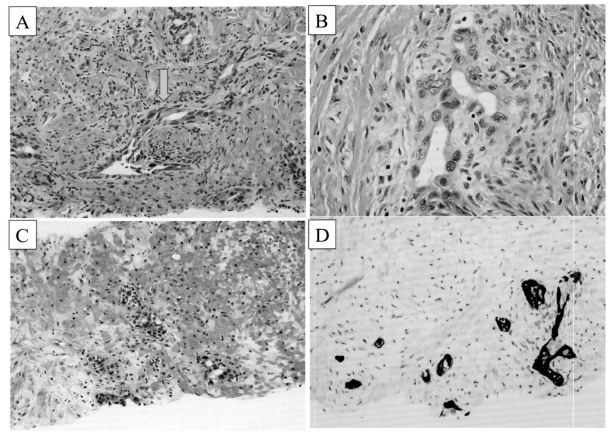

图 33-1　具有放疗后（外照射治疗后）非典型性的良性腺体显示出结构变形和慢性炎症。细胞学的非典型性呈现出一种"流水样"外观，常常可见伸长的上皮细胞的细胞核相互平行（**A**）。突出的细胞学非典型性常伴有大的核仁（**B**）。在穿刺活检中成簇的非典型性上皮细胞（**C**）可以通过三重染色得到确认，和良性的反应性腺体一样，绝大多数基底细胞存在，没有 AMACR 反应（**D**）

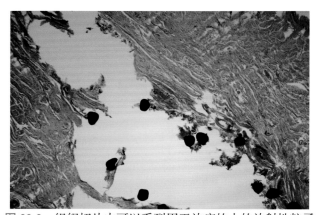

图 33-2　组织切片中可以看到用于放疗的小的放射性粒子

（粒子植入）引起的组织学变化与外照射引起的改变无法区分。

其他命名

- 放疗后复发性腺癌，放疗后持续性腺癌。

发病机制

- 放疗作为前列腺癌患者的主要治疗方案之一，会对腺癌细胞引起明显变化。

临床特征

- 典型的表现是患者有前列腺癌的病史，放射治疗后出现血清 PSA 水平的升高。
- 行前列腺穿刺活检的目的是为了确定是否存在复发性 / 持续性前列腺癌。
- 放疗后的变化也可以见于有过盆腔放疗病史的患者行根治性前列腺切除术的标本。

前列腺腺癌的放疗后变化

定义

- 放疗可以导致前列腺腺癌的细胞死亡和其他组织学变化。
- 绝大多数文献中报道的放疗后前列腺癌的形态学变化都来自于外照射的病例，内照射

大体病理学

- 无特异性改变。
- 放疗会引起前列腺的纤维化和瘢痕化。
- 可能会看到腺癌中出现黄色的小点。

组织病理学

在放疗引起的改变中可以看到以下几种：

- 放疗后数日或数周的早期放疗后改变很少会见于临床标本中，绝大多数腺癌细胞呈坏死、显著的退行性变化以及间质水肿和急性炎细胞的浸润。
- 放疗后数年肿瘤可以发生晚期改变。肿瘤细胞体积小，呈单个或簇状浸润间质。肿瘤细胞形态温和，仅有轻微的细胞学非典型性（图 33-3）。邻近的良性腺体显示如前讨论的细胞学非典型性。肿瘤细胞可以呈形成不良的腺体（图 33-3A），通常不会看到形成良好的腺体结构。
- 腺癌放疗后的诊断主要是基于肿瘤浸润性的

生长方式，而不是细胞学的形态（图 33-3B、C）。因为放疗后良性的上皮细胞通常会显示较恶性细胞更明显的多形性。

- 一些腺癌细胞在放疗后会显示没有明显的或仅有轻微的细胞学变化，这些肿瘤细胞可能代表着抵抗放疗的细胞群体。
- 如前所述，慢性炎症、纤维化和显著的细胞学非典型性可以见于良性的前列腺组织中。

免疫组织化学

- AMACR 在放疗后的前列腺腺癌中阳性（图 33-3D）。
- 原因未知，但单个 AMACR（棕色）的免疫染色比常用的三重染色（AMACR，p63 和高分子量角蛋白）更敏感，能够突出显示肿瘤细胞。
- 放疗后的前列腺腺癌基底细胞标记物为阴性（图 33-3D）。
- 和良性腺体一样，PSA、PSMA 在腺癌中可

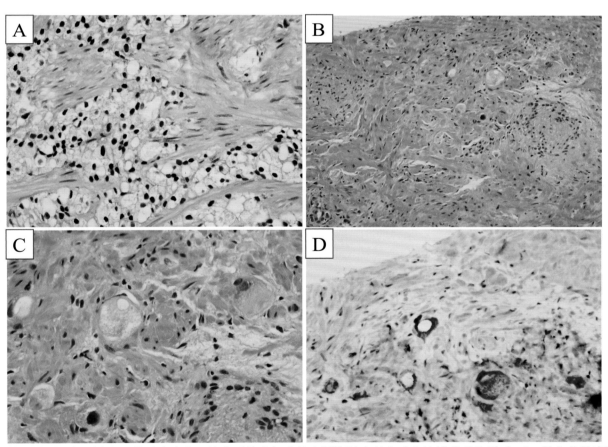

图 33-3　具有放疗后效应的前列腺腺癌。放疗后的癌细胞具有浸润性生长方式和泡沫状的胞质（A）。散在的肿瘤细胞具有放疗后的改变（B）。高倍镜下，肿瘤细胞呈泡沫状的胞质，核小（C）。三重染色证实这些癌细胞有 AMACR 的强阳性和缺乏基底细胞（D）

以阳性，但是染色的强度往往不定。

临床相关性（预后和治疗选择）

- 对于放射治疗后的患者，仅仅通过组织学特征，无法区分复发性前列腺腺癌和持续性前列腺腺癌，因此我们在报告中使用名称-"复发性/持续性前列腺腺癌"。
- 一些患者可能需要（补救性）前列腺根治术，由于放疗后广泛的纤维化，以及前列腺和周围的器官发生黏连，技术操作比较难。
- 对于这些病例，激素治疗和化疗也是一种选择。

雄激素剥夺和其他激素治疗所导致的前列腺变化

定义

- 激素治疗，通常指雄激素剥夺疗法（实际上是抗激素治疗），是业已认证的前列腺癌主要治疗方法之一。
- 广义上来说，用其他激素和用激素调节的疗法，也可以认为是前列腺癌的激素治疗。
- 其他类型的激素治疗，包括雌激素治疗、非那雄胺或甚至是糖皮质激素。

其他命名

- 雄激素剥夺、去势、抗雄治疗。

发病机制

- 雄激素对前列腺组织的生长和恶性转化都很重要。睾丸生成的雄激素占全部循环睾酮产量的90%以上。在前列腺，睾丸酮在 5α-还原酶的作用下转变为双氢睾酮（DHT）。DHT 是主要的雄激素，能够刺激良性和恶性前列腺组织的生长。
- 通过对前列腺癌患者施行睾丸切除术，Charles Higgins 由于其在激素治疗上的杰出工作而获得了诺贝尔医学奖。
- 现如今，除了睾丸切除术之外，雄激素剥夺治疗可以通过化学制剂如促性腺激素释放激素拮抗剂（例如亮丙瑞林）、雄激素阻断剂

或雌激素得以实现。

临床特征

- 当手术和放疗均不可行时，雄激素剥夺疗法，通过药物治疗或者通过例如睾丸切除术的手术治疗，都可以作为一些前列腺癌患者的最初治疗方案。
- 更常见的情况是雄激素剥夺疗法作为辅助治疗方法，联合手术、放疗和化疗，用于局部进展期前列腺癌或转移性前列腺癌。
- 术前（新辅助）的激素剥夺疗法，在美国并不常用，有时在其他国家用于临床局限性前列腺癌以减缓术前的肿瘤生长。
- 激素疗法的不良反应，包括发热潮红、性欲减低和阳痿。

大体病理学

- 前列腺体积缩小，重量减轻。

组织病理学

- 良性前列腺组织的效应
  - 非特异性组织学变化包括良性上皮的基底细胞增生、尿路上皮和鳞状细胞化生，以及可见慢性炎症这些非特异性组织学改变（图33-4A），常常可以给病理医生提供使用过激素治疗的线索。
- 对腺癌的效应
  - 对不同激素疗法所引起的前列腺组织学改变很难区分。在分泌性上皮细胞的效应最为明显（图33-4和图33-5，表33-1）。
  - 各种退变性改变例如细胞核固缩、透明胞质或空泡化胞质很明显，而腺癌通常的组织学特点，如细胞的异型性，会减轻或消失（图33-5）。
  - 这些改变可以很轻微（图33-4C，箭头和图33-4D），导致在前列腺活检标本中评判困难，或者如果是在活检或根治术之前给予激素治疗，可能造成对病变程度的低估。
  - 此外，由于之前激素治疗对肿瘤细胞引起的明显的组织学改变，不能进行可靠的 Gleason 分级。
  - 尽管突出的核仁或其他的细胞学特征很难

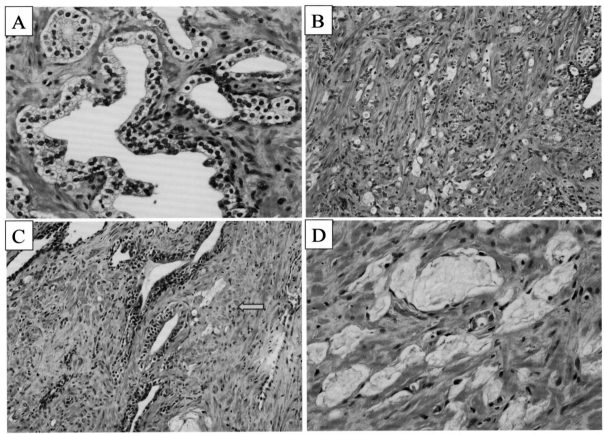

图 33-4　激素治疗后的良性腺体显示萎缩性上皮细胞（**A**）。腺癌细胞伴有激素治疗的效应，表现为小的形成不良的腺体，具有黏液湖（**B**）。放疗后的前列腺癌细胞，在低倍镜下很难识别（**C**，箭头）。激素治疗后在散在的黏液湖中可见恶性腺体（**D**）

看到，前列腺腺癌的浸润性生长方式最大程度上会保留，能够被识别（图 33-5）。

○ 特别是在间质中识别出散在的单个恶性上皮细胞，是前列腺腺癌的诊断依据（图 33-5B）。

○ 对于激素治疗的腺癌病例，我们仍然会给予评分，并写备注表明：对于激素治疗后的前列腺癌分级，可能并不准确，不能完全作为推测预后的可靠指征。

● 雌激素效应

在当今的医学实践中，罕有雌激素（己烯雌酚）应用于前列腺癌治疗。除了前列腺组织的萎缩性改变之外，雌激素可以引起良性或恶性前列腺细胞的明显鳞状化生。

免疫组织化学

● AMACR 在激素治疗的前列腺腺癌中可以阳性，但是强度和阳性细胞的百分比减少。仅约有 50% 的激素治疗的前列腺腺癌显示

AMACR 阳性。有趣的是当这些肿瘤细胞变得对激素疗法抵抗时，很多病例会显示 AMACR 阳性程度增加。

● 角蛋白和 PSA 的免疫染色可以有助于识别在这种情况下的单个肿瘤细胞，以确定诊断。

临床相关性（预后和治疗选择）

● 由于癌细胞发生了显著的萎缩性改变，术前（新辅助）的激素治疗可能会造成小体积的肿瘤诊断困难。

● 术前（新辅助）的激素治疗已经被一些专家提议能够降低前列腺癌的阳性切缘的比例并降低分期，但是目前没有证据表明其可以提高生存率。

● 由于对辨别治疗后的癌细胞存在困难，因此得出一个假阴性的诊断可能有些武断。但无论如何这种新辅助的激素治疗在绝大多数医院并不常用。

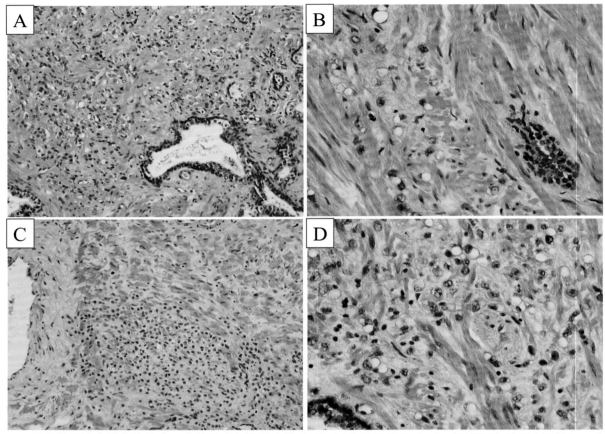

图 33-5 具有激素治疗效应的腺癌。小灶肿瘤细胞呈实性排列，没有腺体结构（**A**）。肿瘤细胞具有小的核仁，空泡状的胞质和退变性的改变（**B**）。在另一例激素治疗的前列腺癌病例中，癌呈单个细胞，没有腺腔形成，相似于 Gleason 级别 5（**C**）。高倍镜下显示单个肿瘤细胞具有萎缩性改变（**D**）

表 33-1	不同治疗方式对良性前列腺腺体和腺癌的影响	
治疗	良性前列腺腺体	腺癌
雄激素剥夺	分泌细胞萎缩 基底细胞增生	明显的萎缩性改变 退行性变
雌激素	鳞状上皮化生	鳞状上皮化生
5α 还原酶抑制剂	分泌细胞的轻度萎缩 基底细胞增生	轻微的变化 有些可能会显示高级别的表现
放疗	分泌细胞萎缩，突出的基底细胞伴有显著的非典型性（流水样）	早期：坏死 晚期：透明细胞质和萎缩性改变

5α 还原酶抑制剂（度那雄胺）引起的改变

定义

- 5α 还原酶抑制剂被认为是作用较弱的抗雄制剂，在前列腺引起的形态学改变。

发病机制

- 5α 还原酶（5-αR）通过催化作用在前列腺将睾酮转变成作用更强的双氢睾酮（DHT）。非那雄胺通过抑制 2 型的 5-αR 还原酶阻断了双氢睾酮的转变。度那雄胺是一种双效抑制剂，能同时抑制 1 型（存在于肝和皮肤）和 2 型（存在于前列腺）的还原酶抑制剂，从而较非那雄胺作用更强。

临床特征

- 5-αR 抑制剂绝大多数用于治疗良性前列腺增生。
- 5-αR 抑制剂也可以和其他的抗雄制剂例如利普安共同应用于治疗前列腺癌。
- 5-αR 抑制剂也用于具有高级别 PIN 的患者进行前列腺癌化疗性预防的临床实验。
- 药物的应用可能会使前列腺癌的临床诊断变得复杂，因为药物可以使血清的 PSA 浓度在治疗的头三个月中降低将近 50%，只要继续应用药物的话，这种效应还将持续。

大体病理学

- 无明显的大体改变。
- 在 5-αR 治疗后，前列腺的体积和重量可能减低。

组织病理学

- 非那雄胺可以导致轻度的慢性炎（图 33-6A）。
- 也可能会降低前列腺的体积，并造成良性前列腺腺体的轻度萎缩（图 33-6A、B）。
- 非那雄胺和度那雄胺看起来都可以引起前列腺腺癌的轻度萎缩性改变。
- 但是这些变化都很轻微，对于在穿刺标本中诊断前列腺癌造成的影响很小（图 33-6C）。
- 是否 5-αR 可以导致形成高级别前列腺腺癌的形态还不清楚。

免疫组织化学

- 5-αR 治疗后基底细胞的标记物存在于良性的前列腺组织，而不见于前列腺腺癌（图 33-6D）。
- 我们看到过在治疗后的前列腺腺癌细胞中出现弱的 AMACR 表达，是否 5-αR 可以在绝大多数前列腺癌病例中降低 PSA 或 AMACR 的染色强度还未知（图 33-6D）。

临床相关性（预后和治疗选择）

- 已有提示 5α 还原酶抑制剂有提高前列腺癌 Gleason 评分的可能。
- 这种提示是建立在前列腺癌预防实验的结果基础之上的，这是一个安慰剂对照实验，和对照组相比，用非那雄胺治疗的患者有更少的整体前列腺癌患病率，但是有明显更多的 Gleason 7～10 分的病例。
- 有可能这些肿瘤的高级别形态是由于非那雄胺的效应。
- 因此目前并不清楚这种发生在接受非那雄胺治疗的患者中的高级别前列腺癌，和未接受非那雄胺的患者相比，是否真正更具有侵袭性。
- 5α 还原酶抑制剂和 Gleason 评分之间的关系仍不清楚。

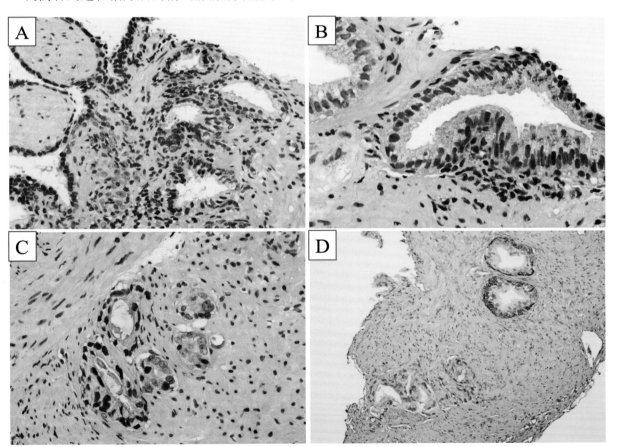

图 33-6　5α 还原酶（度那雄胺）抑制剂治疗后的良性腺体，可见腺体萎缩，基底细胞增生和慢性炎症（A）。5-αR 抑制剂治疗后的良性腺体可见色素（B）。还原酶抑制剂治疗后的腺癌，可见小灶显示细胞学异型性（C）。三重染色显示肿瘤细胞 AMACR 弱阳性，无基底细胞（D）

前列腺的尿路上皮癌

定义

- 从前列腺尿道部的尿路上皮发生的原发性尿路上皮癌。
- 可以是浸润性或原位的尿路上皮癌。
- 在实践工作中，前列腺的尿道上皮癌可能包括以下几种情况，从显微镜下很难区分：
  - 前列腺原发性尿路上皮癌，而没有膀胱的累及。
  - 膀胱的原发性尿路上皮癌累及前列腺。
  - 原发性尿路上皮癌同时发生在前列腺和膀胱。

临床特征

- 前列腺增大。
- 可以有血清 PSA 的升高，通常较轻微，取决于前列腺组织破坏的程度。

大体病理学

- 前列腺弥漫性增大，或在前列腺中出现境界不清的浸润性肿物。
- 与高级别的前列腺腺癌大体上无法区分。

组织病理学

- 尿路上皮原位癌局限于前列腺尿路上皮的基底膜内，没有浸润的证据（图 34-1A、B）。

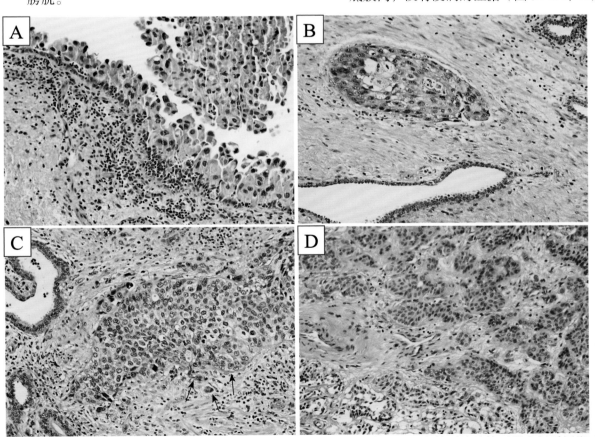

图 34-1　尿路上皮原位癌（CIS）累及前列腺尿道（**A**）。尿路上皮原位癌累及一个前列腺腺体而没有间质浸润（**B**）。高级别尿路上皮癌（HGUC）具有腺性（原位）和灶状间质浸润（**C**，箭头）。HGUC 侵及前列腺间质，具有显著的促纤维结缔组织反应（**D**）

- 浸润性尿路上皮癌的特征是在间质中出现巢状或小条索状肿瘤细胞的浸润，具有促纤维结缔组织反应（图 34-1C、D）。
- 前列腺的尿路上皮癌通常为高级别，形态上相似于膀胱的尿路上皮癌，肿瘤细胞具有多形性，通常可见坏死区。
- 筛状结构在尿路上皮癌并不常见，有时尿路上皮癌可能与前列腺的腺癌相混淆。

免疫组织化学

- p63，HMWCK，S100P，uroplakin 和 GATA3 阳性（图 34-2C）。
- PSA 阴性，AMACR 阴性或弱阳性（图 34-2D）。

鉴别诊断

- 主要的鉴别诊断是高级别的前列腺腺癌，二者的治疗不同（见表 34-1）。

临床相关性（预后和治疗选择）

- 前列腺的原发性尿路上皮癌并不常见。诊断

表 34-1 尿路上皮癌和前列腺腺癌的比较		
	尿路上皮癌	前列腺腺癌
肿瘤细胞的形态学	更加多形	相对一致
尿路上皮原位癌	可见	无
膀胱癌	可见	无
腺体的形成	偶尔	常见
筛状结构	罕见	常见
鳞状分化	常见	罕见
血清 PSA	正常或轻度升高	升高
AMACR	阴性或弱阳性	阳性
PSA/PMSA（IHC）	阴性	阳性
p63/HMWCK	阳性	阴性
GATA3/S100P	阳性	阴性
预后	非常差	好至差，取决于肿瘤的分级和分期
治疗	手术和化疗	手术、激素和放射治疗

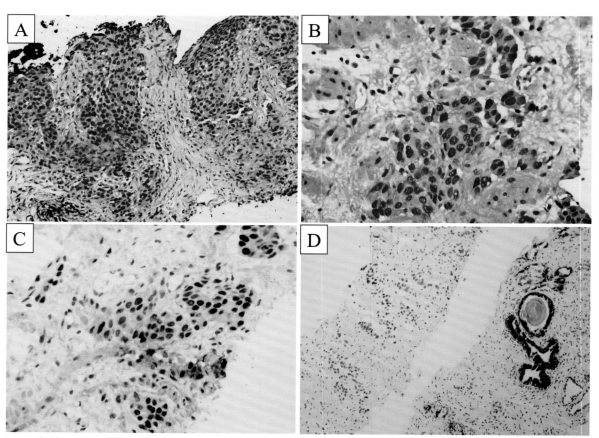

图 34-2　一个前列腺穿刺活检标本中的高级别尿路上皮癌（HGUC）（**A**）。肿瘤由大巢状细胞组成，没有任何腺性的分化，可能会与高级别的前列腺腺癌相混淆（**B**）。肿瘤细胞 GATA3 阳性（**C**），PSA 阴性（**D**）

需要膀胱镜检查阴性，由活检阴性证实。治疗首选前列腺切除术。

- 大部分的前列腺尿路上皮癌是膀胱尿路上皮癌的继发性累及。因此对膀胱病变进行膀胱镜检查和活检，对确定诊断非常重要。
- 理论上，一方面，尿路上皮癌可以同时发生在前列腺尿道和膀胱。另一方面进展期的前列腺尿路上皮癌，也可能继发性累及膀胱。但是在工作中，对于进展期的肿瘤，很难区分这两种情况。
- 前列腺继发性尿路上皮癌是一种进展期的肿瘤，预后差。主要的治疗选择是膀胱前列腺切除术及辅助化疗。

前列腺的基底细胞样癌

定义

- 由前列腺的基底细胞起源的（或具有基底细胞特征的）恶性上皮性肿瘤。

其他命名

- 基底细胞癌，前列腺的腺样囊性癌。

临床特征

- 发病年龄宽泛。
- 尿路梗阻症状。
- PSA 正常或轻度升高（如果有前列腺组织的破坏）。

大体病理学

- 浸润性肿物。
- 切面上肿瘤呈白色至肉样。

组织病理学

- 基底细胞癌的常见特征
  - 这一肿瘤的标志是：基底细胞巢团状浸润（图 34-3A）。
  - 肿瘤细胞巢胞质稀少，在低倍镜下呈蓝色。
  - 轻微的细胞学异型性。
- 经典的基底细胞型
  - 肿瘤细胞巢胞质稀少，在低倍镜下呈蓝色（图 34-3B）。
  - 形态相似于皮肤的基底细胞癌。

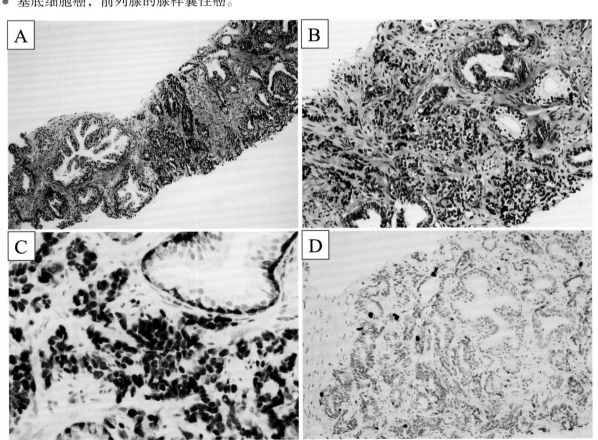

图 34-3　穿刺活检标本中基底样细胞巢浸润前列腺（**A**）。高倍镜显示不规则的肿瘤细胞巢团，胞质稀少（**B**）。肿瘤细胞 AMACR 阴性，基底细胞标记物阳性（**C**，三重染色）。Ki-67 增殖活性轻度升高（**D**）

- 腺样囊性型
  - 肿瘤细胞巢具有筛状结构。
  - 可见腺样分化和微囊结构。
  - 可以看到神经周围浸润，形态学相似于涎腺的腺样囊性癌。

免疫组织化学

- p63 和 HMWCK 阳性（图 34-3C）。
- CK7＋/CK20－（绝大多数尿路上皮癌 CK20＋）。
- PSA 阴性，AMACR 在一小部分肿瘤中弱阳性，BCL2 阳性。
- 较高的 Ki67 增殖活性（图 34-3D）。

鉴别诊断

- 腺癌，腺腔形成，突出的核仁，PSA 或 AMACR 阳性。
- 尿路上皮癌更多形性，S100P 和 GATA3 阳性。
- 基底细胞增生（见表 34-2）。

临床相关性（预后和治疗选择）

- 绝大多数病例为局部侵袭性。
- 少部分病例可见局部复发和远处转移。

表 34-2　基底细胞样癌和基底细胞增生的比较		
	基底细胞样癌	基底细胞增生
性质	破坏性但低级别的恶性肿瘤	良性增生性病变
症状	血尿	尿路梗阻
前列腺增大	是	是
血清 PSA	可能会升高	轻度升高
大体	境界不清的浸润性肿物	BPH 样的结节
腺样囊性结构	有	无
基底细胞巢	有	无
生长方式	浸润性	小叶状
Ki67	增高	正常
Bcl2	阳性	阴性
治疗	前列腺切除术	BPH 的治疗
预后	局部侵袭性但转移罕见，如果切除预后良好	非常好

鳞状细胞癌

定义

- 一种完全由鳞状细胞癌成分构成的恶性肿瘤。
- 前列腺腺癌伴鳞状细胞分化界定为同时出现腺癌和恶性的鳞状细胞的成分。
- 前列腺腺癌在有或无雌激素治疗的基础上可以发生鳞状分化。

发病机制

发病机制不明。

临床特征

- 原发性前列腺鳞状细胞癌非常罕见。
- 在绝大多数患者，鳞状细胞癌是继发性的，抑或是从邻近的器官如肛管直肠蔓延过来，或者是来自其他器官的远处转移。

大体病理学

- 境界不清的破坏性肿块。
- 可以看到坏死和角质碎片。

组织病理学

- 通常为高级别癌（图 34-4）。
- 浸润性伴有间质的促纤维结缔组织反应。
- 有或无角化。
- 如果腺癌和恶性的鳞状细胞癌成分同时存在，会考虑为腺癌伴有鳞状分化（图 34-5）。

免疫组织化学

- 角蛋白在鳞状细胞癌和腺癌伴鳞状分化中均为阳性。p63 可以在鳞状细胞癌阳性，在分化的鳞状细胞成分中也可能阳性。
- PSA 和 AMACR 在鳞状细胞成分中为阴性，腺体成分中为阳性。

临床相关性（预后和治疗选择）

- 当在前列腺做出鳞状细胞癌的诊断时，需要做进一步工作以除外有其他的原发灶。
- 如果认为是原发性的，需要进行前列腺根治术。

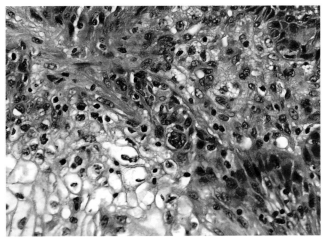

图 34-4　高级别的前列腺鳞状细胞癌具有浸润性生长方式和角化

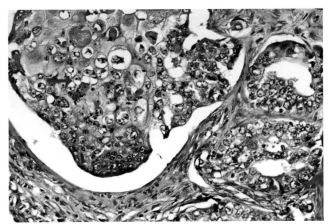

图 34-5　前列腺高级别的腺癌发生局灶的鳞状分化

- 不论原发或继发，预后较差。
- 前列腺腺癌伴有鳞状分化的预后还不清楚，最大程度可能与腺性成分的分级和分期有关。

前列腺小细胞癌

定义

- 具有小细胞神经内分泌特征的前列腺腺癌。

发病机制

- 大部分前列腺的小细胞癌与高级别的前列腺腺癌有关，最可能的原因是腺癌的一种去分化。
- 纯的小细胞癌在前列腺非常罕见。

临床特征

- 典型者表现为进展期的前列腺癌。

- PSA 升高。
- 血清的神经内分泌标志物如 CgA 可以增高。

大体病理学

- 大的实性肿物，在前列腺内广泛浸润。

组织病理学

- 肿瘤由片状的小神经内分泌细胞构成，胞质稀少，染色质呈胡椒盐样，相似于肺的小细胞癌（图 34-6B）。
- 核分裂象和凋亡都易见（图 34-6A）。
- 可见高级别的腺癌成分。

免疫组织化学

- PSA 和 AMACR 局灶阳性。
- 角蛋白和神经内分泌标记物阳性（图 34-6C、D）。
- TTF1 在不足 50% 的病例阳性。

临床相关性（预后和治疗选择）

- 一种非常具有侵袭性的肿瘤，生存期在治疗的情况下仅有几年。
- 手术的益处，最大程度是减轻症状，但是可能与提高生存并不相关。
- 系统性治疗，例如化疗伴或不伴放疗是必要的，以延长生存。

肉瘤样癌

定义

- 同时含有上皮和肉瘤成分的恶性肿瘤。

其他名称

- 癌肉瘤。

发病机制

- 在绝大多数病例中，肿瘤最开始是腺癌，之后分化发展出肉瘤成分。
- 也可能是来自于干细胞，分化成恶性的上皮和间质成分。
- 我们看到过肉瘤样癌的患者，最初是小灶的

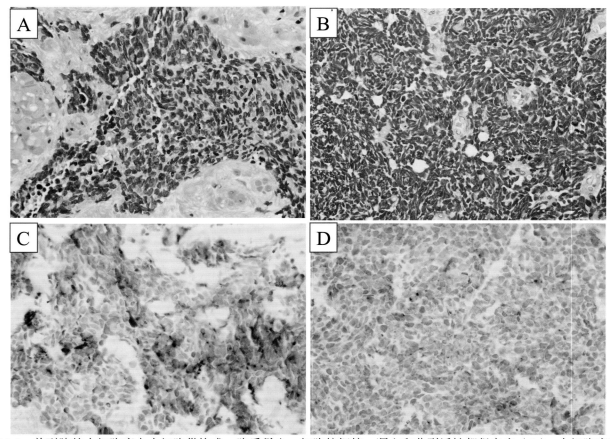

图 34-6 前列腺的小细胞癌由小细胞巢构成，胞质稀少。细胞核拥挤，凋亡和分裂活性都很突出（**A**）。小细胞癌细胞具有胡椒盐样的染色质，没有腺性的分化（**B**）。肿瘤细胞 Syn（**C**）和 CgA（**D**）阳性

前列腺腺癌，Gleason 3 + 3 = 6，在接受未经检验的治疗之后，发展成肉瘤样癌，这种治疗中可能包含了细胞生长的刺激因子。

临床特征

- 尿路梗阻。
- 如果肿瘤体积大，有可能有血清 PSA 水平的升高。
- 在诊断时或者诊断后可见转移性病灶。

大体病理学

- 大的破坏性肿物具有浸润性的边界和鱼肉样的切面。
- 常见前列腺变形、出血和坏死。

组织病理学

- 诊断需要同时出现癌和肉瘤成分（图 34-7）。
- 癌的成分
  - 通常可见高级别癌（Gleason 级别 4 或 5）（图 34-7A）。

- 有些病例可见 Gleason 级别 3 和 4。
- 其他癌的成分，例如鳞状细胞癌、小细胞癌，偶尔可见。
- 肉瘤成分
  - 通常为未分化高级别梭形细胞肿瘤（图 34-7B）。
  - 偶尔可见异源性成分，例如骨肉瘤、软骨肉瘤。
- 癌的成分和肉瘤成分可以分别存在或混合存在。
- 癌的成分比例占肿瘤的 1% ～ 99%。

免疫组织化学

- 癌的成分 PSA、AMACR 和角蛋白阳性。
- 肉瘤成分角蛋白阳性（AE1/AE3 或 Cam5.2）。

临床相关性（预后和治疗选择）

- 经常就诊时已是病变晚期，30% ～ 50% 的患者诊断时发生转移。
- 预后很差，绝大多数患者在诊断的一年之内死亡，目前无有效的治疗。

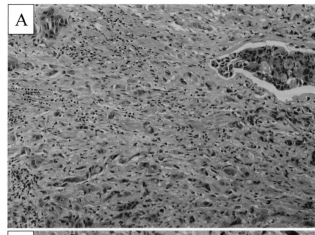

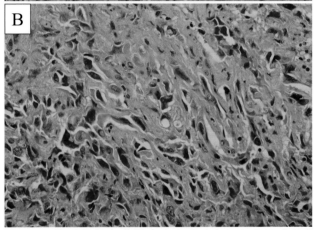

图 34-7　前列腺的肉瘤样癌由肉瘤（左）和癌的成分共同组成（**A**）。高倍镜下显示高级别的梭形细胞成分，具有细胞学的多形性和易见的核分裂象（**B**）

前列腺的肉瘤

定义

- 前列腺发生的原发性恶性间叶性肿瘤。
- 常见类型：平滑肌肉瘤、横纹肌肉瘤、纤维肉瘤和滑膜肉瘤。

发病机制

- 在前列腺罕见，可能起源于前列腺的干细胞。

临床特征

- 前列腺体积增大，通常有尿路梗阻。
- 晚期可以出现血尿。

大体病理学

- 体积大的肿块取代前列腺，切面呈鱼肉状。
- 常常可见局灶出血、坏死和侵出前列腺被膜

至邻近器官。

组织病理学

- 梭形细胞增生，细胞非常丰富，核分裂活性高，多形性显著（图 34-8）。
- 侵袭性的本质包括破坏前列腺实质、浸润被膜和周围组织。
- 特定类型肉瘤的其他特征。

临床相关性（预后和治疗选择）

- 治疗首选是外科切除。
- 化疗和放疗可以应用，但是效果存疑。
- 高级别肉瘤较低级别预后差。

恶性潜能未定的前列腺间质肿瘤（stromal tumor of unknown malignant potential，STUMP）

定义

- 一种由特化性前列腺间质发生的恶性潜能未定的肿瘤。

其他命名

- 非典型性梭形细胞增生、非典型性间质增生、叶状肿瘤、囊性上皮间质肿瘤。

临床特征

- 和良性前列腺增生症相似的下尿路梗阻的症状。
- 直肠指诊可以触到不规则肿物。
- PSA 轻微升高，血尿或血精少见。
- 偶尔患者无症状，病变通过前列腺穿刺活检发现。

大体病理学

- 前列腺不规则增大，界限不清的肿物切面显示灰白纤维样外观。
- 出血和坏死不常见。

组织病理学

- 梭形肿瘤细胞包绕陷入的腺体（图 34-9A 和 9B）。

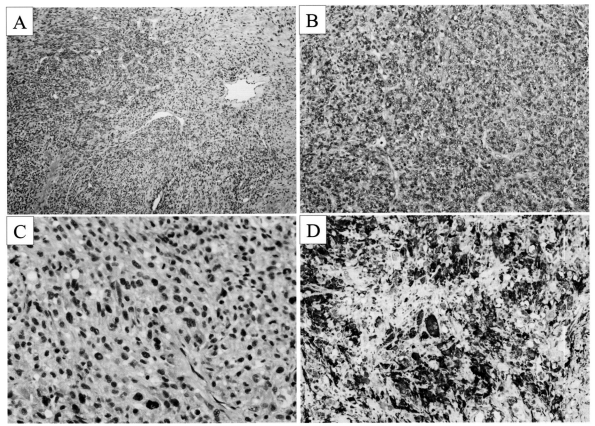

图 34-8　前列腺原发性滑膜肉瘤，由丰富的梭形细胞组成，围绕分支血管形成"鹿角样"形态（**A**）。肿瘤细胞非常丰富，分裂象活跃（**B**）。前列腺的平滑肌肉瘤由多形性梭形细胞和奇异的肿瘤细胞组成（**C**）。肿瘤细胞平滑肌标记物 caldesmon 阳性（**D**）

- 可以见到几种结构，但通常在一个病例中为多种结构混合。
- 多形性结构：丰富的梭形细胞，具有奇异核，但通常为退行性核（图 34-9C），分裂象常见。
- 嗜酸性结构：丰富的间质细胞，具有嗜酸性胞质。
- 叶状结构：叶状的细胞丰富的间质具有扩张和膨胀的良性前列腺上皮（图 34-9D），相似于乳腺的叶状肿瘤。
- 黏液样结构。

免疫组织化学

- CD34 阳性，PR 可以阳性。
- 肌上皮细胞和平滑肌标记物，如 SMA、desmin 可以阳性。

临床相关性（预后和治疗选择）

- 治疗首选是外科手术完整切除。

- 如果切除不完整，肿瘤可能复发。
- 肿瘤可以局部侵袭性，或与邻近器官如直肠黏连。
- 可以与肉瘤相关，或者是发生转分化或共同存在。
- 通常无转移。

前列腺的继发性癌

定义

- 来自其他器官的任何癌，通过直接播散或转移的方式继发性累及前列腺。

发病机制和流行病学

- 其他任何器官的进展期癌可以通过直接浸润或转移的方式累及前列腺。
- 最常见的类型是尿路上皮癌，会在单独的章节进行讨论。
- 累及前列腺的继发性癌要较前列腺癌累及其

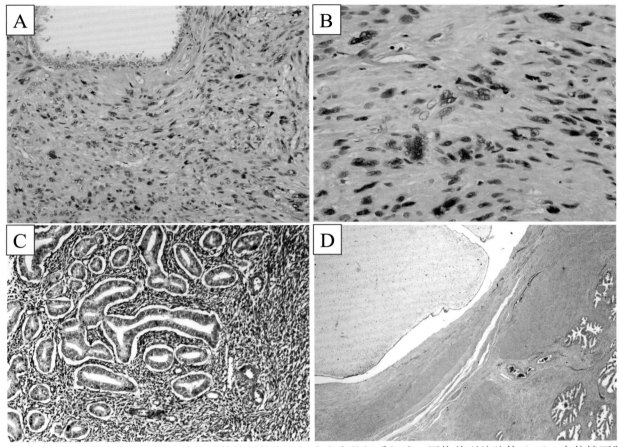

图 34-9　前列腺间质肿瘤的多形性结构，其特征是出现细胞丰富的间质细胞，围绕前列腺腺体（**A**）。高倍镜下肿瘤性的间质细胞呈梭形，丰富，具有退变性的核非典型性（**B**）。前列腺间质肿瘤具有高度丰富的细胞，围绕前列腺腺体（**C**）。前列腺的叶状肿瘤具有叶状的生长方式（**D**）

他器官少见得多。

临床特征

- 其他器官原发癌的病史，有或没有接受过治疗。
- 通常可以发现原发癌的证据。
- 偶尔可以作为首发症状出现。
- 影像学检查可以确定诊断。

大体病理学

- 体积大的肿块，单发或多发，境界清楚，除了前列腺的尿路上皮癌之外。
- 如果是直接蔓延，可以累及前列腺被膜。

组织病理学

- 高级别的癌，没有前列腺腺癌的典型形态学特征（图 34-10A、B）。

免疫组织化学

- 取决于原发肿瘤，器官特异性标记物如肺 TTF1、结肠 CDX2，可以有帮助。
- 前列腺标记物阴性。

临床相关性（预后和治疗选择）

- 在一个已知有其他部位高级别癌病史的患者，当组织学并非典型的前列腺癌时，应当考虑到继发癌的可能。
- 有时前列腺的原发性和继发性尿路上皮癌，不容易区分，但治疗首选均是膀胱前列腺切除术。

前列腺的小淋巴细胞淋巴瘤（慢性淋巴细胞白血病累及前列腺）

定义

- 前列腺的慢性淋巴细胞白血病（chronic lym-

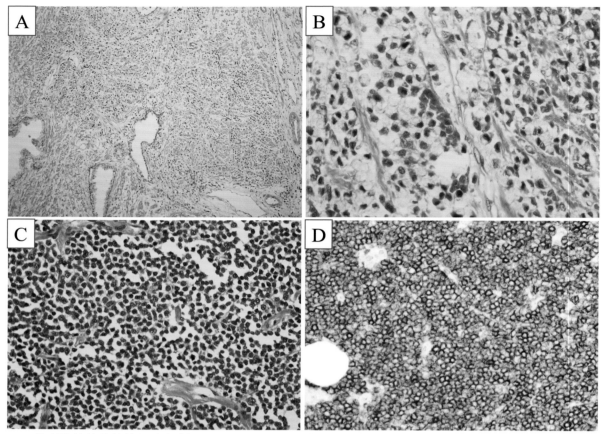

图 34-10　前列腺的转移性结肠腺癌弥漫浸润前列腺（**A**）。高倍镜下显示成片含有黏液的印戒细胞（**B**）。累及前列腺的慢性淋巴细胞性白血病（CLL），具有一致的小淋巴细胞，没有其他炎症细胞和浆细胞（**C**）。淋巴细胞 CD20（**D**）阳性，CD3 阴性（未显示）

phocytic leukemia，CLL），其特征是在前列腺有单个核小的（成熟）B 细胞聚集。

其他命名

- 累及前列腺的小淋巴细胞淋巴瘤（small lymphocytic lymphoma，SLL）或 B 细胞慢性淋巴细胞白血病。

发病机制

- 通常 CLL/SLL 是作为系统性疾病的一部分累及前列腺。
- 单独发生在前列腺的 CLL 非常罕见。
- 其他类型的淋巴瘤也可以累及前列腺。

临床特征

- 绝大多数病例无症状。
- 可以出现系统性症状，如发热、盗汗、体重减轻或淋巴结肿大。
- 偶尔尿道梗阻作为首发症状。

- 血化验显示成熟淋巴细胞增多。

大体病理学

- 前列腺弥漫增大，无明确的肿物性病变。

组织病理学

- 弥漫的大量淋巴细胞浸润，并不以前列腺腺体结构为中心。
- 一致或单形性看上去成熟的淋巴细胞，细胞非典型性很小（图 34-10C）。
- 无浆细胞或其他类型的炎细胞，而这两者通常在炎症过程中常见。
- 上皮内的淋巴细胞少见。
- 通常看不到腺体结构的破坏。
- 有时 CLL/SLL 可以与前列腺腺癌共存。

免疫组织化学

- B 细胞标记物：CD5，CD19，CD20（图 34-10D），CD23 阳性。

临床相关性（预后和治疗选择）

- 当在前列腺穿刺活检标本中显示有明显的淋巴细胞浸润且远离腺体，而且没有其他的炎症细胞，应当考虑或者提示 CLL 的诊断。
- 但是前列腺的 CLL 确诊很难是在形态学基础之上单独作出的诊断，绝大多数取决于临床病史、免疫组织化学和其他辅助诊断。

- 血液检查显示淋巴细胞增多，确定诊断相对容易。
- 由于疾病缓慢而渐进的本质，患者受临床指导而不进行治疗。
- 但是近来的研究显示化疗有一定的效果。
- 因此确定前列腺的 CLL 诊断有一些治疗价值。

第六部分　睾　　丸

第 35 章　正常睾丸和附睾组织

睾丸

解剖学

- 一对睾丸位于阴囊内，与精索相连。
- 每一侧睾丸重大约 20 g，体积为 15 ～ 25 ml。
- 睾丸由一层厚的纤维膜包裹，称为白膜，并由间隔分隔成小叶。

组织学

- 睾丸的主要成分为曲细精管（图 35-1A），直径 150 ～ 200 μm，长 30 ～ 80 cm。
- 曲细精管总长度为 0.5 ～ 1 km，为数百万精子的产生提供了足够的空间和长度。
- 在睾丸中有三大主要细胞：
- 生殖细胞
  - 在曲细精管内成熟。
  - 每一个生精过程需要 1 ～ 2 个月。
  - 最原始的生殖细胞为精原细胞，分布于邻近曲细精管的基底膜处，它最终将转变为精子。
  - 生殖细胞从最原始的阶段进展情况如下（图 35-1B）：精原细胞-初级精母细胞-次级精母细胞-精子细胞-精子。
  - 未成熟的生殖细胞（精原细胞和精母细胞）在常规外科病理切除标本中很难区分。
  - 但是精子细胞可见因其小细胞核而被辨认。精子则由其蝌蚪型的头部而被辨认。
- 支持细胞（Sertoli Cell）
  - 曲细精管内的柱状细胞，可见不明显的浅染的细胞质。
  - 支持细胞在有生殖细胞插入时可见丰富的胞质。支持细胞是维持生精环境的"护士"细胞。
  - 支持细胞可见卵圆形细胞核，染色质淡染，并可见突出的中位核仁（图 35-1C）。
  - 它们能产生大量的激素和细胞因子，如 GnRH 样因子，雌激素，TGF-α，抑制素，苗勒管抑制因子。
  - 支持细胞呈抑制素阳性，而钙视网膜蛋白阴性。
- 间质细胞（Leydig Cell）
  - 分布于曲细精管间的成簇状分布的多角形细胞。
  - 间质细胞含有丰富的嗜酸性胞质，在正常的、增生的或肿瘤性 Leydig 细胞内均可见 Reinke 结晶（图 35-1D 箭头）。
  - Leydig 细胞是雄激素的主要的产生细胞，它们也可以生成内啡肽。
  - 间质细胞呈抑制素和钙视网膜蛋白阳性。

睾丸的发育

- 胎儿型睾丸含有曲细精管，其内充满未成熟的支持细胞，偶尔可见未成熟生殖细胞。Leydig 细胞罕见（图 35-2）。
- 青春期前男孩的睾丸曲细精管内可见较多的生殖细胞。但不能看到精子。Leydig 细胞偶见。
  - 青春期睾丸含有生殖细胞成分，以及 Sertoli 细胞和 Leydig 细胞成分。但是其精子的数量较之成人少得多。
  - 70 岁以上男性的睾丸依然可见到生精现象，但生殖细胞的数量较少。

睾丸网以及输出小管

睾丸网

- 位于睾丸门部，由相互吻合的小管组成的网状结构（图 35-3A）。
- 睾丸网内衬的细胞为扁平的或立方的细胞，

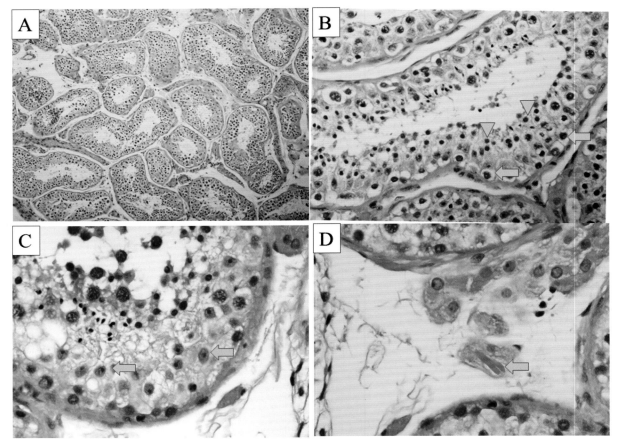

图 35-1　成熟的睾丸。部分曲细精管内充满了未成熟的和正在发育的生殖细胞以及成熟的精子（**A**）。高倍镜（**B**）显示未成熟生殖细胞，包括位于曲细精管基底部的精原细胞（箭头）和位于小管基底的精母细胞，精子细胞（中间型细胞伴有致密的细胞核，箭头头部）以及位于管腔侧的精子（蝌蚪状的小蓝点）。位于曲细精管内的 Sertoli 细胞（**C**，箭头）可见丰富的淡染胞质，卵圆形的细胞核和突出的核仁。部分精子插入在 Sertoli 细胞的胞质之间。Leydig 细胞（**D**）位于小管间，在 Leydig 细胞中内可见 Reinke 细胞结晶（箭头）

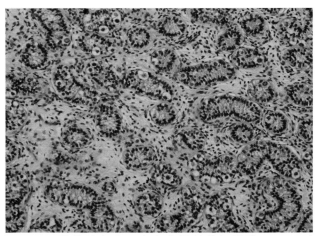

图 35-2　胎儿的睾丸，含有大量的曲细精管。Sertoli 细胞以及偶尔可见的伴有核周空晕的未成熟生殖细胞

偶见柱状细胞（图 35-3B）。

- 睾丸网连接近端的曲细精管和远端的输出小管。
- 精子的运输：从曲细精管→睾丸网→输出小管→附睾→输精管。

输出小管

- 由复杂的小管状结构组成，被覆假复层纤毛柱状上皮，连接睾丸网和附睾。
- 与附睾不同，输出小管的直径较小，可见上皮内折（突起），细胞核位置更不规则，并且未见附睾的腔内透明区（图 35-4）。
- 睾丸网和输出小管均来源于 Woffian 管，男性生殖系统的其他结构，如附睾、精索以及射精管，与其来源相同（表 35-1）。上述所有结构均呈 PAX8 阳性。

附睾

- 依附于各自睾丸的一对管状结构。
- 它可以分成头（与睾丸相连）、体和尾（与输精管相关）。
- 由高度盘绕的小管组成，腔面呈圆形。每个小管衬覆高柱状假复层上皮，这些纤毛不可

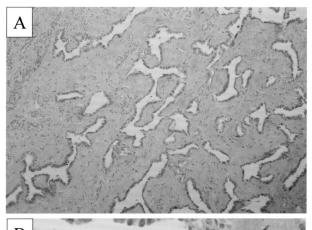

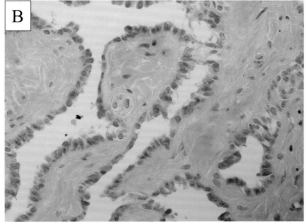

图 35-3 睾丸网由扩张的小管组成，周围可见厚壁纤维间隔（**A**）。内衬扁平或立方上皮（**B**）

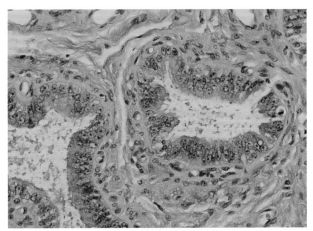

图 35-4 输出小管衬覆假复层柱状上皮

移动，称为静纤毛。

● 上皮细胞的细胞核位于上皮细胞的基底 1/2 处，因此其上皮细胞的上半部分邻近腔面侧可见一个透明区（图 35-5）。

输精管

● 一对长的肌性管腔结构，可见小管腔（图

表 35-1 由 Woffian 管和 Mullerian 管衍生而来的结构

	男性	女性
Woffian 管（对）	精索 射精管 输精管 附睾 输出小管 睾丸网	（退化） Gardner 管
Mullerian 管（对）	（退化）	输卵管
		子宫
		宫颈
		阴道上部

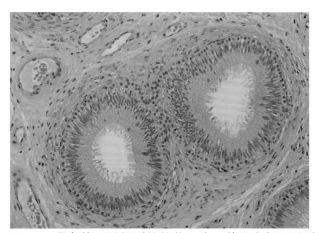

图 35-5 附睾管可见规则的柱状上皮，其基底部可见雪茄型细胞核以及长的静纤毛

35-6A），衬覆含有静纤毛的假复层柱状上皮（图 35-6B）。

● 输精管含有厚的肌性管壁，分为内纵、中环、外纵三层。

● 在输精管切开的标本，输精管管腔完整横断面需要组织学检查得以确认。

精索

● 含有输精管及其周围组织的一对结构，多位于腹股沟管，连接睾丸和腹部。

● 除了输精管以外（图 35-6C），精索含有动静脉、淋巴管、神经丛、骨骼肌和平滑肌（图 35-6D）、纤维脂肪组织和鞘膜，有时还能见到淋巴结。

● 精索断端对于评价患有生殖细胞肿瘤患者的一侧睾丸切除术有着重要意义。

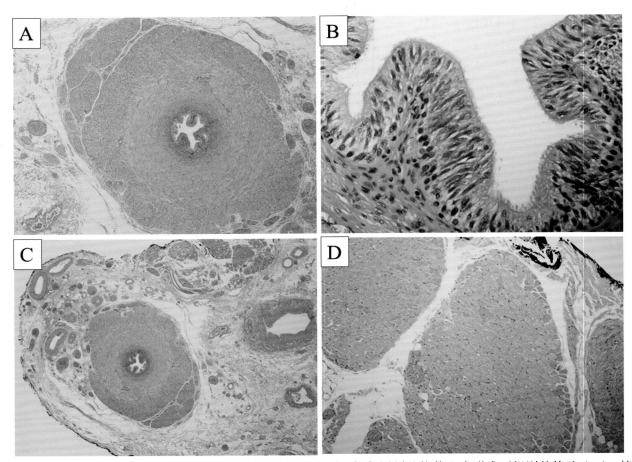

图 35-6　输精管含有相当厚的平滑肌壁和小口径的管腔（**A**）。假复层纤毛柱状上皮形成不规则的管腔（**B**）。精索（**C**）含有输精管、肌肉以及纤维脂肪组织（**D**）

乳酸脱氢酶（LDH）

- 乳酸脱氢酶（LDH）是一种出现于多种细胞的酶。
- 血清学标志物可用于检测肿瘤负荷。
- 对于任何一类的肿瘤均非特异性的指标：生殖细胞肿瘤、转移癌或淋巴瘤均可出现 LDH 增高。

胎盘碱性磷酸酶（PLAP）

- 胎盘碱性磷酸酶是一类正常情况下出现于胎盘的酶。
- 组织学标记呈现胞质着色（图 36-1）。
- 在原位生殖细胞肿瘤（germ cell neoplasia in situ，GCNIS）以及所有睾丸生殖细胞肿瘤，包括精原细胞瘤、卵黄囊瘤以及未成熟畸胎瘤均有表达。
- 在卵巢生殖细胞肿瘤也呈阳性表达。
- 是生殖细胞肿瘤有用的诊断标志物，但不能用于区分亚类分。

CD117（c-Kit）

- CD117（c-Kit 蛋白）是一种酪氨酸激酶受体，与细胞的生长和分化相关。
- 组织学标志物主要表达于细胞膜，伴有部分细胞质着色。
- 阳性表达于 GCNIS（图 36-2A）以及精原细胞瘤（图 36-2B）。
- 此类酪氨酸激酶的抑制剂已上市，是潜在的治疗靶点。

转录因子 4 八聚体（OCT4）

- 转录因子 4 八聚体（OCT-4）是一类与未分化胚胎干细胞自我更新相关的转录因子。
- 免疫组化标记表达于细胞核。
- 阳性表达于 GCNIS（图 36-2C）、精原细胞瘤（图 36-2D）和胚胎性癌（图 36-3A）。
- 正常胚胎细胞、卵黄囊瘤以及性索间质肿瘤不表达此标志物。

CD30

- CD30 是一类细胞膜蛋白，隶属肿瘤坏死因子受体家族。
- 阳性表达于胚胎性癌，呈细胞质着色（图 36-3B），同时伴有 AE1/AE3 阳性表达（图 36-3C）。它是一类胚胎性癌相对特异的标志物，但其着色可以是局灶性的。
- 可以阳性表达于一些淋巴瘤。

D2-40

- 生殖细胞标志物。
- 弥漫阳性表达于精原细胞瘤（图 36-4）。
- 在胚胎性癌呈局灶阳性表达（图 36-3D）。
- 也是淋巴内皮细胞的标记物。

磷脂酰肌醇聚糖 3（glypican 3）

- 磷脂酰肌醇聚糖 3 是一个由胚胎组织产生的

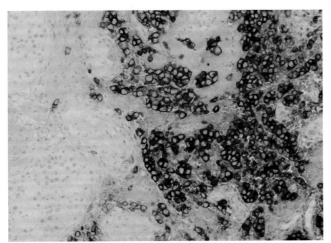

图 36-1　PLAP 在精原细胞瘤的肿瘤细胞着色（右侧），但在曲细精管内的良性生殖细胞呈阴性表达（左侧）

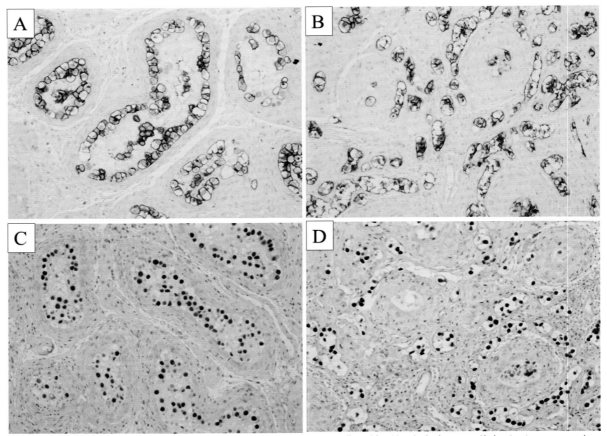

图 36-2　在 GCNIS 的肿瘤性生殖细胞中（主要是膜）（**A**）以及经典型精原细胞瘤中 c-Kit 着色（**B**）。OCT-4 在 GCNIS 的肿瘤细胞中散在着色（核着色）（**C**），在浸润性精原细胞瘤表达（**D**）

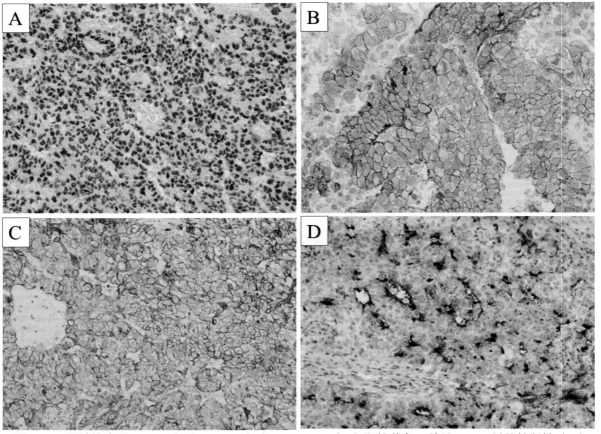

图 36-3　胚胎性癌呈 OCT-4（**A**）、CD30（**B**）、AE1/AE3（**C**）阳性着色，并呈 D2-40 局灶性阳性（**D**）

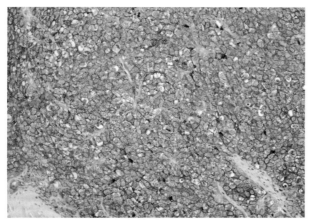

图 36-4　精原细胞瘤的肿瘤细胞呈弥漫性 D2-40 阳性

胎儿蛋白，可能在细胞生长和增殖方面有调节作用。

- 组织学标志物呈细胞质着色，可能也是血清标志物。
- 卵黄囊瘤（图 36-5A）以及绒毛膜癌中的合体滋养细胞（图 36-5B）呈阳性表达。
- 肝细胞癌、儿童的肝母细胞瘤和肾母细胞瘤（Wilms 瘤）呈阳性表达。

- 较 AFP 更为敏感。

甲胎蛋白（alpha fetal protein，AFP）

- 甲胎蛋白（AFP）在正常情况下由胎儿组织产生。
- 组织学标志物呈胞质着色，并有血清标志物。
- 在卵黄囊瘤（图 36-5C）和肝细胞性肝癌呈阳性表达。
- 不是非常敏感，可呈局灶性着色。

人绒毛膜促性腺激素 β 亚单位（β-HCG）

- β-HCG 是由合体滋养层细胞产生，正常情况定位于胎盘。
- 组织学标志物呈胞质着色，并有血清标志物。
- 绒毛膜癌中合体滋养层细胞呈阳性表达（图 36-5D）。
- 在精原细胞瘤的患者偶尔也可检测到低水平 HCG 表达，此类肿瘤含有少量的肿瘤性合体滋养细胞。

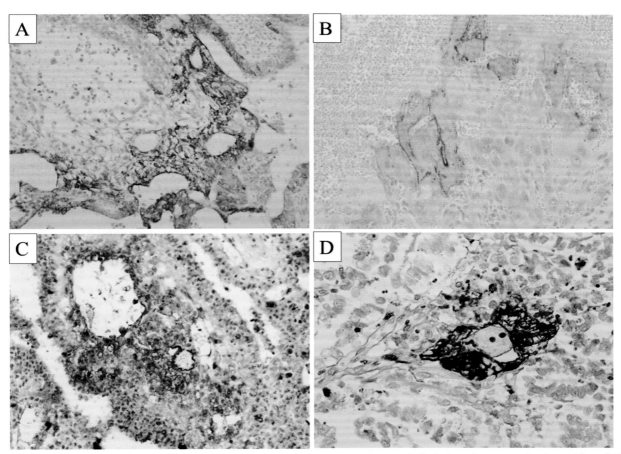

图 36-5　卵黄囊瘤（A）和绒毛膜癌（B）呈 glypican3（GPC3）阳性表达。卵黄囊瘤也表达 AFP（C），而绒毛膜癌呈 β-HCG（D）阳性表达

- 如果血清学呈 HCG 高水平，则其组织学切片也呈高背景。

Sall4

- 原始干细胞呈阳性表达（精原细胞图 36-6A 左）。

- 原位生殖细胞肿瘤（图 36-6A 右），精原细胞瘤（图 36-6B），胚胎性癌（图 36-6C）和卵黄囊瘤（图 36-6D）呈阳性表达。
- 不同类型生殖细胞肿瘤的生殖细胞标志物免疫表达总结于表 36-1。

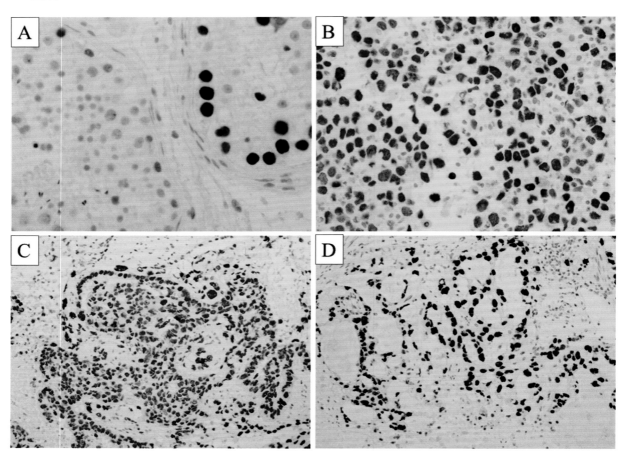

图 36-6　Sall4 阳性表达于良性曲细精管内的未成熟生殖细胞（**A** 左），并在 GCNIS 的肿瘤性生殖细胞呈阳性表达。Sall4 还阳性表达于精原细胞瘤（**B**），胚胎性癌（**C**）和卵黄囊瘤（**D**）

	表 36-1　不同类型的生殖细胞肿瘤的肿瘤标志物的免疫反应				
标志物	GCNIS	精原细胞瘤	胚胎性癌	卵黄囊瘤	绒毛膜癌
PLAP	阳性	阳性	阳性	阳性	阳性
CD117	阳性	阳性	—	—	—
OCT4	阳性	阳性	阳性	—	—
CD30	—	—	阳性	—	—
D2-40	—	阳性，弥漫	阳性，局灶	阳性	—
Sall4	阳性	阳性	阳性	阳性	阳性
AFP*	—	—	—	阳性	—
Glypican3	—	—	—	阳性	阳性
Beta-HCG	—	—	—	—	阳性

* 可以用作组织学标志物和血清学标志物。

—，阴性，小于 1% 的病例可呈阳性

抑制素（inhibin）

- 抑制素由 Sertoli 细胞产生。雄激素刺激抑制素产生，这一结果调节精子生成。
- 抑制素使得 FSH 合成下调，并抑制 FSH 分泌。
- 在性索间质细胞，包括 Sertoli 细胞和 Leydig 细胞（图 36-7）肿瘤均可检测到其表达。
- 也可见于肾上腺皮质细胞以及卵巢的性索间质细胞。

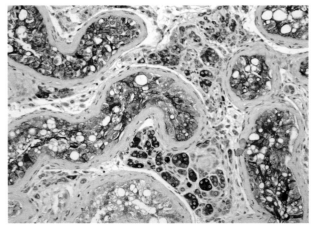

图 36-7　抑制素阳性表达于曲细精管内的 Sertoli 细胞和曲细精管间的 Leydig 细胞

第六部分 睪 丸

第 37 章 睪丸炎性及反应性病变

睪丸感染性肉芽肿性炎

定义

- 感染性原因引起的睪丸肉芽肿性炎。

发病机制

- 多数感染源于结核和真菌。

临床特征

- 局部表现为睪丸肿物。
- 影像学检查证实存在睪丸肿物。
- 如果为系统性疾病，典型的病例常伴发肺或其他器官的感染。
- 患者可出现发热或乏力等症状。

大体病理学

- 单发或多发的边界不清的肿物。

- 当睪丸被切成两半，在一些干酪样肉芽肿病例可见到局灶或广泛的奶酪样坏死组织（图37-1A）。

组织病理学

- 干酪样肉芽肿（坏死性肉芽肿）以肉芽肿中心出现干酪样坏死为特征（图37-1B）。
- 肉芽肿由组织细胞和朗汉斯（Langhans）巨细胞组成，伴有或不伴有坏死（图37-1C）。
- 因细菌和传染因子引起的肉芽肿除了组织细胞，还可以含有中性粒细胞。
- 由梅毒引起的肉芽肿称为树胶肿，其中央血管可见凝固性坏死，外周可见大量的浆细胞。
- 结节病，是一类非感染性肉芽肿性炎，其肉芽肿与感染性肉芽肿不能区分，为排除性诊断。
- 从实践层面，肉芽肿的形态特征并不足以确

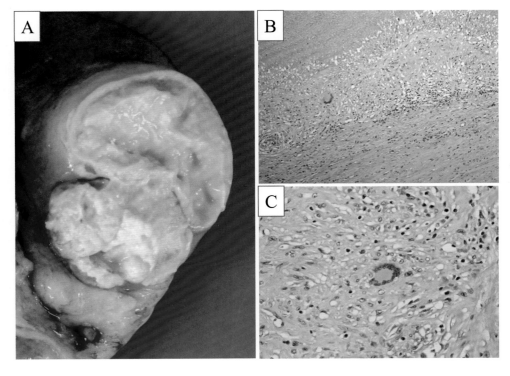

图 37-1 一侧睪丸标本，可见干酪样肉芽肿性炎，此患者伴有结核感染，在病灶中央可见丰富的奶酪样物质（**A**）。典型的结核肉芽肿可见中央干酪样坏死，周围围绕上皮样组织细胞，伴有淋巴细胞浸润（**B**）。高倍镜放大（**C**）显示朗汉斯巨细胞，该细胞含有马蹄样排列的细胞核，细胞周围可见其他炎症细胞

认病因。特殊染色以及更为重要的微生物学研究，包括微生物培养、生化和分子检测在确认病因上更为准确。

- 在慢性病程的患者，可见瘢痕组织和玻璃样变。残留的曲细精管显示正常生精或生精减少。

免疫组织化学

- AFB、GMS 染色可检测到微生物。
- 微生物学研究在确认微生物时有帮助。

临床相关性（预后和治疗选择）

- 特殊的抗细菌或抗真菌感染对于治疗系统性疾病是有效的。
- 通常而言，肉牙肿的病因不能由外科病理学家来确认，除非微生物染色阳性。因此，肉芽肿性炎的诊断常需报告 AFB/GMS 染色结果。临床相关性、诊断检查以及微生物学研究对于病因的检测是必需的。
- 如果怀疑是肿瘤性病变或去除坏死组织，可对局部病变行手术切除。

非特异性肉芽肿性睾丸炎

定义

- 慢性肉芽肿性睾丸炎，病因不明。

发病机制

- 此类疾病病因不清，可能与自身免疫、感染或创伤有关。
- 炎症可以起源于曲细精管，患病时间长者可能累及整个睾丸。

临床特征

- 患有非特异性睾丸炎（non-specific granulomatous orchitis，NSGO）的患者可有流感样症状，如发热、头痛、打喷嚏以及咳嗽。
- 表现为睾丸体积增大，质硬但未触及明确结节，典型的病例为单侧睾丸受累。
- 可以伴发阴囊积水或腹股沟疝。

大体病理学

- 睾丸弥漫性增大，未见明确结节，与其他类型的睾丸肉芽肿性炎不同，后者常可见干酪样坏死。
- 增大的睾丸，切面均质（图 37-2A）。
- 附睾可以受累。

组织病理学

- 广泛的慢性肉芽肿性炎，含有组织细胞、淋巴细胞和多核巨细胞（图 37-2B）。
- 炎症可围绕于曲细精管，最初的表现为出现

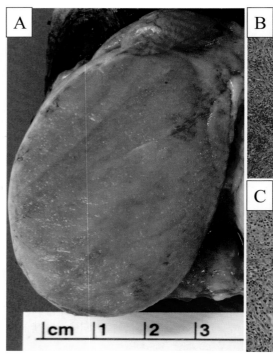
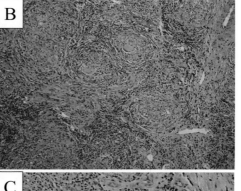
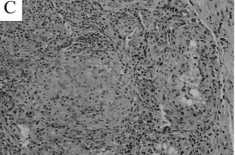

图 37-2 在睾丸切除标本中，非特异性肉芽肿性睾丸炎（NSGO）表现为睾丸弥漫性增大，切面实性均质质硬（**A**）。显微镜下，NSGO 显示无数的肉芽肿，取代整个睾丸（**B**）。肉芽肿由大量的上皮样组织细胞、部分淋巴细胞和多核巨细胞组成（**C**），病灶邻近曲细精管

曲细精管内的组织细胞。重度炎症可损害曲细精管结构，伴有生殖细胞的损伤，并可见Sertoli细胞（图 37-2C）。

免疫组织化学

- 组织细胞呈 CD68 阳性，GMS 和 AFB 呈阴性反应。

临床相关性（预后和治疗选择）

- 虽然为良性疾病，但是这种睾丸炎可以广泛破坏睾丸结构。因为其病因不清，目前缺乏有效的保守治疗手段。对症消炎治疗可以缓解症状。
- 当保守治疗治疗失败，可行睾丸切除术。

睾丸黄色肉芽肿

定义

- 黄色肉芽肿是一类炎症性肉芽肿性病变，聚集吞噬脂质的巨噬细胞。

同义词

- 黄色瘤，黄色肉芽肿性睾丸炎。

发病机制

- 黄色肉芽肿（黄色瘤）并非真性肿瘤，而是一类反应性肉芽肿过程。
- 多数情况下可能由于局灶的组织损伤引起。损伤的细胞释放了丰富的胆固醇，后者被无数的巨噬细胞吞噬。
- 高脂血症可以是一类危险因素。

临床特征

- 可能有损伤史。
- 睾丸内可见局限性肿块，通常可被影像学检查发现。

大体病理学

- 可以是边界清楚的肿块，也可以是边界不清的病灶。
- 病灶切面呈淡黄色，源于其富含脂质，多数情况下是胆固醇（图 37-3A）。
- 可见局灶性出血，坏死和囊性变。

组织病理学

- 在反应性肉芽肿背景上可见大量富含脂质的巨噬细胞（图 37-3B），同时可混有炎症细胞和异物巨细胞。
- 可见胆固醇裂隙。

免疫组织化学

- CD68 阳性。

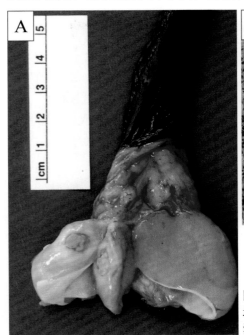

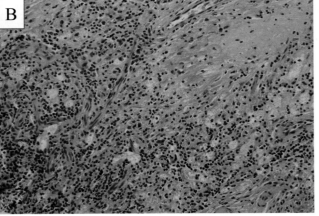

图 37-3　黄色肉芽肿性睾丸炎呈一个边界清楚的黄色肿块，周围可见瘢痕组织（**A**）。显微镜下，黄色肉芽肿由泡沫样巨噬细胞组成，可见慢性炎细胞浸润（**B**）

- 对细胞角蛋白以及其他肿瘤标志物呈阴性反应。

主要鉴别诊断

透明细胞性肾细胞癌

- 转移性透明细胞性肾细胞癌由成片状排列的透明细胞组成，可见鸡爪样血管。

其他肉芽肿性炎

- 泡沫样组织细胞并不是突出的表现。

临床相关性（预后和治疗选择）

- 良性经过。

附睾炎

定义

- 附睾的炎症。

发病机制

- 常与睾丸炎或创伤相关。
- 可以为急性或慢性炎症。
- 病因包括细菌（常为急性）、衣原体（慢性）、真菌感染或病毒。

临床特征

- 急性附睾炎可以出现发热，疼痛，脓尿。
- 慢性附睾炎常症状轻微。
- 在年青男性，衣原体或淋病是常见的原因。
- 在老年男性，大肠杆菌和假单胞菌感染是常见的病因。
- 在创伤的病例，可与睾丸扭转共存。

大体病理学

- 伴有急性附睾炎的睾丸可出现水肿，伴有或不伴有脓肿。
- 在慢性期，纤维化和粘连更为突出，可引起组织扭转。

组织病理学

- 急性炎症以中性粒细胞浸润和微脓肿形成为特征。组织破坏明显（图 37-4）。微脓肿常

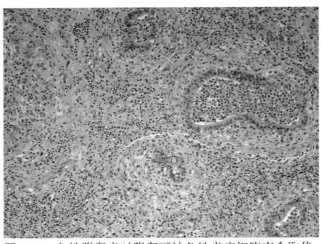

图 37-4　急性附睾炎时附睾可被急性炎症细胞完全取代。小管内或小管外可见多发性微脓肿形成

围绕于腺上皮。
- 附睾的慢性炎症常表现为器官的增大或结构破坏（图 37-5A），可伴有或不伴有肉芽肿（图 37-5B）。在晚期可见显著的纤维化。

免疫组织化学和细胞组织化学

- GMS、AFB 对于肉芽肿性病变是必须作的检测项目。
- 在病毒感染时可行 CMV 或其他免疫染色。

微生物学研究

- 病理特征不足以提供一个明确的病因学诊断。因此，微生物学研究是必须的。

临床相关性（预后和治疗选择）

- 保守性抗炎治疗。
- 如果感染因子可以明确，那么随后的特异性治疗例如抗生素治疗即可进行。
- 在临床上需与睾丸扭转或梗死鉴别，因为后者是一类医学急症，需要手术治疗。

结节性输精管炎（vasitis nodosa）

定义

- 良性输精管上皮再生性增生。

发病机制

- 输精管切除术后的输精管反应性过程。

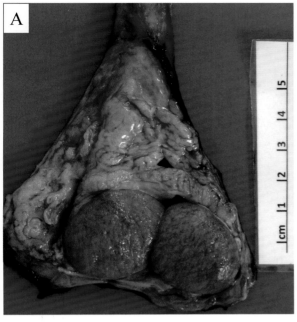

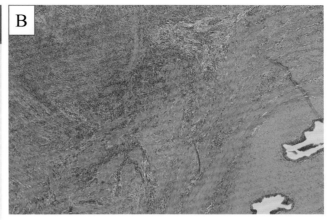

图 37-5 慢性肉芽肿性附睾炎大体常表现为附睾增大、纤维化、变硬（**A**）。显微镜下可见伴有明显的中央坏死的肉芽肿性炎（**B**）

临床特征

- 既往有输精管切除术的男性患者。
- 阴囊内输精管走行部位的小的软结节。

大体病理学

- 阴囊皮下小结节病变。

组织病理学

- 输精管节段性扭曲，管腔内充满精子。
- 输精管壁内见小的腺样结构深层浸润（图 37-6A）。
- 上皮细胞无明显异型（图 37-6B）。
- 纤维化明显，常可误诊为促纤维结缔组织反应性增生。

- 精子外漏引起的肉芽肿反应（精子肉芽肿）常见。

鉴别诊断

- 浸润性腺癌可见明显的细胞异型，腺腔内未见精子。

治疗建议

- 在多数情况下，病灶会吸收，或者在无外科手术介入的情况下趋于平稳。如症状明显需行手术切除。

免疫组织化学

- 极少需要，上皮标志物（Pax8）阳性。

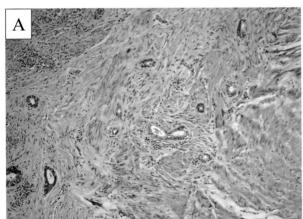

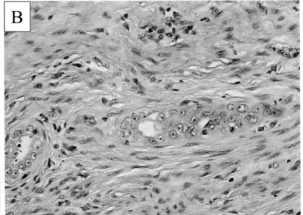

图 37-6 （**A**）显示结节性输精管炎表现为肌壁内反应性小管状结构浸润。（**B**）示浸润的小管形态规则，未见显著的细胞异型性

精子肉芽肿

定义

- 源于精子外渗引起的肉芽肿性炎症反应。

发病机制

- 睾丸、附睾、输精管或是在精子转运通路上任何部位的组织发生引起精子外渗的损伤，可引起异物反应。

临床特征

- 在生育年龄发生。
- 有创伤、炎症或输精管切除术病史。
- 在早期可见一个小的疼痛的结节，在疾病的晚期可见无痛性坚硬结节。

大体病理学

- 小的白色的或黄褐色结节，单发或多发。可伴发纤维化及组织扭曲反应。

组织病理学

- 组织损伤的区域（液化性坏死）、伴有组织细胞的反应性肉芽肿，后者偶见异物巨细胞成分。
- 在肉芽肿内可见精子池（类似于蓝色逗点的蝌蚪）是诊断要点（图 37-7）。
- 可见其他炎症细胞。

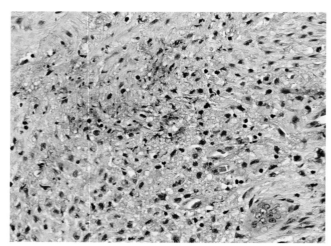

图 37-7　精子肉芽肿含有大量组织细胞，精子可与组织细胞混合存在

免疫组织化学

- 通常不用。
- 再生性上皮细胞角蛋白呈阳性表达。
- CD68 可用于证实组织细胞的存在。

临床相关性（预后和治疗选择）

- 良性，当精子外渗停止后呈自限性经过。
- 当症状明显伴有其他病变或疑为肿瘤时可行手术切除。

睾丸附件和附睾附件

定义

- 睾丸或附睾的小的良性囊性病变。
- 睾丸附件：米勒（Mullerian）氏管（副中肾管）的残余，位于睾丸头部的表面。
- 附睾附件：沃尔夫（Wolffian）氏管（中肾管）的残余，位于附睾头部。

同义词

- Morgagni 囊泡（睾丸附件）。

临床特征

- 正常成人非常常见，多数情况下无症状，属偶然发现。
- 孤立的小的囊性病变，内含透明液体。

大体病理学

- 睾丸或附睾的小的芽状突起结构。

组织病理学

- 衬覆单层柱状或立方上皮。
- 组织学上睾丸附件（图 37-8）和附睾附件（图 37-9）不易区分，因为它们的衬覆上皮相似。临床所见的病变部位对于其诊断有关键作用。

临床相关性（预后和治疗选择）

- 如无症状则无需治疗。如有症状或疑为肿瘤则可手术切除。

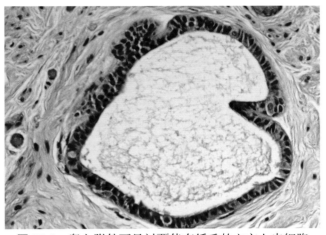

图 37-8　睾丸附件可见衬覆伴有纤毛的立方上皮细胞

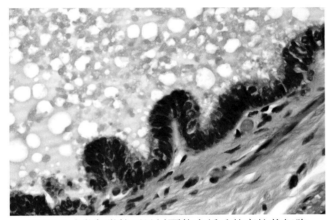

图 37-9　附睾附件可见衬覆伴有纤毛的高柱状细胞

阴囊积水和阴囊积血（hydrocele and hematocele）

定义

- hydro，水；cele，空间。
- 从广义而言，积水指体腔内浆液性液体病理性积聚，这一情况可发生于精索。
- 严格意义上说，积液是指睾丸周围的液体积聚。更为准确的意思是指睾丸鞘膜脏、壁层间的液体积聚。
- 积血：睾丸鞘膜脏、壁层间的血液或血性液体的积聚。

发病机制

- 睾丸积液源于睾丸从腹腔下降过程中的腹股沟管。
- 如果在成人，这一管道未闭锁，那么腹腔液体可流到身体的低点，进入睾丸鞘膜的脏、壁层（阴囊）之间。

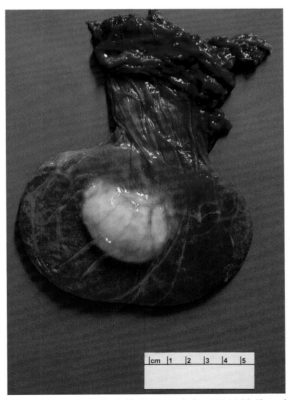

图 37-10　在一个充满液体囊性腔隙内可见悬挂着一个萎缩的睾丸

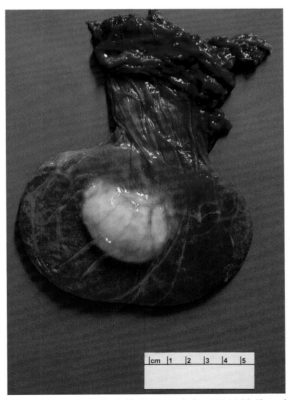

临床特征

- 积液在新生儿常见，通常在出生后一年内当这一管道闭锁后消失。
- 在成人，典型的病例常表现为无痛性睾丸阴囊肿胀。
- 积液表现为单侧性或双侧性柔软的水球样肿块。
- 积水可伴有腹股沟疝。
- 透光试验阳性，这一试验表现为肿胀的阴囊接受手电筒照射时出现光照，其原因是清亮的液体可让光线通过。

大体病理学

- 薄壁囊肿，内含清亮液体，睾丸悬浮于其中（图 37-10）。
- 相似的薄壁囊肿，内含血性液体称为积血（图 37-11）。

组织病理学

- 阴囊积水衬覆单层间皮（图 37-12A）。
- 有时可见反应性间皮增生（图 37-12B）或

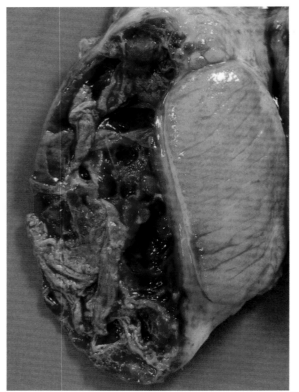

图 37-11　积血表现为在睾丸鞘膜脏、壁层之间可见凝固的血液

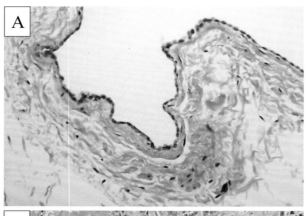

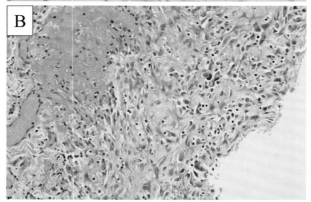

图 37-12　积液可见衬覆扁平的间皮（**A**）。积液在无间皮衬覆的腔内表现为反应性间皮增生（**B**）

伴有炎症。

- 在积血的病例，腔隙内可见红细胞。

临床相关性（预后和治疗选择）

- 可自发吸收。大的积水可压迫睾丸影响功能。
- 在大的病灶或有症状的患者可用针吸排水。
- 伴有腹股沟疝的积水必须及时进行手术。
- 手术修复过程简单，预后极佳。

精子囊肿（spermatocele）

定义

- 与积水和积血不同，为输出管——近端睾丸网或附睾的囊性扩张，其内充满含有精子的液体。

临床特征

- 肿大的睾丸或肿物，疼痛或无痛。
- 源于睾丸或睾丸旁组织的重量增加引起扭转。

大体病理学

- 薄壁囊肿，内含清亮的浆液性液体。

组织病理学

- 囊性病变，衬覆良性柱状或立方上皮（图 37-13A），管壁可见平滑肌。
- 囊内液可见蝌蚪样精子（图 37-13B）是与阴囊积水鉴别的另一个关键点。

临床相关性（预后和治疗选择）

- 因存在扭转风险，可能需行手术切除。

睾丸扭转和梗死（tesicular torsion and infarct）

定义

- 扭转是指精索扭曲。
- 梗死是指源于完全扭转造成无血供而引起的睾丸的坏死。

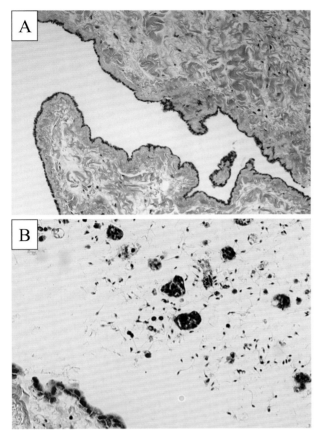

图 37-13　衬覆立方上皮的精子囊肿（**A**）。高倍镜下在腔内可见精子（**B**）

临床特征

- 典型的病例出现于年青男性，表现为急性单侧阴囊疼痛。
- 扭转超过 24 小时可引起睾丸梗死。

- 当出现梗死，需行睾丸切除术。

大体病理学

- 睾丸表面和切面呈黑红色外观（图 37-14A）。

组织病理学

- 在部分梗死或梗死早期，曲细精管充满了细胞碎片伴有核碎屑以及其他退行性改变（图 37-14B）。
- 广泛的坏死伴有影细胞和出血（图 37-14C）。
- 在之后的数天可见炎症细胞和机化的肉芽组织。
- 未治疗的病例，睾丸可见纤维化和瘢痕形成。

鉴别诊断

急性睾丸炎以急性炎症为特征，无大面积的坏死，且出血轻微。

免疫组织化学

- 无指导意义。

临床相关性（预后和治疗选择）

- 临床处理的及时性非常关键。扭转超过 6 小时损伤不可逆，因为已经造成不可逆的生殖细胞缺血性损伤。

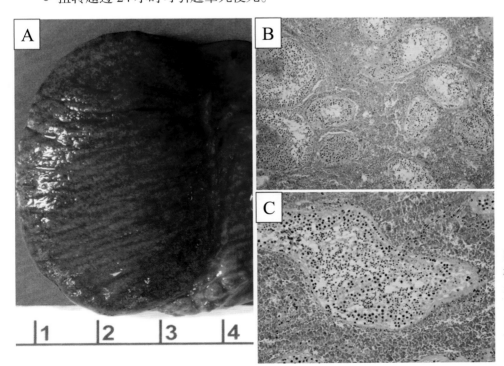

图 37-14　睾丸扭转伴梗死。梗死睾丸的切面呈局灶性出血和变色，但仍保持颗粒状外观（**A**）。梗死的睾丸可见小管周围的严重出血（**B**）。高倍镜下可见退行性变，管腔内充满生殖细胞碎片和核碎屑（**C**）

- 当扭转持续时间超过 24 小时，将发生梗死。
- 当出现梗死时，可行睾丸切除治疗。在扭转早期且睾丸有功能的病例可行睾丸固定术。

睾丸微石症（testicular microlithiasis，TML）

定义

- 睾丸内出现曲细精管内或曲细精管外微小钙化可见于良性或恶性病变下的睾丸。

同义词

- 微小钙化

发病机制和流行病学

- 睾丸微石症（TML），见于 1.5% ～ 5% 的正常睾丸，是一种相对常见的情况。
- 多见于伴有不育症的或生殖细胞肿瘤的个体（至多可达 20%）。
- 原因不明，可能与曲细精管的损伤和纤维化相关，这一情况常见于隐睾或不育症的患者。
- 经典的睾丸微石症定义为影像学检查发现多于 5 个的回声（钙化）灶。局限性睾丸微石症定义为影像学检查发现＞ 1 个但＜ 5 个的回声灶。

临床特征

- 常为睾丸超声检查时偶然发现。
- 通过超声或其他影像学检查方法，在睾丸内见钙化灶。

- 在 80% 的病例呈双侧受累。

大体病理学

- 未见特殊的大体表现，但睾丸可含有肿瘤或良性非肿瘤的疾病。

组织病理学

- 显微镜下，睾丸微石症表现为微小钙化灶，多为圆形或卵圆形，直径 50 ～ 300 μm（图 37-15）。
- 钙化可出现于曲细精管内或间质中，但不出现小管梗阻。
- 微钙化既可见于恶性生殖细胞肿瘤（图 37-16），也可见于隐睾症中萎缩的曲细精管或其他良性睾丸疾病。

临床相关性（预后和治疗选择）

- 无症状，无疾病进展。
- 对于微石症是否与睾丸生殖细胞肿瘤相关存在争议。
- 在无症状的患者，不伴有睾丸生殖细胞肿瘤其他危险因子的情况下，睾丸微石症不增加睾丸癌症的危险。
- 但在伴有睾丸生殖细胞肿瘤危险因素的睾丸微石症患者，出现原位生殖细胞肿瘤的比例增加 8 ～ 10 倍。这些男性应通过影像学和血清肿瘤标志物进行随诊。
- 一些专家建议这些男性应进行睾丸活检以除外合并小管内生殖细胞肿瘤的可能。然而这一建议并未受到广泛接受。

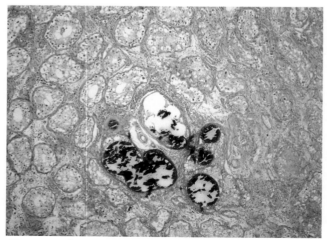

图 37-15　出现于良性病变中睾丸小管的微钙化（微石症）

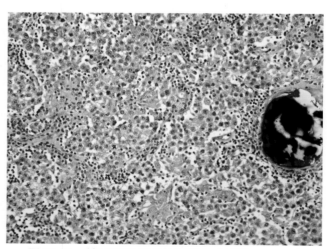

图 37-16　精原细胞瘤内的微钙化（直径 200 μm）

睾丸卵巢双性腺（ovotetis）

定义

- 在人类，性腺出现睾丸和卵巢成分。

同义词

- 两性腺，性腺真性雌雄同体，性腺真性两性畸形。

发病机制

- 在同一个体同时出现睾丸和卵巢成分，是一类遗传异常的状况（在一些动物身上，两性的器官出现在同一个体是正常现象）。
- 从遗传学上，出现 47XXY，46XX/46XY，或 46XX/ 47XXY 以及各种不同程度的镶嵌体。

临床特征

- 模糊的两性特征。
- 几乎所有的患者都是不育的，仅有数例生育的病例报道。

- 可检测到男性和女性激素。

大体病理学

- 卵圆形的性腺。

组织病理学

- 在同一性腺中出现正常的睾丸和卵巢组织（图 37-17）。
  - 睾丸组织中的曲细精管，可见 Sertoli 细胞（图 37-17A）和睾丸网（图 37-17B）。
  - 卵巢组织可见卵母细胞和卵巢间质细胞（图 37-17C）。
  - 在一些病例，可见精原细胞瘤（图 37-17D）或其他恶性生殖细胞肿瘤。

免疫组织化学

- 可用于排除生殖细胞肿瘤。

分子检测

- 确认基因型需用细胞遗传学研究。

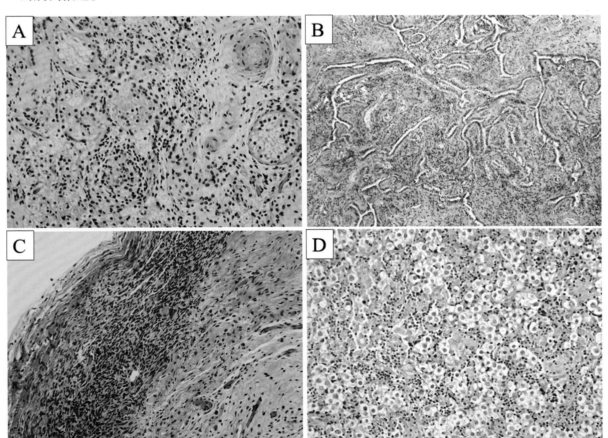

图 37-17　睾丸卵巢双性腺：睾丸成分由婴儿的曲细精管（**A**）和睾丸网组织（**B**）组成。卵巢间质（**C**）也很突出。此外，本例合并精原细胞瘤（**D**）

临床相关性（预后和治疗选择）

- 这一情况与性取向的社会问题相关。
- 双性腺可表现为可疑的肿块。
- 因生殖细胞肿瘤危险性增加，需行外科手术。

雄激素不敏感综合征（androgen insensitive syndrome，AIS）

定义

- 一类男性遗传性的对雄激素无反应的综合征，源于雄激素受体突变。

同义词

- 睾丸女性化综合征。

发病机制

- 雄激素受体突变引起男性患者女性化，源于在早期发育阶段缺乏雄激素的影响。

临床特征

- 雄激素不敏感综合征（AIS）可分成完全型和不完全型两大类。
- 完全型患者（无功能雄激素受体）表现为青春期后的女性外观。
- 典型的 AIS 患者，常表现为身材高大，有良好发育的乳腺，腋下和耻骨体毛稀少。
- 无子宫，仅有一个像"阴道"的小袋。
- 腹股沟内或腹腔内的睾丸。
- 出现恶性生殖细胞肿瘤的危险在 25 岁为 3%～5%，而在年龄达到 50 岁时增至 30%～50%。

大体病理学

- 性腺未发育（不成熟的睾丸）。
- 性腺内的肿块多数为生殖细胞肿瘤。

组织病理学

- 不成熟的睾丸（胎儿型），生精稀少或无生精现象（图 37-18A）。

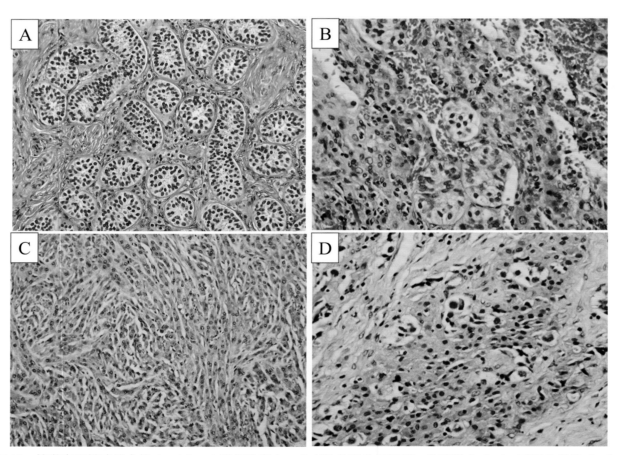

图 37-18　雄激素不敏感综合征（AIS）。30 岁男性睾丸，含有胎儿型曲细精管，生精稀少（**A**）。可见弥漫性（**C**）和结节状（**B**）Leydig 细胞增生。这一雄激素不敏感的患者继发了精原细胞瘤，表现为大的不典型的细胞，伴有核周空晕，周围可见增生的 Leydig 细胞浸润（**D**）

- 弥漫性或结节状 Leydig 细胞增生（图 37-18B、C）。
- 当患者存活至成年，可见精原细胞瘤或混合性生殖细胞肿瘤（图 37-18D）。

免疫组织化学

- 在出现生殖细胞肿瘤时可应用免疫组织化学标记物进行肿瘤亚型确认。

分子检测

- 细胞遗传学显示为 46XY。
- 通过分子检测可证实存在雄激素受体突变。

临床相关性（预后和治疗选择）

- 在低龄的时候切除睾丸以预防发生生殖细胞肿瘤。
- 如伴发生殖细胞肿瘤，可行手术治疗，术后可行或不行辅助治疗。

囊性纤维化病患者的睾丸

定义

- 囊性纤维化病（cystic firbrosis，CF）累及睾丸，是一类常染色体隐性遗传紊乱。

同义词

- 纤维性囊肿病。

发病机制

- 由于纤维囊肿病的编码基因突变引起，这一基因产物跨膜电导调节（cystic fibrosis transmembrane conductance regulator，CFTR），参与调节氯离子和钠离子的跨膜过程。
- CF 易累及肺、胃肠道、肾、胰腺和其他内分泌器官。
- CFTR 障碍引起黏液黏稠，继发感染以及最终的器官衰竭。

临床特征

- 以多处器官的囊肿形成和纤维化为特征。
- 一小部分的 CF 患者可伴发未下降到阴囊内

的睾丸，缺乏输精管和无精症。
- CF 患者的睾丸功能障碍可能与营养或梗阻因子相关。

组织病理学

- 大多数情况下可因梗阻出现细胞脱落（图 37-19），但非 CF 特异性的。
- 晚期患者可出现精子生成功能低下。

免疫组织化学

- 无作用。

分子检测

- 诊断依赖于 CFTR 的突变分析。

临床相关性（预后和治疗选择）

- 引起不育的 CF 患者有许多的临床表现。
- 致死原因绝大多数为肺和胰腺的衰竭。

Klinefelter 综合征

定义

- Klinefelter 综合征是一类男性遗传性改变，源于额外的 X 染色体。
- 典型的核型为 47，XXY。
- 其他变异型为 XXYY，XXXY，XXXXY 以及其他镶嵌核型。

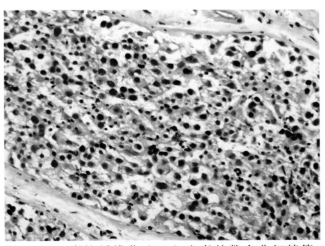

图 37-19　囊性纤维化（CF）患者的数个曲细精管，其内充满脱落的生殖细胞，细胞之间互相分离，杂乱无序

临床特征

- 为最常见的男性染色体异常（1/1000）。
- 男性化程度不同，男性乳房发育非常常见，体毛和头发减少。
- 不育症伴有精子数量的减少或精子缺乏。
- 血清促性腺激素增高（FSH）。

大体病理学

- 由于曲细精管广泛的纤维化玻璃样变而表现为小的质硬的睾丸。

组织病理学

非特异性组织学改变，包括不同程度的生精功能低下，包括：

- 萎缩的睾丸伴有大部分曲细精管的纤维化和玻璃样变。
- 有些小管仅见典型的 Sertoli 细胞（图 37-20）。
- 小部分曲细精管出现生精下降。
- 出现 Leydig 细胞增生。

免疫组织化学

- 无应用。

分子检测

- 诊断依赖于细胞遗传学的核型分析。

临床相关性（预后和治疗选择）

- 组织学改变是非特异性的，因此，临床和分

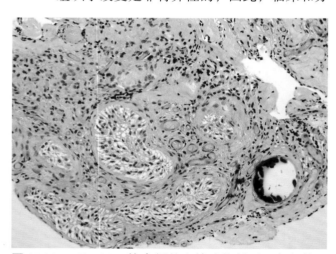

图 37-20 Klinefelter 综合征的生精功能低下。睾丸的一部分被玻璃样变的小管取代。小管内只见 Sertoli 细胞。也可见到微石症

子遗传学是作出诊断的必需条件。

- 在一些病例可出现精子回输。
- 增加乳腺癌的风险。

雄激素去势后的睾丸

定义

- 在雄激素去势治疗后的睾丸改变。
- 有许多化学方法用于达到雄激素去势。

同义词

- 男性睾丸的化学去势，雄激素去势。

发病机制

- 治疗前列腺癌的患者，抗雄激素药物用于睾丸的化学去势。
- 在偶尔的情况下，化学去势也用于对性犯罪的囚犯的惩罚。
- 促性腺激素释放激素的拮抗剂如 Lupron，导致产生激素的 Leydig 细胞的萎缩和曲细精管内生殖细胞的消耗。

临床特征

- 有使用抗雄激素药物的病史。
- 小的双侧睾丸。

大体病理学

- 小的萎缩的睾丸。

组织病理学

- 多数曲细精管玻璃样变，未见生殖细胞或 Sertoli 细胞（图 37-21A、B）。
- 其他小管可见生殖细胞数目明显减少（图 37-21C、D）。
- 一些小管内含有少量的伴有泡沫样胞质的 Sertoli 细胞。
- Leydig 细胞数目减少（图 37-21B）或完全消失。
- 睾丸的变化与老龄化、放疗或其他治疗后改变相似。

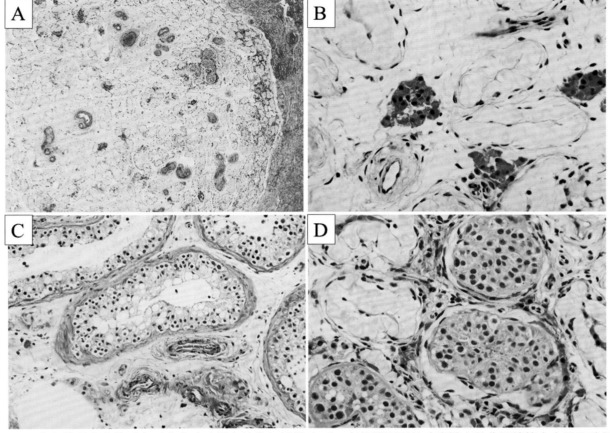

图 37-21 睾丸雄激素去势后主要含有玻璃样变的曲细精管（**A**）。高倍镜下可见玻璃样变的曲细精管内未见生殖细胞，可见簇状 Leydig 细胞（**B**）。残存的曲细精管生殖细胞成熟障碍（**C**）或生殖细胞数量减少（**D**）

免疫组织化学

- 不适用。

临床相关性（预后和治疗选择）

- 多数为老年男性，进展期前列腺癌患者，对生育无要求。
- 如这些男性出现反应性的生精现象，则将发生严重的睾丸萎缩。

长期外源性雌激素治疗后的睾丸

定义

- 经大量的长期的外源性雌激素治疗后的男性睾丸。
- 男性经变性手术变成女性不属于此类，因为此时睾丸已经手术切除。

同义词

- 在一些文化中常把这类男性称为"女性男孩"。

发病机制

- 外源性雌激素引起乳腺和第二性征器官的发育。
- 在反馈环中，过量的雌激素可抑制促卵泡激素（FSH）的产生。
- 抑制的 FSH 阻止了睾丸生殖细胞的发育。

临床特征

- 突出的女性特征，可见发育良好的乳腺。
- 男性外生殖器外观正常，小睾丸。
- 生殖细胞肿瘤危险性增加。

大体病理学

- 小睾丸，切面纤维化、质硬。
- 需书页状切开，仔细检查，因为此类睾丸存在生殖细胞肿瘤的可能。

组织病理学

- 生精功能低下，表现为曲细精管数目和生殖细胞数目减少（图 37-22）。

- 广泛的小管纤维化。
- 出现原位生殖细胞肿瘤或生殖细胞肿瘤。

免疫组织化学

- 需行 c-Kit 或 OCT4 除外原位生殖细胞肿瘤。

临床相关性（预后和治疗选择）

- 在以下两种情况可行睾丸切除术：
  - 患者要求切除。
  - 怀疑发生生殖细胞肿瘤。
- 治疗同普通型生殖细胞肿瘤。

创伤

定义

- 睾丸创伤损伤一侧或双侧睾丸。损伤的类型包括钝器伤、穿通伤和撕脱伤（阴囊从睾丸处切除）。

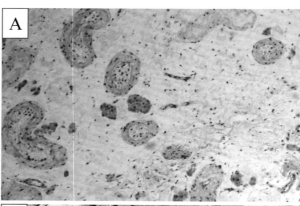
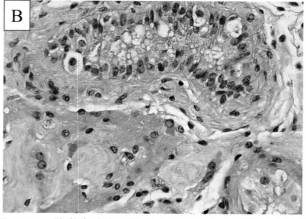

图 37-22　雌激素治疗下的睾丸表现为曲细精管被水肿的间质分隔（**A**），小管的数量和大小明显减少。高倍镜下（**B**）显示萎缩的曲细精管，其内主要可见 Sertoli 细胞伴有偶尔的生殖细胞

发病机制

- 钝器伤是最常见的原因，穿通伤占 10% ～ 20%。

临床特征

- 创伤史，有时可见明显的血肿或阴囊瘀斑。
- 阴囊极度疼痛，常伴恶心呕吐。
- 在睾丸破裂时可出现血肿（睾丸白膜出血），一个机化的血肿可形成肿块。

大体病理学

- 钝器伤可出现局灶性睾丸出血，损伤可以是单侧性或双侧性。
- 睾丸白膜破裂，或阴囊撕裂也可见到，常可引起严重的出血。
- 在睾丸实质内于睾丸旁组织出现弥漫性出血或局限性血肿（图 37-23）。
- 创伤晚期表现为睾丸实质内的瘢痕或纤维化。

组织病理学

- 在睾丸中出现局灶性或大量的、弥漫性出血

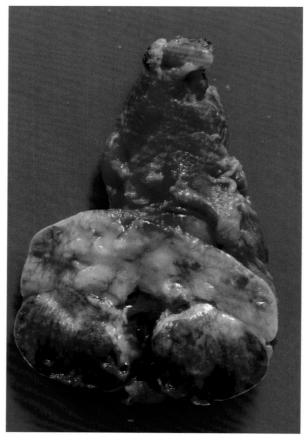

图 37-23　由于骑摩托车事故引起的睾丸出血，导致睾丸切除

以及血肿（图 37-24）。

- 出血伴发坏死，表现为巨噬细胞和肉芽组织的机化。
- 时间久的病例，肉芽组织机化，炎细胞浸润，组织内纤维化瘢痕将取代损伤的组织，可能导致睾丸变形。

临床相关性（预后和治疗选择）

- 对于轻微睾丸创伤的病例行保守治疗。
- 对睾丸破裂的患者外科修补是必需的，包括睾丸清创和外科白膜缝合，以保留睾丸。
- 对于严重的病例，需行睾丸切除术。

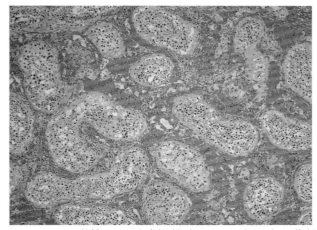

图 37-24 　显微镜下显示弥漫性出血和生殖细胞退化性变化

第 38 章　不孕症相关性睾丸病变

生精低下（hypospermatogenesis）

定义

- 成熟生殖细胞或精子生成降低。

发病机制

- 多种因素可导致精子数量的减少。
- 是不孕症患者最常见的睾丸活检病理发现之一。
- 多数情况下，病理医生不能从组织切片中找出病因。

临床特征

- 由无精症（精子缺乏）或少精症（精子数量减少）而导致不孕症。

大体病理学

- 睾丸大小正常或缩小。

组织病理学

- 成熟和未成熟生殖细胞总数减少。与正常曲细精管相比，该病变曲细精管的直径正常或轻度缩小（图 38-1）。
- 精子细胞和精子偶见（图 38-1）。
- 生精功能低下的患者，其曲细精管可混有只有支持细胞（Sertoli's cell）成分的小管（图 38-2）或伴有透明变性的曲细精管（图 38-3）。
- 生殖细胞与 Seretoli 细胞的相对比下降（正常生育年龄的男性其比例为 10～15：1）。

免疫组织化学

- 抑制素可用于标记支持细胞，以便评估生殖

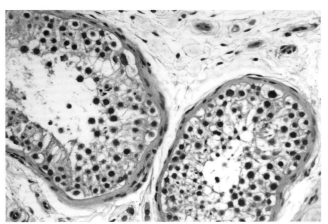

图 38-1　生精低下。两个曲细精管中可见生殖细胞数量减少，仅在腔缘侧见少许精子细胞及精子

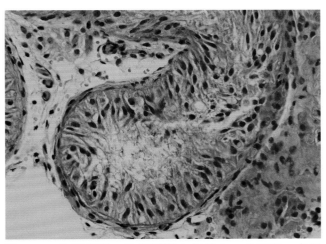

图 38-2　生精低下，曲细精管内仅见 Sertoli 细胞，在照片的右下角可见小灶 Leydig 细胞聚集

细胞与支持细胞的比值。

分子检测

- 对于发现遗传性疾病十分必要。

临床相关性（预后和治疗选择）

- 如有可能，应治疗生精功能低下的病因。
- 必要时可采取睾丸活检取精术。

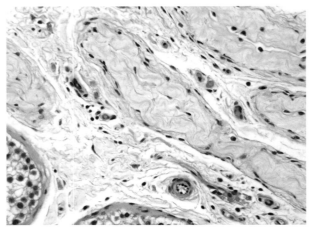

图 38-3 生精低下，可见数个曲细精管玻璃样变，未见生殖细胞

唯支持细胞综合征（模式）（sertoli-cell-only syndrome）（pattern）

定义

- 曲细精管中仅含支持细胞，未见生殖细胞。

发病机制

- 此综合征并非一类特异性的疾病；而是由多种因素，例如感染、肿瘤、治疗相关或特发性疾病导致的病理性结果。
- 作为睾丸疾病终末期的常见结果之一，可导致生殖细胞生成减少。

临床特征

- 无精症以及伴发的不孕症。
- 如成年发病，男子外观正常。
- 目前，化疗和放疗是常见病因。

大体病理学

- 睾丸体积较小或正常，典型者为双侧改变。

组织病理学

- 曲细精管仅衬覆支持细胞，未见生殖细胞（图 38-4A 和图 38-5A）。这一表现可以是局灶性，也可以是弥漫性的。
- 支持细胞的形态分类与其临床表现及预后无关。
- 在曲细精管内未见成熟或未成熟的生殖细胞

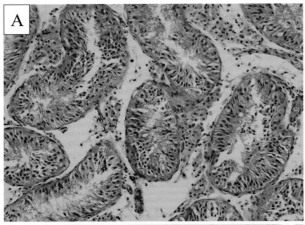

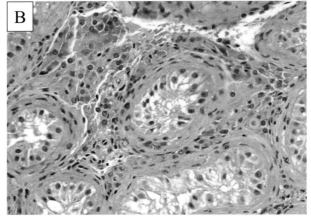

图 38-4 唯支持细胞：图中所有的曲细精管均仅见支持细胞，无生殖细胞（**A**）。仅见支持细胞模式的萎缩曲细精管，可见 Leydig 细胞增生（**B**）

（图 38-5A）
- 可见睾丸 Leydig 细胞（图 38-4B）。
- 可见由此衍生为曲细精管透明样变。
- "支持细胞仅存模式"是指这一区域中的曲细精管内仅有支持细胞，与"唯支持细胞综合征"不同，后者在整个睾丸内没有生精现象。在一例"唯支持细胞模式"的病例睾丸活检标本中，该睾丸内的其他区域可见生精现象。

免疫组织化学

- 支持细胞呈抑制素表达阳性（图 38-5B）。
- 生殖细胞标记物（如 c-Kit，OCT4）呈阴性表达。

临床相关性（预后和治疗选择）

- 尚无可逆转此情况的有效疗法。

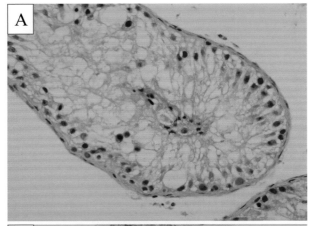

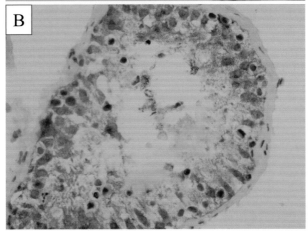

图 38-5 "唯支持细胞模式"。曲细精管内仅见呈椭圆形细胞核的支持细胞，未见任何生殖细胞（**A**）。免疫组织化学染色显示曲细精管内所有的细胞为支持细胞，呈抑制素阳性表达（**B**）

曲细精管透明样变（hyalinized sem-iniferous tubules）

定义

- 曲细精管内的生殖细胞和支持细胞完全被透明样变的纤维结缔组织取代。

同义词

- 终末期睾丸疾病，全睾丸纤维化。

发病机制

- 任何损伤、感染、遗传、外伤或特发性原因都可以导致这种情况。

临床特征

- 睾丸衰竭。

大体病理学

- 睾丸缩小、变硬。

组织病理学

- 曲细精管被玻璃样变的管状纤维结缔组织取代，未见任何生殖细胞和支持细胞（图 38-6）。
- 在多数情况下，玻璃样变的曲细精管可以局灶性或弥漫性分布。
- 偶见 Leydig 细胞。

临床相关性（预后和治疗选择）

- 如果为弥漫性改变，属不可逆的病理状态，并且无法生育。

生殖细胞脱落（germ cell sloughing）

定义

- 未成熟生殖细胞从曲细精管的基底部分离并脱落入管腔的病理状态。

同义词

- 阻塞（不准确，故应避免，因为脱落不等于阻塞）；脱落是一种病理改变，可源于阻塞或其他原因。
- 虽然生殖细胞的脱落可能暗示着曲细精管的阻塞或者其他原因，但是病理学家不能做出"阻塞"的诊断。

发病机制

- 正常情况下，发育中的生殖细胞插入在支

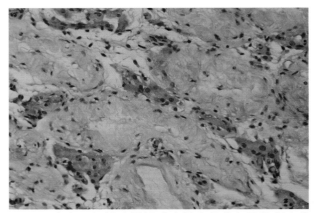

图 38-6 睾丸组织被弥漫性玻璃样变的曲细精管所取代，偶见 Leydig 细胞

持细胞的胞质中，后者附着在曲细精管的基底部。

- 当阻塞或其他损伤发生时，生殖细胞从支持细胞上脱落，落入曲细精管的管腔内。
- 生殖细胞的产生和成熟都正常，而其转运过程中存在障碍。
- 生殖细胞的脱落常与睾丸内或睾丸外的阻塞相关，但组织学检查不能确认病因。
- 其他情况下，如炎症、发热或者热损伤也会导致生殖细胞和 Sertoli 细胞的损伤，从而导致这些细胞从曲细精管的管壁上脱落。

临床特征

- 睾丸大小正常，伴有无精症或少精症。
- 解剖学或外科手术均可以引起阻塞，如行输精管切除术。

大体病理学

- 无明显特异性改变。

组织病理学

- 精子生成正常，曲细精管内有足够数量的未成熟和成熟的生殖细胞。但曲细精管异常扩张，内含混杂排列的生殖细胞（图 38-7）。
- 成熟和未成熟的生殖细胞从曲细精管壁脱落，落入管腔内，有时可形成细胞管型（图 38-8）。
- 曲细精管内的生殖细胞排列紊乱，精子位于管腔周围，而精原细胞位于曲细精管或脱落物的中央（图 38-7、38-8）。

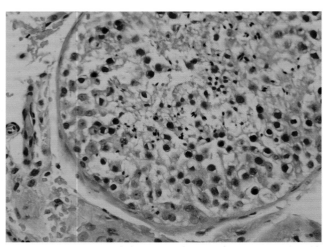

图 38-7　生殖细胞脱落的组织像显示生殖细胞从曲细精管的管壁脱落，而支持细胞仍然附着其上

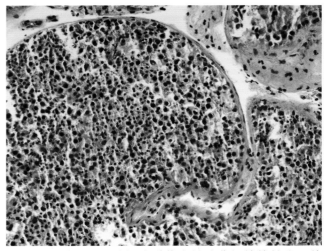

图 38-8　严重的生殖细胞脱落会导致曲细精管扩张，其中充满了杂乱无序排列的生殖细胞。需要注意的是精母细胞异常地出现在基底膜附近

- 伪脱落或"堵塞"是一种部分生殖细胞位于曲细精管管内腔的现象。然而，这些生殖细胞排列有序地黏附于曲细精管的管壁上，是一种人工假象。

免疫组织化学

- 在一些病例中，曲细精管内可见巨噬细胞的存在，可以通过 CD138 或 CD68 的免疫组化标记物证实。

临床相关性（预后和治疗选择）

- 预后主要取决于病因。
- 一些病例的睾丸外的堵塞在必要情况下可以医治，如输精管切除术。
- 在可能的情况下，应尽可能识别其他阻塞或原因并去除原因。
- 一些病例可以选择睾丸活检取精术。

精子成熟阻滞（maturation arrest）

定义

- 曲细精管中生殖细胞的成熟障碍。
- 早期成熟障碍：不成熟生殖细胞无法发展成为成熟的生殖细胞。
- 晚期成熟障碍：虽然有成熟生殖细胞的出现（例如精子细胞），但是却没有精子的产生。

发病机制

- 在典型的情况下,一个生殖细胞通过减数分裂后最终成熟,成为精子细胞和精子(成熟的生殖细胞)。在某些情况下,生殖细胞在某未成熟阶段发育停滞而不能形成成熟的精子。

临床特征

- 完全发育停滞的病例呈现无精症(无精子生成);或者不完全发育停滞的病例呈现少精症(精子数量减少)。

大体病理学

- 无特殊。

组织病理学

- 完全发育停滞形式:曲细精管内所有的生殖细胞呈体积大的未成熟成分(精原细胞和精母细胞),未见成熟的生殖细胞。后者表现为含有细长的细胞核和致密染色质的细胞:精子细胞或精子。
- 不完全发育停滞形式:精子细胞仅局灶性出现,且相比于未成熟生殖细胞,其数量明显减少。这是一种很难获得肯定诊断的非常困难的疾病状态。
- 早期成熟障碍:仅有未成熟生殖细胞的出现(精原细胞和精母细胞),未见成熟的生殖细胞出现(精子细胞或精子)(图 38-9)。
- 晚期成熟障碍:未成熟生殖细胞和精子细胞均存在,但成熟的精子数量显著减少至消失(图 38-10)。

免疫组织化学

- 曲细精管内的未成熟生殖细胞呈 DDX4 染色阳性,抑制素染色阴性。

鉴别诊断

- 表 38-1 总结了不孕症有关的睾丸病理情况。

临床相关性(预后和治疗选择)

- 药物治疗及取精术。

隐睾症(cryptorchidism)

定义

- 一侧睾丸或者两侧睾丸未下降至阴囊中。

同义词

- 睾丸未下降至阴囊内,腹腔内睾丸或腹股沟睾丸。

发病机制

- 在胎儿发育过程中,位于腹腔内的睾丸会在出生前的第 9 个月降入阴囊中。
- 许多婴儿有一个开放的腹股沟管,因此睾丸可以在腹腔和阴囊之间上下运动。
- 在绝大多数情况下,胎儿期未降至阴囊的睾丸会在出生后一年内降至阴囊中。真性隐睾

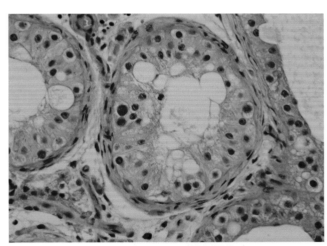

图 38-9 早期成熟障碍:仅见未成熟的生殖细胞,未见精子细胞和精子

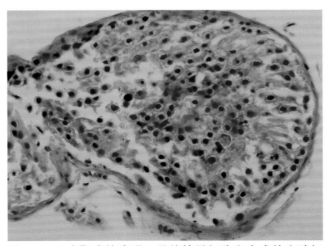

图 38-10 晚期成熟障碍:虽然精子细胞和未成熟生殖细胞数量正常,但精子数量明显减少

表 38-1 　与不孕症相关病理结果的比较				
疾病情况	病因	组织学	生殖细胞	精子数量
曲细精管玻璃样变	终末期	玻璃样变的曲细精管	未见生殖细胞	无 *
唯支持细胞	许多因素	曲细精管内仅见 Sertoli 细胞	未见生殖细胞	无 *
生精细胞脱落	阻塞及其他因素	生殖细胞脱落于曲细精管腔内	存在，脱落于管腔内	无或少
生精细胞成熟阻滞	许多因素	出现未成熟生殖细胞	成熟细胞非常少或缺如	无或少
生精减少	许多因素	生殖细胞数量减少	可见成熟细胞，但数量减少	低

* 在一些特定的处于疾病状态的曲细精管内无精子生成。然而，这些病变可以是局灶性的。精子数目的计数来自于所有曲细精管的精子的总数

症是指男孩在出生一年后睾丸仍未降到阴囊。

- 位于腹腔中的睾丸所处的温度比正常位于阴囊中的睾丸要高得多。这一现象导致生殖细胞发育障碍或减少，并因此而增加了发生生殖细胞肿瘤的风险。

育症。

- 大多数未降到阴囊的睾丸位于腹腔，少部分位于腹股沟管中。
- 影像学检查将有助于确定阴囊以外睾丸的位置。

临床特征

- 一侧或双侧阴囊中睾丸缺如。
- 如为双侧性睾丸缺如，患儿成年后将出现不

大体病理学

- 受累隐睾的体积较正常睾丸明显缩小（图 38-11A），可能存在纤维化瘢痕（图 38-11B）。

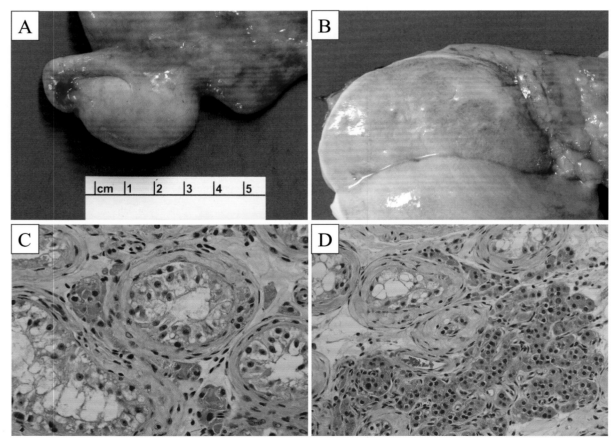

图 38-11　这是一个年轻隐睾症患者，睾丸位于腺腔内。睾丸体积较正常睾丸明显缩小，不足 3 cm（**A**）。睾丸实质呈斑片状实性纤维化外观，可见多灶性瘢痕形成（**B**）。多数的曲细精管出现仅见 Sertoli 细胞模式，偶见曲细精管玻璃样变（**C**）。可见 Leydig 细胞增生（**D**）

组织病理学

- 生精现象呈现不同程度的减低。
- 唯支持细胞模式十分常见（图 38-11C）。
- 可见 Leydig 细胞增生（图 38-11D）。
- 在某些疾病状态较长的病例中，睾丸部分区域曲细精管可出现玻璃样变。
- 曲细精管中出现非典型生殖细胞环，代表原位生殖细胞肿瘤（生殖细胞原位肿瘤，GCNIS）的出现。

临床相关性（预后和治疗选择）

- 由于罹患睾丸恶性肿瘤的风险增加，早期发现和早期的童年期睾丸固定术对生殖功能的保留非常重要。
- 早期睾丸固定术可以促进精子生成，但似乎不能降低生殖细胞肿瘤的发生风险。
- 隐睾症患者即使行睾丸固定术后睾丸下降至阴囊内，仍需临床密切随访。

第 39 章　原位生殖细胞肿瘤

定义

- 原位生殖细胞肿瘤（germ cell neoplasia in situ，GCNIS）是局限于曲细精管内的生殖细胞肿瘤性病变。
- 它被认为是绝大多数恶性生殖细胞肿瘤的前驱病变。
- GCNIS 需与其他累及曲细精管的生殖细胞肿瘤进行鉴别。

同义词

- 曲细精管内生殖细胞肿瘤，未分类。
- 原位睾丸癌（不建议使用，因这一肿瘤并非上皮源性肿瘤）；睾丸上皮内肿瘤。

发病机制

- 在丹麦以及其他欧洲国家发病率最高。
- 从 GCNIS 到后来的恶性生殖细胞肿瘤的时间尚未可知，估计在 10 年左右。
- 对侧睾丸出现睾丸肿瘤以及隐睾是发生 GCNIS 的主要危险因素。

临床特征

- 无症状，不形成肿块的病变。
- 不同于生殖细胞肿瘤，未见血清学肿瘤标志物增高。
- GCNIS 是一种显微镜下发现的病变，仅可通过组织学检查获得确诊。既可通过睾丸活检，也可因睾丸切除而获得诊断。

大体病理学

- 弥漫性病变，无明显的大体可见的异常表现。
- 多见于恶性生殖细胞肿瘤的瘤旁睾丸组织（80% ~ 90% 的病例）。

组织病理学

- 原位生殖细胞肿瘤的典型表现为曲细精管内出现大的非典型肿瘤性生殖细胞（图 39-1）。
- 肿瘤细胞与精原细胞相似，可见丰富的透明胞质，增大的深染细胞核，呈"煎蛋"样外观（图 39-1A、B）。
- 有 GCNIS 的曲细精管常萎缩并伴有生精下降。

免疫组织化学

- c-Kit 阳性（图 39-1C），OCT4 阳性（图 39-1D）。
- 抑制素阴性，磷脂酰肌醇聚糖 3 阴性。

鉴别诊断

- 在一些良性状态，如生精阻滞，异常的单个生殖细胞也可形成类似于 GCNIS 的核周空晕，但这类细胞不表达 c-Kit、OCT4 或 PLAP。

临床相关性（预后和治疗选择）

- 因其疾病进展的病程未知，单侧性 GCNIS 患者的临床管理有着不同的选择和方案。
- 在美国，GCNIS 的出现并不意味着任何应用于恶性生殖细胞肿瘤的激进治疗手段，如手术或放疗。单纯性 GCNIS 的患者（无伴发的生殖细胞肿瘤）仅行临床随诊。
- 在一些北欧国家，对单侧性 GCNIS 的患者行放疗和常规对侧睾丸活检。这些治疗手段可能会造成患者接受不必要的治疗，因此在美国并不被推荐。

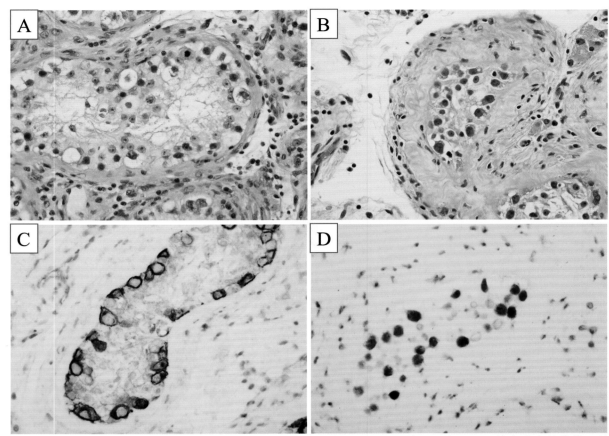

图 39-1　原位生殖细胞肿瘤。曲细精管内生殖细胞数目明显下降，无成熟的精子生成。可见数个增大的非典型肿瘤性生殖细胞，伴有核周空晕形成（**A**）。萎缩的曲细精管可见基底膜明显的玻璃样变，管腔内可见非典型生殖细胞（**B**）。免疫组织化学染色显示这些非典型细胞呈 c-Kit（**C**）和（或）OCT4（**D**）阳性，支持这些细胞为肿瘤性的本质

第六部分　睾　丸

第 40 章　精原细胞瘤

经典型精原细胞瘤（seminoma，classic type）

定义

- 由单一的原始细胞组成的恶性生殖细胞肿瘤。

同义词

- 通常而言，精原细胞瘤多指经典型精原细胞瘤。
- 生殖细胞瘤（germinoma）：发生于生殖腺外的同一类肿瘤；无性细胞瘤（dysgerminoma）：发生于女性的同一类肿瘤。

发病机制

- 由原位生殖细胞肿瘤进展而来。
- 睾丸恶性生殖细胞肿瘤可包含多种亚型：精原细胞瘤和非精原生殖细胞肿瘤（将在第 41 章讨论）。
- 精原细胞瘤是成人恶性生殖细胞肿瘤中最常见的组织学类型。

临床特征

- 典型病例表现为单侧无痛性肿块。
- 患者年龄多在 30 ～ 40 岁。
- LDH 增高，可代表患者体内肿瘤负荷。在偶然的情况下，也可见到 HCG 轻度增高，但未见其他血清肿瘤标志物增高。

大体病理学

- 大的单侧性分叶状肿块（图 40-1），或多发结节（图 40-2）。
- 多数情况肿瘤边界清楚，但无包膜。切面均质，奶油色或肉色（图 40-1）。
- 相比于其他非精原生殖细胞肿瘤，出血或坏死少见。

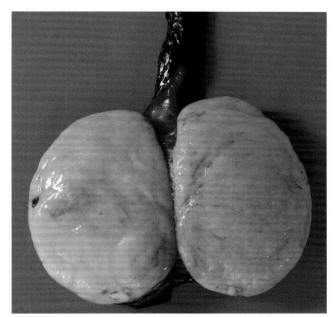

图 40-1　精原细胞瘤取代整个睾丸，切面光滑均质，未见出血坏死

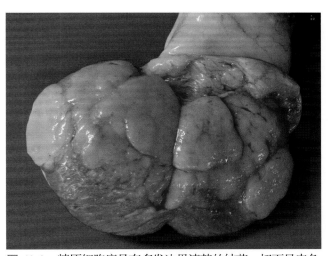

图 40-2　精原细胞瘤具有多发边界清楚的结节，切面呈肉色

组织病理学

- 常见的生长方式：实性片状或巢状（图 40-3A）。
- 肿瘤细胞推挤残存的曲细精管，围绕于曲细精管周围（图 40-3A）。
- 罕见的生长方式：小梁状，缎带样，硬化型或假腺样。

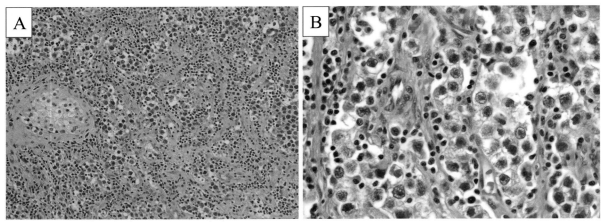

图 40-3　精原细胞瘤显示弥漫性肿瘤细胞浸润，左侧可见一个陷入肿瘤细胞中的曲细精管（**A**）。精原细胞瘤由大的多角形胞质透明的肿瘤细胞组成，细胞核大而圆，或者轻度形态不规则，核仁突出（**B**）

- 肿瘤细胞呈多角形，大小形态单一，因为肿瘤细胞糖原丰富而呈现透明胞质（图 40-3B）。
- 大的细胞核，可见突出核仁。
- 固定良好的标本可见清晰的细胞膜。
- 在纤细的分隔中常见淋巴细胞浸润（图 40-4A），在部分病例可见肉芽肿反应（图 40-4B）。
- 肿瘤细胞可见淋巴血管侵犯（图 40-4C）或睾丸网受侵（图 40-4D）。

- 在偶尔情况下，精原细胞瘤内可见孤立的合体滋养叶细胞（图 40-5C），这一现象不要与绒癌混淆（后者含有细胞滋养叶细胞和合体滋养叶细胞）。
- 就形态学而言，精原细胞瘤的单个肿瘤细胞与 GCNIS 的肿瘤细胞相似（后者为非浸润性）。
- 曲细精管内的精原细胞瘤是指精原细胞瘤的肿瘤细胞局限于曲细精管内。然而，这一状

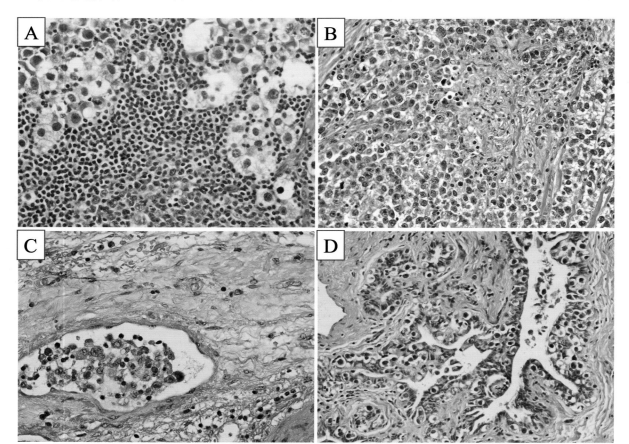

图 40-4　经典型精原细胞瘤由大的胞质透亮的肿瘤细胞组成，伴有大量淋巴细胞浸润（**A**）。在少见的情况下，可见肉芽肿形成（**B**）。肿瘤细胞侵犯小静脉（**C**）或睾丸网（**D**）

态很难诊断，因此精原细胞瘤的肿瘤细胞和 GCNIS 的肿瘤细胞存在形态学上的相似性。

免疫组织化学

- OCT4 阳性（图 40-5A），CD117（c-Kit）阳性（图 40-5B）。
- PLAP 阳性，SALL4 和 D2-40 阳性。
- 细胞角蛋白和 CD30 阴性。偶尔存在的合体滋养叶细胞呈 HCG 阳性（图 40-5D）。

分子检测

- 在绝大多数的病例可见环形 12p 染色体，但在典型组织学表现的病例，这一染色体检测并非诊断所必需。

临床相关性（预后和治疗选择）

- 未治疗的肿瘤快速生长。根治性睾丸切除是治疗的首选。
- 精原细胞瘤对放疗及化疗敏感，高分期的肿瘤也适用于放化疗。

- 在某些情况下，精原细胞瘤可呈现突出的细胞异型性。然而，以我们的经验，"非典型"或"间变型"精原细胞瘤无临床意义。
- 睾丸癌的分期（包括精原细胞瘤和其他生殖细胞肿瘤）：T1（肿瘤局限于睾丸内，含附睾或白膜的受侵，无淋巴血管侵犯）；T2（肿瘤局限于睾丸，伴有淋巴血管侵犯）；T3（肿瘤侵犯精索）和 T4（肿瘤侵犯阴囊或者其他器官）。

睾丸癌病理分期 （AJCC 第 8 版）

Tx：原发癌无法评估
T0：无原发癌证据
Tis：生殖细胞原位瘤
T1：肿瘤局限于睾丸，没有血管侵犯 　　T1a < 3 cm，T1b > 3 cm（仅适合精原细胞瘤）
T2：肿瘤局限于睾丸，有血管侵犯 　　或侵犯睾丸门软组织、副睾、白膜
T3：侵犯精索
T4：侵犯阴囊或周围器官

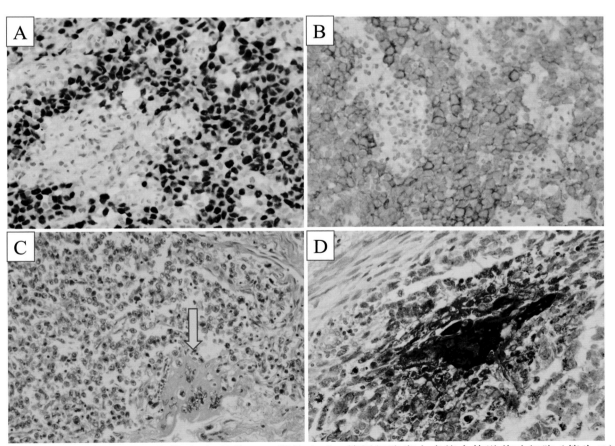

图 40-5　精原细胞瘤呈 OCT-4 阳性（**A**）以及 c-Kit 阳性（**B**）。精原细胞瘤内多核合体滋养叶细胞（箭头 **C**）呈 β-HCG 阳性（**D**）

精母细胞型精原细胞瘤（sperma-tocytic seminoma）

定义

- 低级别生殖细胞肿瘤，由三种不同类型的原始生殖细胞组成。

发病机制

- 病因不清。在发生上，这一肿瘤与原位生殖细胞肿瘤（GCNIS）无关。

临床特征

- 发病年龄较广泛，多数为 50 ～ 72 岁男性发病。
- 无特异性血清标志物升高，睾丸水肿。

大体病理学

- 切面边界清楚，质软，糟脆，与经典的精原细胞瘤相比，均质性较差。
- 可见胶样外观。

组织病理学

- 弥漫片状结构，纤维间隔罕见。
- 三种肿瘤细胞成分（图 40-6）
  - 巨细胞（50 ～ 100 μm）伴有特征性的丝状染色质模式。
  - 中等细胞（20 μm），类似于经典型精原细胞瘤的肿瘤细胞。
  - 小细胞（相当于淋巴细胞大小）。

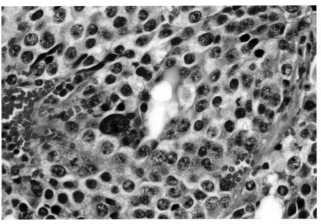

图 40-6　精母细胞型精原细胞瘤由小、中、大三种肿瘤细胞组成

- 典型病例无淋巴细胞浸润或肉芽肿反应。

免疫组织化学

- 偶尔呈 CD117 和 SALL4 阳性。
- 生殖细胞标志物和细胞角蛋白标记物在典型病例常呈阴性反应。

重要的鉴别诊断

- 精原细胞瘤：发病年龄较之更为年青，细胞类型更为单一，可见淋巴细胞和肉芽肿，PLAP、CD117 和 OCT4 呈阳性反应。
- 淋巴瘤：小管间隙内见肿瘤细胞生长，淋巴细胞标记物阳性。

临床相关性（预后和治疗选择）

- 预后良好，罕见转移。睾丸切除可治愈。

第 41 章　非精原细胞瘤性生殖细胞肿瘤

绒癌

定义

- 由肿瘤性滋养母细胞组成的恶性生殖细胞肿瘤。
- 睾丸纯的绒癌罕见。90% 以上的病例为混合性生殖细胞肿瘤的组成成分之一。

临床特征

- 年青男性（20 ～ 30 岁）睾丸肿块。
- 常伴有明显的血清学 β-HCG 升高，男性乳腺发育。

大体病理学

- 睾丸实质中小的出血性结节。常为混合性生殖细胞肿瘤中的一个次要的组成成分。

组织病理学

- 滋养叶细胞浸润，有明显的出血和坏死（图 41-1）。
- 三种细胞成分
  - 合体滋养叶细胞为多核，具有丰富嗜酸性细胞质（紫色）（图 41-1B、C）。
  - 细胞滋养叶细胞，可见浅染或透明的细胞质，一个大的细胞核（图 41-1C）。

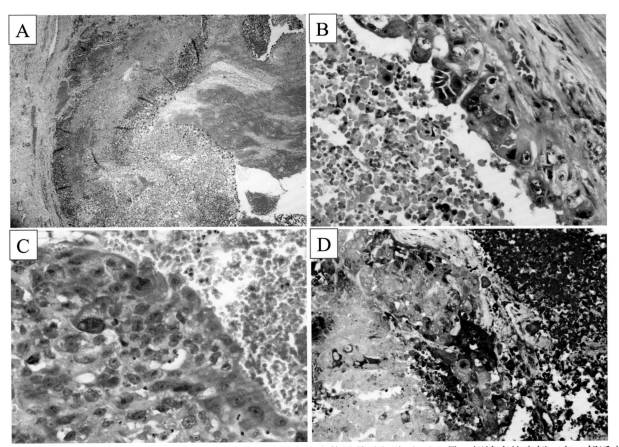

图 41-1　睾丸绒癌伴有明显的出血（A）。可见肿瘤性的多核合体滋养叶细胞（B）。另一侧绒癌的病例，在一邻近出血的区域可见合体滋养叶细胞和细胞滋养叶细胞（C）。合体滋养叶细胞呈 β-HCG 染色阳性（D）

○ 中间型滋养叶细胞，其大小略大于细胞滋养叶细胞，且与细胞滋养细胞区分困难。在作出诊断时不需要确定中间型滋养母细胞。

免疫组织化学

- 合体滋养叶细胞呈 β-HCG 和磷脂酰肌醇（蛋白）多糖 3 阳性（图 41-1D）。
- 滋养叶细胞呈细胞角蛋白阳性，中间型滋养叶细胞呈人胎盘催乳素阳性。

临床相关性（预后和治疗选择）

- 仅 10% 的绒癌呈单纯的绒癌形式。可见早期转移。可行手术以及可能的化疗治疗。
- 较发生于子宫的绒癌预后为差，但与其他睾丸非精原细胞瘤性生殖细胞肿瘤的预后相似。

卵黄囊瘤（yolk sac tumor，YST）

定义

- 类似于胚胎发育过程中卵黄囊的恶性生殖细胞肿瘤。

同义词

- 内胚窦瘤（endodermal sinus tumor）。

发病机制

- 睾丸卵黄囊瘤（YST）在两个年龄组分成两类形式。
- 在青春期前的儿童，纯的 YST 是最为常见的睾丸肿瘤，占这一年龄组睾丸生殖细胞肿瘤的 80%～90%，中位年龄 1.5 岁。
- 在成人，YST 常为混合性生殖细胞肿瘤的组成成分之一，平均年龄 20～30 岁。在 30%～50% 的混合性生殖细胞肿瘤中可见 YST 成分。

临床特征

- 患有 YST 的儿童，可见睾丸无痛性的巨大肿物。就诊时转移并不常见，不足就诊病例

的 10%。

- 在成人，YST 肿瘤常与其他生殖细胞肿瘤成分混合存在，如胚胎性癌、绒癌、畸胎瘤和精原细胞瘤，从而形成混合性生殖细胞肿瘤。
- 可见除了睾丸肿块以外的其他非特异性症状。几乎所有伴有卵黄囊瘤的患者，无论是纯的卵黄囊瘤还是混合形式的卵黄囊瘤均可见血清 AFP 水平显著增高。

大体病理学

- 卵黄囊瘤呈灰白实性肿物，伴有胶冻样、黏液样外观。出血、坏死、囊性变常见。

组织病理学

- 由原始肿瘤细胞组成，肿瘤细胞相对较小（图 41-2A），相比于胚胎性癌细胞，多形性较小。
- 在绝大多数卵黄囊瘤中，最为常见的结构为微囊性结构，其特征为呈空泡状胞质的肿瘤细胞形成疏松网状结构（图 41-2A）。
- S-D（Schiller-Duvant）小体（图 41-2B），内胚窦样结构，其中央可见纤维血管索，表面被覆恶性上皮样细胞，这一纤维血管索悬浮于一囊性空隙中，囊壁被覆扁平的肿瘤细胞。但这一结构仅见于 50% 的 YST 病例。
- 其他结构包括乳头状、实性、腺样、缎带样、黏液样、肉瘤样、巨囊性、血管瘤样、肝样和体腔样结构。这些结构与卵黄囊瘤预后无关，但容易引起和其他肿瘤或其他类型的生殖细胞肿瘤的鉴别诊断问题。
- 可见玻璃样小滴，其大小介于 1～50 μm（图 41-2C），呈 PAS 阳性（抗淀粉酶消化），偶尔也可为 AFP 阳性。嗜酸性带（细胞外基底膜样物）也是 YST 的常见表现。但无论是玻璃样小滴还是嗜酸性带均非 YST 所特有的。

免疫组织化学

- YST 细胞表达 α-胎儿蛋白（AFP），既可以在组织切片也可在患者的血清中检测到。
- 细胞表达磷脂酰肌醇蛋白（Glypican）3。
- PLAP 阳性，这一标志物也可见于多种不同

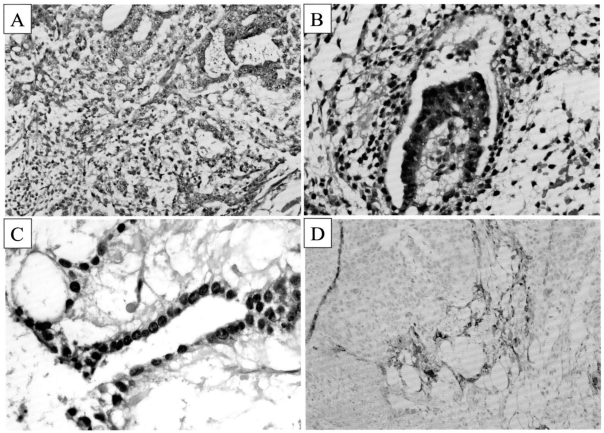

图 41-2 卵黄囊瘤（YST）形成微囊结构，肿瘤细胞形成网状结构，可见小的囊性间隙（**A**）。S-D 小体，可见中央纤维血管索，纤维血管索周围间隙可见肿瘤细胞衬覆（**B**）。腺样卵黄囊瘤细胞周围可见玻璃样小滴（**C**）。胚胎性癌细胞（呈阴性）围绕 AFP 阳性的卵黄囊瘤细胞（**D**）

类型的生殖细胞肿瘤。
- 细胞角蛋白和呈阳性表达。

分子研究
- 12 环形染色体可在 YST 被检测到，这一改变也是其他恶性生殖细胞的特征性改变。
- 1 号染色体短臂的缺失（1p36）和 6 号染色体长臂的缺失（6q）以及 1 号和 20 号染色体长臂的获得也已有文献报道，但并未应用于临床实践。

临床相关性（预后和治疗选择）
- 肿瘤分期是一个重要的预后因素。早期发现低分期的肿瘤以及合理的治疗将明显改善患者的预后。
- 80%～90% 的儿童期 YST 是 I 期的病变。若不治疗，这一儿童期肿瘤呈高度侵袭性。在现代手术治疗和辅助化疗（环磷酰胺为基础）的综合治疗模式下，生存率超过 90%。

- 成人伴有 YST 成分的恶性生殖细胞肿瘤患者的预后依赖于肿瘤分期以及其对治疗的反应。

鉴别诊断
- 胚胎性癌：肿瘤细胞形成细胞巢和细胞岛，与癌相似，肿瘤细胞体积更大，更为多形。
- 精原细胞瘤：典型的病例细胞排列呈片，无特殊的结构，但常有淋巴细胞浸润。

胚胎性癌（embryonal carcinoma，EC）

定义
- 由原始癌细胞组成的恶性生殖细胞肿瘤。

同义词
- 胚胎性癌。

发病机制

- 曲细精管内胚胎性癌已有报道，提示其可能来源于原位生殖细胞肿瘤。

临床特征

- 发病高峰年龄为 20 ～ 30 岁。
- 表现为睾丸无痛性快速肿大。在睾丸实质内可触及一个边界清楚的结节。
- 可见早期转移。

大体病理学

- 一个边界清楚或边界不清的实性肿块伴出血，切面呈黄色或白色外观。出血坏死常见（图 41-3A）。

组织病理学

- 可见明显的上皮分化。胚胎性癌（EC）细胞形成实性片状、岛状或乳头状结构（图 41-3B）。
- 肿瘤细胞高度多形，具有丰富颗粒状胞质（图 41-3C 和图 41-4A）。

- 血管侵犯常见（图 41-3D）。在多数情况下，EC 为混合性生殖细胞肿瘤的组成部分。

免疫组织化学

- OCT4、细胞角蛋白和 CD30 阳性（图 41-4B、C）。D2-40 腔面呈阳性染色（图 41-4D），以此与精原细胞瘤区别，后者呈弥漫阳性着色。
- 磷脂酰肌醇蛋白 3 和 CD117 阴性。

鉴别诊断

- 卵黄囊瘤（见表 41-1）。
- 转移性腺癌：OCT4 和 CD30 阴性。

分子检测

- 12 环形染色体。

临床相关性（预后和治疗选择）

- 未经治疗的病例临床经过凶险。睾丸切除是治疗选择之一。
- 在转移性病例或 EC 伴有血管侵犯可行盆腔

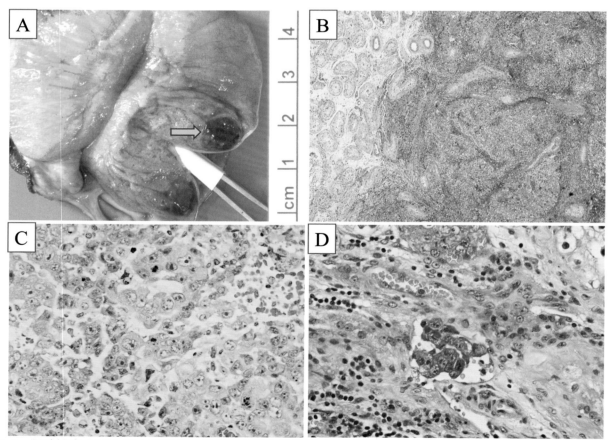

图 41-3　胚胎性癌（EC）的大体照片，显示一个出血性肿瘤（**A**，箭头）。胚胎性癌由排列呈岛状或大巢状的细胞组成（**B**）。在高倍镜下，EC 细胞体积大，多形性，可见突出的核仁（**C**）。血管腔隙内可见瘤栓（**D**）

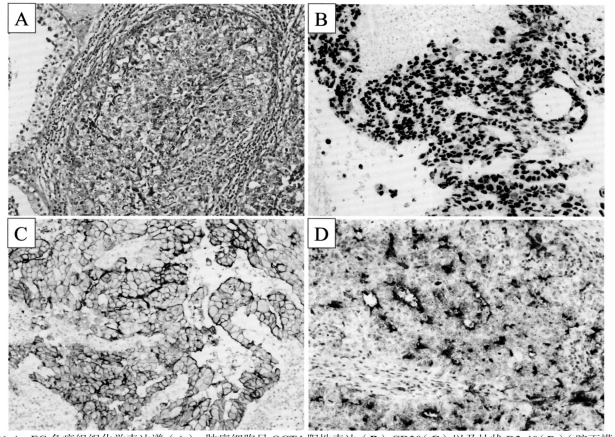

图 41-4 EC 免疫组织化学表达谱（**A**），肿瘤细胞呈 OCT4 阳性表达（**B**），CD30（**C**）以及灶状 D2-40（**D**）（腔面模式）阳性表达

表 41-1 胚胎性癌和卵黄囊瘤的比较		
	胚胎性癌	卵黄囊瘤
年龄	成人	儿童
结构	巢状，腺样	微囊性及许多其他的结构
细胞大小	大	小
多形性	更为突出	不突出
S-D 小体	无	是
玻璃样小滴	无	是
阳性标记物	CD30，细胞角蛋白	磷脂酰肌醇（蛋白）多糖 3，AFP

淋巴结清扫。
- 环磷酰胺为基础的现代化疗能提高生存率。

未成熟畸胎瘤

- 定义：恶性生殖细胞肿瘤，可见不同比例的来自内胚层、中胚层或外胚层的未成熟或胎儿体细胞来源组织。

发病机制

- 来源于多潜能干细胞。

临床特征

- 快速生长的无痛性肿块。

大体病理学

- 很少单独存在，多存在于混合性生殖细胞肿瘤中。
- 大肿块伴有出血性外观，伴有黏液样，实性和囊性区（图 41-5）。
- 出血、坏死常见。

组织病理学

多种未成熟成分：
- 细胞毡（图 41-6A），间质细胞（图 41-6B）。
- 原始的和富于细胞的上皮细胞，未见明显细胞异型性（图 41-6C）。
- 其他未成熟组织，如神经组织（图 41-6D），视网膜，软骨，结缔组织，或神经内胚层细胞。

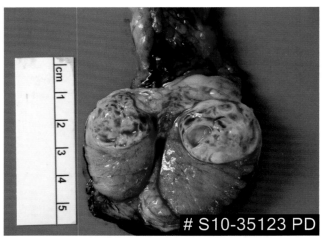

图 41-5　睾丸囊性畸胎瘤的大体照片，含有未成熟和成熟成分

- 可同时伴发其他类型的生殖细胞肿瘤或成熟的畸胎瘤成分。
- 未成熟的间质或上皮成分不能误诊为体细胞来源的肉瘤或癌，后者可见明显的细胞异型性及优势的生长方式。

免疫组织化学

- 仅在确认其他类型的生殖细胞肿瘤时有作用。

临床相关性（预后和治疗选择）

- 恶性肿瘤，相对生长快速。
- 几乎从不单独存在，与其他恶性生殖细胞肿瘤成分伴发。

成熟畸胎瘤

定义

- 由各种来自于内胚层、中胚层或外胚层的成熟组织组成。

发病机制

- 来源于多能干细胞的不同的肿瘤成分。
- 虽然新版 2016 WHO 分类没有把成熟畸胎瘤单独列出，我们认为有必要强调它的重要性。
- 成熟畸胎瘤在青春期前的男孩是良性的，在青春期后的男性是恶性的。
- 基于同样的原因，性腺外的分级系统（0 级为成熟或良性，1 级为未成熟，可能良性；2 级，或未成熟，可能恶性，以及 3 级肯定为

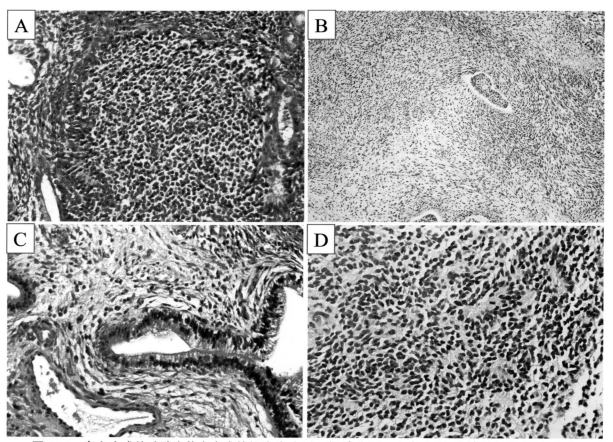

图 41-6　睾丸未成熟畸胎瘤伴有未成熟细胞毡（**A**）、间质（**B**）、上皮（**C**）和神经上皮（**D**）成分

恶性畸胎瘤）不适用于睾丸畸胎瘤。

临床特征

- 年青男性出现无痛性睾丸肿大。在成人，单纯的成熟畸胎瘤并不常见。如出现，最有可能的原因是其他生殖细胞肿瘤成分过少而不能被取材发现。
- 在绝大多数病例，成熟畸胎瘤是混合性恶性生殖细胞肿瘤的组成成分之一。
- 血清肿瘤标志物阴性或轻度升高。如出现 HCG 或 AFP 显著升高提示为混合性生殖细胞肿瘤。

大体病理学

- 边界清晰的肿物，切面可囊实性，异质性（图 41-7A）。肿物内常见毛发、软骨或角化物、皮脂腺样物。

组织病理学

- 成熟畸胎瘤常见成分包括：

- 皮肤，包括表皮（图 41-7B）、毛发和汗腺。
- 消化道或呼吸道腺体（图 41-7C、D）。
- 平滑肌，骨骼肌（图 41-7C），骨或软骨成分（图 41-7D）。
- 神经组织及一些归类于特定器官的成熟的上皮成分。
- 睾丸畸胎瘤的诊断并不需要来源于两个以上的胚层组织。
- 在青春期后的睾丸不能诊断"良性畸胎瘤"，因为在这一年龄组，睾丸的成熟和未成熟畸胎瘤均为恶性的。
- 在一转移性肿瘤，成熟畸胎瘤成分可与良性组织混淆（图 41-8A、B）。此外，原始恶性生殖细胞肿瘤可与肉瘤或其他恶性肿瘤，尤其是治疗后的 GCT 相混淆（图 41-8C）。在这些病例中，组织学和 GCT 标志物的免疫组织化学染色有助于诊断（图 41-8D）。
- 应避免使用包括"良性畸胎瘤"和"恶性畸胎瘤"之类的术语。我们建议在诊断中使

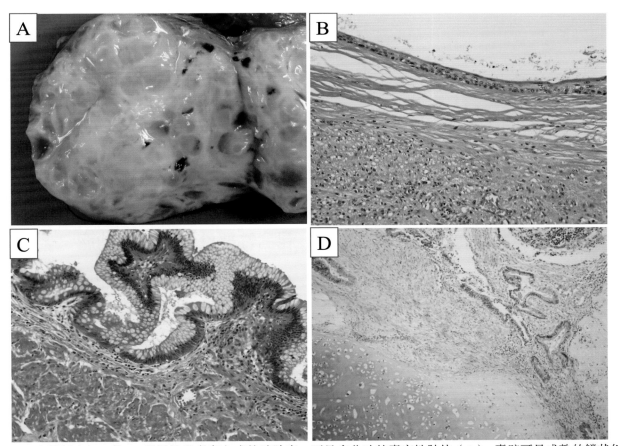

图 41-7　大体标本，一位 24 岁男性患者睾丸成熟畸胎瘤，可见多分叶的囊实性肿块（**A**），囊壁可见成熟的鳞状细胞和成熟的平滑肌组织（**B**）。成熟的腺上皮，可见杯状细胞（**C**），并可见成熟的软骨（**D**）。虽然所有的组成成分均为成熟成分，但它们在生殖细胞肿瘤中均为恶性成分

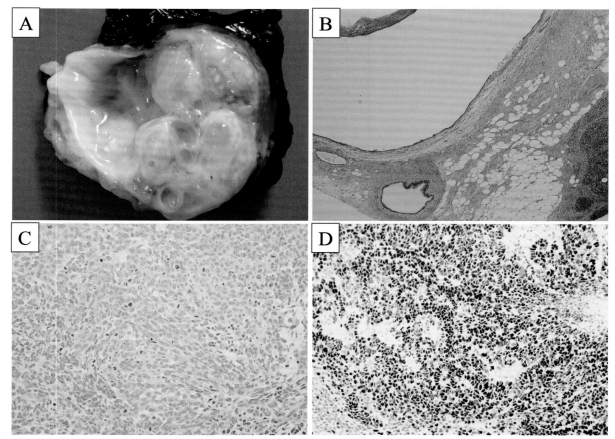

图 41-8　盆腔淋巴结转移性睾丸恶性生殖细胞肿瘤的大体照片，呈囊实性外观（**A**）。组织学所见，肿瘤全部由成熟畸胎瘤成分组成（**B**）。脑转移性睾丸生殖细胞肿瘤（之前有化疗史），可见非常幼稚的肿瘤细胞（**C**）。肿瘤细胞呈 Sall4（**D**）及其他生殖细胞标记物（此处未显示）阳性

用如下名称：睾丸恶性生殖细胞肿瘤，包含未成熟畸胎瘤或成熟畸胎瘤（比如，90% 未成熟畸胎瘤，5% 的精原细胞瘤和 5% 卵黄囊瘤）。

免疫组织化学

- 生殖细胞肿瘤标记物用于确认其他类型的生殖细胞肿瘤成分。

分子检测

- 在青春期后的患者，可见 12 环形染色体。

临床相关性（预后和治疗选择）

- 认识睾丸青春期后男性睾丸成熟畸胎瘤属于恶性肿瘤非常重要，因为此时畸胎瘤的组织成分呈欺骗性的良性组织学外观。
- 当成熟畸胎瘤成分转移至盆腔淋巴结，这些肿瘤细胞生长缓慢，对化疗耐药。
- 通常，如果成熟畸胎瘤成分出现在原发肿瘤

或淋巴结内，行盆腔淋巴结清扫是有必要的。
- 为了避免混淆，我们可行如下报告模式：
  - 恶性生殖细胞肿瘤伴有优势成熟畸胎瘤成分。
  - 恶性生殖细胞肿瘤中成熟畸胎瘤成分所占比例。

混合性恶性生殖细胞肿瘤

定义

- 由两种以上生殖细胞肿瘤成分组成的恶性生殖细胞肿瘤。

发病机制

- 来源于多潜能干细胞。
- 事实上，绝大多数（约 80%）的成人非精原细胞性生殖细胞肿瘤为混合性类型，含有不同比例的精原细胞瘤、胚胎性癌、绒癌、卵黄囊瘤以及未成熟或成熟畸胎瘤成分。

临床特征

- 生长迅速的大肿物。
- 血清学肿瘤标志物增高，如 LDH、β -HCG 或 AFP。

大体病理学

- 异质性外观的大肿物（图 41-9A），切面黏液样，囊实性。出血、坏死常见。
- 充分取材是做出正确诊断的关键。
- 在许多病例中，一个大的生殖细胞肿瘤未充分取材的主要原因是经济因素，最终将导致这一肿瘤的错误分类。
- 当肿瘤小于 3 cm，我们建议全部取材制片。如果肿瘤大于 3 cm，每 1 cm 肿瘤至少取两块（5 cm 的生殖细胞肿瘤需取 10 块），相当于常见肿瘤两倍的取材块数。

组织病理学

- 由于充分取材，每一种肿瘤成分，即便是

仅为极小比例，也能进行组织学评价（图 41-9）。
- 可有多种生殖细胞肿瘤成分的组合，如精原细胞瘤＋畸胎瘤（图 41-9B），卵黄囊瘤＋胚胎性癌（图 41-9C），精原细胞瘤＋卵黄囊瘤（图 41-9D）＋未成熟畸胎瘤＋成熟畸胎瘤。不同的睾丸肿瘤比较见表 41-2。

临床相关性（预后和治疗选择）

- 我们建议给出每一种肿瘤成分的比例（表41-3 是一个示例），其原因是有些成分并不需要特殊治疗。
- 免疫组织化学染色标记物在一些仅凭形态学难以做出准确分类的病例是推荐使用的，尤其是在形态上有重叠的胚胎性癌和卵黄囊瘤的病例。
- 在现代的治疗模式下，混合性生殖细胞肿瘤的患者有着非常好的预后，绝大多数病例被治愈。

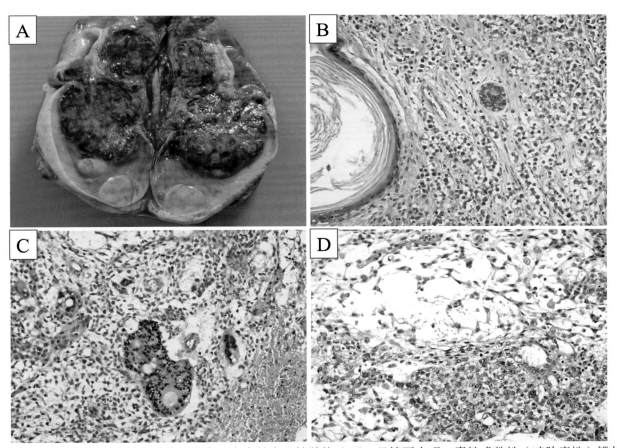

图 41-9 混合性恶性生殖细胞肿瘤，含有一个大的出血性肿块（A）。显微镜下表现，囊性成熟性（畸胎瘤性）鳞状上皮，周围被精原细胞瘤包绕（B）。卵黄囊瘤成分，混合有合体滋养叶细胞和细胞滋养叶细胞成分（C）。卵黄囊瘤成分，邻近于精原细胞瘤成分（D）

特征	精原细胞瘤	精母细胞型精原细胞瘤	淋巴瘤	类癌	小细胞癌	转移性前列腺癌
年龄（岁）	30～40	60～70	50～70	任何年龄	任何年龄	60～80
出血坏死	无	无	可能	无	有	可能
巢状	无	无	无	有	有	有
肿瘤细胞	大的多角形	三种细胞类型	细胞单型性	染色质匀细，呈胡椒面样	小的神经内分泌细胞	空出的核仁
特殊结构	弥漫性	弥漫性	无	花环腺样	大巢	筛状
小淋巴细胞	许多	无	可能	无	无	无
肉芽肿	是	无	可能	无	无	无
标志物	Oct4	不确定	CD20	神经内分泌标记物	CK20，神经内分泌标记物	PSA AMACR
预后及治疗	好	极好	差	差	差	差

表 41-2　睾丸肿瘤的比较

表皮样囊肿

定义

- 良性囊肿，衬覆成熟鳞状上皮。
- 表皮样囊肿伴有皮肤附件（皮样囊肿）被认为是成熟畸胎瘤。
- 表皮样囊肿和成熟畸胎瘤的鉴别要点见表 41-4。

发病机制

- 一些病例可能来源于被覆皮肤的内陷，另一些病例可能是一类单胚层畸胎瘤。

表 41-3	睾丸生殖细胞肿瘤的病理报告示例
4A	**4B**
混合性生殖细胞恶性肿瘤，组分成分包括	混合性生殖细胞恶性肿瘤，组分成分包括
● 胚胎性癌　　　　30%	● 未成熟畸胎瘤　　90%
● 精原细胞瘤　　　20%	● 胚胎性癌　　　　5%
● 成熟畸胎瘤　　　20%	● 成熟畸胎瘤　　　5%
● 未成熟畸胎瘤　　20%	
● 卵黄囊瘤　　　　5%	
● 绒癌　　　　　　5%	

表 41-4	成年男性睾丸成熟畸胎瘤和表皮样囊肿的比较	
	恶性生殖细胞肿瘤（成熟畸胎瘤）	表皮样囊肿
血清学标志物升高	有或无	无
出现 GCNIS	有	无
染色体异常	（i12p）	无
出现良性腺细胞	有	无
睾丸内出现平滑肌	有	无
病变是否需要全部取材	也许	需要
存在发生转移的风险	有	无
对侧睾丸存在发生生殖细胞肿瘤风险	有	无

临床特征

- 无痛性缓慢增大的肿块。

大体病理学

- 睾丸实质内囊性病变，薄壁，无实性区域。囊内容物油脂样（角化碎屑）（图 41-10A）。虽可见钙化，但无毛发、骨或软骨。
- 所有表皮样囊肿的病灶均应取材镜检。

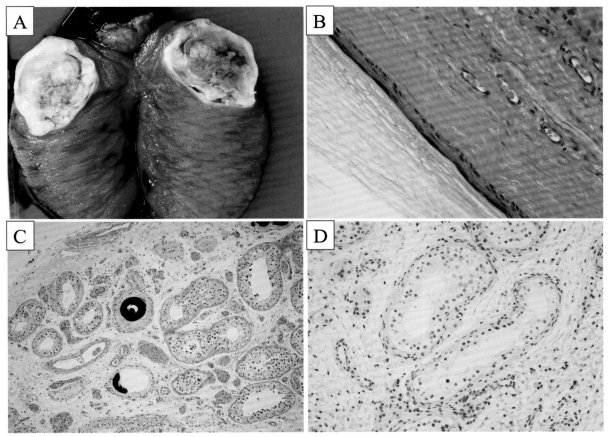

图 41-10　18 岁男性睾丸表皮样囊肿大体照片，显示单发性囊肿，内含角化物（**A**）。镜下见囊壁衬覆成熟鳞状上皮，未见汗腺、皮脂腺或其他成熟组织（**B**）。未见原位生殖细胞肿瘤（**C**），OCT4 染色呈阴性（**D**）

组织病理学

- 单纯性囊肿，囊壁衬覆成熟的角化性鳞状上皮（图 41-10B）。
- 当出现以下征象时（特别是在青春期后男性），更支持为畸胎瘤，而非良性表皮样囊肿：
  ○ 血清学肿瘤标志物增高。
  ○ 出现 GCNIS（图 41-10C、D）。
  ○ 染色体异常。
  ○ 出现其他成熟组织，如平滑肌、腺上皮或皮肤附件，这些成分不应出现在睾丸内。
  ○ 出现小灶性滋养叶细胞，精原细胞瘤或其他生殖细胞成分。

临床相关性（预后和治疗选择）

- 在青春期前男性，表皮样囊肿和皮样囊肿是良性病变。
- 依我们的经验，许多所谓的青春期后男性的"表皮样囊肿"是未充分取材的恶性生殖细胞肿瘤。
- 对于青春期后诊断为睾丸"表皮样囊肿"的患者推荐密切临床随诊。

燃尽性（生殖细胞）肿瘤（burned-out tumor）

定义

- 边界清楚的睾丸肿块，完全由纤维组织组成，未见任何肉眼可见的生殖细胞肿瘤成分。

发病机制

- 睾丸生殖细胞肿瘤（GCT）自发性消退是一种并非少见的现象。
- 原发于睾丸的生殖细胞肿瘤自发消退，形成瘢痕，未见任何肉眼可见的肿瘤细胞。
- 消退可发生于原发肿瘤，而其转移灶仍可被检测到肿瘤成分。

临床特征

- 睾丸可触及无痛性肿物，大小无变化。

大体病理学

- 边界清楚的圆形纤维化区域，直径几厘米（图 41-11A）。
- 病灶需全部取材制片，并仔细在显微镜下观察。

组织病理学

- 纤维化区域未见任何上皮或生殖细胞成分（图 41-11B）。
- 含有炎症细胞和吞噬了含铁血黄素的巨噬细胞。
- 偶尔，在纤维性病变中可见少许肿瘤性生殖细胞（曲细精管内），可用 c-Kit、OCT4 或者其他生殖细胞性肿瘤标记物将其标记出来。这样的病例可诊断为（退行性变的）恶性生殖细胞肿瘤，而不是燃尽性生殖细胞肿瘤。当遇上一例疑诊为燃尽性（生殖细胞）肿瘤，我们应进行充分取材，以便发现残存的肿瘤（图 41-11C）。

- 可见原位生殖细胞肿瘤（GCNIS）（图 41-11D）。
- 以下征象提示燃尽性生殖细胞肿瘤：
  ○ 邻近曲细精管可见 GCNIS。
  ○ 在全部坏死组织中未见可识别的肿瘤细胞（鬼影细胞）。
  ○ 睾丸外出现生殖细胞肿瘤。
  ○ 缺乏不规则星状瘢痕（更多见于创伤）。

免疫组织化学

- 生殖细胞标志物阴性。
- 曲细精管内可见 c-Kit 和 OCT4 阳性的细胞（GCNIS）。

临床相关性（预后和治疗选择）

- 在睾丸受到外伤、放疗和（或）化疗而无先前的生殖细胞肿瘤的情况下，睾丸也可出现瘢痕。

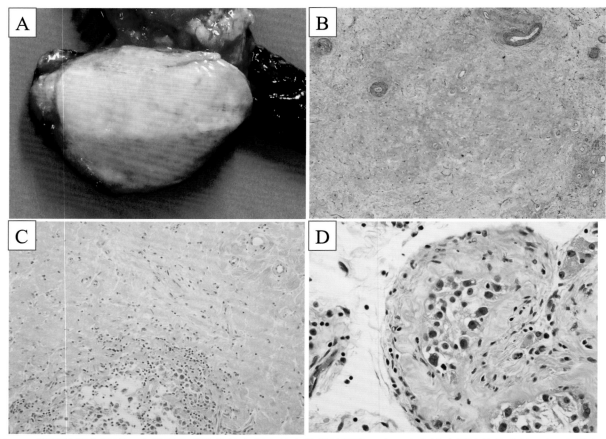

图 41-11　燃尽性睾丸肿瘤。大肿瘤几乎取代整个睾丸的大体所见照片。这一病变呈边界清楚的病灶，切面质硬，不似瘢痕（A）。镜下所见，这一病变由完全玻璃样变的纤维结缔组织构成（B）。精原细胞瘤伴有广泛的瘢痕，镜下显示玻璃样变的纤维结缔组织区域，与燃尽性（生殖细胞）肿瘤相似，但可见小灶精原细胞瘤细胞（C）。邻近精原细胞瘤周围的睾丸组织可见原位生殖细胞肿瘤（D）

- 生殖细胞肿瘤可发生于睾丸以外的部位，如纵隔、腹膜后，此时睾丸可见燃尽性生殖细胞肿瘤（原发性）。
- 在睾丸外生殖细胞肿瘤的患者，影像学检查发现睾丸肿物，应考虑行睾丸切除术。
- 在睾丸外生殖细胞肿瘤的情况下，睾丸切除标本发现有瘢痕，此时判断睾丸是否为燃尽性生殖细胞肿瘤是非常重要的。
- 燃尽性（生殖细胞）肿瘤的出现可用于解释转移而非睾丸外原发性生殖细胞肿瘤。
- 影像学及血清肿瘤标志物检测在临床随诊是必需的。

第六部分 睾 丸

第 42 章 睾丸性索间质肿瘤

睾丸支持细胞腺瘤（sertoli cell adenoma）

定义

- 支持细胞结节状增生。

同义词

- Pick 腺瘤，支持细胞结节，支持细胞增生。

临床特征

- 与纯睾丸支持细胞综合征（Sertoli-cell-only syndrome）相似。这些病变为由其他原因行睾丸切除术标本中的偶然发现。

大体病理学

- 睾丸萎缩变小，典型的病变可见睾丸内不足 1 ~ 2 mm 的白色实性结节（图 42-1）。在多数情况下，它在大体检查时不能被发现。

组织病理学

- 典型病例可见纯睾丸支持细胞（Sertoli-cell-only）模式的背景。

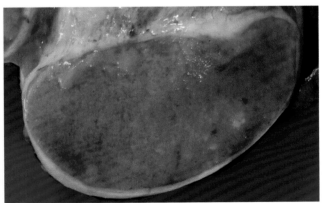

图 42-1 大体上，支持细胞腺瘤在睾丸切面上呈多发散在分布的小白色颗粒

- 一个边界清楚的结节，典型者有 10 ~ 30 簇增生的支持细胞，与周围组织边界清楚（图 42-2A）。
- 细胞密度较正常支持细胞为高，但无细胞学异型性或浸润性生长方式（图 42-2B）。
- 支持细胞腺瘤可伴发于原位生殖细胞肿瘤（GCNIS），后者可见大的异型生殖细胞伴有核周空晕（图 42-2C）。

免疫组织化学

- 抑制素阳性（与生殖细胞相同）。GCNIS 则呈 OCT4 或 CD117 染色阳性（图 42-2D）。

临床相关性（预后和治疗选择）

- 良性经过。目前不能肯定此类"支持细胞腺瘤"是一类肿瘤性病变还是反应性病变。
- 常为睾丸切除标本的偶然发现，无需治疗。

睾丸间质细胞瘤（Leydig cell tumor）

定义

- Leydig 细胞瘤，是睾丸最为常见的性索间质细胞肿瘤。

临床特征

- 绝大多数的 Leydig 细胞瘤（LCT）见于青春期前的男孩以及年青男性。
- 典型的病例呈缓慢增长的无痛性肿块，多数病例为影像学偶然发现的。
- 仅在青春期前男孩患有产生雄激素的 LCT 患者可出现青春性早熟。

大体病理学

- 边界清楚的肿块，典型者体积小，大小 2 ~

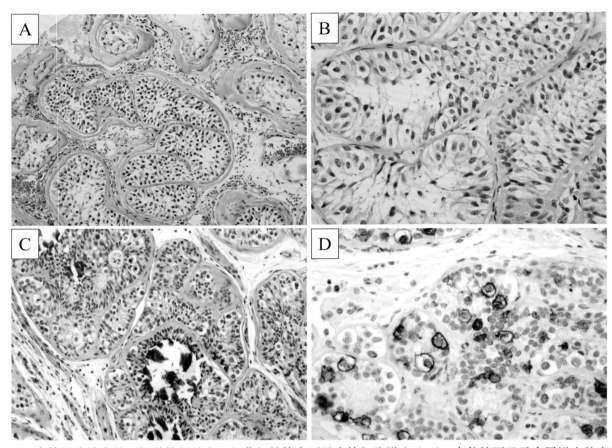

图 42-2　支持细胞腺瘤的组织学特征是在一组曲细精管内可见支持细胞增生（**A**）。高倍镜下显示多层增生的支持细胞，无细胞异型性（**B**）。GCNIS 异型生殖细胞伴有核周空晕存在于支持细胞腺瘤中（**C**），异型生殖细胞呈 CD117 阳性，支持 GCNIS 诊断

5 cm。出血或坏死罕见。
- 切面呈棕色（图 42-3A）或亮黄色肿块（图 42-3B）。

组织病理学

- 肿瘤细胞呈大的多角形，胞质呈突出的嗜酸性颗粒状（图 42-3C）。有时肿瘤细胞形成腺样结构。
- 在偶然情况下，肿瘤细胞胞质内可见脂质空泡或黄色瘤样改变，因为他们本质上是一类产生脂质的细胞。
- 胞质内可见 Reinke 结晶（图 42-3D），这一结晶既可见于正常的也可见于增生的 Leydig 细胞。
- 细胞核圆形，可见中位核仁。可见散在细胞异型性，并不提示恶性。
- 曲细精管萎缩，但未见曲细精管内生殖细胞肿瘤。
- 目前尚无诊断其他恶性肿瘤的组织学标准。

然而，大肿瘤、坏死或侵达睾丸旁组织应提示恶性潜能。发生转移是恶性肿瘤的唯一证据。

免疫组织化学

- 抑制素阳性，钙视网膜蛋白阳性，melan-A 呈阳性。
- 细胞角蛋白和生殖细胞标志物呈阴性。

临床相关性（预后和治疗选择）

- 仅不足 10% 的病例是恶性的。恶性的唯一依据是出现转移。

睾丸支持细胞瘤（Sertoli cell tumor）

定义

- 支持细胞肿瘤，或者由 Sertoli 细胞表型的肿瘤细胞组成的性索间质肿瘤。

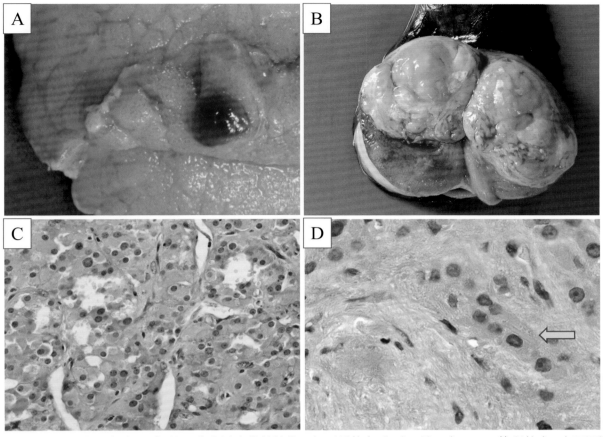

图 42-3　Leydig 细胞肿瘤（LCT）是一种边界清楚的肿块，切面呈棕色（**A**）。另一个 LCT，体积较大，切面可见包膜，呈黄色（**B**）。肿瘤由大的多角型细胞组成，胞质嗜酸性（**C**），形成细胞巢，周围可见纤细的纤维血管分隔。高倍镜显示肿瘤细胞内 Reinke 结晶（**D**，箭头）

同义词

- 睾丸母细胞瘤（不推荐使用，因为支持细胞并不产生雄激素）。

发病机制

- 少见肿瘤，仅占睾丸肿瘤的 1%。多数为散发病例。
- 肿瘤可与一些综合征相关，包括 Peutz-Jeghers 综合征、雄激素不敏感综合征以及 Carney 综合征。

临床特征

- 多见于成年男性（平均年龄 45 岁）。表现为生长缓慢的肿块，典型者无激素相关综合征。
- 影像学检查显示肿瘤为低回声占位，有时是囊性的。
- 偶尔情况下，肿瘤组织可出现钙化（细胞钙化亚型有大量钙化灶）。

大体病理学

- 边界清楚的肿块，圆形或多叶状外观，经典者大小介于 2 ~ 5 cm。
- 切面呈灰黄色，偶尔伴有出血（图 42-4A）。坏死少见。
- 多数散发病例为单侧性，一些伴有遗传综合征的病例是双侧性的。

组织病理学

- 肿瘤细胞排列呈实性、管状或索状的结构（图 42-4B）。肿瘤内间质成分多少不一。有时可见间质明显玻璃样变。
- 肿瘤细胞小而圆或呈梭形；核可见突出的小核仁。细胞质稀少，可以是透明的或含有脂质小滴（图 42-4C）。

免疫组织化学

- 抑制素、WT1、钙视网膜蛋白和 melan-A 阳性（图 42-4D）。

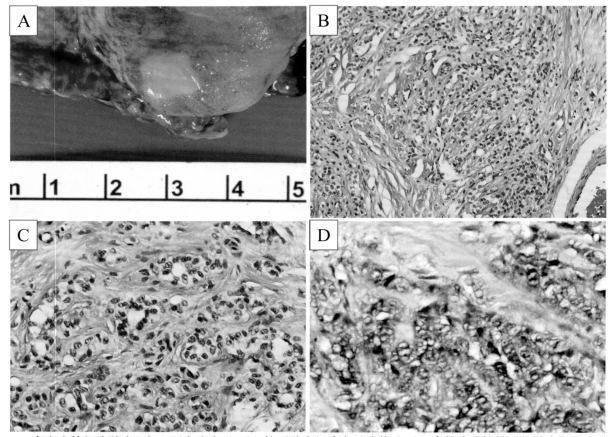

图 42-4　睾丸支持细胞肿瘤,切面呈灰白色(**A**)。镜下肿瘤细胞由呈片状(**B**)、索状或腺性排列的肿瘤细胞组成,可见胞质内空泡(**C**)。肿瘤细胞呈抑制素阳性(**D**)

临床相关性

- 90% 以上的病例呈良性经过。手术切除是治疗选择。

颗粒细胞瘤

- 这一肿瘤在睾丸非常罕见,形态与卵巢的同名肿瘤相似。
- 重要的组织学特征:
  ○ 肿瘤细胞由梭形细胞组成,含有卵圆形的细胞核伴有核沟(图 42-5A)。
  ○ 肿瘤细胞呈梁状或滤泡状结构,有时可见

Call Exner 小体(图 42-5A、B)。
- 绝大多数发生于睾丸的 SCT 呈良性经过,仅 10% 的肿瘤可发生转移。

恶性性索间质肿瘤

- 组织学诊断恶性性索间质细胞肿瘤非常困难。
- 肿瘤体积大、细胞异型性、高核分裂象和浸润性生长方式以及睾丸外侵犯应怀疑恶性(图 42-5C)。抑制素可呈阳性(图 42-5D)。
- 仅出现转移是肯定的恶性征象。肿瘤细胞呈细胞角蛋白阳性,抑制素呈弱阳性。

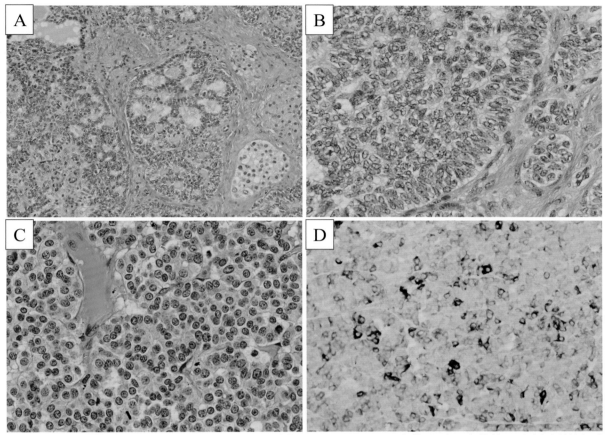

图 42-5　睾丸颗粒细胞瘤。肿瘤细胞呈巢状、滤泡状结构，可见 Call Exner 小体（**A**）。高倍镜显示卵圆形的细胞核伴有明显的核沟，呈"咖啡豆"外观（**B**）。恶性性索间质肿瘤（诊断时已有转移），细胞丰富，由圆形肿瘤细胞组成，肿瘤细胞胞质稀少，分裂象易见（**C**）。肿瘤细胞呈 AE1/AE3 阳性，局灶抑制素阳性（**D**）。再次提示，如无临床信息，单纯凭形态学特征不足以诊断恶性

第 43 章　其他睾丸和附睾组织的良性和恶性肿瘤

腺瘤样瘤（adenomatoid tumor）

定义

- 良性间皮增生，多见于泌尿生殖系统，尤其是附睾或睾丸。罕见情况下也可发生于女性生殖系统。

同义词

- 腺纤维肌瘤，Recklinghausen 瘤。

临床特征

- 位于睾丸或附睾附近的质硬结节，典型的病灶常小于 2 ~ 3 cm。

大体病理学

- 橡皮样纤维化小的病灶，常位于睾丸下极或附睾的周围。
- 切面白色或黄色，有时可有黏液样外观（图 43-1）。

组织病理学

- 肿瘤由纤维组织、平滑肌和上皮样细胞索组成（图 43-2）。

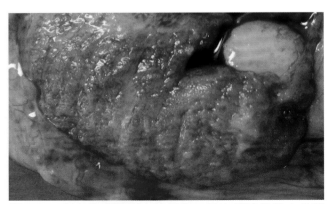

图 43-1　睾丸腺瘤样瘤大体照片，呈边界清楚的小的黄色结节，位于睾丸门处，邻近附睾

- 上皮样肿瘤细胞，排列呈巢状、腺样或筛状，明显浸润于附睾或平滑肌壁（图 43-2A）。细胞内可见空泡状胞质和小的细胞核，细胞核异型不明显（图 43-2B、C）。

免疫组织化学

- 间皮标志物如 WT1 和钙视网膜蛋白（calretinin）（图 43-2D）呈阳性。
- CK5 和 CK6 呈阳性，CD31 呈阴性。

临床相关性（预后和治疗选择）

- 良性病变，如无症状无需治疗。治疗的选择是手术切除。

先天性肾上腺增生睾丸肿瘤（testicular tumor of congenital adrenal hyperplasia）

定义

- 双侧性良性睾丸肿块，伴有先天性肾上腺增生。
- 病变细胞形态类似于肾上腺或 Leydig 细胞。更类似于增生的状态，而非肿瘤。

同义词

- 肾上腺-性腺综合征的睾丸肿瘤。
- 睾丸肾上腺残余肿瘤（testicular adrenal rest tumor）。

发病机制

- 先天性肾上腺增生（CAH）是一组常染色体隐性疾病，由于合成甾体类激素的酶发生突变引起，造成肾上腺增生以及其他器官的改变。

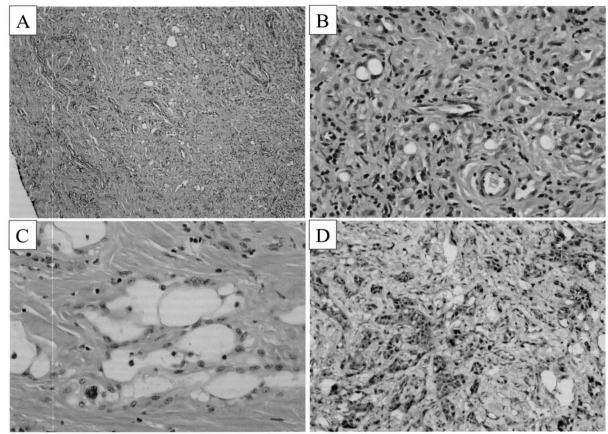

图 43-2 腺瘤样瘤由小的不规则上皮样细胞巢组成，呈浸润性生长方式，类似癌（**A**）。高倍镜下可见肿瘤细胞呈立方形，肿瘤细胞形态温和，可见小核仁（**B**）。另一例腺瘤样瘤，肿瘤形成管状结构，可见胞质内空泡（**C**）。腺瘤样瘤呈钙视网膜蛋白阳性（**D**）

- 这一肿瘤的细胞起源不清，可能来自于睾丸干细胞、Leydig 细胞或是肾上腺残余细胞。

临床特征

- 由于酶的缺陷使得正常肾上腺激素分泌减少，肾上腺激素前体积累。
- 激素前体产生类似于过量雄激素的作用，导致男性化。
- 因为盐皮质激素生成减少，2/3 的患者出现失盐症状。
- 睾丸增大产生双侧性睾丸肿块和睾丸痛（睾丸疼痛）的症状。

大体病理学

- 边界清楚的无包膜肿块，大小 0.5 ～ 10 cm 不等（图 43-3A）。常为双侧性、多灶性病变。

组织病理学

- 肿瘤由嗜酸性胞质细胞组成，排列呈片状、

巢状、索状结构，被分隔分开（图 43-3B）。
- 有时可见无数结节，提示为增生。丰富的嗜酸性胞质伴有脂褐素沉着（图 43-3C）。
- 胞质内没有 Reinke 结晶。

免疫组织化学染色

- 抑制素阳性（图 43-3D），Melan A、突触素呈阳性。
- 细胞角蛋白阴性。

鉴别诊断

Leydig 细胞瘤：散发性，与 CAH 综合征无关。Reinke 结晶可见于 Leydig 细胞肿瘤，但不见于先天性肾上腺增生相关的睾丸肿瘤。

临床相关性（预后和治疗选择）

- 反应性改变。大剂量的外源性皮质甾体类激素可有效控制疼痛和病变生长。

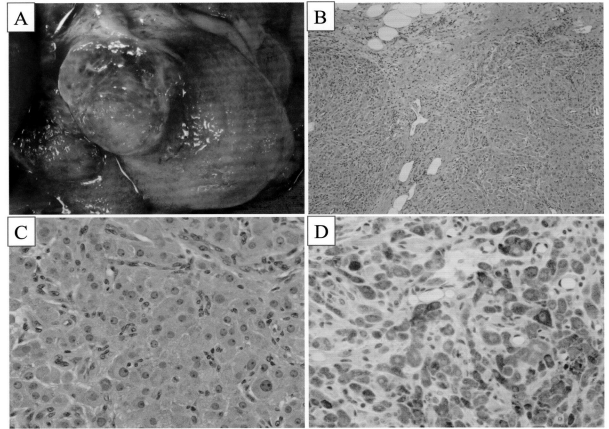

图 43-3　先天性肾上腺增生睾丸肿瘤含有多发结节。其中一个肿瘤结节边界清楚，切面呈淡棕色（**A**）。肿瘤内可见陷入的脂肪组织（**B**）。肿瘤细胞胞质丰富嗜酸性，含有脂褐素，没有 Reinke 结晶（**C**）。肿瘤细胞呈抑制素阳性（**D**）

精索脂肪瘤

定义

- 由成熟脂肪组织组成的良性间质肿瘤。
- 脂肪瘤发生于精索罕见。绝大多数"精索脂肪瘤"是腹股沟疝囊中的纤维脂肪组织。

临床特征

- 精索或阴囊内无痛性可触及的肿块。影像学检查发现脂肪成分含量高。

大体病理学

- 有包膜的分叶状肿块，切面淡黄色。

组织病理学

- 真性脂肪瘤有一个薄的包膜。许多病例可见成熟的分叶状脂肪组织，类似于无包膜的正常脂肪（图 43-4A）。

鉴别诊断

- 非典型脂肪瘤：在间隔中可见脂肪母细胞，并见鸡爪样血管。

临床相关性（预后和治疗选择）

- 良性经过。行病灶切除和外科修补。

睾丸纤维瘤

定义

- 良性睾丸纤维间质肿瘤，与卵巢相对应。

同义词

- 卵泡膜纤维瘤（这一术语并不正确，因为这些睾丸肿瘤并非与雌激素产生相关）。

发病机制

- 虽然这一肿瘤在组织学上与卵巢的纤维瘤相似，

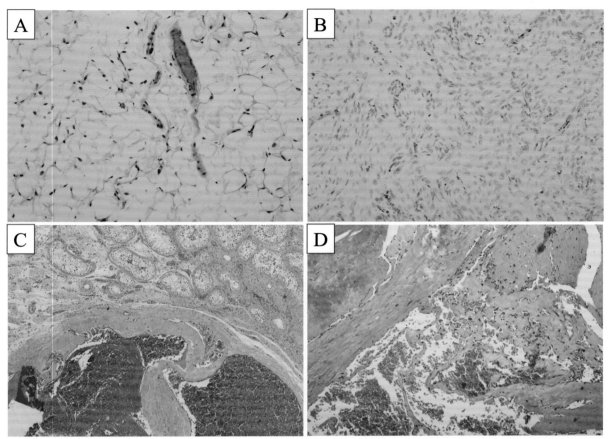

图 43-4　精索脂肪瘤，由成熟脂肪细胞组成（**A**）。睾丸纤维瘤，由低细胞密度、形态温和的梭形细胞组成（**B**）。睾丸血管瘤，静脉型，由大的扩张的血管组成，伴有血栓形成（**C**），再通和内皮细胞乳头状增生（**D**）

但无证据表明这一肿瘤产生雌激素或其他激素。

临床特征

- 缓慢生长的无痛性质硬肿块，无激素功能异常的表现。

大体病理学

- 切面呈边界清楚的白色或黄色纤维化结节。

组织病理学

- 肿瘤细胞由温和的梭形细胞组成，细胞无异型性，核分裂象缺如（图 43-4B），可见空泡状胞质，与卵巢间质细胞相似。

免疫组织化学

- Vimentin 和 SMA 阳性。

临床相关性（预后和治疗选择）

- 良性经过。有症状或怀疑恶性的病例行手术

切除可治愈。
- 通常睾丸肿瘤不考虑活检，术前无法建立诊断。因此怀疑恶性的病例行手术切除可治愈。

血管瘤

定义

- 良性间叶源性肿瘤，由排列紊乱的成熟血管组成。

临床特征

- 睾丸实质内肿块性病变，除了睾丸增大和压迫症状，无其他特异性临床症状。
- 影像学检查因病变含有血液成分而提示为血管瘤。

大体病理学

- 不规则浸润性边界的肿块，切面呈红色海绵状外观，含有血液。

组织病理学

- 静脉型：病变由扩张的厚壁血管组成（图 43-4C）。
- 毛细血管型：病变由小的毛细血管组成。
- 在静脉型血管瘤可见血栓形成。陈旧性病变可见血栓机化、再通（图 43-4D）、纤维化和钙化。

免疫组织化学

- 内皮细胞呈 CD31 或 CD34 阳性。

鉴别诊断

- 血管肉瘤：可见吻合性血管腔隙，内皮细胞有异型性。

临床相关性（预后和治疗选择）

- 良性经过，如无临床症状，无需治疗。
- 有临床怀疑恶性的病例，行手术切除。

睾丸网腺瘤样增生（adenomatous hyperplasia of rete testis，AHRT）

定义

- 睾丸网上皮的良性结节状增生。

同义词

- 睾丸网腺瘤，睾丸网增生。
- 睾丸网增生和腺瘤的分界线并不十分清晰。在病变呈局限性，未形成边界清楚的肿块时，我们将之定义为腺瘤样增生。

发病机制

- 成人睾丸网腺瘤样增生（AHRT）的病因未明，AHRT 也见于先天性情况。
- 绝大多数病例与一些睾丸异常相关，提示其为反应性改变。
- 是一类并不常见的病变，仅有数十例的文献报道，虽然其发病的情况可能是低估的。

临床特征

- 许多病例与隐睾相关，其他相关的情况包括良性囊肿、疝、生殖细胞肿瘤和前列腺癌。
- 多数为其他疾病过程中的偶然发现。

大体病理学

- 病变位于睾丸门区。因为它的体积较小，常在大体检查不被发现。

组织病理学

- 许多病例呈多灶性，不形成明确肿块。由复杂管状、乳头状或实性生长方式的细胞组成（图 43-5A、B）。
- 上皮样细胞巢，范围由数个细胞至大小不等，与睾丸网上皮管腔邻近或相连。
- 增生的细胞形态温和，胞质稀少，偶见核沟（图 43-5B）。
- 腺瘤样增生的细胞排列紊乱，但细胞形态类似于睾丸网衬覆的立方上皮。
- 一些病变邻近的睾丸网管腔呈现部分或局灶性增生。有时可见其他伴发的病变，如隐睾。

免疫组织化学

- PAX8 阳性。男性 Wolffian 管衍生来的上皮细胞，如睾丸网、输出小管、附睾、输精管、精囊、射精管衬覆上皮正常均表达 PAX8，但生殖细胞或性索间质细胞不表达 PAX8（图 43-5D）。
- 细胞角蛋白标志物如 AE1/AE3 阳性。
- 抑制素阴性，生殖细胞标志物如 c-Kit、PLAP 和 OCT4 呈阴性。

鉴别诊断

睾丸网原发性腺癌

浸润性生长的大肿块。可见显著的细胞异型性，核分裂象易见。

睾丸网转移性腺癌

有另一器官原发性腺癌的病史。睾丸网转移性腺癌非常罕见，几乎不会是转移的首发部位。形态学上，AHRT 类似于 1 型乳头状 RCC；然而，这一肿瘤常为低级别，罕见转移。其他提示为转移性腺癌的表现包括黏液分泌，筛状结构或显著的细胞异型性。免疫组织化学染色有助于鉴别。

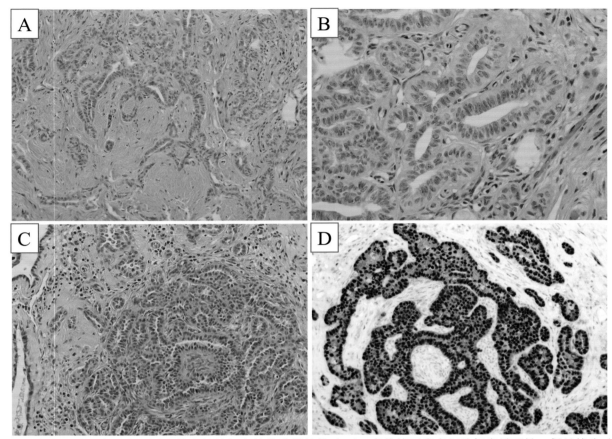

图 43-5　睾丸网增生表现为呈浸润性生长的复杂的管腔样结构（**A**）。高倍镜下病变细胞轻度异型性，偶见核沟（**B**）。另一侧睾丸网腺瘤样增生，表现为边界清楚的结节，由形态温和的柱状细胞组成，胞质稀少（**C**），病变细胞呈 PAX8 阳性（**D**）

临床相关性（预后和治疗选择）

- 偶然发现。因其他睾丸病变行睾丸切除发现。

类癌

定义

- 发生于睾丸的神经内分泌肿瘤（类癌），无论是原发的还是继发的。

同义词

- 神经内分泌肿瘤。

发病机制

- 类癌肿瘤细胞呈现神经内分泌细胞的特征，产生 5- 羟色胺，后者与类癌综合征相关。

临床特征

- 无痛性睾丸肿物。

- 如果肿瘤有功能，可见类癌综合征，如面色潮红、腹泻、支气管痉挛和心力衰竭。
- 如为转移癌，需有另一器官原发肿瘤的病史。

大体病理学

- 黄白色边界清楚的结节，切面均质，偶见点状出血。

组织病理学

- 肿瘤细胞大小形态一致，形成规则的缎带或岛状结构（图 43-6A）。可见菊形团样或腺样结构。
- 肿瘤细胞染色质匀细伴有"胡椒面"外观（图 43-6B）。
- 无 GCNIS 的证据。
- 未见淋巴细胞或肉芽肿性改变，这些改变常见于精原细胞瘤。
- 转移性类癌（图 43-6C）与原发于睾丸的类癌在形态上或免疫组织化学上区分困难。

鉴别诊断

- 精原细胞癌：肿瘤细胞体积大，弥漫排列，不形成缎带或岛状结构，未见胡椒面样的染色质结构。
- 癌：多形性和浸润性生长，未见胡椒面的染色质。

免疫组织化学

- 神经内分泌标志物（嗜铬粒蛋白、NSE 或突触素）阳性（图 43-6D）。
- 细胞角蛋白阳性。生殖细胞和淋巴瘤标志物阴性。

临床相关性（预后和治疗选择）

- 原发性类癌呈低度恶性，睾丸切除是治疗选择。
- 继发性类癌是系统性疾病的一部分，为控制转移性类癌，系统性治疗是必要的。

睾丸淋巴瘤

定义

- 累及睾丸的恶性淋巴瘤。

发病机制和流行病学

- 睾丸淋巴瘤以继发性为常见，来源于淋巴结的淋巴瘤结外受累。
- 睾丸原发性淋巴瘤罕见，出现在淋巴结受累之前，或无淋巴结受累。
- 睾丸淋巴瘤仅占睾丸肿瘤的 5%。然而，在 60 岁以上的男性，50% 的睾丸恶性肿瘤为淋巴瘤。

临床特征

- 睾丸淋巴瘤可见于任何年龄的男性，发病年龄介于 16 ～ 90 岁，但更多见于老年男性，平均年龄 60 岁。

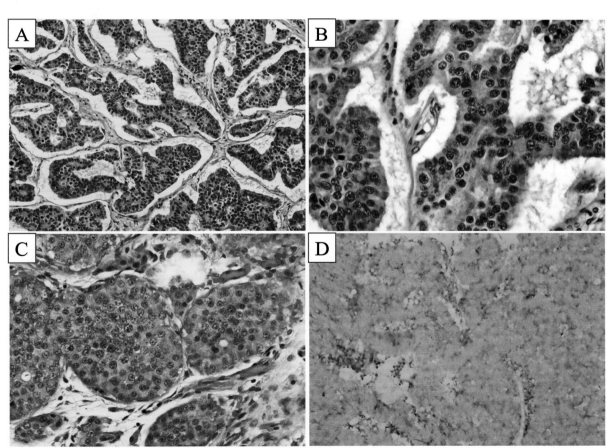

图 43-6　原发性类癌的肿瘤细胞呈分叶状结构（**A**）由曲细精管形成一个清楚的边界。原发性类癌，细胞呈胡椒面样染色质，形成菊形团样和假腺样结构（**B**）。小肠的转移性癌，可见典型的神经内分泌特征，可见缎带状和岛状结构（**C**），细胞呈嗜铬粒蛋白（Chromogranin）阳性

- 相比而言，发生睾丸生殖细胞肿瘤如精原细胞瘤（平均年龄 40 岁）和非精原细胞瘤性生殖细胞肿瘤（平均年龄 20～30 岁）更为年轻。
- 绝大多数病例可见无痛性睾丸肿块。一些患者可出现系统性症状，如发热、盗汗和体重减轻。
- 许多睾丸淋巴瘤的患者在彻底的临床检查之后可见有淋巴结或其他器官的受累。

大体病理学

- 在一些病例，睾丸淋巴瘤（图 43-7）可形成单发或多发肿块，与精原细胞瘤外观相似。
- 然而更为常见的是，睾丸淋巴瘤呈弥漫生长，取代整个睾丸（图 43-9）。
- 切面均质，实性细胞颗粒状，灰褐至灰粉色。

组织病理学

- 成人睾丸淋巴瘤常见类型是弥漫大 B 细胞淋巴瘤，占所有睾丸淋巴瘤的 50%～75%。
- 其他类型的淋巴瘤，如小淋巴细胞性淋巴瘤、T 细胞淋巴瘤和 NK 细胞淋巴瘤，在一些年轻的患者也可见到（图 43-8）。
- 肿瘤细胞常呈间质内生长方式，推挤曲细精管而非取代曲细精管，形成"保存曲细精管"的现象（图 43-8）。
- 典型的大 B 细胞淋巴瘤为弥漫性生长的大的

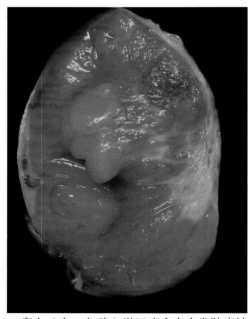

图 43-7　睾丸（大 B 细胞）淋巴瘤含有多发肿瘤结节，切面鱼肉样均质，与精原细胞瘤相似

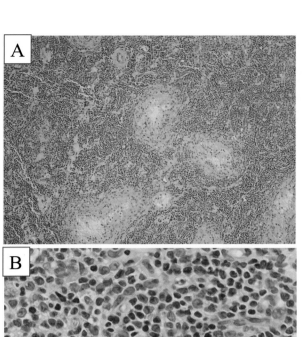

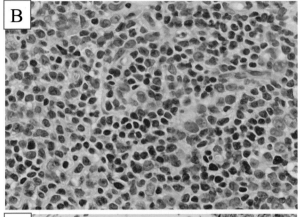

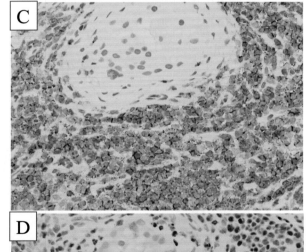

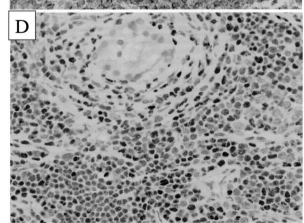

图 43-8　睾丸大 B 细胞淋巴瘤，肿瘤细胞在睾丸实质内呈弥漫浸润性生长，推挤曲精管（**A**）。淋巴瘤细胞大，异型明显，弥漫性生长，不形成巢片状结构，背景可见反应性小淋巴细胞（**B**）。肿瘤细胞呈 CD20（**C**）和 BCL-6 阳性（**D**）

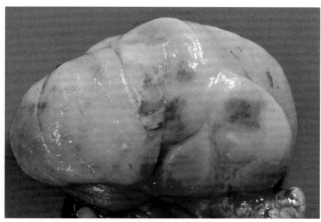

图 43-9 20 岁男性 NK/T 细胞淋巴瘤，大体见肿瘤取代大部分睾丸，伴有灶状出血坏死

肿瘤细胞。肿瘤细胞呈网状细胞核，核仁突出。核分裂易见（图 43-8）。

- 睾丸 NK/T 淋巴瘤常见于年轻的患者，由单一形态的肿瘤细胞组成（图 43-10）。
- 肉芽肿（常见于精原细胞瘤）并不常见。

免疫组织化学和特殊检查

- 依赖于淋巴瘤的类型。

- 弥漫大 B 细胞淋巴瘤，CD45 阳性，CD20 阳性（图 43-8），CD3 阴性。
- 淋巴瘤呈生殖细胞标记物阴性，如 AFP、HCG、C- 或 OCT-4。上皮性标志物，如 AE1/AE3，Cam 5.2 呈阴性。

主要的鉴别诊断

- 精原细胞瘤：典型病例见于年轻男性，形成边界清楚的肿块。组织学上，精原细胞瘤取代曲细精管而非推挤曲细精管。
- 反应性病变：淋巴组织增生或慢性睾丸炎常可见生发中心，常伴有混合性炎症细胞浸润。

临床相关性（预后和治疗选择）

- 睾丸淋巴瘤的分期是最为重要的预后因素。
- 早期淋巴瘤的患者预后很好。60% 的早期患者 5 年无瘤生存，而在进展期的患者，5 年生存率不足 20%。
- 睾丸淋巴瘤患者的预后较结内淋巴瘤为差，呈现高达 80% 的高复发率。其预后依赖于淋

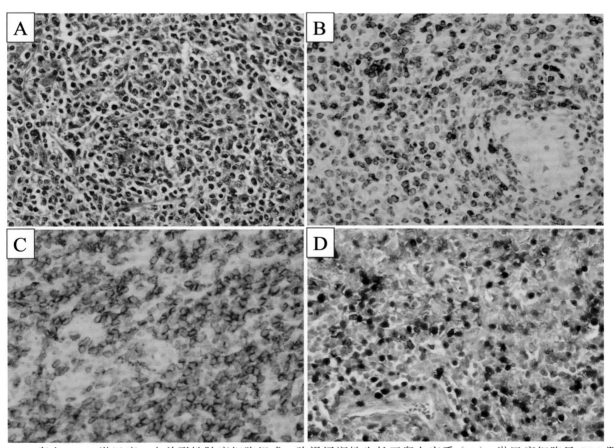

图 43-10 睾丸 NK/T 淋巴瘤，由单形性肿瘤细胞组成，弥漫浸润性生长于睾丸实质（A）。淋巴瘤细胞呈 CD3 阳性（B），CD56 阳性（C）和 EBER 原位杂交阳性（D）

巴瘤的病理类型，T 细胞淋巴瘤较 B 细胞淋巴瘤为差。

- 在当代化疗的帮助下，睾丸淋巴瘤的生存率有所提高。
- 睾丸切除并非睾丸淋巴瘤的治疗选择。然而，绝大多数在外科病理学遇见的睾丸淋巴瘤病例都来源于睾丸切除标本。

脂肪肉瘤

定义

- 睾丸旁组织发源的恶性脂肪组织肿瘤。

同义词

- 非典型脂肪瘤（低级别表浅性）。

发病机制

- 泌尿生殖系统低级别脂肪肉瘤最常发生的部位是睾丸旁组织。
- 睾丸旁组织发生高级别肉瘤罕见。高级别肉

瘤常来自于低级别脂肪肉瘤去分化。

- 脂肪肉瘤也可见于肾周组织以及身体其他部位。

临床特征

- 典型的病例呈现睾丸旁大肿块，特别是精索旁肿块。

大体病理学

- 分叶状大肿块，边界清楚或浸润性边界，切面呈黄色或灰色（图 43-11A）。
- 当出现鱼肉样外观或出现出血和坏死提示出现高级别肿瘤。

组织病理学

- 高分化脂肪肉瘤（低级别）
  ○ 主要是成熟脂肪细胞，偶见非典型脂肪母细胞（图 43-11B、C）。
  ○ 一些病例可见复杂的"鸡笼网"（chicken wire）样血管网。
- 高级别肉瘤

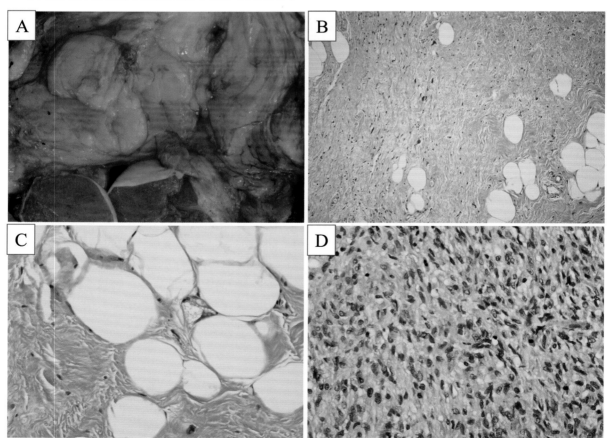

图 43-11　位于睾丸上极的脂肪肉瘤的大体照片，切面呈黄白色（**A**）。显微镜下，分化好的脂肪肉瘤可见鸡笼网样的血管网（**B**），其间可见脂肪母细胞（**C**）。去分化脂肪肉瘤同时存在低级别脂肪肉瘤和高级别肉瘤（**D**）成分

- 在低级别脂肪肉瘤中并存高级别肉瘤是去分化的证据。
- 高级别肉瘤细胞密度高、核分裂象增多、细胞异型性大，类似于恶性纤维组织细胞瘤、纤维肉瘤或多形性肉瘤。

鉴别诊断

- 精索脂肪瘤：脂肪瘤更为常见。大体呈淡黄色外观，无细胞异型性，尤其是间隔内无异型细胞。

免疫组织化学

- Vimentin、S100 阳性。p16 阳性、MDM2 和 CDK4 阳性。

分子检测

- 染色体 12q12 ～ 15 扩增。

临床相关性（预后和治疗选择）

- 外科切除是治疗的选择，如完整切除预后良好，切除不完整复发率相对较高。
- 高级别肉瘤预后更差。

睾丸转移性前列腺腺癌

定义

- 前列腺腺癌转移至睾丸。

临床特征

- 老年男性（非生殖细胞肿瘤的典型年龄），血清 PSA 升高。有前列腺腺癌病史，典型者呈高级别腺癌。

大体病理学

- 睾丸常缩小，特别是可见于激素治疗后萎缩的睾丸病例。
- 边界清楚的肿块或弥漫性生长取代整个睾丸的病灶，切面呈白色或灰色，出血和坏死常见。

组织病理学

- 获知患者之前的前列腺癌病史对作出准确的诊断非常重要，包括：①患者年龄；②诊断的时间；③原发前列腺癌的 Gleason 评分；④治疗史。
- 提示转移性前列腺癌而非生殖细胞肿瘤的线索包括：
  - 病史、年龄、双侧受累、缺乏 GCNIS 和其他生殖细胞肿瘤成分，如精原细胞瘤或畸胎瘤。
- 一些转移性前列腺癌可显示典型的结构特征，如筛状、融合的腺体、多形性低、突出的樱桃红的核仁（图 43-12A）。
- 转移性前列腺癌，特别是那些激素抵抗性和（或）放疗后的病例，可显示显著的细胞多形性，可类似于胚胎性癌或绒癌。

免疫组织化学

- PSA 阳性，但在高级别前列腺癌常为灶状阳性（图 43-12B）。
- AMACR 在低级别和高级别前列腺癌均呈阳性表达（图 43-12C），但其阳性也可见于其他癌症，如结肠癌。
- AE1/AE3、CAM5.2 阳性，生殖细胞标志物（PLAP、c-Kit、OCT4、CD30）呈阴性（图 43-12D）。

分子检测

- 于诊断无帮助。

临床相关性（预后和治疗选择）

- 转移性癌易误诊为生殖细胞肿瘤、胚胎性癌，后者呈原始的癌表现，伴有显著的多形性。
- 临床信息非常重要。在 60 岁以上的老年男性诊断精原细胞瘤 / 生殖细胞肿瘤应非常谨慎。
- 睾丸转移癌预后差。需要不同的全身治疗。

累及睾丸的默克尔（Merkel）细胞癌

定义

- 神经内分泌癌，原发于皮肤，累及睾丸。

同义词

- 皮肤小细胞癌，皮肤神经内分泌癌，皮肤

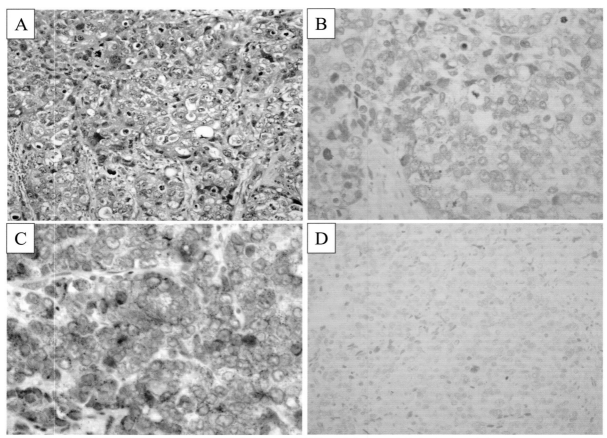

图 43-12　睾丸转移性前列腺癌。肿瘤细胞形成岛状和片状结构，类似于胚胎性癌（**A**）。肿瘤细胞呈 PSA 阳性（**B**）和 AMACR（**C**）、CD30 阴性（**D**）

梁状癌。

发病机制

- Merkel 细胞癌的发生可能与一种名叫 Merkel 细胞多瘤病毒（MCV）相关。
- 睾丸 Merkel 细胞癌可来自于远处皮肤部位的转移或是阴茎 / 阴囊皮肤肿瘤的直接侵犯。

临床特征

- 肿瘤典型发生于暴露于阳光的部位，但它也可原发于阴茎或阴囊皮肤。
- 表现为生长迅速的无痛性质硬肿块。

大体病理学

- 结节或肿块，呈红蓝色或鲜肉色，伴有或不伴有溃疡。

组织病理学

- 原发肿瘤位于阴囊皮肤的深面，表皮无病

变。肿瘤以真皮和皮下组织为中心，后者可位于白膜的表面。

- 肿瘤细胞形态单一，呈小圆细胞形态，胞质稀少，细胞核呈网状，染色质匀细，可见多个核仁（图 43-13）。核分裂象和凋亡易见，与肺小细胞癌相似。

免疫组织化学

- CK20 呈独特的核周点状阳性染色模式。
- 神经内分泌标记物、细胞角蛋白标记物以及 EMA 呈阳性。

临床相关性（预后和治疗选择）

- 肿瘤呈侵袭性经过。
- 治疗包括广泛的手术切除、淋巴结清扫以及放疗。小的早期肿瘤，无转移者预后较好（5 年生存率超过 80%）。在有效的治疗下，生存率有所改善。

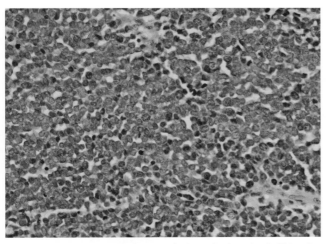

图 43-13 Merkel 细胞癌累及睾丸，由小蓝细胞巢组成。肿瘤细胞小，胞质稀少，染色质呈"胡椒面"样

睾丸旁恶性间皮瘤

定义

- 睾丸周围区域，包括白膜、精索或附睾，其衬覆的间皮发生的恶性肿瘤。
- 这一肿瘤也可以发生于泌尿生殖其他器官。

发病机制

- 可能与石棉暴露相关，但这一相关性较胸膜间皮瘤为弱。

临床特征

- 罕见但呈高度侵袭性的肿瘤，多累及老年男性（平均年龄 65 岁）。
- 表现为阴囊内肿物，可继发阴囊积水。

大体病理学

- 白膜表面多发性肿物，白膜显著增厚。病变累及睾丸或邻近组织。

组织病理学

- 肿瘤累及白膜表面而非睾丸实质。
- 肿瘤细胞显示核异型伴有泡状核，嗜酸性胞质，形成乳头状和管状结构（图 43-14A），侵犯周围组织。

免疫组织化学

- 细胞角蛋白、EMA、钙视网膜蛋白（calretinin，

图 43-14B）、WT1、CK5/6 阳性。
- CEA、CK20 阴性。

临床相关性（预后和治疗选择）

- 侵袭性经过，具有广泛播散的能力，有高致死率和高复发率的特点。
- 应行根治性睾丸切除，可行化疗。

睾丸旁横纹肌肉瘤

定义

- 来源于睾丸旁区域伴有横纹肌分化的恶性肿瘤。
- 也可发生于其他泌尿生殖器官，如精索、膀胱和前列腺。

发病机制

- PAX3/FKHR 融合基因可能与肿瘤发生相关。

临床特征

- 典型病例患者年龄小（平均年龄为 9 岁）。
- 肿块位于精索或邻近于睾丸的组织。
- 生长迅速的肿物，伴有肺及其他器官的转移。

大体病理学

- 分叶状的大肿块，切面呈灰色或棕色黏液样。
- 局灶出血和囊性变。

组织病理学

- 胚胎型：小圆细胞，可见横纹肌母细胞及黏液样背景（图 43-14C）。
- 其他类型包括梭形细胞型、腺泡型和多形性型。
- 一些病例可见带状横纹肌母细胞。
- 部分肿瘤细胞可见十字条纹。

免疫组织化学

- 肌源性标志物 MyoD1、结蛋白（desmin）呈阳性（图 43-14D）。

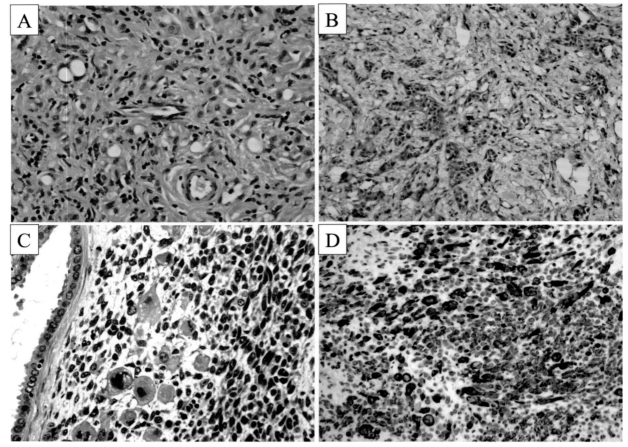

图 43-14　恶性间皮瘤累及睾丸。肿瘤主要由上皮样细胞和部分梭形细胞组成（**A**）。高倍镜下显示上皮样肿瘤细胞形成裂隙样结构。肿瘤细胞呈钙视网膜蛋白阳性（**B**）。睾丸横纹肌肉瘤，由小的原始细胞和大的蝌蚪型横纹肌母细胞组成，胞质丰富嗜酸性（**C**）。肿瘤细胞呈结蛋白阳性（**D**），支持横纹肌肉瘤诊断

- 相对特异的横纹肌标记物阳性。

分子检测

- PAX3/FKHR 融合。

临床相关性（预后和治疗选择）

- 腺泡型和多形性型预后更差，梭形细胞型和胚胎型预后较好。
- 外科手术联合放疗，化疗。

第七部分　阴茎和阴囊

第 44 章　阴茎和阴囊正常组织学

阴茎（penis）

解剖学

- 阴茎包含三个柱形的勃起组织：
  - 两个位于阴茎背侧的阴茎海绵体。
  - 一个位于阴茎腹侧中线的尿道海绵体，阴茎尿道从其中穿过。
- 阴茎的外层是皮肤和皮下组织。
- 阴茎前段增大的部分是龟头，由包皮覆盖。
- 尿道口是在龟头顶端的尿道出口。

组织学

- 包皮（图 44-1）是由非色素性黏膜（内侧）和重度色素沉着的皮肤（外表）组成，含有毛发、汗腺和平滑肌。
- 阴茎海绵体（图 44-2A）由致密结缔组织膜和白膜包绕（图 44-2A，箭头），约 2 mm 厚。
- 阴茎勃起组织（图 44-2B）包括阴茎海绵体和尿道海绵体，由大海绵状血管通道（海绵体间隙）组成，其内衬内皮细胞并由纤维肌

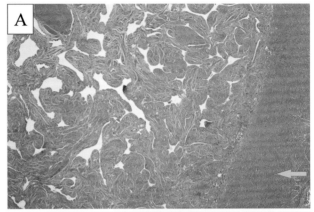

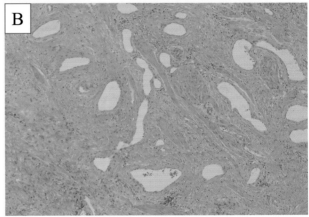

图 44-2　阴茎海绵体包括勃起组织（**A**，右）及包绕它的的白膜（**A**，箭头）。高倍镜下所示的阴茎勃起组织是由血管间隙及分隔平滑肌组成（**B**）

肉组织分隔。

- 勃起组织血管通道中的血量基本上决定勃起阴茎的大小。
- 由无数被称为螺旋动脉的的厚壁动脉（图 44-3）对勃起组织提供血液。
- 阴茎尿道由泌尿上皮覆盖，伴有外凸的尿道旁腺。
- 阴茎皮肤也含有皮肤附属器，包括毛囊、皮脂腺、汗腺和竖毛肌。因此，阴茎可发生常规的皮肤病变、性病，如尖锐湿疣和泌尿上皮病变。

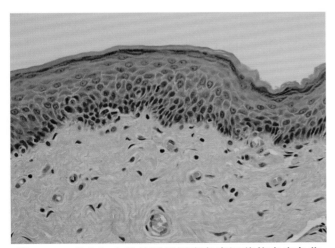

图 44-1　成人包皮的外层呈深度色素沉着伴表皮角化

阴囊（scrotum）

- 阴囊是一种特殊的皮肤，包含毛发、汗腺、皮脂腺，大汗腺和皮下组织，对睾丸具有保护功能。
- 阴囊的作用是保持睾丸温度稍低于身体的其他部分温度，通常在 35 ～ 36℃。
- 阴囊皮肤特殊的地方在于含有丰富的平滑肌束称为"提睾肌"（图 44-4）。
- 当外界变冷时，这些平滑肌束收缩并提升阴囊和睾丸，导致阴囊出现皱褶。
- 阴囊皮肤可发生多种皮肤病。

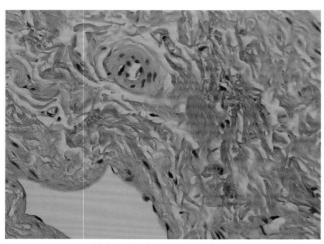

图 44-3　勃起组织中的厚壁动脉（螺旋动脉）

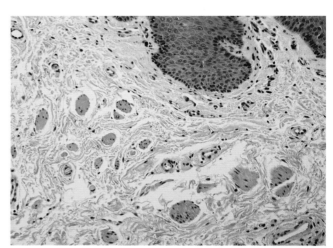

图 44-4　阴囊的皮肤比阴茎皮肤稍厚，有许多表皮褶皱。真皮内有许多平滑肌束（提睾肌）

第 45 章　阴茎和阴囊的良性反应性病变和感染性病变

纤维上皮性息肉（fibroepithelial polyp）

定义

- 一种良性息肉样病变，由纤维血管轴心和覆盖的良性鳞状上皮组成。
- 慢性刺激或先前的低危 HPV 感染可能是诱因。

其他名称

- 皮赘（skin tag）。

临床特征

- 一种息肉样（赘生物样）无痛皮肤病变，颜色或形状一般随着时间的推移不发生变化。
- 主要见于具有皮肤皱褶的区域，例如阴囊、外阴及其他腹股沟区域，腋窝和头颈部区域。

大体病理学

- 小于 1 ～ 2 cm，皮肤颜色的病变，表面光滑，可能有茎。

组织病理学

- 息肉样病变，包括两种组分（图 45-1）：
  - 具有明显的、小扩张血管的纤维血管轴心。
  - 鳞状上皮厚度可变，但无挖空细胞样变化。

鉴别诊断

- 尖锐湿疣：有挖空细胞样变化。
- 鳞状上皮异型增生：鳞状上皮具有细胞学异型。
- 脂溢性角化病：具有增厚的表皮和角质囊肿。

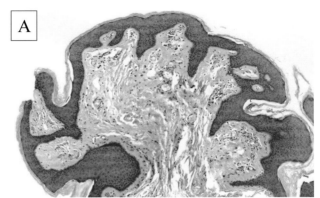

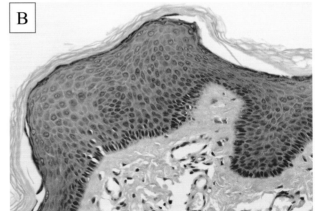

图 45-1　纤维上皮性息肉是具有纤维血管核心的息肉样病变，具有被鳞状上皮覆盖的突出的小的扩张血管（**A**）。其鳞状上皮厚度可变，但无 HPV 感染变化或非典型增生（**B**）

免疫组织化学和分子检测

- 通常不必要，p16 和 HPV 检测阴性。

临床相关性（预后和治疗选择）

- 良性病变，除非有症状或疑似其他病变，否则没有必要治疗。
- 如果经常破损导致感染或出血，可能需要去除。
- 去除方法包括：手术切除，冷冻手术，激光或其他物理方式烧灼。

脂溢性角化病（seborrheic keratosis）

定义

- 皮肤良性鳞状上皮增生性病变。

临床特征

- 皮肤最常见的病变之一。大部分位于脸上，也可在四肢，但不见于手掌和脚掌。
- 其他不常见的部位包括外部生殖器区域，通常很小，直径仅几毫米。
- 中年发病，可为单个或多个。无痛，生长缓慢，可有轻微瘙痒。
- 一些病变可能具有炎症而成为激惹性脂溢性角化病。

大体病理学

- 深褐色，蜡质表面，轻微凸起呈"贴在表面"样。

组织病理学

- 几种具有一些共同特征的常见模式已经被描述。
- 可见角化症和棘皮症（增厚）（图 45-2），也可见乳头瘤状改变。
- 主要由良性基底细胞和一些鳞状细胞组成。
- "角质囊肿"是一种角质孔道，其中含有螺旋角蛋白（图 45-2）。
- 激惹性脂溢性角化病可见不规则鳞状上皮细胞。

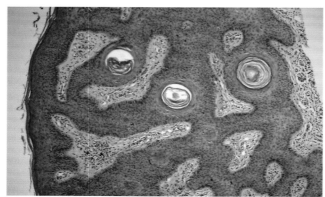

图 45-2 脂溢性角化症：鳞状细胞群形成吻合巢，无细胞学异型性。在照片的中间含有螺旋角蛋白的多个角质囊肿是特征性的病理改变

鉴别诊断

- 基底细胞癌：肿瘤性基底细胞呈巢状，具有栅栏状边缘和侵袭性生长模式。
- 鳞状细胞癌：显著的细胞学不典型增生和极性丧失，可见角蛋白珠以及侵入真皮和其他组织。

临床相关性（预后和治疗选择）

- 良性病变。

苔藓硬化症（lichen sclerosus）

定义

- 苔藓硬化症是皮肤的慢性炎症，导致表皮萎缩和白斑形成，最终导致真皮的硬化。

其他术语

- 萎缩性苔藓硬化症，闭塞性干燥性龟头炎（当病变局限于阴茎龟头时）。

发病机制

- 苔藓硬化症发生在各个年龄组的男性，基本上是和女性生殖器部位的相同类型的病变相同。
- 苔藓硬化症主要涉及生殖器部位，特别是包皮、龟头、尿道口和远端尿道。偶尔可在生殖器以外部位发生。
- 病因不明。推测与 HPV 感染或自身免疫有关，但未被证实。

临床特征

- 尿道狭窄的最常见原因之一。它可能导致成人的包茎。

大体病理学

- 阴茎皮肤白色斑块，最常见于包皮，但可以在龟头、阴茎尿道和尿道球部。

组织病理学

- 有两种类型的病变，其比例不同可以代表疾病的早期和晚期。

炎性期（早期）

- 慢性炎症：表现为真皮浅层中的苔藓样带状炎症细胞聚集（图45-3A）。
- 表皮变化：表皮呈不同厚度，表皮萎缩与过度角化共存，以及程度不同的基底细胞缺失（图45-3B）。

硬化期（晚期）

- 主要特征为显著的表皮萎缩和基底细胞缺失（图45-4）。
- 真皮浅层基质呈透明性硬化（图45-6）。
- 晚期可见钙化和骨化。
- 早期和晚期病变可同时出现（图45-5）。
- 早期和晚期病变都要仔细评估是否有不典型增生或鳞状细胞癌。

免疫组织化学

- P16在早期通常为阳性，而在晚期则为阴性。

临床相关性（预后和治疗选择）

- 局部用药可缓解早期症状。

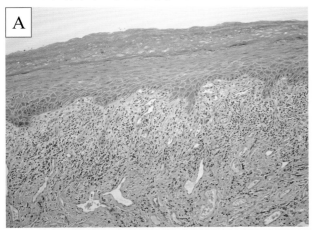

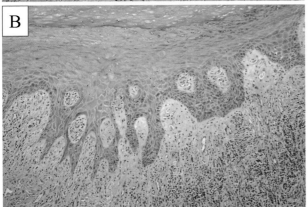

图 45-3 早期苔藓硬化。伴带状慢性炎症（**A**）。高倍镜下显示不规则的上皮增厚，基底细胞的缺失，真皮浅层的苔藓性慢性炎症和早期纤维化（**B**）

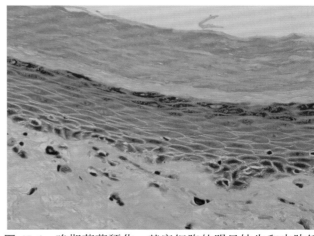

图 45-4 晚期苔藓硬化。基底细胞的明显缺失和皮肤纤维化

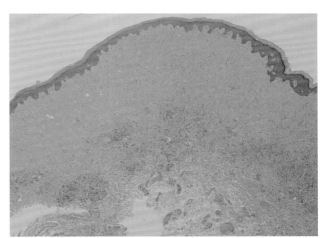

图 45-5 晚期苔藓硬化显示明显的真皮透明样变和轻度的苔藓性慢性炎症

- 进入硬化期后症状将难以逆转。如果导致包茎或尿道狭窄则应进行手术切除。口腔黏膜移植已见成效。
- 进展为鳞状细胞癌的风险增加，需要随访和再次活检。

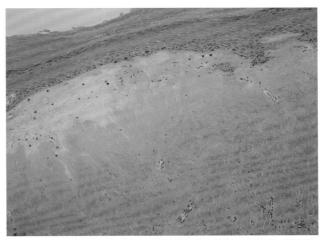

图 45-6 显著的真皮浅层透明纤维化可见于晚期苔藓硬化

阴茎脂质肉芽肿（lipogranuloma of the penis）

定义

- 对外源脂质的肉芽肿反应。

其他术语

- 有纤维化时可叫硬化性脂质肉芽肿；如无注射史，则称原发性脂质肉芽肿。

发病机制

- 脂质肉芽肿主要是由于在阴茎中注射外源性富含脂质的物质引起，也可能发生在阴囊，睾丸或其他男性生殖器官。
- 通常通过自我注射，以增强男性生殖器的外观或性功能而致病。注射的材料可以包含石蜡、硅胶或其他油性材料。
- 偶尔，阴茎或生殖器部位的创伤或外科手术引起脂肪坏死可导致脂质肉芽肿反应。

临床特征

- 应该有注射或创伤的病史，但患者可能一开始不提供相关病史。
- 可见阴茎无痛性肿块，通常在年轻或中年男性中常见。
- 伴有继发性创伤，出血或感染时，可有疼痛和红肿。

大体病理学

- 肿块样病变，切面呈黄色。

组织病理学

- 主要由组织细胞、异物巨细胞和其他炎症细胞组成的肉芽肿性炎症（图 45-7）。
- 病理特征为在组织细胞内或组织细胞外存在大小不一的液泡（在组织处理期间溶解的脂质材料）（图 45-7）。
- 后期纤维化可能变得突出。

免疫组织化学

- CD68 在组织细胞中呈阳性。

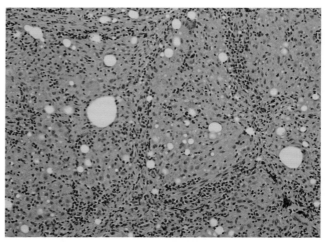

图 45-7　脂质肉芽肿由在细胞质中含有脂滴的组织细胞，一些多核巨细胞和淋巴细胞组成

临床相关性（预后和治疗选择）

- 如有症状可能需要手术切除。大多情况是无症状或自行消失。

阴茎或阴囊的淋巴水肿（lymphedema）

定义

- 由淋巴阻塞引起的水肿。

发病机制

- 淋巴阻塞是淋巴水肿的直接原因。其导致淋巴液在组织中积聚造成水肿。
- 阴茎淋巴水肿可为原发性或继发性淋巴水肿：
  - 继发淋巴水肿包括寄生虫感染（丝虫病）、辐射和细菌感染；治疗癌症或创伤时的淋巴结清除等。
  - 原发性淋巴水肿：原因不明。
  - 先天性淋巴水肿在出生时就存在。

临床特征

- 阴茎或阴囊持续肿胀。严重病例可有下肢肿胀。

大体病理学

- 阴茎或阴囊肿胀。

组织病理学

- 淋巴管扩张，管内可有或无蛋白性液体（淋巴液）（图 45-8）。
- 淋巴液积聚引起的组织水肿。
- 淋巴细胞浸润引起的淋巴管炎（图 45-8），是这个病例造成淋巴水肿的原因。

临床相关性（预后和治疗选择）

- 主要并发症是大面积蜂窝织炎和继发性感染。
- 其他并发症包括性功能丧失和排尿困难。
- 保守治疗包括用绷带压迫或人工淋巴引流（这可能不适用于阴茎淋巴水肿）。
- 微创性手术如筋膜切除术可保留患者的性功能。

阴茎溃疡

定义

- 阴茎皮肤溃疡形成，可由多种原因导致。

发病机制

- 大多数慢性阴茎溃疡是由性传播疾病引起的，例如梅毒、软下疳或沙眼衣原体。
- 其他传染病病因可能是细菌、结核或真菌。
- 非感染性病因可能包括损伤及自身免疫性结缔组织病，如狼疮、类风湿性关节炎或白塞病。
- 在大多数情况下，不可能通过单独的组织学

检查来鉴定活检标本中的病原体，通常需要通过微生物学来确定病因。

临床特征

- 疼痛或无痛阴茎溃疡，大多位于龟头或阴茎体。

大体病理学

- 皮肤溃烂或缺损。

组织病理学

- 阴茎皮肤缺损和坏死伴肉芽组织形成，急性或慢性炎症和纤维化（图 45-9）。

免疫组织化学

- 可能有助于确定特定的病源。

临床相关性（预后和治疗选择）

- 通常无特征性病理表现。
- 通过微生物学和血清学鉴定病因有助于确定最佳治疗方案。

尖锐湿疣（condyloma acuminatum）

定义

- 由人乳头状瘤病毒（HPV）引起的皮肤损伤。

其他术语

- 生殖器疣，性病疣，HPV 或挖空细胞样改变。

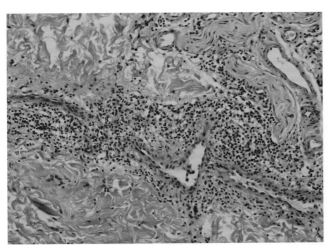

图 45-8　淋巴水肿：部分淋巴管明显扩张伴慢性炎症（淋巴管炎）

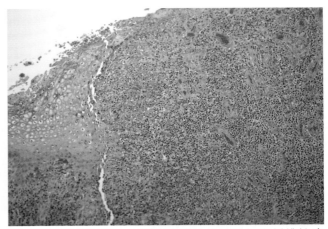

图 45-9　阴茎溃疡。一部分皮肤被坏死组织和纤维性渗出物替代，可见肉芽组织和慢性炎症

临床特征

- 尖锐湿疣是阴茎外科病理最常见的病变。
- 这是一种具有高度传染性的性传播疾病，在与感染者进行口交，生殖器性交或肛交时通过皮肤–皮肤直接接触而传播。
- 早期病变位于进行性接触的阴茎头。
- 它们也可能存在于阴茎体、阴囊或其他生殖器和肛门区域。

大体病理学

- 肉色，息肉状和菜花状皮肤病变，可为单个或多个小集群。

组织病理学

- 乳头状瘤：有纤维血管轴心的鳞状上皮，大多数尖锐湿疣呈乳头状（图 45-10A）。
- 挖空细胞：HPV 特异性细胞变化，其特征为核增大、核皱褶和核周空晕（图 45-10B）。
- 角化不全：鳞状上皮增厚，尖锐湿疣可有扁平状形态。

免疫组织化学和分子检测

- 针对 HPV 类型 6 和 11 的 PCR 检测，90% 的湿疣由这两个类型的病毒引起。
- HPV 16 型和 18 型与子宫颈癌发生密切相关。

临床相关性（预后和治疗选择）

- 尖锐湿疣是鳞状上皮不典型增生和随后的鳞状细胞癌的前期病变。
- HPV 疫苗可用于预防。例如 Merck 公司的 Gardasil，可用于防止 HPV 6 型、11 型、16 型和 18 型的感染。
- 多种方法可用来去除湿疣，如手术、激光烧灼、冷冻或局部用药。然而，感染细胞中潜伏的 HPV 可能不被根除。
- 因此，治疗后湿疣复发率可能较高（约 50% 以上）。

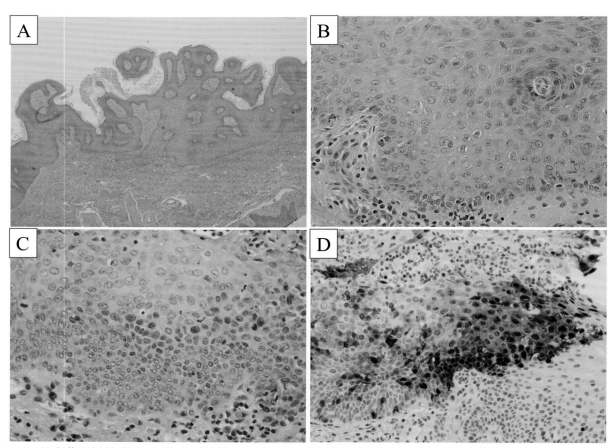

图 45-10 具有菜花样外观（**A**）和典型的挖空细胞改变–核皱褶和核周空晕（**B**）。湿疣伴中度鳞状上皮不典型增生（**C**）。不典型增生细胞的 p16 免疫染色呈阳性（**D**）

湿疣的鳞状上皮不典型增生（squamous dysplasia in condyloma）

定义

- 在湿疣基础上发展的鳞状上皮不典型增生或（和）原位癌（重度不典型增生）。

临床特征

- 类似湿疣，代表癌症发展的早期阶段。

大体病理学

- 与湿疣一样，呈菜花样。

组织病理学

- 在湿疣基础上有鳞状上皮不典型增生（图45-10C）。
- 分三度：轻度（基底层三分之一受累），中度（基底层三分之二受累）和重度（全层受累）。
- 核分裂象和细胞多形性有助于不典型增生的诊断。
- 原位癌是指全层鳞状细胞不典型增生，也可叫重度不典型增生。

免疫组织化学

- p16阳性（图45-10D）和p53可能为阳性（在中度或重度不典型增生中更常见），Ki67增殖指数可能增加。

临床相关性（预后和治疗选择）

- 轻度和中度不典型增生是癌前病变。
- 重度鳞状不典型增生等同于原位癌。
- 轻度不典型增生被视为湿疣。
- 中度和重度不典型增生需要治疗，如手术切除。

传染性软疣（molluscum contigiosum）

定义

- 传染性软疣是由痘病毒感染引起的皮肤病变。

其他术语

- 鼠乳头。

发病机制

- 导致这种病变的病毒是属于痘病毒科的传染性软疣病毒（MCV）。
- 传染性软疣是感染性的，通常通过皮肤-皮肤接触传播。
- 它通常影响儿童、性活跃成人和免疫功能低下的患者。
- 潜伏时间为2周至几个月。
- MCV是一种双链DNA病毒，有四种亚型：MCV 1～4。MCV-2通常见于性传播，大多数阴茎传染性软疣与其有关。
- 与HPV不同，MCV在皮肤病变去除后会消失。除非再次感染，否则不会复发。

临床特征

- 传染性软疣通常是直径1～5 mm的小病变。
- 可感觉瘙痒但无痛。可有继发性细菌感染。
- 自行接种是一种病毒传播到邻近区域的过程，常见于儿童。

大体病理学

- 通常为肤色具珍珠光泽的圆形隆起病变，可为单个或多个。
- 病变中心含有病毒。

组织病理学

- 通常由受感染鳞状细胞岛组成的穹窿形病变（图45-11A）。
- 细胞岛被称为软疣体，含有大量被感染的鳞状细胞，胞质含有嗜酸性包涵体（图45-11B）。

免疫组织化学和分子检测

- 传染性软疣有大体和组织学特征，通常不需要额外的检测。

临床相关性（预后和治疗选择）

- 大多数病变在一两年内没有治疗就会消失。

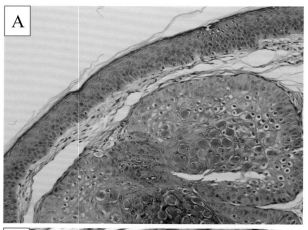

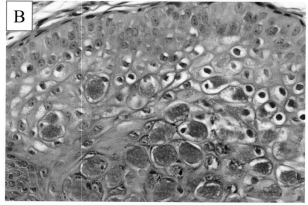

图 45-11 传染性软疣是穿鞋状病变，由真皮中的几个鳞状细胞岛组成（**A**）。高倍镜下显示软疣体含有大量被感染的鳞状细胞团，其胞质中有大的嗜酸性包涵体（**B**）

单一病变且无并发症，可能不需要治疗。

- 偶尔病变扩散到其他皮肤区域（自行接种）。
- 治疗选择包括手术、激光或其他药物和物理方式。
- 可以通过切除活检确诊。

单纯疱疹病毒感染（herpes simplex infection）

定义

- 由单纯疱疹病毒（HSV）引起的皮肤炎症性病变。

发病机制

- HSV 是属于疱疹病毒家族的 DNA 病毒，可能引起其他感染（见表 45-1）。
- 阴茎 HSV（主要为 HSV2）感染主要通过性接触传播。

表 45-1　疱疹病毒和相关病变

疱疹病毒家族	相关病变
单纯疱疹病毒（HSV）1 单纯疱疹病毒（HSV）2	口腔水疱 阴茎水疱
EB 病毒（EBV）	EBV 炎症，鼻咽癌，Burkitt 淋巴瘤
巨细胞病毒（CMV）	具有 CMV 包涵体的炎性病变
水痘带状疱疹病毒（VZV）	带状疱疹
人类疱疹病毒 6	急疹或婴儿玫瑰疹
人类疱疹病毒 7	
人类疱疹病毒 8	卡波西（Kaposi）肉瘤

- 细胞中的潜伏病毒可能是复发的原因。

临床表现

- 原发性感染可能有流感样症状或无症状。
- 生殖器区域出现多组水疱。
- 水疱含有大量的病毒颗粒，并且具有高度传染性，水疱的破裂将引起疼痛性溃疡，通常发生在阴茎头或阴茎体上。
- 免疫功能低下患者的溃疡较大且持续时间长。偶尔可见破坏性肿块病变，模仿阴茎癌。

大体病理学

- 皮肤表面有多处水疱或溃疡。病变可以破坏阴茎组织，类似恶性肿瘤。

组织病理学

- 水疱伴有组织坏死，如水疱破损，则形成溃疡。
- 炎性细胞浸润，主要是中性粒细胞（图 45-12A）。
- 炎性细胞背景下的多核巨细胞（图 45-12B），通常在 HSV 免疫染色中呈阳性（图 45-12C）。
- HSV 感染的细胞具有特征性的"3M"：多核（Multinucleation），核镶嵌（Molding of the nuclei）和染色质边缘化（Margination of the

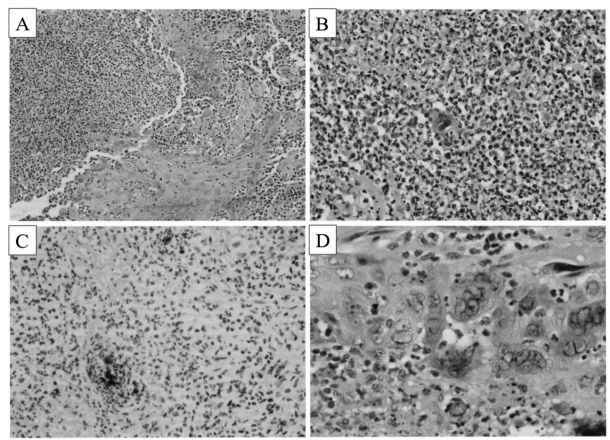

图 45-12　单纯疱疹病毒（HSV）感染。活检显示皮肤中有大量坏死和溃疡（**A**）。感染的鳞状上皮细胞转化为多核细胞（**B**），并对 HSV 免疫染色呈阳性（**C**）。HSV 感染的细胞具有特征 3 M：多核（Multinucleation），核镶嵌（Molding of the nuclei）和染色质边缘化（Margination of the chromatin）（**D**）

chromatin）（图 45-12D）。

免疫组织化学和分子检测

- HSV 免疫染色或病毒 DNA 的 PCR 可用于确诊。

临床相关性（预后和治疗选择）

- 原发感染发作后数年可出现复发，症状通常较温和。
- 使用抗病毒药物治疗，如伐昔洛韦或阿昔洛韦。较大和耐药性病变可考虑手术治疗。

第 46 章　睾丸及阴囊良性肿瘤及肿瘤样病变

阴茎局限性淋巴管瘤

定义

- 一种在浅表区域的先天性淋巴管畸形病变，常见于阴茎。局限性淋巴管瘤可见于其他外生殖器区域以及头颈部。
- 类似病变——局限性血管瘤是一种血管先天畸形病变（局限性血管角化瘤）。

其他名称

- 淋巴管瘤、浅表淋巴管畸形。

临床特征

- 出生时或幼年期皮肤出现丘疹。

大体病理学

- 水疱样皮损，类似青蛙卵。

组织病理学

- 病变由内衬内皮细胞并囊状扩张的淋巴管组成（图 46-1）。
- 通常涉及真皮乳头。
- 囊肿内含淋巴细胞和粉色蛋白样的淋巴液（图 46-1）。

免疫组织化学

- 内皮细胞标记物 CD31 和淋巴管标记物 D2-40 呈阳性。

临床相关性

- 良性，除非有症状或美容原因，否则无需治疗。
- 基于以下原因可进行手术切除：美容，或缓解压迫症状。

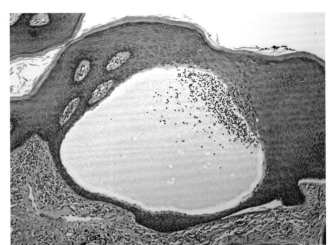

图 46-1　阴茎局限性淋巴管瘤，为真皮浅层息肉样病变，可挤压表皮，由含有淋巴液和淋巴细胞的扩张的淋巴管组成

阴茎血管瘤

定义

- 良性血管肿瘤，见于阴茎及其他泌尿生殖器官。

临床特征

- 主要影响年轻人或中年男性。
- 无症状和单发病变，偶尔可伴有出血或感染等症状。

大体病理学

- 红色和紫色丘疹或略隆起的皮肤病变，也可表现为阴茎深部肿块。

组织病理学

- 肿瘤由杂乱无章的血管组成。
- 毛细管型：由毛细血管组成（图 46-2A）。
- 海绵型：由扩张的厚壁血管组成（图 46-2B）。
- 混合型：混有不同类型的血管。

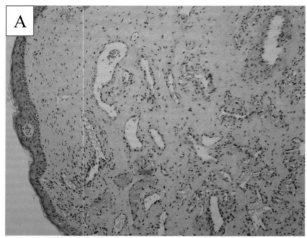

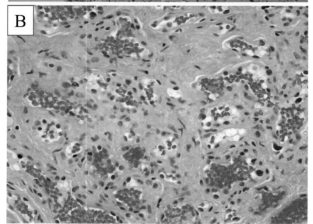

图 46-2　阴茎血管瘤作为一种圆顶状毛细血管瘤，由许多细小的扩张的毛细血管组成，管腔内衬良性内皮细胞（**A**）。位于阴茎勃起组织中的海绵状血管瘤，由含有血细胞的厚壁血管组成（**B**）

免疫组织化学

- CD31 在内皮细胞中呈阳性。

临床相关性（预后和治疗选择）

- 除非有症状，很少有必要手术切除。

阴囊血管角化瘤

定义

- 含有血管成分伴角化过度的皮肤良性病变。

其他名称

- 福代斯（Fordyce）血管角化瘤。

临床特征

- 无症状。2 ～ 5 mm 蓝色或红色鳞屑性丘疹，主要生长在阴囊、阴茎或大腿内侧。

大体病理学

- 皮肤表面红蓝色丘疹。

组织病理学

- 真皮浅层中扩张的薄壁血管和表皮增生（图 46-3）。

鉴别诊断

- 福代斯（Fordyce）病：阴囊上 1 ～ 3 mm 小隆起，由不含毛囊的异位皮脂腺组成。
- 血管角化瘤可包括一系列疾病：
  - 局灶型：①单个丘疹样血管角化病（腿部），②阴囊局灶性血管角化瘤（Foryce 型），③先天性（局限性血管角化瘤），④双侧手指血管角化瘤。
  - 系统型：弥漫性血管角化瘤，与代谢紊乱（如海藻糖苷病）相关。

临床相关性（预后和治疗选择）

- 良性病变，有症状时可进行必要治疗（如激光、切除或冷冻等）。

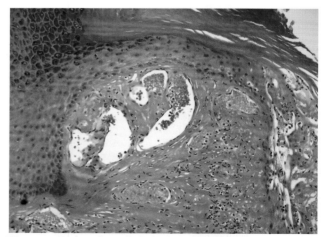

图 46-3　阴囊局部血管角化瘤是由浅表真皮中扩张的血管及表皮角化过度组成

阴茎平滑肌瘤

定义

- 阴茎中发生的良性平滑肌肿瘤。

- 也可见于其他器官，如膀胱、阴囊、肾或前列腺。

临床特征

- 生长缓慢的小病变，如果发生在黏膜侧，可呈息肉样。

大体病理学

- 小的坚实的或橡胶感肿块，边界清晰，切面呈白色纤维化。

组织病理学

- 边界清晰的肿块，由交错的梭形细胞束组成。良性平滑肌细胞呈低密度，无细胞异型性，无坏死及核分裂象（图 46-4）。

免疫组织化学

- 结蛋白、平滑肌肌动蛋白呈阳性；S100 或角蛋白呈阴性。

临床相关性（预后和治疗选择）

- 良性。除非有症状，否则无需手术。

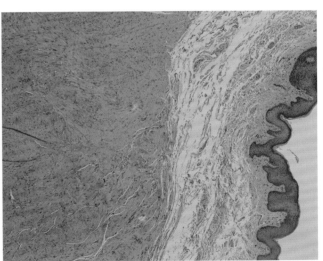

图 46-4　阴茎平滑肌瘤是由形态正常的梭形细胞组成的肿块（具平滑肌细胞特点，无明显异型性）

阴茎颗粒细胞瘤

定义

- 良性肿瘤，由细胞质中含有大量嗜酸性颗粒的细胞组成，被认为是神经起源。

临床特征

- 无痛、边界不清的结节，生长缓慢，通常小于 3 ～ 4 cm。
- 常见于阴茎、阴囊和膀胱。
- 覆盖的皮肤增厚，由于表皮细胞增殖可呈鹅卵石外观。

大体病理学

- 界限不清的坚实病变，边界呈浸润性。
- 灰白或浅棕色实性切面，罕见坏死或出血。

组织病理学

- 肿瘤无包膜，有浸润性（图 46-5A），可浸润阴茎勃起组织（图 46-5B）。
- 可见明显的表面鳞状上皮增生，呈假上皮瘤样外观（图 46-5A）。
- 肿瘤细胞呈片状、巢状或实性排列，并由不同含量的基质分隔。
- 肿瘤细胞呈多角形，大小均匀，胞质丰富并充满嗜酸性颗粒（溶酶体）（图 46-5C）。
- 罕见病例与鳞状细胞癌相关。

免疫组织化学

- S100 阳性（图 46-5D）。
- 神经元特异性烯醇化酶阳性，PAS 阳性，耐淀粉酶。

临床相关性（预后和治疗选择）

- 绝大多数病例是良性的，未全切的肿瘤可复发。
- 恶性颗粒细胞瘤较罕见。肿瘤过大、核分裂活跃、核异型、过度生长导致坏死 / 出血可能提示有恶性特征。

阴茎纤维瘤病

定义

- 浅表成纤维细胞病变，特征为结节状或弥漫性的成纤维细胞和肌成纤维细胞增生。

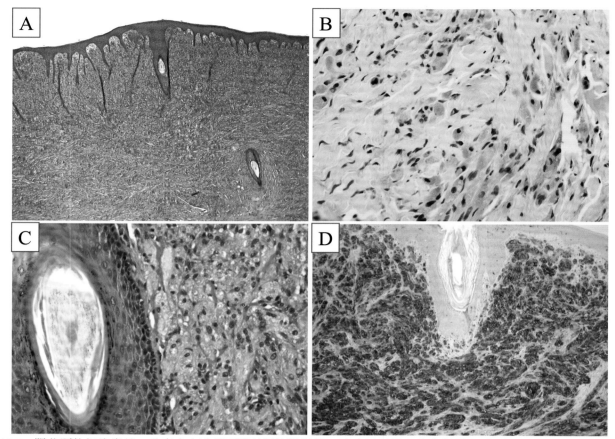

图 46-5　阴茎颗粒细胞瘤是一种真皮内边界不清的浸润性肿块，表皮显示假上皮瘤样增生（**A**）。浸润阴茎勃起组织的肿瘤细胞（**B**）。肿瘤细胞富含胞质颗粒（**C**）和 S100 染色阳性（**D**）

- 纤维瘤病是一组良性成纤维细胞增生性病变，包括手掌、足底、海绵体纤维化。

其他名称

- 浅表纤维瘤病、Peyronie 病、阴茎硬结病。

发病机制

- 未知，推测与创伤性有关，但未证实。

临床特征

- 可触及的硬结节，或索状软组织病变，通常位于阴茎背外侧。
- 疼痛性病变可影响性交，如性交痛或勃起功能障碍。
- 严重病例可见阴茎轴异常弯曲或尿道狭窄。

大体病理学

- 边界不清的病变，无包膜，位于阴茎背外侧，切面棕白色、坚实。

组织病理学

- 良性的梭形细胞束（图 46-6A）与相邻的纤维组织混合，使肿瘤边界不清。
- 无细胞异型，偶尔可见核分裂。

免疫组织化学

- β-catenin 呈弥漫阳性（图 46-6B）；瘢痕组织对 β-catenin 呈弱阳性。

临床相关性（预后和治疗选择）

- 阴茎纤维瘤病是一种影响生活质量但不危及生命的疾病。
- 这是一种渐进性疾病，在少数情况下可能自我缓解。
- 随着时间的推移，它可能会导致性功能障碍和阴茎解剖结构的改变，如阴茎异常弯曲或尿道狭窄。
- 治疗方案包括药物治疗、物理治疗或手术，但都不完美。

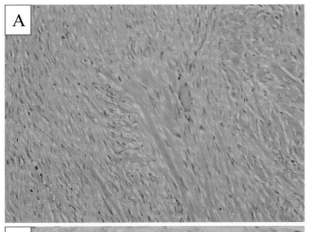

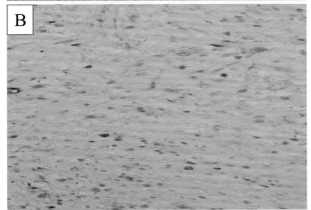

图 46-6　阴茎纤维瘤由梭形细胞束组成（A）。梭形细胞无细胞异型性，偶尔可见核分裂，β -catenin 呈阳性（B）

汗管瘤

定义

- 汗管瘤是一种良性皮肤附属器肿瘤，形成分化良好的管状结构。
- 据信是源自小汗腺或大汗腺导管。

临床特征

- 众多小的黄色丘疹，在面部和躯干多见，亦可见于其他部位，罕见于阴茎。

大体病理学

- 小的边界清晰的病变。

组织病理学

- 位于真皮上部的无包膜病变，无浸润性边界。
- 肿瘤由上皮衬里的岛状管腔集合组成，无异型性或分裂象。
- 管状结构内衬两层厚的上皮细胞（图 46-7）。

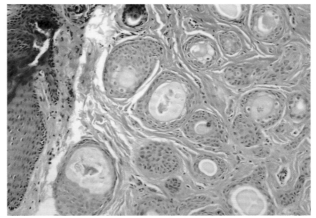

图 46-7　汗管瘤是由岛状或管状肿瘤细胞组成。衬覆管腔的肿瘤细胞有 2 ～ 3 层

- 临床认可几种汗管瘤：局灶型，唐氏综合征相关型，广泛型（包括多个暴发汗管瘤）和家族型。

鉴别诊断

- 恶性汗管瘤：明显的细胞异型性和浸润并伴促结缔组织增生性反应。
- 鳞状细胞癌：异型细胞，浸润性生长及角化珠形成。

临床相关性（预后和治疗选择）

- 良性疾病，治疗包括激光、磨削术和刮除术。

痣和其他良性黑色素细胞病变

定义

- 痣是一种先天性或后天性良性黑素细胞增殖。
- 一些良性黑色素细胞病变可发生（表 46-1）在阴茎阴囊皮肤以及黏膜（膀胱和尿道）。

其他名称

- 痣在拉丁文里是胎记的意思。

发病机制和流行病学

- 痣多见于白种人，但可以发生在任何人身上。
- 一些痣是先天性的，后期发生的痣有可能克隆化形成肿瘤。

临床特征

- 通常有临床显现的年龄在 2 ～ 6 岁。

表 46-1　良性黑色素细胞病变概述

病变		组织学	性质	处理
黑变病		基底细胞色素沉着无黑色素细胞增生	良性	如可疑，应进行活检无额外治疗
雀斑样痣		基底细胞色素沉着无黑色素细胞增生	良性	如可疑，应进行活检无额外治疗
皮内痣		痣细胞局限在真皮	良性	如可疑，应进行活检无额外治疗
交界痣		痣细胞在表皮真皮交界处	良性	如可疑，应进行活检无额外治疗
复合痣		含有皮内痣和交界痣成分	良性	如可疑，应进行活检无额外治疗
轻度非典型痣		核深染，小核仁，无有丝分裂	良性	视为良性
中度或重度非典型痣		核增大，佩吉特非典型黑色素细胞，有丝分裂增加	高风险，可发展为恶性黑色素瘤	广泛切除
非典型黑色素细胞增生		单个分散的非典型黑色素细胞，常见于黑色素瘤外周	可为黑色素瘤复发	观察或广泛性切除

- 白种人的头颈部和躯干更常见。
- 亚洲和非洲-加勒比人种在肢端部位更常见。
- 皮肤上更常见，但偶尔会发生在黏膜。

大体病理学

- 体积小，界限清楚，对称性病变。先天性痣偶尔可以非常大。
- 如果位于真皮上部呈黑色，如果位于真皮深处呈蓝色或灰色。
- 出血和颜色变化并不常见。如果发生，则有恶变嫌疑。

组织病理学

- 有超过 20 种不同类型的痣，只有最常见的类型将在这里进行讨论（见表 46-1）。
- 外生殖器区可见几种良性黑色素性病变：

生殖器黑变病

- 大的，单一的斑疹状或片状扁平皮损。
- 基底细胞色素沉着，无黑色素细胞增生（图 46-8A）。

生殖器雀斑样痣

- 散在的不规则色素斑。

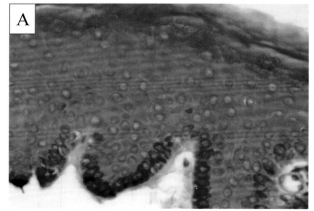

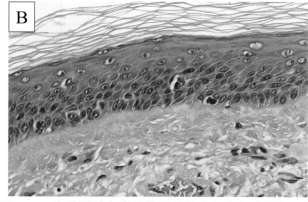

图 46-8　生殖器黑变病的特征是基底细胞色素增加，但无黑色素细胞增生（**A**）。生殖器雀斑样痣的特点是基底细胞色素增加，伴有黑色素细胞增生（**B**）

- 基底细胞色素沉着伴黑色素细胞增生（图 46-8B）。

皮内痣

- 痣细胞局限在真皮（图 46-9A）。

交界痣

- 痣细胞位于表皮和真皮交界处。

复合痣

- 痣细胞同时存在于表皮和真皮交界处和真皮内（图 46-9B）。

非典型痣（发育不良痣）

- 任何具有细胞或结构上异型性的痣。
- 青少年中生殖器区域以及在头皮部位非典型痣呈良性临床表现。
- 单一的发育不良痣是一个有争议的病变。一些观点认为单一的非典型增生痣应视为临床良性。其他观点认为，发育不良痣可能是一个良性痣和黑色素瘤之间的过渡病变。
- 轻度非典型增生：
  - 高倍镜下黑色素细胞核深染，核仁小，常见核周晕。佩吉特样黑色素细胞罕见，真皮成分中无核分裂。
- 中度非典型增生：
  - 高倍镜下痣细胞核大小可变（图 46-9C），虽然有些有轻度异型性和小核仁。
  - 与正常黑色素细胞相比，痣细胞胞质增多并见少许核分裂。
- 重度非典型增生：
  - 通常为不对称的痣细胞巢（而不是单个细胞），但仍局限在表皮。
  - 可见一些在中央向上迁移单个痣细胞。
  - 真皮中拥挤的痣细胞巢。
  - 核增大，核奇异并深染，常混有小核，核仁突出。
  - 无黑色素瘤中可见的融合性非典型性变。
  - 表皮真皮交界处常见有丝分裂，但不见于深的真皮成分。

非典型黑色素细胞增生

- 非典型单个黑色素细胞限于表皮（图 46-9D），

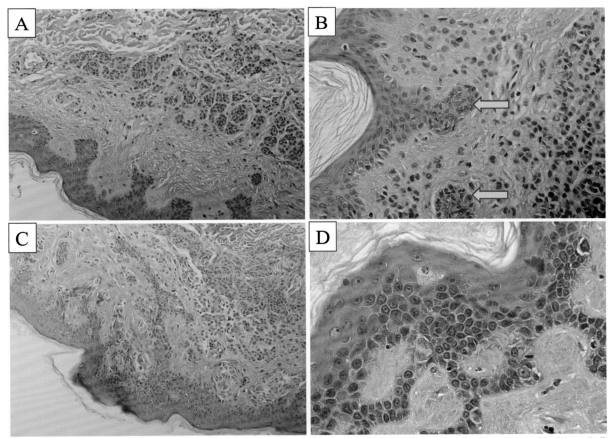

图 46-9　皮内痣的痣细胞局限在真皮（A）。复合痣（B）包含真皮成分以及表皮/真皮的交界成分（箭头）。非典型复合痣（C）在交界处的痣细胞呈中度非典型性。黑色素瘤周边的非典型黑色素细胞增生（D），包含真皮内散在的非典型黑色素细胞

此特征可见于典型黑色素瘤周边部位。

- 与原位黑色素瘤不同，在真皮表皮交界处只有局灶融合，佩吉特播散很有限。
- 仅累及毛囊上部。

免疫组织化学

- Melan A 阳性，HMB45 一般阴性、低 Ki67 增殖活性。

临床相关性（预后和治疗选择）

- 任何可疑黑色素瘤的病变都要进行活检。
- 经病理证实良性痣和轻度非典型痣不需要额外的治疗。
- 中重度非典型性痣通常进行完全切除。

神经纤维瘤

定义

- 良性间叶肿瘤伴神经纤维分化。

临床特征

- 通常在儿童时期发病，但直到成年才可能被注意到。
- 一小部分可能发生恶性转化。
- 散发或是 1 型神经纤维瘤病综合征的一部分。

大体病理学

- 常见一个或多个厚斑块，通常与神经相关。

组织病理学

- 神经纤维瘤没有包膜，表现为真皮浸润生长（图 46-10）。
- 肿瘤由梭形神经纤维细胞组成，背景疏松。
- 皮肤神经纤维瘤可能会包绕皮肤附件，如毛囊或汗腺（图 46-10）。
- 病变可以局限性或弥漫性。

免疫组织化学

- S100 阳性。
- 上皮标记（AE1/AE3、EMA）及平滑肌标记（结蛋白，SMA）阴性。

临床相关性（预后和治疗选择）

- 良性，除非有症状或美容原因，否则无需治疗。
- 如果怀疑其他肿瘤或恶变，应进行手术切除。

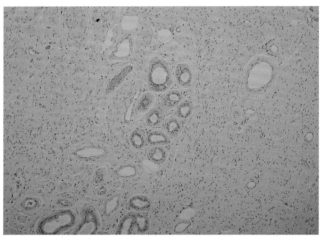

图 46-10　阴囊神经纤维瘤。梭形细胞增生，无包膜，包绕真皮汗腺。瘤细胞无细胞异型性

第七部分　阴茎和阴囊

第 47 章　阴茎和阴囊皮肤的非侵袭性癌

鳞状细胞原位癌

定义

- 非侵袭性鳞状细胞癌是阴茎和阴囊表皮鳞状细胞癌的早期形式，癌细胞尚未穿透基底膜。

其他名称

- in situ 在拉丁文里是"原位"的意思。
- 重度鳞状上皮发育不良，尖锐湿疣伴严重异型增生：原位癌可能发展自尖锐湿疣。
- 鲍恩病（Bowen's disease）：单个边界明显的斑块样病变。
- 鲍恩样丘疹病：多发或单发，斑样或丘疹样病变。
- Queyrat 增殖性红斑（Erythroplasia of Queyrat）：以 Louis Queyrat 的名字命名，是在龟头发生的原位鳞状细胞癌。

发病机制

- 鳞状细胞原位癌（CIS）可能与 HPV16 有关，是浸润癌的前期病变。

临床特征

- 单发或多发病变，呈斑块或丘疹样。

大体病理学

- 扁平或稍高起的病变，未形成肿块。
- 如果与尖锐湿疣有关，可呈息肉样。
- 当位于龟头时，表现为红斑样，被称为 Queyrat 增殖性红斑（图 47-1A）。

组织病理学

- 鳞状上皮全层受累（图 47-1B、C）。恶性或

非典型增生鳞状细胞表现为核增大、深染，核膜不规则，和病理性核分裂。
- 可见角化。
- 原位癌可能与尖锐湿疣有关，称为鲍恩样丘疹病（图 47-1B）。
- 鳞状细胞原位癌的主要类型对比列于表 47-1。组织学上他们几乎相同。
- 原位癌可能与浸润性成分有关。如果是这样的话，它可被视为浸润性癌的起始病变。

免疫组织化学

- p53 阳性。
- 高 Ki67 增殖活性和 p16 阳性（如果与 HPV 相关）（图 47-1D）。

临床相关性（预后和治疗选择）

- 由于有发展成浸润性癌的风险，原位癌应予以治疗。
- 治疗方法包括手术切除和其他方法去除。

佩吉特病（Paget disease）

定义

- 阴茎或阴囊皮肤的表皮内癌，通常为腺癌。

其他名称

- 乳腺外佩吉特病。

发病机制

- 原发：与总是伴有乳腺癌的乳腺佩吉特病不同，乳腺外佩吉特病在大多数情况下找不到共存的癌症。
- 继发：一小部分的病例中（20% ～ 25%）可有一个共存的皮肤附属器癌、结肠腺癌或膀

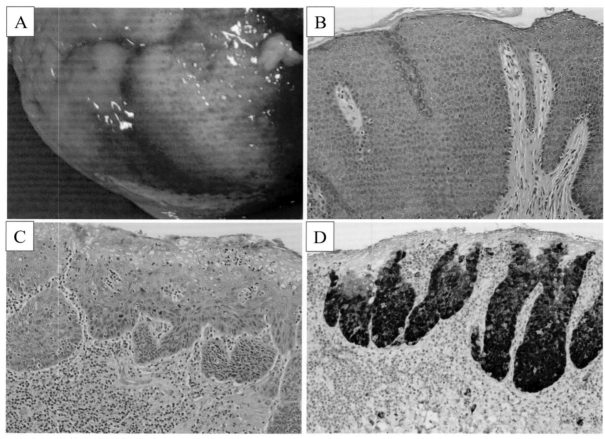

图 47-1　龟头鳞状细胞原位癌（CIS）大体照片，又名 Queyrat 增殖性红斑，龟头上出现红色颗粒状区域（**A**）。鳞状细胞原位癌（鲍恩样丘疹病）有增厚表皮（棘皮增厚）和非典型增生细胞累及全层（**B**）。鳞状细胞原位癌表现为恶性鳞状上皮细胞累及全层，但仍局限于基底膜以上（**C**）。所有肿瘤细胞 p16 呈阳性（**D**）

表 47-1　不同类型鳞状细胞原位癌的比较			
特点	**鲍恩病**	**鲍恩样丘疹病**	**Queyrat 增殖性红斑**
组织学	鳞状细胞原位癌	鳞状细胞原位癌	鳞状细胞原位癌
部位	阴茎皮肤上任何部位	外生殖器部位	龟头
大体表现	单一病变，大小可至几厘米	多发性病变	龟头红色病变
HPV 相关性	大多不相关	相关	大多不相关
进展为浸润性癌	很有可能	有可能，但可能性较小	很有可能
组织学	病变细胞全层受累	病变细胞全层受累	病变细胞全层受累
处理	必要	必要	必要
其他特点		可见挖空细胞（图 47-2）	

胱癌。

临床特征与大体病理学

- 病变可能累及阴茎体、阴囊、腹股沟和会阴区域。
- 红色或浅色斑块伴有鳞屑或渗出。

组织病理学

- 表皮内分散的单个或成簇的恶性上皮细胞，与背景良性鳞状上皮细胞有显著不同（图 47-3A）。
- 佩吉特细胞胞质淡染，胞核大，可有明显或不明显的腺样排列。

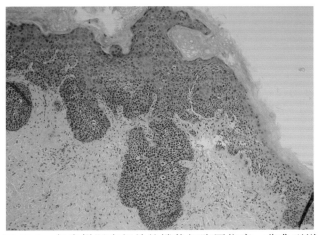

图 47-2 与尖锐湿疣相关的鳞状细胞原位癌。非典型增生鳞状细胞和挖空细胞使表皮全层受累

- 膀胱癌伴随的佩吉特病可为腺癌或佩吉特样尿路上皮癌（图 47-3C）。
- 佩吉特细胞可能侵入真皮成为浸润性腺癌，并可有远处器官转移。

免疫组织化学

- 根据原发癌的性质而定。CEA 和低分子量角蛋白呈阳性（图 47-3B）。
- 尿路上皮癌 GATA3 呈阳性（图 47-3D）。

鉴别诊断

- 鲍恩病（鳞状细胞原位癌）：为恶性鳞状上皮细胞，无腺体形成。CEA、MUC 为阴性。
- 原位黑色素瘤：瘤细胞胞质内有色素，S100 和 Melan A 阳性，但角蛋白阴性。

临床相关性（预后和治疗选择）

- 如果通过临床检查能确定潜在的原发腺癌，治疗的重点应放在原发肿瘤上。
- 原发性佩吉特病（如果没有原发性腺癌）通常通过手术切除。

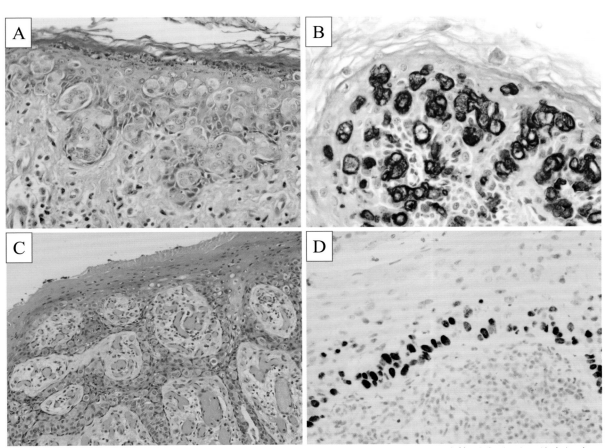

图 47-3 阴囊原发性佩吉特病表现为表皮内单个或成簇的癌细胞，具有不明显的腺体形成（**A**）。肿瘤细胞 AE1/AE3 阳性（**B**）。阴茎佩吉特病的特征是表皮内存在单个肿瘤细胞（**C**）。肿瘤细胞表达 GATA3（**D**），随后证实它是尿路上皮癌累及阴茎皮肤

第七部分　阴茎和阴囊

第 48 章　阴茎阴囊浸润癌

疣状癌（verrucous carcinoma）

定义

- 较少见的恶性鳞状上皮肿瘤，有局部侵袭性，但无转移。
- 肛门生殖器型疣状癌定义为 2 型疣状癌。
- 疣状癌 1 型可发生在其他位置，如头颈部区域。

其他名称

- 隧道型癌，隧道型上皮瘤，阿克曼肿瘤。

发病机制

- 疣状癌实质上是一种少见类型的低级别浸润性鳞状细胞癌。

临床特征

- 是一种生长缓慢的外生性肿瘤，通常发生在 60 岁以上的男性。
- 如果深度侵入可引起疼痛。

大体病理学

- 外生性乳头状皮肤肿块，可通过几个窦道排出恶臭的坏死物质。

组织病理学

- 乳头状病变具有融合宽阔的基底和细长的乳头（图 48-1A）。
- 表面鳞状上皮呈高分化，有限的样本会造成诊断困难。
- 具有深部浸润的表皮基底乳头是建立诊断所必需的（图 48-1A）。
- 细胞学无明显异型性（图 48-1B）。
- 如果疣状病变伴轻度细胞学异型性，我们有

时使用"高分化疣状鳞癌"诊断名称，其基本上涵盖了疣状癌和高分化疣样浸润性鳞癌（图 48-2）。

临床相关性（预后和治疗选择）

- 治疗的选择包括手术切除或激光治疗。
- 大多数患者预后良好。局部复发较常见，但转移则很罕见。

浸润性鳞状细胞癌

定义

- 鳞状上皮的恶性上皮肿瘤。
- 这是一种浸润性肿瘤（原位癌已在先前描述）。

发病机制

- 危险因素包括包茎、慢性炎症、硬化性苔藓和尖锐湿疣。

临床特征

- 平均发病年龄为 60 岁。
- 是外生性或溃疡性肿块。晚期可出现坏死。
- 第一转移部位为腹股沟浅淋巴结。

大体病理学

- 破坏性息肉样或乳头状肿块（图 48-2A、B）。
- 一个坚实宽广的基底意味着有促结缔组织增生性反应和浸润。常见坏死和溃疡。

组织病理学

- 疣样（Verucoid）鳞状细胞癌，不同于疣状癌，具有轻度或中度细胞学的异型性（图 48-3）。

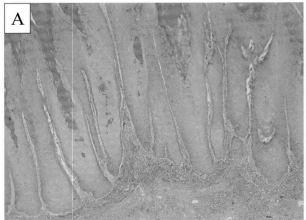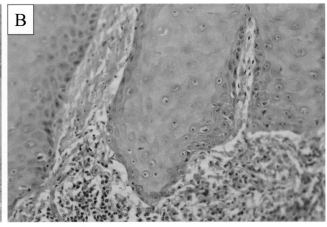

图 48-1　阴茎疣状癌是由形成良好的细长的平行排列的基底乳头构成（**A**）。疣状癌的浸润性基底乳头仅显示极轻度细胞学异型性（**B**）

表 48-1　鳞状细胞癌预后因素		
因素	预后好	预后差
部位	包皮	其他阴茎部位
生长模式	浅表扩散	垂直
肿瘤大小	小	大
级别	高分化	低分化
浸润深度	浅	深
组织学类型	疣状	肉瘤样
	疣样	（癌肉瘤）

- 鳞状细胞癌，肿瘤细胞分化可高可低，可有角化和非角化形式（图 48-2）。
- 肿瘤细胞可见于溃疡边缘和基底。
- 可见肿瘤浸润，结缔组织增生性反应（图 48-2C）或神经浸润。
- 鳞状细胞癌的两个特点是角蛋白珠和细胞间桥（紧密连接）（图 48-2D）。
- 肿瘤细胞可侵入阴茎勃起组织（图 48-2C）。
- 组织学亚型：
  ○ 基底型细胞癌（不同基底细胞癌）。
  ○ 疣样（湿疣样）癌。
  ○ 乳头状癌。
  ○ 肉瘤样癌。
  ○ 腺鳞癌。

免疫组织化学

- p16 和 p53 阳性。

临床相关性（预后和治疗选择）

- 预后与肿瘤部位、大小、生长方式、组织类型、浸润深度有关（表 48-1）。
- 首选治疗方法是手术切除，包括局部切除或阴茎切除。

基底细胞癌

定义

- 是具有小叶状或索状基底样肿瘤细胞的皮肤恶性肿瘤。

其他名称

- 基底细胞上皮瘤，毛母质癌。

临床特征

- 基底细胞癌是最常见的皮肤癌，常见于日光暴露区域。
- 基底细胞癌在阴茎和阴囊皮肤发生罕见。

大体病理学

- 生长缓慢的病变，可能与溃疡有关。
- 主要见于阴茎体，隆起的珍珠样结节。

组织病理学

- 超过 10 种组织学亚型，如浅表型和浸润型等。大多数的类型并不与肿瘤临床行为相关。
- 肿瘤细胞小叶可附着于表皮（图 48-4A）或

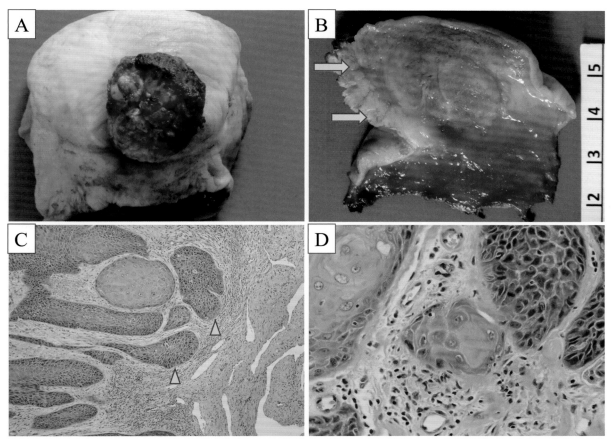

图 48-2 大体照片显示阴茎浸润性鳞状细胞癌表现为龟头大肿块（A）。切面显示乳头状结构（B，箭头）。显微镜下肿瘤细胞呈乳头状，浸润至接近勃起组织部位（C，箭头的头）。高倍镜显示恶性鳞状细胞形成角蛋白珠（D）

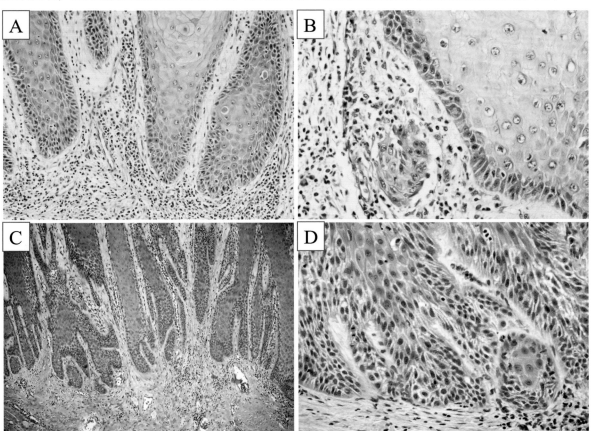

图 48-3 阴茎疣样鳞状细胞癌具有浸润性的基底（A），类似于疣状癌，但细胞学异型性可以在浸润性的基底前沿中看到（B）。另一个高分化鳞状细胞癌显示疣状浸润性基底前沿（C），但同样有明显的细胞学异型性（D）

浸润至真皮（图48-4B）。肿瘤细胞形态均一，伴极轻度细胞学异型性，无角化。

- 小叶边缘可见明显的栅栏状排列细胞（图48-4C）。
- 常见促结缔组织增生性反应或黏液样基质改变（图48-4D）。

临床相关性（预后和治疗选择）

- 局部侵袭性疾病，其转移潜能极低。
- 如有转移迹象，应考虑诊断为基底样鳞状细胞癌或其他癌。
- 局部切除是首选治疗方案。

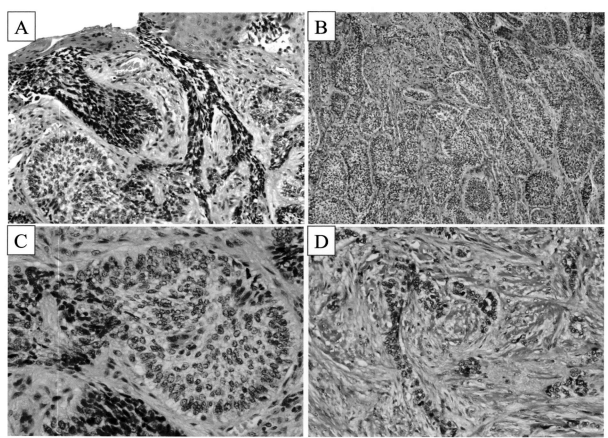

图48-4 阴茎基底细胞癌，由表皮和真皮交界处的肿瘤细胞小巢组成（**A**）。基底细胞样肿瘤细胞岛侵入真皮（**B**）。高倍镜下所示基底细胞样肿瘤细胞在外周排列成栅栏状，具有稀少胞质（**C**）。基底细胞癌的索状侵袭细胞含少量胞质，具有明显促结缔组织增生性反应（**D**）

第七部分　阴茎和阴囊

第 49 章　阴茎和阴囊的其他恶性肿瘤

阴茎转移性癌

定义

- 其他器官的癌转移至阴茎或阴囊。
- 临床上罕见，没有原发癌病史的情况下难以下诊断。

临床特征

- 由于其位置，应首先考虑原发膀胱癌或前列腺癌。
- 通常只有高级别和高分期的癌会导致转移，因此原发肿瘤的相关症状可被发现。
- 一个例外是低级别的肾透明细胞癌可能有早期转移（虽然阴茎 / 阴囊转移灶十分罕见）。

组织学

- 如果阴茎或阴囊的癌不是鳞状细胞癌，而是低分化癌（图 49-1）或腺癌，应考虑继发癌，特别是如果患者有其他恶性肿瘤史。
- 转移癌的起源可以从病史、组织学和免疫组织化学特征上追踪到。如果没有原位鳞状细胞癌，提示应注意转移癌或前列腺、尿道、肛门、结肠癌的直接延伸（图 49-2）。
- 如果肿瘤看上去像黑色素瘤，检查排除恶性黑色素瘤是必要的。

免疫组织化学

- 在确诊上是有必要的。
- 尿路上皮癌 CK20 和 p63 呈阳性。
- 结肠腺癌 CDX2 和 CK20 呈阳性（图 49-2D）。

临床相关性（预后和治疗选择）

- 活检是确诊所必须的。
- 根治性手术如阴茎切除术对转移性肿瘤患

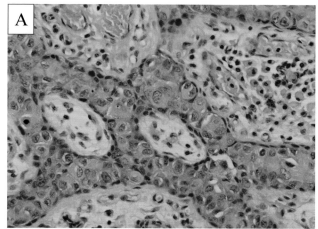
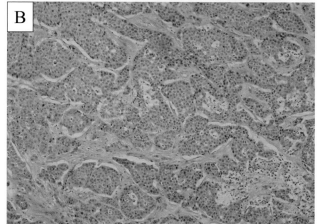

图 49-1　阴茎转移性泌尿上皮癌在鳞状上皮样内呈佩吉特式（Pagetoid）播散（**A**）。泌尿上皮癌在阴茎真皮中的侵袭性巢（**B**）

者可能并没有利，这种情况下应进行全身治疗。

阴茎黑色素瘤

定义

- 阴茎或阴囊中形成的恶性黑色素细胞肿瘤。
- 可原发或继发（转移或直接延伸）。原发性黑色素瘤可发生在阴茎 / 阴囊皮肤或阴茎尿道黏膜。

473

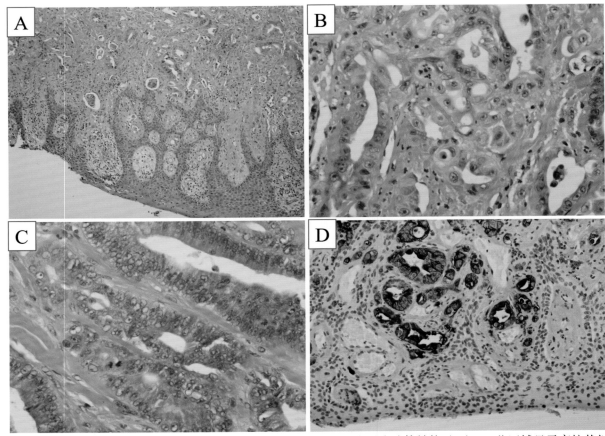

图 49-2　阴茎表皮中的转移性结肠腺癌（**A**）。高倍镜下显示肿瘤细胞形成腺体结构（**B**），一些区域显示高柱状细胞类似结肠上皮（**C**）。肿瘤细胞呈 CK20 阳性（**D**）

- 黑色素瘤也可见于其他器官如尿道和膀胱。

临床特征

- 肿瘤生长快速，有或无色素，可自发性出血或改变颜色。
- 平均年龄 65 岁。

大体病理学

- 典型的大病灶，可见坏死或出血。

组织病理学

- 原位黑色素瘤和浸润性病变均可存在（图 49-3A）。
- 可见佩吉特样原位黑色素瘤。肿瘤细胞可能含有细胞质色素颗粒或呈灰尘样的外观（图 49-3B）。
- 黑色素瘤细胞呈大多边形，胞质丰富，常形成大的巢状，但亦可有其他生长模式，模拟其他恶性肿瘤（图 49-3C）。
- 核仁显著伴其他明显的细胞学异型性和活跃

的有丝分裂。

- 克拉克分级（表 49-1）是一种黑色素瘤侵袭程度的分级。
- 原位黑色素瘤是指局限在表皮内的恶性黑色素细胞（克拉克 1 级）。
- Breslow 厚度（表 49-2）是指一个黑色素瘤总的垂直厚度，测量从表皮颗粒层至最深的真皮侵袭区域。

免疫组织化学

- S100、HMB45 阳性，Melan A 阳性（图 49-3D），角蛋白阴性。

鉴别诊断

- 鲍恩病（鳞状细胞原位癌）：p16 和 p63 阳性。
- 佩吉特病（Paget disease）：CEA、CDX2 和 PAS 阳性。
- 免疫组织化学在疑难病例中是必要的。
- 原位黑色素瘤、鲍恩病（鳞状细胞原位癌）和佩吉特病的比较总结于表 49-3。

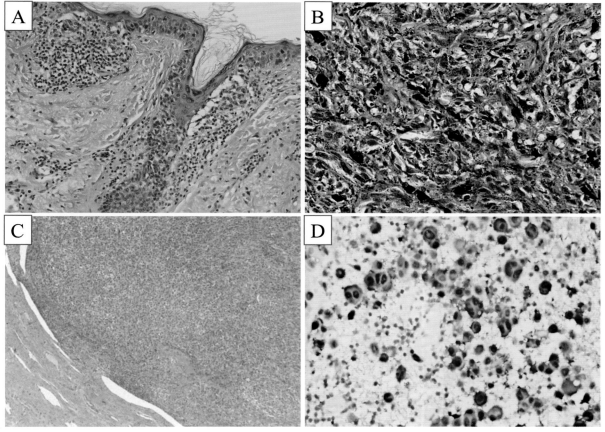

图 49-3　阴茎皮肤原位黑色素瘤，大多累及表皮基底层（**A**）。阴茎中富含黑色素的黑色素瘤，表现为梭形肿瘤细胞伴色素（**B**）。阴茎尿道侵犯勃起组织的侵袭性黑色素瘤（**C**）。肿瘤细胞对 Melan A 呈阳性（**D**）

表 49-1　黑色素瘤的克拉克分级	
克拉克分级	浸润深度
I	表皮（原位）
II	真皮乳头（上层真皮）
III	真皮乳头全层
IV	网状真皮（下层真皮）
V	皮下组织

表 49-2　Breslow 厚度及相关预后	
Breslow 厚度	5 年生存率
< 1 mm	95% ～ 100%
1 ～ 2 mm	80% ～ 95%
2.1 ～ 4 mm	60% ～ 80%
> 4 mm	< 50%

临床相关性（预后和治疗选择）

- 一般预后较差，也取决于临床分期，Breslow 与克拉克分级。
- Breslow 系统是否适用于黏膜黑色素瘤及其预后目前尚不清楚。
- 广泛切除加淋巴结清扫术是一种治疗选择。

卡波西（Kaposi）肉瘤

定义

- 人类疱疹病毒 8（HHV8）引起的恶性血管肿瘤。

发病机制

- Kaposi 肉瘤（kaposi's sarcoma，KS）起源于内皮细胞。
- 传染病原体 HHV8 在获得性免疫缺陷综合征（AIDS）患者或其他免疫功能低下患者中传播。

临床特征

- 几种不同的形式：

- 经典 KS，地中海地区老年男性的无症状疾病。
  - 区域流行性 KS：影响非洲年轻人的下肢。
  - 移植相关 KS：免疫抑制（T 细胞抑制剂）药物，如环孢素，可能会加重疾病。
  - 广泛流行性 KS：艾滋病患者的发病率是移植患者的 490 倍。
- KS 是艾滋病的一个典型症状。

大体病理学

- 可以影响生殖器区域以及下肢、脸部和背部。
- 皮肤：红色，紫色或黑色丘疹或斑块样病变。
- 胃肠道或呼吸道会受到影响。
- 可伴有炎症或糜烂。

组织病理学

- KS 是由不典型的梭形细胞组成，细胞密度

表 49-3　皮肤原位黑色素瘤、鳞状细胞原位癌与佩吉特病的比较

	原位黑色素瘤	鳞状细胞原位癌	佩吉特（Paget）病
表皮内	恶性黑色素瘤细胞	鳞状细胞癌细胞	腺癌或尿路上皮癌细胞
真皮入侵	无	无	无
可能的相关改变	痣	HPV 变化	内脏器官浸润癌
细胞特征	黑色素细胞巢，色素或有或无	全层异型增生的鳞状细胞伴背景非肿瘤鳞状细胞	腺体结构或单个癌细胞
免疫标记	S100，Melan A HMB45	p63，p53	消化道原发肿瘤：CEA，CDX2 泌尿上皮癌：GATA3，高分子量角蛋白和 p63

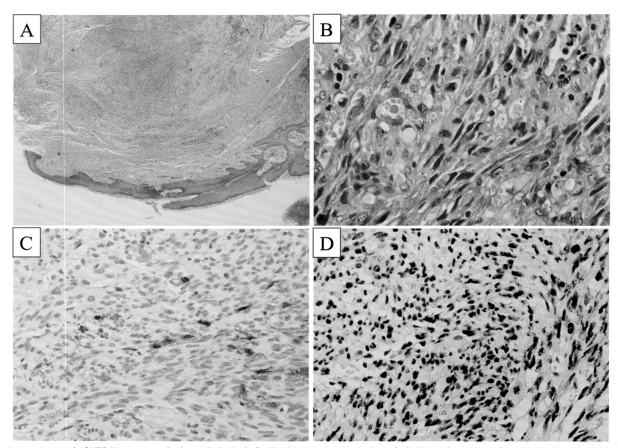

图 49-4　AIDS 患者阴茎 Kaposi 肉瘤。肿瘤由密集梭形细胞（**A**）组成。高倍镜下表现为不典型的梭形细胞伴玻璃样小体和红细胞外渗（**B**）。肿瘤细胞 CD31 呈局灶性阳性（**C**），LANA 抗原（HHV-8）呈阳性（**D**）

高并有活跃的有丝分裂。血管密集且不规则，混有不典型血管内皮细胞（图 49-4A ）。

- 外渗的红细胞使肿瘤呈特征性的红色或粉红色。有时可见玻璃样小体（图 49-4B ）。
- 罕见情况下，KS 完全由吻合血管组成，模拟淋巴管瘤或低级别血管肉瘤，管腔内衬细胞显示轻度至中度异型性（图 49-5A ）。

免疫组织化学

- 血管标记物可呈阳性（图 49-4B ）。
- HHV8 蛋白 LANA 免疫染色阳性（图 49-4D

和图 49-5B ）。

分子检测

- 无必要。

临床相关性（预后和治疗选择）

- 局部 KS 可以通过手术、冷冻、放疗等去除。
- KS 可能难以治愈，但可获得长期有效缓解。
- 广泛的皮肤损害和内部 KS 需要静脉化疗。
- 高活性抗逆转录病毒疗法（HAART）是有效的预防和缓解 KS 的疗法。

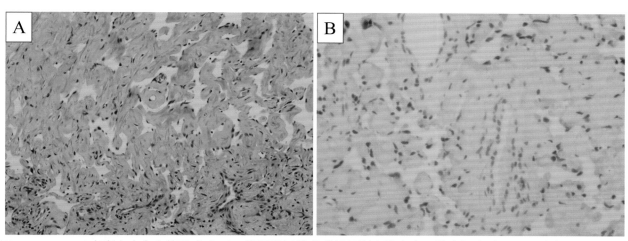

图 49-5　Kaposi 肉瘤由吻合血管组成（**A**），模拟淋巴管瘤或低级别血管肉瘤。肿瘤细胞对 LANA 染色呈阳性（**B**）

第八部分　肾上腺

第 50 章　肾上腺病理学

肾上腺组织学

- 位于腹膜后的成对内分泌腺体，同侧肾的上中侧，每个肾上腺重 8 ～ 9 g。
- 肾上腺由外侧的皮质和内侧的髓质组成，分泌类固醇激素和儿茶酚胺（表 50-1）。
- 从严格意义上来说，肾上腺并不属于 GU 系统的部分。但是，由于它们的解剖位置，且肾上腺常被肾疾病累及，在根治性肾切除术中常作为标本的一部分被切除。

皮质

- 起源于中胚层。
- 由于含较多脂质，大体切面呈亮黄色。
- 皮质厚 0.7 ～ 1.3 mm，组织学上分为三个带（图 50-1A）。
- 皮质细胞因含有脂滴而显现泡沫样胞质或胞质内小空泡，借此与髓质细胞得以区分（图 50-1B）。
- 比起球状带和网状带，束状带细胞胞质内含有更高的脂肪成分（图 50-1C）。
- 单凭光镜下 HE 染色，不论在正常的皮质细胞，还是皮质肿瘤细胞，都无法确定所分泌的皮质醇激素的类型。
- 免疫组织化学染色显示皮质细胞表达抑制素，melan A，而嗜铬素呈阴性。

髓质

- 起源于神经外胚层。
- 大体切面呈灰色。
- 产物儿茶酚胺：肾上腺素和去甲肾上腺素，由苯丙氨酸或酪氨酸合成而来。
- 髓质主要由嗜铬细胞组成（图 50-1D），呈大的多角型细胞，含有丰富的嗜双色性或嗜碱性胞质。髓质细胞可能含有玻璃样小体，呈 PAS 染色阳性。
- 正常髓质中偶尔可以见到神经节细胞。
- 免疫组织化学染色显示嗜铬细胞呈嗜铬素、突触素、神经丝蛋白阳性；角蛋白、波形蛋白阴性。
- 支持（sustentacular）细胞是第二类细胞，呈 S-100 阳性。

肾上腺出血性坏死

定义

- 各种感染性和非感染性的原因导致肾上腺严重的出血坏死。

同义词

- 沃－弗（Waterhouse-Friderichsen）综合征累及肾上腺。

组成	带	模式	激素	细胞	占皮质的百分比（%）
皮质	球状带（Zona Glomerulosa）	卵圆形	盐皮质激素（醛固酮）	含胞质细胞	10%
	束状带（Zona Fasciculata）	柱状	糖皮质激素（皮质醇）	含脂质细胞	80%
	网状带（Zona Reticularis）	网格结构	雄激素（DHEA）	含脂质细胞	10%
髓质			儿茶酚胺（Catecholamines）	细胞呈嗜双色性胞质	

表 50-1　肾上腺的结构和激素分泌

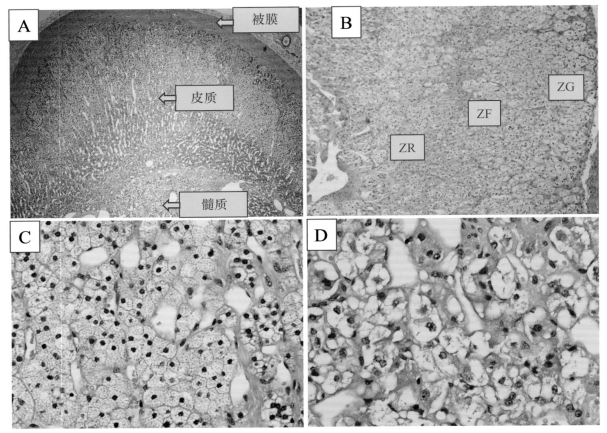

图 50-1　正常的肾上腺包括被膜、皮质和髓质（**A**）。皮质（**B**）包括球状带（ZG，紧邻被膜）、束状带（ZF，皮质中层主要成分）和网状带（ZR），后者距髓质最近，胞质更为嗜酸。束状带的细胞，核小而圆，伴有泡沫样或空泡状胞质（**C**）。髓质细胞含有大而不规则的细胞核，胞质透明或双嗜色性（**D**）

发病机制

- 肾上腺的血管解剖结构使其容易发生出血和坏死。
- 在过度应激情况下，肾上腺皮质血流量增加，低血压和（或）凝血病，导致肾上腺中央静脉血栓使得肾上腺出血性坏死。
- 脑膜炎双球菌是最常见的感染原因。
- 也可以由其他细菌感染引起，例如流感嗜血杆菌、肺炎链球菌、金黄色葡萄球菌、A 型链球菌、淋病奈瑟菌、铜绿假单胞菌、厌氧克雷伯杆菌。
- 非感染性病因包括高凝状态、出血性疾病、烧伤、创伤、肿瘤转移、妊娠、心血管性休克。

临床特征

- 肾上腺出血感染的患者常发生败血性休克。
- 急性肾上腺皮质功能不全的症状和体征。

大体病理学

- 肾上腺增大，伴有出血坏死（图 50-2A）。

组织病理学

- 在急性期，有广泛的出血（图 50-2B）与缺血性坏死灶。
- 在晚期，可见陈旧机化出血。
- 很少看到炎症、充血或水肿的区域。

特殊染色 / 其他诊断技术

- GMS 染色染出真菌可以确定病原体。
- 然而，在许多情况下，肾上腺坏死的组织不能显示感染性因子。

临床相关性

- 可导致肾上腺衰竭、低血压以及弥散性血管内凝血。

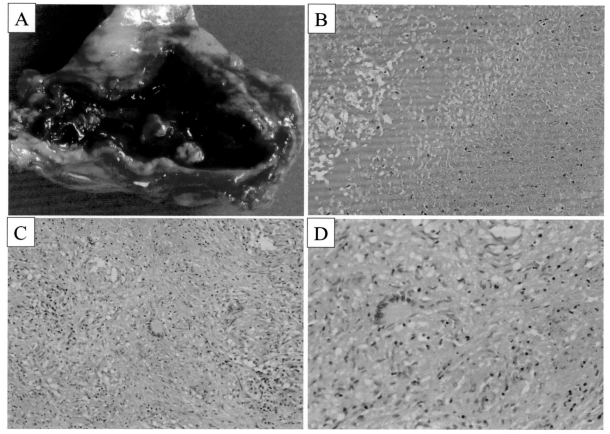

图 50-2　肾上腺出血性坏死的大体照片（**A**）。镜下可见肾上腺组织被红细胞及坏死碎片所取代（**B**）。结核性肉芽肿的特征表现为干酪性坏死及上皮样细胞（**C**）。朗汉斯巨细胞（**D**）呈"马蹄样"细胞核，周围可见上皮样组织细胞和坏死

肾上腺的肉芽肿性炎

定义

- 累及肾上腺的肉芽肿性炎。肉芽肿可以是感染性、非感染性的、孤立的或系统性疾病。

发病机制

感染性

- 分枝杆菌：肺结核。
- 真菌：组织胞质菌病、芽生菌、毛霉菌和马拉色菌糠疹菌。
- 寄生虫：利什曼病（罕见）。

非感染性

- 结节病，软斑病（罕见）。

临床特征

- 可表现为急性肾上腺功能不全。
- 如果是感染性病因，可表现出全身感染的症状和体征。
- 肉芽肿会形成一个肿块性病变，模拟肿瘤的表现形式。

大体病理学

- 大体表现不一，包括囊性变、出血，或正常的肾上腺组织被白色实性质硬的结节样组织所取代。
- 干酪性肉芽肿性病变可见干酪样坏死物。

组织病理学

干酪性肉芽肿

- 在干酪性肉芽肿中存在三种细胞成分（图50-2C）：
  - 体积较大，细长的上皮样组织细胞。
  - 朗汉斯（Langhans）多核巨细胞（图50-2D）可见马蹄形排列的细胞核。
  - 周围可见淋巴细胞浸润，偶见中性粒细胞。

- 中央可见坏死。
- 肺结核性肉芽肿：可见抗酸染色（acid fast bacteria，AFB）阳性细菌。
- 真菌性肉芽肿：可见酵母或菌丝结构，真菌染色如 Gomori 六胺银（GMS）染色呈阳性。

非干酪性肉芽肿

- 与干酪性肉芽肿类似，但是没有坏死。
- 结节病（*Sarcoidosis*）
  - 多发性，非干酪样坏死性肉芽肿。
  - 有时周围可见少许淋巴细胞浸润（"裸肉芽肿"）。
- 软斑病（*Malakoplakia*）
  - 弥漫性组织细胞浸润。
  - 组织细胞内含有迈克尔·加特曼（Michaelin-Guttman）小体，后者是部分消化的细菌，含有铁和钙沉着。

诊断检测

- 微生物特殊染色（GMS、PAS、抗酸杆菌）。
- 微生物学研究包括培养或以 PCR 检测为基础的检测方法确定感染源。

临床相关性

- 肉芽肿性炎可能只累及肾上腺，也可以是全身性疾病的一部分。
- 肉芽肿性炎在影像学上表现为实性或囊性病变，因此必须行活检和组织学检查确诊。
- 找到肉芽肿的感染性病因，需确定感染因子。
- 结节病是在所有微生物学研究以及微生物的特殊染色均呈阴性后作出的一种排除性诊断。

肾上腺囊性病变

定义

良性囊性病变。主要由四种不同类型组成：

- 内皮性囊肿（45%）：考虑其为淋巴管和脉管囊肿的变型，可将其分为血管瘤性、淋巴管瘤性、错构瘤性。常呈多房性。
- 假性囊肿（40%）：囊壁无上皮细胞衬覆，常呈单房性，有包膜包裹。

- 上皮性囊肿（10%）：囊性肿瘤，如囊性腺瘤。原发性或继发性囊性癌，将在其他章节详述。
- 寄生虫（包虫）囊肿（< 5%）：由绦虫感染引起，此类感染更多见于肝，但在偶尔情况下可累及肾上腺。

发病机制

- 肾上腺内皮性囊肿可能源于此前已存在的血管或淋巴管畸形。
- 肾上腺假性囊肿的发生源于肾上腺肿瘤或正常肾上腺的创伤、感染或者毒性损伤后的出血。
- 上皮性囊肿的发生源于上皮性肿瘤囊性变。
- 寄生虫囊肿的发生源于感染或寄生虫感染。

临床特征

- 典型病例无明显症状，影像学检查发现囊性肿物。

大体病理学

- 位于肾上腺实质的囊性病变，单房或多房。
- 内皮性和上皮性囊肿的囊内壁是光滑的（图 50-3A），而在假性囊肿内壁不规则突起。
- 包虫性囊肿内充满含有幼虫的液体。

组织病理学

- 内皮性囊肿壁内衬内皮细胞（图 50-3B、C），它既可以是血管源性，也可以是淋巴管源性。在多房分隔中常见钙化。
- 假性囊肿可见纤维化囊壁、出血、钙化、薄壁血管和淋巴细胞聚集。钙化常见于纤维囊壁中。
- 上皮性囊肿壁衬覆良性上皮细胞（图 50-3D）。充分取材和细致的组织学检查来寻找存在的上皮细胞是明确诊断的必要条件。
- 寄生虫囊肿的特征是可见棘球绦虫的幼虫或卵。

特殊染色或其他诊断技术

- 免疫组织化学反应取决于囊肿的基本性质。
- 血管或淋巴管囊肿 CD31、D2-40 呈阳性。

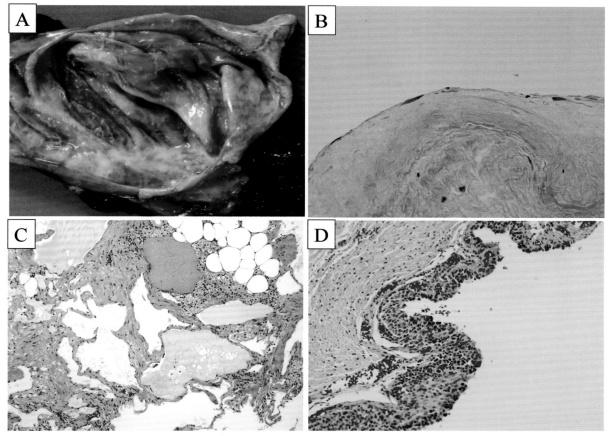

图 50-3　肾上腺内皮性囊肿的光滑内壁的大体照片（**A**）。显微镜下内皮性囊肿（淋巴管瘤）呈单房（**B**）或多房囊腔，内壁附扁平内皮细胞（**C**）。肾上腺的上皮性囊肿衬覆皮质细胞（**D**）

临床相关性（预后和治疗选择）

- 对于无症状的肾上腺小囊肿应该随诊观察。
- 对于怀疑恶性或有症状的囊肿应行外科手术切除。
- 包虫性囊肿应行外科手术清除囊内容物，并应注射杀虫剂对囊肿壁进行处理。系统性全身治疗也是必需的。

肾上腺良性肿瘤

髓脂肪瘤（myelolipoma）

定义

- 由造血成分和成熟脂肪组织组成的良性肾上腺肿瘤。

发病机制和流行病学

- 髓脂肪瘤的病因尚不清楚。
- 最近的研究表明其造血及脂肪瘤成分是单克隆性的。这些发现支持这一肿瘤的肿瘤性特征。
- 其他假说认为这种病变更可能是髓外造血的一种表现形式。
- 少见，发病率低于 0.4%。

临床特征

- 大多数病例无明显症状，常因其他原因行影像学检查时发现。
- 体积较大的肿瘤会压迫邻近的组织，产生血尿、腰部肿块和疼痛等症状。
- 在偶然情况下，大肿瘤可出现出血坏死，引发腹膜内出血。
- 影像学检查可根据病变含有脂肪成分而确认。

大体病理学

- 绝大多数肿瘤体积较小。
- 大多数是一个位于肾上腺实质的黄色脂肪病变。脂肪区域内的红色区域是骨髓成分（图 50-4A）。

组织病理学

- 无包膜，病变组织与周围良性肾上腺组织混杂在一起。
- 病变的两种成分（图 50-4B）
  - 成熟的脂肪组织可以是主要的或较小的成分。
  - 骨髓三系成分包括粒系（形成白细胞）、红系（形成红细胞）和（或）巨核细胞系（形成血小板）。
- 可在带有少许脂肪组织的肾上腺中看到微小骨髓组织灶。

鉴别诊断

脂肪瘤和脂肪肉瘤：没有骨髓成分。脂肪肉瘤存在细胞非典型性，并可见脂肪母细胞。

血管平滑肌脂肪瘤（AML）：肾实质的肿瘤，未见发生于肾上腺。

血管平滑肌脂肪瘤也可见梭形细胞增生和异常血管。未见骨髓成分。

临床相关性（预后和治疗选择）

- 良性病变，无症状的小肿瘤无需手术治疗。
- 因存在出血风险，大的髓脂肪瘤建议手术切除。

神经节细胞瘤（ganglioneuroma）

定义

- 交感神经系统的良性肿瘤，由 Schwannian 间质中完全分化的节细胞构成。

发病机制

- 起源于交感神经系统的原始前体细胞。
- 可能显示神经成熟的连续谱系，神经节细胞瘤是最成熟的病变，其次是神经节母细胞瘤，而神经母细胞瘤是最为幼稚的形式。
- 可以原发，也可以为神经母细胞瘤成熟发生。

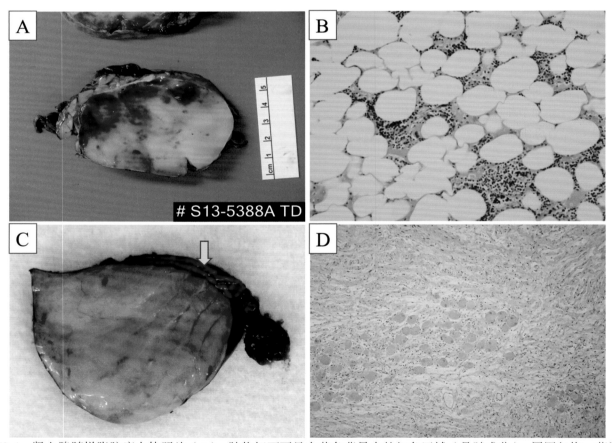

图 50-4　肾上腺髓样脂肪瘤大体照片（**A**）。肿物切面可见在黄色背景中的红色区域（骨髓成分），周围包绕一薄层皮质组织。显微镜下，髓脂肪瘤表现为在成熟脂肪背景中出现成熟骨髓成分（**B**）。肾上腺神经节细胞瘤的大体照片，表现为边界清楚的灰褐色肿物，周围可见金黄色皮质组织环绕（**C**，箭头）。显微镜下，神经节细胞瘤的特征是在梭形 Schwannian 细胞背景中见大的神经节细胞（**D**）

临床特征

- 发病年龄多介于 5～10 岁之间。
- 成年人最常见的交感神经系统肿瘤。
- 除了发生于肾上腺，其他常见发生部位包括后纵隔和腹膜后。
- 尿中儿茶酚胺代谢物高丝氨酸（homovanilic acid，HVA）和香草扁桃酸（vanilmandelic acid，VMA）的水平升高。
- 很少引起与儿茶酚胺过量分泌相关的症状（如高血压）。

大体病理学

- 分叶状，边界清楚。
- 切面呈灰或白色肉质感，肿瘤周围常可见金黄色的正常皮质组织环绕（图 50-4C）。

组织病理学

- 肿瘤边界清楚无浸润。
- 两种成分
  - 神经节细胞（图 50-4D）。大小不一的成熟的神经节细胞，可见双核细胞。
  - "Schwannian" 间质细胞（图 50-4D）波浪形核的梭形细胞。
- 如果神经节细胞瘤内见到神经母细胞，称为神经节母细胞瘤。

免疫组织化学

- 神经节细胞呈乙酰胆碱酯酶，微管相关蛋白、钙网膜蛋白（calretinin）阳性。
- 节细胞周围的 Schwannian 间质细胞和卫星细胞呈 S-100 阳性。

鉴别诊断

神经纤维瘤：缺乏神经节细胞分化。

混合性肾上腺肿瘤：主体由嗜铬细胞瘤组成，其间混杂有神经节细胞瘤成分。20% 的患者有神经纤维瘤病的病史。

皮质腺瘤（corticoadenoma）

定义

- 起源于肾上腺皮质的良性肿瘤。

- 肾上腺最常见的肿瘤。根据一些文献报道，它占肾上腺肿瘤的 90%。然而，根据我们自己的经验，它只占了手术切除病例的大约 40%（表 50-2）。

同义词

- 良性肾上腺肿瘤，如无临床症状，称为肾上腺"偶发瘤"。

发病机制

- 肿瘤是由形态上与正常的肾上腺皮质细胞相似的肿瘤细胞构成。
- 与正常肾上腺组织相应的成分相似，肿瘤细胞可分泌类固醇激素，从而引发因激素的过量分泌相关的临床症状。
- 目前尚不清楚，肾上腺腺瘤是否会进展为肾上腺皮质癌。
- 根据 Weiss 标准区分肾上腺皮质腺瘤和肾上腺皮质腺癌（详见本章"肾上腺皮质癌"部分）。

临床特征

- 常发生于成年人，儿童罕见。可以是有功能性或者无功能性。
- 可在尸检或者因其他原因进行影像学检查时偶然发现。
- 绝大多数病例因为激素紊乱的症状或体征或肿块效应而被发现。功能性腺瘤可能与肾上

表 50-2 在我们的实践中 222 例肾上腺肿物的分类（2002—2014）

肾上腺病变	例数	百分比
皮质腺瘤	82	36.9%
嗜铬细胞瘤	44	19.8%
转移性癌	24	10.8%
皮质增生	15	6.8%
皮质癌	8	3.6%
髓脂肪瘤	8	3.6%
囊肿	8	3.6%
神经节细胞瘤	6	2.7%
其他	27	12.2%

腺生殖器综合征、库欣综合征、醛固酮增多症相关。

大体病理学

- 通常是单发病灶，小于 5 cm，重量小于 50 g。有被膜或界限清楚。
- 切面实性，均质，黄色或灰色外观，可出血（图 50-5）。

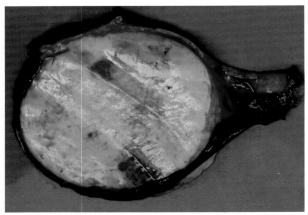

图 50-5　肾上腺皮质腺瘤的大体照片，呈现为界限清楚的结节，切面实性均质黄色。低倍镜下可见灶状出血

组织病理学

- 显微镜下腺瘤细胞类似于肾上腺皮质束状带（图 50-6A）、球状带、网状带（图 50-6B）细胞，多呈嗜酸性胞质。
- 然而更常见的是，肿瘤是三种细胞成分混合而成。
- 不能根据肿瘤的组织学表现推测肿瘤的功能性（产生类固醇激素的种类）。
- 腺瘤（图 50-6C）可见出血，但坏死很少见。
- 与其他内分泌肿瘤一样，肾上腺皮质腺瘤可见奇异型细胞核，但无任何临床意义。
- 核分裂罕见或缺如。

形态变异

- "黑色腺瘤"：由于含有脂褐素或黑色素，其大体呈现明显的棕黑色或灰色外观。
- 肾上腺皮质嗜酸细胞瘤：由含有丰富、颗粒状、粉红色胞质的细胞组成，该细胞含有丰富的线粒体。

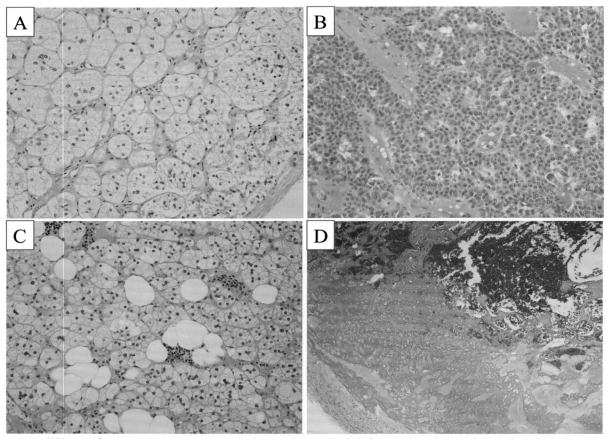

图 50-6　显微镜下，典型的腺瘤由呈片状排列的小圆细胞核、胞质淡染的细胞组成，细胞内含有细小脂质空泡（A），这些细胞与正常肾上腺皮质细胞相似。一些皮质腺瘤可见嗜酸性胞质的肿瘤细胞（B）。一些腺瘤可见部分髓脂肪瘤成分（C）。有时，皮质腺瘤可见出血，表现为出血及充满血液的扩张的血管（D 右侧）

- 黏液样腺瘤：黏液性改变常与其恶性行为相关，然而，也有良性黏液样病变的报道。
- 一个肾上腺腺瘤中存在多种肿瘤成分的情况并不少见，例如，皮髓质混合瘤（包含皮质和髓质分化的肿瘤），含有髓脂肪瘤成分的腺瘤（图 50-6D），表现为含有脂肪瘤成分的腺瘤。

免疫组织化学

阳性标记物

- 抑制素、波形蛋白、Melan-A，突触素。
- 其他标记物，例如 BCL-2 和钙视网膜蛋白也可以是阳性。

阴性标记物

- 肾细胞癌标志物，如 AMACR、CA9。
- 角蛋白标记物，如 AE1/AE3、CAM5.2、CK7、CK20。
- 嗜铬粒蛋白。

分子检测

- 腺瘤大于 5 cm 者可显示有 Wnt/β-catenin 通路的活化，一部分病例含有 β-连环蛋白基因（CTNBB1）突变，免疫组织化学染色呈现异常的细胞质或细胞核着色，而不是正常的细胞膜着色。

鉴别诊断

肾上腺皮质癌：通常大于 100 g，细胞异型性突出，不典型核分裂象，坏死以及侵袭性特征。

肾细胞癌（透明细胞型）："鸡笼网"血管，细胞异型性较皮质腺瘤大。在诊断困难的病例中，免疫组织化学标记物可辅助诊断。肾细胞癌呈 CA9、CD10 和上皮样标记物阳性，抑制素和神经内分泌标记物阴性。

嗜铬细胞瘤：胞质清亮，嗜酸或嗜双色性，未见富含脂质的泡沫样胞质或细胞球（Zellballen）结构。支持细胞呈 S100 阳性。

临床相关性（预后和治疗选择）

- 手术适应证包括功能性病变和大小大于或等于 6 cm（因其较高的出血风险和恶性潜能）。
- "偶发瘤"体积小于或等于 4 cm 且呈良性的

影像学特征可行随诊。
- 对于 4～6 cm 肿瘤的治疗需结合影像学、生长速度和患者的意愿综合考虑。

嗜铬细胞瘤（pheochromocytoma）

定义

- 肾上腺髓质细胞来源的肿瘤。
- 嗜铬细胞瘤（颜色灰暗的肿瘤）得名于肿瘤浸于铬酸盐后颜色改变。

同义词

- 肾上腺的副神经节瘤。
- 严格来说，副神经节瘤是一种肾上腺外的嗜铬细胞瘤，尽管嗜铬细胞瘤和副神经节瘤经常替换使用。

发病机制

- 嗜铬细胞瘤的细胞在形态学上与肾上腺髓质细胞相似。
- 从功能上来说，嗜铬细胞瘤的细胞分泌儿茶酚胺。然而，这种激素的分泌不受调节，从而出现因激素产生增加而出现的临床症状。
- 恶性嗜铬细胞瘤的诊断定义为发生转移。"良性"嗜铬细胞瘤的诊断在临床实践上应予以避免，因为这一肿瘤存在恶性潜能。

临床特征

- 肿瘤发生的年龄范围很广，但多数患者四五十岁左右。
- 在我们实践中，这一肿瘤占肾上腺肿瘤的 20%（表 50-2）。
- 它常被称为"10% 肿瘤"：10% 为双侧性，10% 为肾上腺外，10% 为儿童，10% 为恶性。
- 由于儿茶酚胺的过量分泌，可出现经典的三联征：出汗、头痛、心动过速。
- 随着疾病的发展，可出现胸痛或腹痛。
- 绝大多数病例出现高血压，尤其是年轻患者。类似于视物模糊、轻度头痛的高血压症状可能与体位变化或运动时腹部压力增加相关。
- 少部分患者可出现副肿瘤综合征，如因肿瘤肽激素分泌过多而出现的糖尿病。

- 可以是多发性内分泌瘤病Ⅱ型的组成成分之一，后者是一类家族性疾病。

- 在多数情况下，肿瘤的周围可见到正常的肾上腺皮质组织，后者呈亮黄色（图50-7）。

大体病理学

- 界限清楚的 3～5 cm 的肿块。
- 切面呈白色、灰色、粉色、肉质或棕褐色（图 50-7），如果暴露在空气中，肿瘤颜色会变暗。可见出血、坏死。

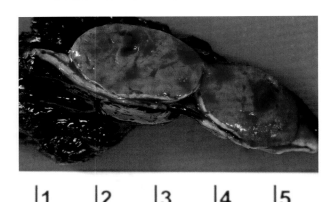

图 50-7　髓质内可见肉质的嗜铬细胞瘤，周围围绕正常呈亮黄色的皮质组织

组织病理学

- 其特征性组织学可见腺泡样、细胞球（Zellballen）和小梁样结构（图 50-8A）。
- 肿瘤细胞体积大而多角形，可见丰富的嗜双色性胞质，肿瘤细胞与正常的髓质细胞相似，但较之为大。
- 肿瘤巢被薄壁血管分隔（图 50-8B）。
- 肿瘤内，细胞常见散在分布的核异型、核内假包涵体或核多形性（图 50-8C），但均非提示恶性的指标。
- 细胞质内或细胞外可见玻璃样小体（PAS阳性）。
- 诊断恶性唯一的证据就是出现远处转移，应对其进行仔细评估。
- Weiss 标准，如细胞异型性、核分裂象或浸润等，均不能用于预测嗜铬细胞瘤的恶性生物学行为。

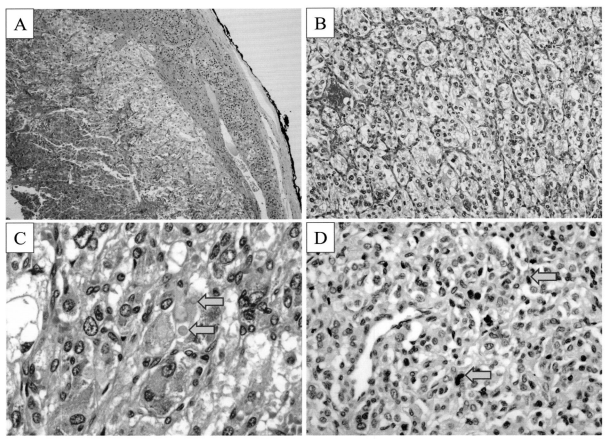

图 50-8　嗜铬细胞瘤发生于髓质，位于皮质下方（A），肿瘤细胞呈巢状排列，形成特征性"Zellballen"结构，其间可见纤维血管分隔（B）。嗜铬细胞瘤细胞可见明显的颗粒状胞质，灶状区域可见变性的细胞异型性（C）。低倍镜下可见胞质内玻璃样小体（C）。支持细胞散在 S100 阳性（D，核染色，箭头）

- 尽管嗜铬细胞瘤在形态学上与副节瘤不能区分，但是它与其他 GU 器官的副神经节瘤相比，恶性潜能更低（10%），后者达 20%～30%。
- 混合型肿瘤：皮质腺瘤合并髓脂肪瘤，皮质腺瘤合并嗜铬细胞瘤，皮质癌合并髓脂肪瘤、嗜铬细胞瘤合并神经节细胞瘤，神经节细胞瘤合并髓脂肪瘤。

免疫组织化学

- 神经内分泌标志物如嗜铬粒蛋白、突触素或 NSE 呈阳性。
- 斑片状星形支持细胞呈 S100 阳性（图 50-8D）。
- 上皮细胞标志物如 AE1/AE3、Cam5.2、CK20、HWMCK 呈阴性。
- 与一些研究报告不同，根据我们的经验，典型的嗜铬细胞瘤呈 GATA3 阴性。

鉴别诊断

皮质腺瘤

临床症状与类固醇激素的分泌相关；大体呈亮黄色外观；肿瘤细胞呈泡沫样细胞；S100 和神经内分泌标志物有助于诊断。

转移性癌，特别是转移性肾细胞癌

原发肿瘤史，无诸如高血压等的典型症状，无 Zellballen 结构。透明细胞性肾细胞癌可见透明细胞；而嗜铬细胞瘤腺管形成罕见。

表 50-3 总结了肾上腺肿瘤的鉴别诊断。

分子检测

- 有家族史的患者可见 SDHD 以及 SDHB 的突变，但这些突变在散发病例中罕见。

临床相关性（预后和治疗选择）

- 不能通过形态学特征来预测恶性或良性生物学行为。
- 发生远处转移是诊断恶性嗜铬细胞瘤的唯一标准。
- 通过外科手术切除治疗。

肾上腺恶性肿瘤

肾上腺皮质癌

定义

- 起源于肾上腺皮质的恶性上皮性肿瘤。

发病机制

- 目前尚不清楚，该肿瘤直接起源于肾上腺皮质或者由肾上腺皮质腺瘤恶变而来。

临床特征

- 常发生于成年人，儿童罕见。

表 50-3　肾上腺肿瘤的鉴别诊断

肾上腺肿瘤的鉴别诊断	第一步 鉴别原发或转移	第二步 鉴别皮质或髓质肿瘤	第三步 鉴别良恶性肿瘤或肿瘤原发灶
	转移 （病史，组织学）	临床的肿瘤史	肿瘤原发灶 肾细胞癌：CA9，PAX8； 肺：TTF1； 肠：CDX2； 乳腺：ER/PR； 肝：HepPar1
	原发	皮质 （泡沫样胞质）	皮质腺瘤 （比较小）
			皮质癌 （Weiss 标准）
		髓质 （嗜双色性胞质）	嗜铬细胞瘤（Zellballen 结构） 神经母细胞瘤：神经母细胞 神经节细胞瘤：神经节细胞

- 可能是功能性的，但多数是无功能性的。
- 患者常表现为肿块效应相关的症状，或在罕见的情况下出现因激素紊乱引起的相应症状。
- 如果肿瘤体积巨大而压迫或侵犯肾，影像学检查可能误诊为肾肿瘤。
- 发生在儿童或年轻人的肾上腺皮质癌应警惕 Li-Fraumeni 综合征，因为超过一半的病例可见到这种关联，与其是否有家族史无关。分子分析发现 Li-Fraumeni 综合征可见 *TP53* 基因的胚系突变。
- Beckwith-Wiedemann 综合征和家族性腺瘤性息肉病这一肿瘤的发生率也上升。

大体病理学

- 尽管可有包膜，但是肿瘤通常浸润包膜（图 50-9A）、大静脉及邻近器官。
- 通常是单发结节，但是周围也可有小的卫星灶（图 50-9A）。
- 大体切面斑驳状、肉质或白色质软、较糟

脆，常伴有广泛的出血坏死（图 50-9A 和图 50-10A）。

组织病理学

- 显微镜下可见不同分化程度的形态谱，从类似于肾上腺皮质腺瘤的高分化病变至未分化肿瘤病变。
- 高分化肿瘤与正常皮质细胞相似。
- 典型的肾上腺皮质癌由片状排列的肿瘤细胞组成，周围可见窦状血管网，常伴有广泛纤维化。也可见小梁或巢状结构（图 50-9B）。
- 肾上腺皮质癌常可见更多弥漫性结构，而非肾上腺皮质腺瘤的带状结构。
- 分化较差的肿瘤细胞可见更为嗜酸性胞质（图 50-9B），而泡沫样（透明）胞质少见（图 50-10B）。
- 低分化肿瘤细胞可见明显的细胞异型性（图 50-9C），类似于高级别肾细胞癌。
- 核分裂象多见，可见病理性核分裂象（图 50-9B 和 50-10B）。

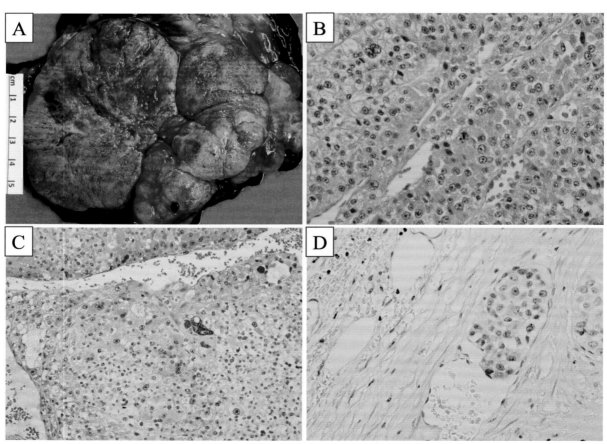

图 50-9　12 cm 大的肾上腺皮质癌，切面斑驳，可见局灶出血、坏死（**A**）。肿瘤细胞胞质嗜酸（**B**），可见显著的细胞异型性（**C**）及血管侵犯（**D**）

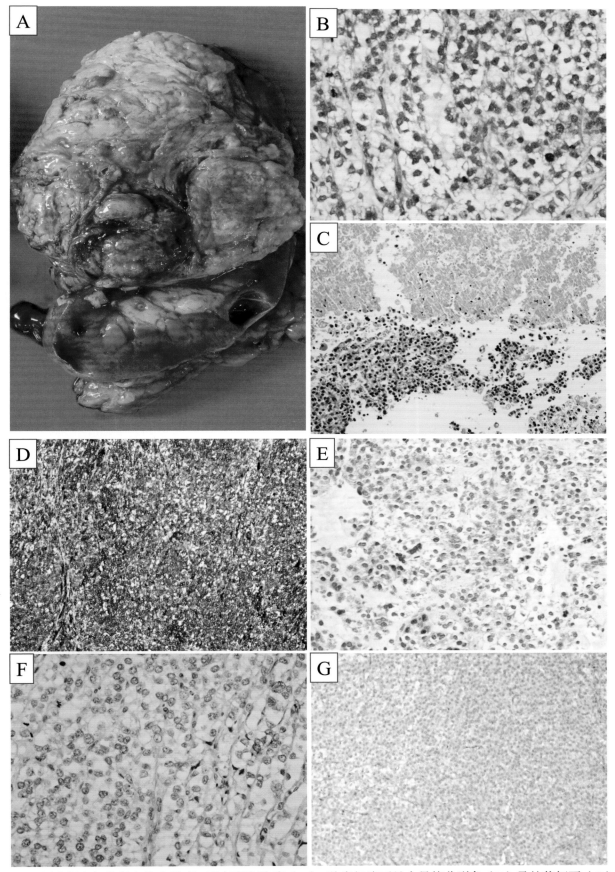

图 50-10　压迫肾上极的肾上腺皮质癌，酷似肾细胞癌（**A**）。肿瘤细胞可见大量核分裂象（**B**）及灶状坏死（**C**）。免疫组织化学染色显示肿瘤细胞突触素（**D**）、抑制素（**E**）呈阳性，角蛋白 AE1/AE3（**F**）呈灶状阳性而 Pax8（**G**）呈阴性

- 常见包膜、静脉或窦隙受侵（图 50-9D）。
- 可见坏死（图 50-10C）。黏液样、嗜酸性或肉瘤样成分罕见。
- 肿瘤内可见大量中性粒细胞浸润。

肾上腺皮质癌的评分标准

- 这一评分系统，也被称为"Weiss 标准"，是最常用的评分系统，用于评估皮质肿瘤的恶性潜能。
- Weiss 标准总分为 9 分，评分＞3 的肿瘤与皮质肿瘤的恶性行为密切相关。这一评分依据下列诊断标准（表 50-4），即"Weiss 标准"。
- 大于 100 g 的肿瘤，发现恶性特征的可能性很大。

Weiss 诊断标准的注意事项

儿童型肾上腺皮质肿瘤

- 通常可见高度核异型性。
- 虽可见病理性核分裂象，但转移潜能有限。
- 5 岁以下的儿童患者预后良好。

表 50-4		肾上腺皮质癌的诊断标准
分类		特点
细胞异型性	1	核分裂象＞＝ 6/50 高倍镜（HPF）
	2	病理性核分裂象
	3	高核分级（3～4 级，依据 Fuhrman 标准）
侵袭特征	4	被膜侵犯
	5	窦隙侵犯
	6	静脉侵犯
生长方式	7	弥漫性结构（大于肿瘤 1/3）
	8	透明细胞占肿瘤的 25% 或者更少
	9	坏死

嗜酸细胞型肾上腺皮质肿瘤（oncocytic adrenocortical neoplasms）

- 绝大多数嗜酸细胞瘤型肾上腺皮质肿瘤呈良性生物学行为（图 50-11），尽管这些肿瘤的 Weiss 评分能达到 3 分：肿瘤细胞胞质嗜酸

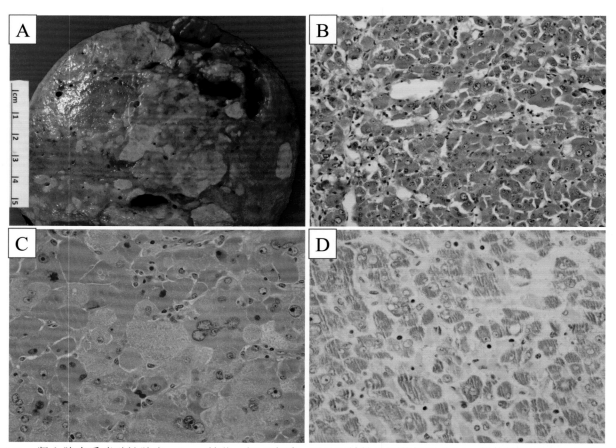

图 50-11　肾上腺皮质嗜酸性肿瘤，8 cm 结节，切面肉质，可见区域性地图状坏死（**A**）。低倍镜下可见肿瘤细胞胞质嗜酸，呈弥漫性结构（**B**）。高倍镜下可见高核分级（**C**）。肿瘤细胞呈抑制素（**D**）以及其他神经内分泌标志物阳性

（无透明细胞）；弥漫性结构和局灶高级别核异型性。

黏液样肾上腺皮质肿瘤（myxoid adrenocortical neoplasms）

- Weiss 标准与生物学行为相关性差，Weiss 标准评分低于 3 分的病变也可发生转移。

肉瘤样肾上腺皮质癌

- 包含肉瘤样成分的肾上腺皮质癌呈高度侵袭性生物学行为。

免疫组织化学

- 肾上腺皮质癌呈波形蛋白、角蛋白（图 50-10F）、抑制素（图 50-10E）素阳性。
- 其他标记物如钙视网膜蛋白、Melan-A、突触素（图 50-10D）（而非嗜铬粒蛋白）呈阳性。
- 胰岛素样生长因子 2（IGF2）和基质金属蛋白酶 2 在肾上腺皮质癌的表达率高于肾上腺皮质腺瘤。然而，IGF2 的敏感性和特异性尚未可知。
- 肾源标志物，如 Pax 8 阴性。

分子检测

- 大部分病例可见 17p13 和 11q13 杂合性缺失。Wnt/β-catenin 信号通路的活化。

临床相关性（预后和治疗选择）

- 预后差，五年生存率介于 10% ～ 40% 之间。
- 通过手术切除治疗，可能还有化疗。
- 大部分肾上腺皮质癌的患者就诊时处于进展期疾病。进展期疾病治愈率极低。

神经母细胞瘤（neuroblastoma）

定义

- 起源于肾上腺髓质和其他部位的神经嵴来源的恶性肿瘤。

临床特征

- 儿童最常见的恶性肿瘤，中位年龄 18 个月，占儿童恶性肿瘤的 10%。
- 最常见的部位是肾上腺髓质，其他好发部位是腹部，交感神经节。
- 据报道，有少数病例可发生于后纵隔或颈部。
- 实验室检查显示尿 VMA 水平升高。
- 影像学发现，越过中线的大的肾上腺肿块，呈现异质性和伴有钙化的特征。
- MIBG 显像技术可用于评估肿瘤的位置、转移和分期。

大体病理学

- 边界相对清楚，包膜完整呈浅灰色，切面质脆、结节状。常见出血、坏死、钙化。

组织病理学

- 神经母细胞瘤由呈片状排列的、小圆细胞形态的神经母细胞组成（图 50-12A）。
- 在不同的分化时期，可见 HomerWright 菊形团。
- 肿瘤细胞可见"胡椒面样"的染色质。
- 肿瘤细胞片状排列，嵌入纤细的神经纤维间质（图 50-12B）。
- 肿瘤中 Schwannian 间质所占比例小于一半（Shimada 分类）。
- 可见广泛坏死。

基于 Shimada 分类的组织学分级系统

- 用于判断预后，依据 Schwannian 间质出现与否，分化程度和核分裂指数进行分级。

神经母细胞瘤，未分化型

- 未分化的神经母细胞呈片状分布，未见形态分化。
- 未见神经节细胞或确定的神经纤维间质。

神经母细胞瘤，低分化型

- 神经母细胞呈巢状分布，可见神经纤维间质。
- 神经节细胞＜ 5%。

神经母细胞瘤，分化型

- 神经母细胞呈巢状分布，可见神经纤维间质。
- 神经节细胞＞ 5%。

免疫组织化学

- 小圆的蓝染细胞，呈 NSE、CD56、嗜铬粒蛋白及突触素强阳性表达。

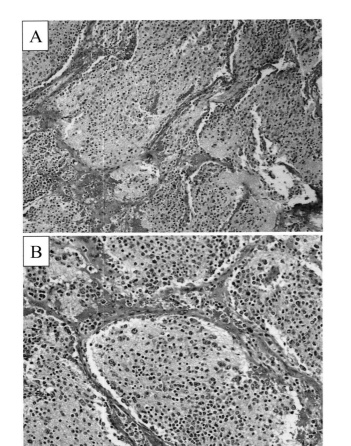

图 50-12　肾上腺神经母细胞瘤是由小蓝圆细胞组成，细胞呈大片巢状排列（**A**）。高倍镜下可见在淡染的神经纤维背景下，肿瘤细胞的染色质呈"胡椒面"样染色质（**B**）

- 间质呈 S100 阳性。
- CD99 呈阴性。

鉴别诊断

尤文肉瘤 / 原始神经外胚层肿瘤

　　小蓝圆细胞，类似于神经母细胞；CD99 阳性，嗜铬粒蛋白和突触素阴性。分子检测或 FISH 检查可见特征性 t（11；22）。

横纹肌肉瘤

　　也呈小蓝圆细胞，可见横纹肌母细胞；细胞角蛋白阳性，嗜铬粒蛋白和突触素阴性。

肾母细胞瘤

　　胚芽的小蓝圆细胞，类似于神经母细胞，也可见间质和上皮样成分；突触素、嗜铬粒蛋白和 NSE 阴性。

淋巴瘤

　　淋巴样细胞可类似神经母细胞，但是无菊形团结构或神经元纤维背景；CD45 阳性、神经内分泌标志物呈阴性。

分子检测

- *N-MYC* 扩增，11q、1p 畸变和 17q 扩增，可能与预后不良相关。
- Trk 基因表达与预后良好有关。

临床相关性（预后和治疗选择）

- 半数以上的病例可在就诊时发生转移，以骨和肝转移最常见。
- ＜ 1 岁的患者预后良好，肿瘤可发生自发性消退。
- 尽管绝大部分（＞ 90%）病例可出现儿茶酚胺水平升高，但出现相应症状（例如高血压脑病或心力衰竭）罕见。
- 也可有副肿瘤综合征，如因血管活性肠肽分泌而导致的分泌性腹泻。
- 血清中 CgA 水平升高常见于高分期肿瘤。
- 肿瘤的发生可能与下列疾病有关，如 Hirschsprung 病、中枢性低通气综合征、I 型神经纤维瘤病、Beckwith-Wiedemann 综合征以及 DiGeorge 综合征。

肾上腺转移癌

定义

- 发生于肾上腺的转移癌。

发病机制

- 许多教科书上说，肾上腺最常见的转移癌是肺癌，然而，在我们的实践发现，手术切除标本中转移性肾细胞癌是肾上腺转移性肿瘤中最常见的病理类型。
- 根治性肾切除术或孤立肾上腺切除术的标本均可见到肾上腺转移性肾细胞癌。
- 肾癌患者肾上腺转移的发病率，在手术切除标本中介于 2% ～ 10% 之间，而在尸检中达 6% ～ 29%。

转移性肾细胞癌

临床特征

- 多数情况发生于同侧肾上腺，虽在罕见情况下可见对侧或双侧肾上腺转移。

- 多数与高分期 RCC 相关，常发生于 RCC 侵犯周围脂肪组织的病例。

- PET/CT 对于确定肾上腺的转移性病变是有帮助的，但是单凭影像学区别其与良性肾上腺病变是不可靠的。

- 因此，为了获得明确诊断，对大的肾上腺的肿块进行活检或切除是必需的。

大体病理学

- 肾上腺的转移性 RCC 通常为单发，偶见多发。

- 转移性肿瘤界限清楚，出血和坏死常见（图 50-13A）。也可侵犯肾上腺被膜或邻近组织。

组织病理学

- 形态学上，透明细胞型 RCC（最常见类型）与肾上腺皮质组织相类似，在冰冻切片两者难以区分（图 50-13B）。

- 相比于正常的肾上腺皮质细胞，肿瘤细胞更为多形（图 50-13C）。

- 其他鉴别诊断要点包括可见空泡状胞质的肾上腺皮质细胞，皱缩细胞核。透明细胞型 RCC 可见特征性的纤细血管网（图 50-13C）。

免疫组织化学

- 呈 PAX8（图 50-13D）、vimentin、CD10 呈阳性。

- 透明细胞型 RCC 呈碳酸酐酶Ⅸ阳性，乳头状 RCC 呈 AMACR 阳性。

- 肾上腺皮质细胞呈抑制素、Melan A、钙网膜蛋白和突触素呈阳性，而 RCC 这些标志物是阴性。

临床相关性（预后和治疗选择）

- 转移性肾细胞癌为高分期的疾病。

- 手术切除的单侧肾上腺转移性 RCC，尤其是低级别肿瘤，手术切除后可长期存活，这主要和 RCC 的分级相关。

- 因此，我们常规报告转移性 RCC 的组织学类型和 Fuhrman 分级，因其有潜在的预后价值。

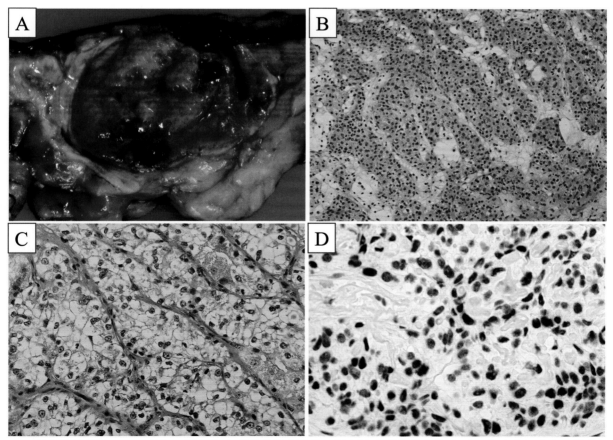

图 50-13　肾上腺转移性 RCC，呈切面鲜红色肉质外观的大肿物，肾上腺皮质大致完整（**A**）。在冰冻切片中，肿瘤细胞可见明显的嗜酸性胞质（**B**）。在石蜡切片中，肿瘤呈高级别透明细胞型 RCC，可见"鸡笼网样"血管（**C**），Pax8 呈阳性（**D**）

其他肾上腺转移瘤

定义

- 转移至肾上腺的恶性肿瘤。

发病机制

- 转移瘤是肾上腺最常见的恶性肿瘤。
- 癌症患者出现肾上腺肿块，50% ～ 75% 可能是转移瘤。
- 虽然在理论上双侧肾上腺可受累，但是临床病理切除标本中单侧肾上腺转移更为常见。

临床特征

- 患者以前的恶性肿瘤病史非常重要。
- 再次重申，在我们的实践中，肾癌是肾上腺手术切除标本最常见的转移性癌。
- 乳腺癌和肺癌分别占肾上腺转移瘤的 39% 和 35%。
- 来源于结肠、肝和黑色素瘤的其他常见肿瘤均可以发生肾上腺转移。
- 在影像学上表现出边缘不规则且密度不均匀

的肿块常提示转移，但并不可靠。

- 与腺瘤不同，通过 6 个月的重复影像学检查可见到转移瘤显著的增生，后者往往是转移瘤最重要的影像学特征。
- 在 PET 扫描时，肾上腺转移瘤表现出高摄取。

大体病理学

- 肾上腺单发或多发结节，界限不清，侵犯被膜或邻近组织（图 50-14A 和图 50-15A）。

组织病理学

- 转移瘤组织学表现大多与原发瘤类似。
- 由于肾上腺皮质腺癌表现出比较明显的组织学异型性，因此对于有肿瘤病史的患者而言，将转移瘤列为鉴别诊断的重要病种之一非常重要。当肾上腺肿瘤出现明显的腺管形成、非透明细胞类型（图 50-14B、C）时，应考虑肺转移。TTF1（图 50-14D）以及其他标志物如 Napsin A 可以用于明确诊断。
- 肝细胞癌可见丰富的胞质嗜酸（图 50-15B），

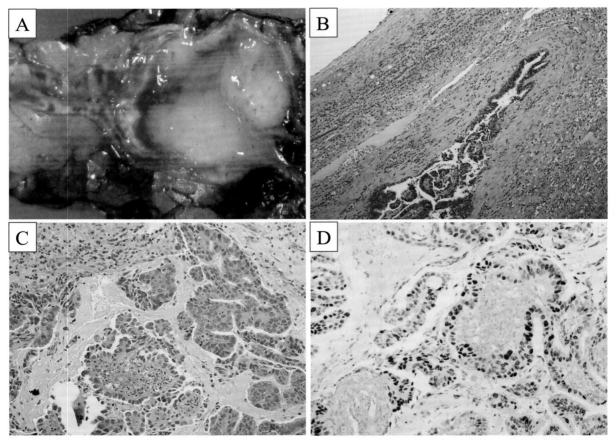

图 50-14　肾上腺转移性肺腺癌，切面呈灰白质细，界限不清（**A**）。显微镜下，肿瘤呈腺管状（**B**）及乳头状（**C**）结构。肿瘤细胞呈 TTF1 阳性（**D**）

并可见胆色素。

- 典型的黑色素瘤细胞（图 50-15C）可见明显的包含黑色素核仁突出的细胞，S100 或其他黑色素标记物呈阳性（图 50-15D）。

免疫组织化学

- 肺腺癌和小细胞癌 TTF1 呈阳性（图 50-14D）。
- 乳腺癌呈 ER/PR 呈阳性。
- 肝细胞癌呈 HepPar1 呈阳性。

- 结肠腺癌呈 CDX2 呈阳性。
- 妇科恶性肿瘤呈 ER/PR 和 PAX8 阳性。

临床相关性（预后和治疗选择）

- 之前诊断肿瘤的临床病史对于本次诊断非常重要，因为肾上腺癌可以模仿其他任何一种癌。
- 通常而言，肾上腺转移性肿瘤预后极差。
- 低级别肿瘤如 RCC 可以进行切除而提高生存率。

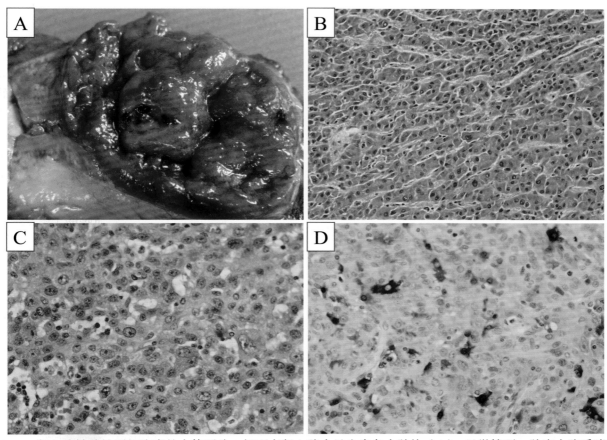

图 50-15　肾上腺转移性肝细胞癌的大体照片，切面在肾上腺内呈牛肉色大肿块（**A**）。显微镜下，肿瘤由胞质嗜酸的大片细胞岛构成（**B**）。肾上腺转移性黑色素瘤由突出核仁的大细胞构成（**C**）。部分黑色素细胞 S100 呈阳性（**D**）

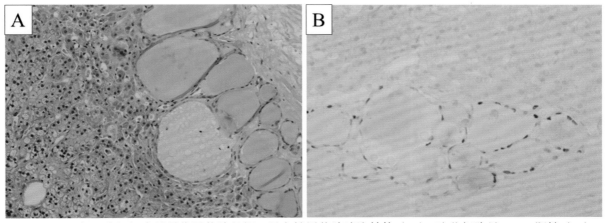

图 50-16　肾上腺组织内见异位甲状腺组织，呈良性甲状腺滤泡结构（**A**）。这些细胞呈 TTF1 阳性（**B**）

5αR	5-α 还原酶		EPE	腺外侵犯
AAH	非典型性腺瘤样增生		ERG	ETS 相关基因
ACD-associated RCC	获得性囊性（肾）疾病相关性肾细胞癌		ESRD	终末期肾病
ACKD	获得性囊性肾疾病		FISH	荧光原位杂交
AFBstain	抗酸染色		FSGS	局灶性节段性肾小球肾炎
AFP	甲胎蛋白		FSH	促卵泡激素
AHRT	睾丸网腺瘤样增生		GBM	肾小球基底膜
AIS	雄激素不敏感综合征		GCT	精原细胞瘤
ALK/ALK1	间变性淋巴瘤激酶		GIST	胃肠间质瘤
AMACR	α-甲基酰基辅酶 A 消旋酶		GTP	三磷酸鸟苷
ANA	抗核抗体		HCG	人绒毛膜促性腺激素
ANCA	抗中性粒细胞质抗体		HHV8	人疱疹病毒 8
ASAP	非典型性小腺体增生		HIF	缺氧诱导因子
ASO	抗链球菌溶血素 O		HMWCK	高分子量角蛋白
BCG	卡介苗		HPF	高倍视野
BCH	基底细胞增生		HPV	人乳头瘤病毒
CAH	先天性肾上腺增生		HSV	单纯疱疹病毒
CAIX/CA9	碳酸酐酶 9		HVA	高香草酸
CCCH	透明细胞筛状增生		I（12p）	等臂染色体 12p
CCSK	肾透明细胞肉瘤		IDC-P	前列腺导管内癌
CDC	集合管癌		IGF2	胰岛素样生长因子 2
CEA	癌胚抗原		ILNR	小叶内肾源性残余
ChRCC	嫌色性肾细胞癌		IMT	炎症性肌成纤维细胞肿瘤
CIS	原位癌		GCNIS	原位生殖细胞肿瘤
CLL	慢性淋巴细胞性白血病		KIM-1	肾损伤因子
CMN	先天性中胚叶肾瘤		KS	Kaposi 肉瘤
CMV	巨细胞病毒		LANA	（HHV8）晚期相关核抗原
CT	计算机断层扫描		LCT	Leydig 细胞瘤
DHT	双氢睾酮		LDH	乳酸脱氢酶
DN	糖尿病肾病		LP	黏膜肌层
DPGN	弥漫性增生性肾小球肾炎		LS	硬化性苔藓
ED	射精管		MCD	微小病变性肾病
EM	电镜		MEN	多发性神经内分泌肿瘤
EMA	上皮膜抗原		MEST	混合性上皮间质肿瘤
			MGN	膜性肾小球肾炎

MIA	抗线粒体抗体	PSMA	前列腺特异性膜抗原
MMP	基质金属蛋白酶	PTLD	移植后淋巴组织增生性疾病
MP	固有肌层	PUNLMP	低度恶性潜能的乳头状尿路上皮肿瘤
MPGN	膜增生性肾小球肾炎		
MPO	髓过氧化物酶	RAT	肾血管肌腺瘤性肿瘤
MRI	磁共振成像	RCC	肾细胞癌
mTOR	雷帕霉素靶蛋白	RMC	肾髓质癌
MTSCC	黏液小管梭形细胞癌	SCC	小细胞癌
N/Cratio	核 / 质比	SLE	系统性红斑狼疮
NE/NEC	神经内分泌细胞	SLL	小淋巴细胞性白血病
NGFR	神经生长因子受体	SMA	平滑肌肌动蛋白
NSE	神经元特异性烯醇化酶	SqCC	鳞状细胞癌
NSGO	非特异性肉芽肿性睾丸炎	SV	精囊腺
NSGP	非特异性肉芽肿性前列腺炎	TB	结核
OCT-4	八聚体结合转录因子 4	TBM	小管基底膜
PAS	过碘酸 Schiff 染色	TML	睾丸微结石症
PAX2/PAX8	配对盒基因 2/8	TTF1	甲状腺转录因子 1
PCR	聚合酶链反应	TUR	经尿道电切
PDGFRA	血小板衍生生长因子受体 A	TURBT	膀胱肿瘤经尿道电切术
PEC	血管周上皮样细胞	TURP	前列腺经尿道电切术
PEcoma	血管周上皮样细胞肿瘤	UC	尿路上皮癌
PET	正电子发射断层摄影术	UPJ	输尿管肾盂连接处
PIN	前列腺上皮内瘤变	VEGF	血管内皮生长因子
PINATYP	伴有非典型腺体的高级别 PIN	VHL	VonHippel-Lindau
PKD	多囊性肾疾病	VMA	香草扁桃酸
PKD1/2	多囊性肾疾病基因 1/2	VMGH	精阜腺黏膜腺体增生
PLAP	胎盘碱性磷酸酶	WT	Wilms 瘤
PLNR	小叶间肾源性残余	WT1	Wilms 瘤基因（蛋白）1
PNET	原始神经外胚叶肿瘤	XGPN	黄色肉芽肿性肾盂肾炎
PNI	神经周侵犯	YST	卵黄囊瘤
PRCC	乳头状肾细胞癌	ZF	束状带
PSA	前列腺特异性抗原	ZG	球状带
PSAP	前列腺特异性碱性磷酸酶	ZR	网状带
PSGN	链球菌感染后肾小球肾炎		

Z